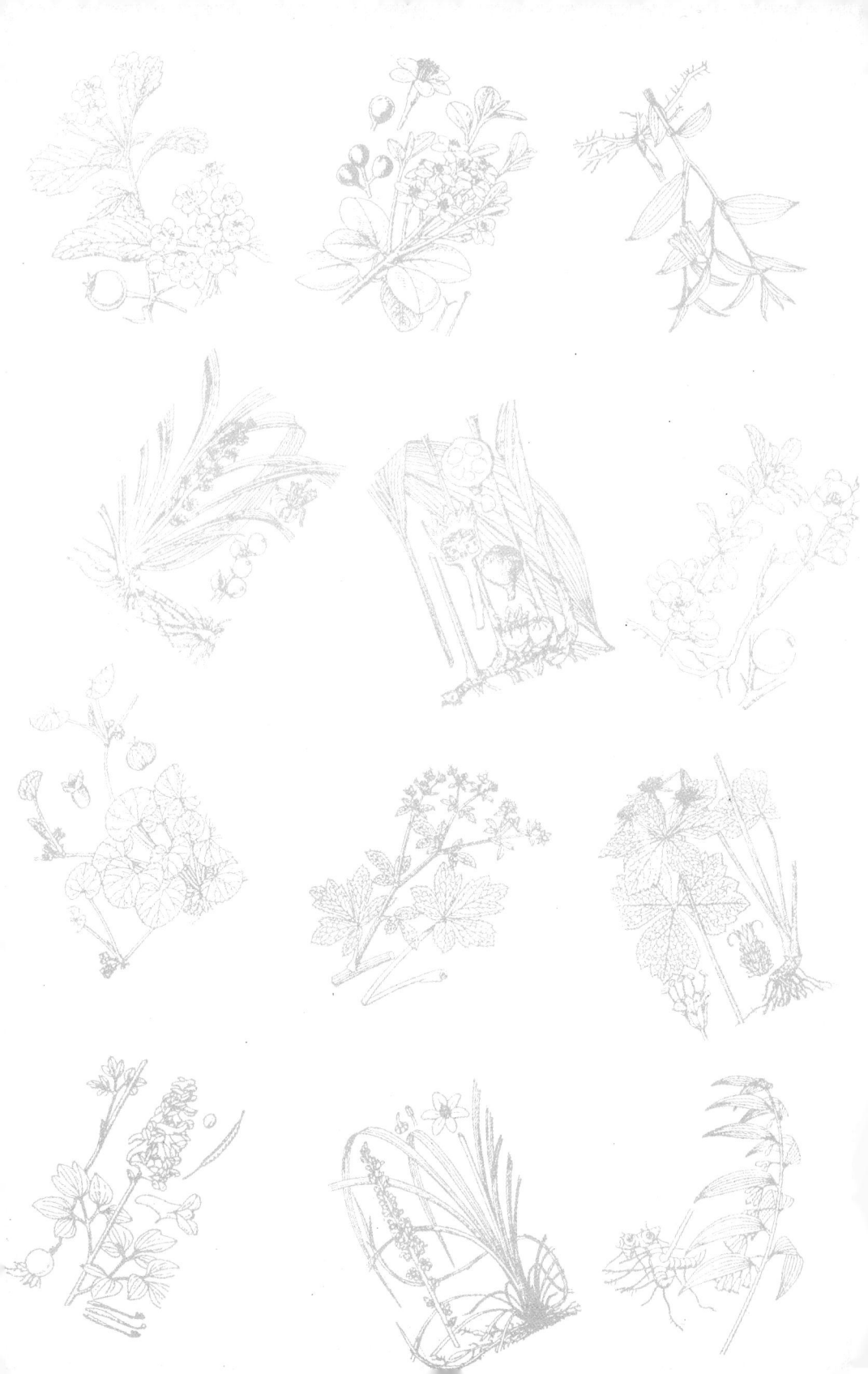

약초비방 가정요법, 만병萬病 민약民藥

한방 약초
민간요법 대백과

한국성인병예방연구회 편

아이템북스

책머리에

　우리 선조들은 오랜 옛날부터 질병의 고통에서 벗어나려는 염원과 이를 달성하기 위한 끊임없는 노력을 기울여 왔다. 그리하여 우리 조상들은 생활 주변에 자생하는 식물을 각 방면으로 써보고 약효를 얻어 생명을 보호하는 희망을 갖고 수천 년의 갖은 노력과 체험으로 약의 사용법과 약의 효능을 얻게 된 것이다.
　오랜 전통을 지니고 있는 한방 약초 민간 요법은 그동안 치료보다는 보약 쪽으로 치중돼 있었다고 보는 견해도 있으나 근래에 와서 문화병을 비롯한 새로운 병에도 민간 요법의 오묘한 처방이 큰 인기를 얻고 있다.
　또한 사람의 건강과 질병의 퇴치도 자연의 순리에 따르는 것이 합리적이다. 식생활·성생활·육체활동·정신활동 등 모든 것이 무리없이 자연의 순리대로 행하여지면 건강하게 일평생을 보낼 수 있지만 이를 무시하거나 거역하게 되면 건강을 해치고 병이 생긴다.
　민간 요법에 관심이 높아지고 있는 것은 한방약초가 자연의 순리에 바탕을 두고 병을 인위작으로 정복하기보다는 인체의 적응력·방어력·자연치유 기능을 최대한으로 살려 병을 예방하고 병을 이길 수 있게 하는데 치중하고 있기 때문이다.
　민간 요법과 민간약 또한 모두 한방의학의 한 범주에 속한다. 어찌 보면 그 방법이 전근대적이고 과학과는 거리가 먼 것처럼 여겨지나 민간에서 민간으로 전해져내려온 처방이기 때문에 손쉽게 가정에서 병을 예방하고 고치는 데 커다란 역할을 하리라 믿는다.
　아무쪼록 약초 민간요법을 이용하여 가족의 건강에 도움이 되길 빌어 마지않는 바이다.

| 차례 |

책머리에 _ 5

민간 요법에 많이 사용되는 약초 원색 화보 및 신체도 원색 화보

제1부 민간 약초 처방법 _ 49

- 삼품의 약성 / 51
- 탕·산·환의법 / 52
- 약의 근과 초를 쓸때 / 53
- 약의 수제법 / 51
- 자약법 / 53
- 오장의 보사 / 54

제2부 몸을 건강하게 하는 약초 보약 _ 59

- 구기자(보음약) / 61
- 당귀(보혈약) / 67
- 복분자(보양약) / 73
- 사삼(보음약) / 77
- 상심자(보혈약) / 81
- 작약(보혈약) / 85
- 천문동(보음약) / 91
- 연(연밥:보기약) / 97
- 황기(보기약) / 102
- 감초(보기약) / 64
- 맥문동(보음약) / 70
- 백하수오(보혈약) / 75
- 산약(보음약) / 79
- 지황(보혈약) / 82
- 창출·백출(보기약) / 87
- 인삼(보기약) / 93
- 오미자(보기약) / 99
- 황정(보음약) / 105

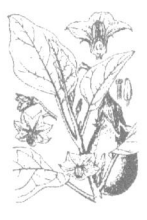 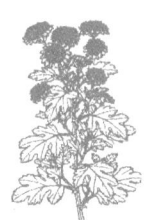 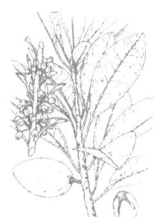

| 가지 | 감국 | 감나무 |

제3부 주제별 병명별 민간요법 _ 107

제1장   내과 질환 민간 요법

| 호흡기 질환 _ 109

- 감기 / 109
- 가래 / 122
- 기관지천식 / 128
- 객혈 / 136
- 늑막염 / 144
- 기침 / 116
- 기관지염 / 124
- 폐렴 / 132
- 폐결핵 / 139
- 호흡곤란 / 147

| 소화기 질환 _ 149

- 설사 / 149
- 이질 / 157
- 만성위염 / 163
- 위경련 / 170
- 위산과다증 / 177
- 황달 / 182
- 간경병증 / 189
- 토혈 / 195
- 담석증 / 201
- 구토설사 / 153
- 복통 / 161
- 급성위염 / 167
- 위 및 십이지장궤양 / 172
- 위암 / 180
- 복수 / 185
- 간염 / 192
- 부종 / 198
- 변비증 / 204

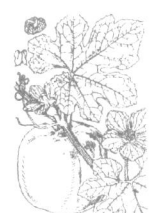 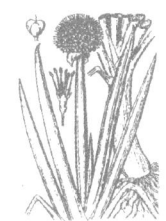 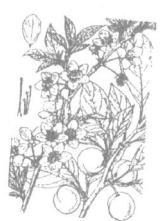

동아　　　　　　파　　　　　　자두나무

| 신경기질환 _ 207

- 두통 / 207
- 신경통 / 214
- 노이로제 / 222
- 불면증 / 227
- 척추질환 / 232
- 편두통 / 212
- 관절염 / 217
- 류머티즘 / 224
- 건망증 / 230
- 목이 뻣뻣하고 아플때 / 235

| 순환기 질환 _ 237

- 고혈압 / 237
- 동맥 경화 / 245
- 당뇨병 / 251
- 흉통 / 256
- 협심증 / 261
- 각기병 / 265
- 저혈압 / 243
- 중풍 / 248
- 심장병 / 254
- 빈혈(현기증) / 259
- 담(가래) / 265

제2장　외과 질환 민간 요법 _ 267

- 타박상 / 267
- 어혈 / 272
- 임파선염 / 277
- 탈항 / 281
- 골절 / 270
- 골수염 / 275
- 치질 / 279

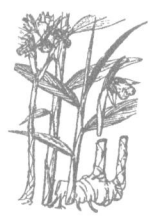 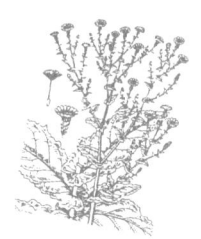 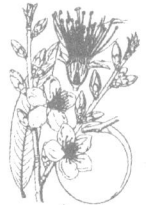

생강　　　　　　　상치　　　　　　복숭아나무

제3장　산부인과 질환 민간 요법 _ 283

- 냉증 / 283
- 대하증 / 286
- 월경이상 / 288
- 자궁출혈 / 291
- 자궁암 / 293
- 입덧 / 295
- 유산 / 297
- 난산 / 299
- 임신중독 / 301
- 산후증 / 303
- 불임증 / 305
- 젖부족증 / 307
- 유선염(젖망울) / 310
- 불감증 / 312
- 갱년기장애 / 314

제4장　소아과 질환 민간 요법 _ 316

- 홍역 / 316
- 백일해 / 319
- 소화불량증 / 321
- 경련 / 323
- 소아마비 / 325
- 소아 여윔증 / 327
- 밤에 보챌때 / 329
- 허약체질 / 332
- 중독증 / 336
- 야뇨증 / 339
- 어린이 변비 / 341

제5장　피부과 질환 민간 요법 _ 343

- 피부 소양증 / 343
- 습진 / 346
- 주부 습진 / 349
- 두드러기 / 351
- 백전풍 / 354
- 무좀 / 356
- 거칠어진 피부 / 358
- 기미·주근깨 / 360

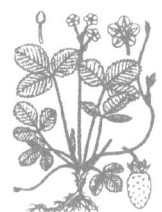 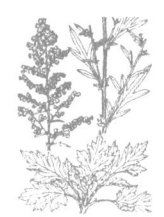 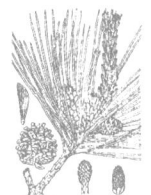

| 양딸기 | 쑥 | 소나무 |

- 심마진 / 362
- 종기 / 366
- 동상 / 371
- 여드름 / 376
- 음부가 가려울 때 / 381
- 농가진 / 364
- 화상 / 369
- 사마귀 / 374
- 원형탈모증 / 378

제6장 비뇨기과 질환 민간 요법 _ 383

- 방광염 / 383
- 요로결석 / 390
- 급성신장염 / 395
- 전립선 비대 / 400
- 혈뇨 / 406
- 임포텐츠 · 조루 / 412
- 임질 / 417
- 요통 / 385
- 만성신장염 / 393
- 요도염 / 397
- 소변 불통 / 402
- 유정 / 408
- 발기 부전 / 415

제7장 이비인후과 질환 민간 요법 _ 419

- 비염 / 419
- 코피 / 423
- 인추염 · 후두염 / 428
- 중이염 / 433
- 귀울림(이명증) / 437
- 축농증 / 421
- 편도선염 / 425
- 편도선 비대증 / 431
- 외이도염 / 435
- 난청 / 439

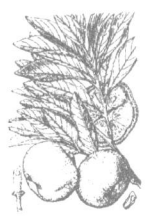
굴나무

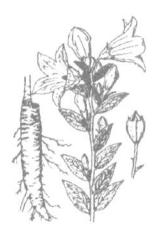
도라지

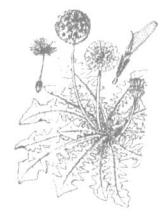
민들레

제8장 치과·구강 질환 민간 요법 _ 441

- 구내염 / 441
- 충치 / 445
- 치통 / 449
- 치은염 / 443
- 치조농루 / 447
- 풍치 / 451

제9장 안과 질환 민간 요법 _ 453

- 결막염 / 453
- 녹내장 / 457
- 트라코마 / 461
- 야맹증 / 465
- 백내장 / 455
- 누낭염 / 459
- 명목 / 463

제4부 건강 만병민약 목초 비방 _ 467

- 가지 / 469
- 감국 / 471
- 결명자 / 474
- 고추 / 476
- 깨·참기름 / 478
- 냉이 / 481
- 댕댕이 덩굴 / 483
- 도라지 / 485
- 마 / 487
- 감과 꽃감 / 470
- 겨자 / 473
- 고사리 / 475
- 귤 / 477
- 꿀풀 / 480
- 대추 / 482
- 더덕 / 484
- 떡쑥 / 486
- 마늘 / 488

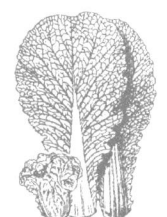 배추
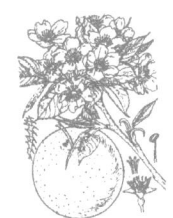 배나무
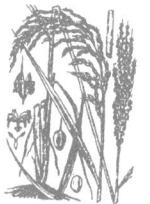 벼

- 만삼 / 490
- 모과 / 491
- 미나리 / 493
- 밀 / 496
- 배 / 497
- 복숭아 / 499
- 뽕나무 / 502
- 살구 / 505
- 상추 / 507
- 소루쟁이 / 509
- 쇠무릎 / 511
- 쌀·벼 / 513
- 씀바귀 / 516
- 엉겅퀴 / 518
- 연 / 520
- 오미자 / 523
- 우엉 / 525
- 익모초 / 528
- 자두 / 530
- 차조기 / 533
- 천마 / 535

- 매실 / 490
- 무 / 492
- 민들레 / 494
- 밤 / 497
- 보리 / 498
- 부들 / 501
- 사과 / 504
- 삼 / 506
- 생강 / 508
- 석류 / 510
- 수박 / 512
- 쑥 / 515
- 약모밀 / 517
- 역귀 / 519
- 영지 / 522
- 용담 / 524
- 은행 / 526
- 인동 / 529
- 질경이 / 531
- 찹쌀·찰벼 / 534

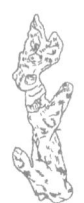 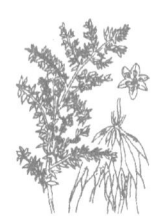 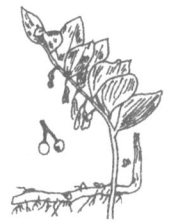

황정　　　　　천문동　　　　　둥글레

제5부　성인병 예방을 위한 건강약차 _ 537

- 갈근차 / 539
- 귤피차 / 540
- 결명자차 / 541
- 도화차 / 542
- 두향차 / 543
- 동아차 / 544
- 복분자차 / 545
- 뽕잎차 / 546
- 솔잎차 / 547
- 쑥차 / 548
- 정가차 / 549
- 사상자차 / 550
- 현미차 / 551
- 행인차 / 552

제6부　건강한 체질을위한 생녹즙 건강법 _ 553

- 구기생즙 / 555
- 귤생즙 / 556
- 감생즙 / 557
- 미나리생즙 / 558
- 민들레생즙 / 559
- 파생즙 / 560
- 배추생즙 / 561
- 부추생즙 / 562
- 배배합생즙 / 563
- 시금치생즙 / 564
- 생강배합생즙 / 565
- 씀바귀생즙 / 566
- 쑥생즙 / 567
- 익모초생즙 / 568
- 양딸기생즙 / 569
- 상추생즙 / 570

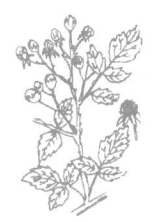
복분자

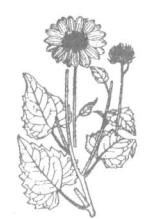
각시해바라기

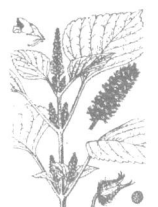
들깨

제7부 건강과 장수를 위한 과일주, 약용주 _ 571

- 감잎술 / 573
- 국화주 / 574
- 대추술 / 575
- 다래술 / 576
- 마늘술 / 577
- 모과주 / 578
- 생강주 / 580
- 쑥술 / 581
- 천문동주 / 582
- 포도주 / 583
- 오가피주 / 584
- 홍화주 / 586
- 계피주 / 573
- 더덕술 / 574
- 도라지술 / 575
- 당귀주 / 577
- 매실주 / 578
- 선인장술 / 579
- 삽주술 / 580
- 진달래술 / 581
- 칡술 / 583
- 인삼주 / 584
- 오미자주 / 585

제8부 알기 쉽게 풀이한 침술 요법 _ 587

- **경혈의 지식** _ 589
- **가정에서 하는 뜸치료의 주의** _ 590
- **침술치료** _ 592
- **침구 치료의 실제와 응용법** _ 593
  - 딱국질 / 593
  - 숨가쁜증세 / 594
  - 불면증 / 595
  - 울렁증 / 593
  - 두통 / 594
  - 어지러움증 / 596

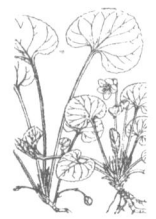
아욱제비꽃

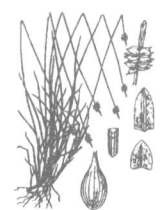
진 솔잎사귀

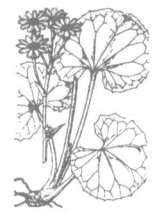
털머위

- 상기 / 596
- 견통 / 598
- 기관지염 / 599
- 저혈압 / 600
- 빈혈 / 601
- 위염 / 602
- 위하수증 / 603
- 복통 / 605
- 변비 / 606
- 담낭염 / 607

- 냉증 / 597
- 감기 / 598
- 천식 / 599
- 고혈압 / 600
- 가슴앓이 / 601
- 위무력증 / 603
- 식욕 부진 / 604
- 하리 / 605
- 간염 / 607

• **인체 경혈도** _ 608

- 얼굴 앞면의 주요 경혈도 _ 608
- 얼굴 옆면의 주요 경혈도 _ 609
- 목 앞면의 주요 경혈도 _ 609
- 목 옆면의 주요 경혈도 _ 610
- 목 뒷면의 주요 경혈도 _ 610
- 몸 앞면의 주요 경혈도 _ 611
- 몸 옆면의 주요 경혈도 _ 612
- 몸 뒷면의 주요 경혈도 _ 613
- 팔 안쪽면과 바깥면의 주요 경혈도 _ 614
- 팔 안쪽면의 주요 경혈도 _ 615
- 손바닥과 손등의 주요 경혈도 _ 616
- 손 뒷측면의 주요 경혈도 _ 617
- 다리 뒷면의 주요 경혈도 _ 618
- 다리 앞면의 주요 경혈도 _ 619
- 다리 안쪽 면과 바깥 면의 주요 경혈도 _ 620
- 다리 아래면과 뒷면의 주요 경혈도 _ 621
- 넓적다리 앞면과 뒷면의 주요 경혈도 _ 622
- 넓적다리 안쪽 면의 주요 경혈도 _ 623
- 발바닥과 발등의 주요 경혈도 _ 624
- 발 안쪽면과 바깥 면의 주요 경혈도 _ 625
- 귀의 주요 경혈도 _ 626

《 제1부 》

민간 약초 처방법

약을 채취하는 시기를 대부분 2월과 8월을 말하는 이가 많은데 그 까닭은 초봄의 진액津液이 불어서 처음 싹이 트고 가지와 잎에까지는 올라가지 않고 뿌리의 세력勢力이 매우 순한 때문이고, 가을이 되면서는 가지와 잎이 마르고 진액津液이 아래로 되돌아가기 때문이니, 봄에는 일찍 캐는 것이 좋고, 가을에는 늦게 캐는 것이 좋으며, 꽃·열매·뿌리·잎은 각각 그의 자라는 때를 따라서 채취하는 것이 좋다.

약초는 햇볕에 말리는 것이 가장 좋다. 이 방법을 일명 양건·폭건·쇄건이라고 한다. 주로 가을에 캐는 약재를 말릴 때 쓴다.

그늘에서 약초를 말리는 것은 음건陰乾이다. 주로 음력 10월 이후에 캔 약초를 말릴 때 쓰며, 날씨의 영향을 받지 않고 이물질의 첨가를 방지할 수 있다는 장점이 있다. 그러나 썩거나 속이 부패되어도 감별할 수 없는 단점이 있다. 모든 약이 8월 이전에 캐낸 것은 모두 햇볕이나 불에 말리는 것이 좋고, 모든 줄기와 가지는 섣달에 채취하고 모두 불에 말리는 것이 좋다.

삼품三品 의 약성藥性

　상품上品의 약이 120가지이니 군君이 되어서 명命을 기르고 하늘의 뜻에 따라서 독毒이 없으니 많이 먹고 오래 먹어도 사람이 다치지 않고 몸이 가볍고 기氣에 이익이 되며 불로장수 하는 것을 원칙으로 하니 상품上品으로 삼는다.
　중품中品 의 약이 또한 120가지로서 신臣이 되니 양성養性하며 사람의 뜻에 따라서 독이 없는 것과 있는 것이 있으니 신중에 생각해서 써야 하는데 병을 막고 허약한 것을 보補하는 것을 원칙으로 하니 중품中品 으로 삼는다.
　하품下品의약은 120가지로써 보좌하는 일꾼이 되니 주로 병을 치료하고 땅의 뜻에 따라서 독이 있으니 오래 먹지 말 것이며 차고 더운 열의 사기邪氣를 없애고 쌓아 모든 것을 부셔서 병을 고치는 것을 원칙으로 하니 하품下品이다. 대체로 하품下品의 약성분은 단지 자주 먹지 못하는 것이며 병이 나으면 바로 그쳐야 되는 것이다.

 ## 약의 수제법脩製法

　대부분 약이란 것은 병을 고치는 물건物件인데 변화를 이루는 것은 병에 있고 주로 치료하는 것은 약에 있고 만들어 쓰는 것은 사람에 있으니 3가지 방법에 하나만 틀려도 안되는 것이다
　술은 약의 세력을 몸에서 잘 퍼지게 하기 때문에 약을 만드는 집에서 많이 쓰는 것이다.
　대부분 병이 머리와 손 끝과 피부에 있을 때 술에 볶는 것은 약의 세력을 위로 오르게 하는 것이고 병이 목구멍의 밑과 배꼽의 위에 있으며 술에 적시고 술로 씻어서 하며 아랫부분에 있으면 생生으로 쓰고 오르는 것을 같이 하는 것은 반은 생으로 하고 반은 익혀서 쓴다.

탕湯 · 산散 · 환丸의법法

중경仲景이 말하기를 "녹두 크기와 같이 썬다는 것은 씹는 것을 뜻하는 것이니 씹는다는 것은 옛날에 칼이 없을 때에 입으로 씹어서 가늘기를 마두麻豆와 같이 하고 거친 가루로 하여 달여 먹으면 오르고 흩으기가 쉬운 것이니 이것이 이른바 씹는다."는 것이다. 지금 사람들은 씹는 약이 즙을 내기가 쉽고 경락經絡의 운행이 잘 되는 것이다.

흩어진다는 것은 가루를 뜻하는 것인데 경락經絡을 돌아다니지 않고 다만 가슴 위의 병과 장부臟腑의 쌓인 기氣에만 미치는 것인데 냄새와 맛이 두터운 것은 끓인 물로 같이 내리고 냄새와 맛이 엷은 것은 달여서 찌꺼기와 같이 먹는 것이다.

아랫부분이 병을 치료하는 것은 환약이 아주 크고 광택이 나고 원만하며 중초中焦의 것이 다음 가고 상초上焦의 것은 아주 작으며 진한 술풀에 환으로 하는 것은 더디게 소화가 되니 아래 부위까지 내려가라는 것이다. 술 또는 초로 하는 것은 그의 거두어 주는 것과 흩어버리는 뜻을 의미하는 것이다.

남성南星과 반하半夏로서 습濕을 치료하고자 하면 생강즙生薑汁으로써 그 독毒을 통제할 것이고 묽은 풀로 환을 하는 것은 소화를 쉽게 하려는 것이며 물에 담그고 재어서 밥에 찐 것도 소화를 쉽게 하려는 것이고 물방울로 환을 짓는 것도 결국 소화를 쉽게 하려는 것이다.

달인 꿀에 환을 하는 것은 더디게 소화해서 기氣가 경락經絡에 돌아다니도록 하려는 것이며 밀로 환을 하는 것은 소화가 더디어서 순서대로 차차 효과를 얻으려는 것이다.

대부분 탕湯이란 것은 탕蕩 자와 뜻이 통하는 것이니 오래된 병을 씻어 없애는 데 쓸 것이고 산散이란 것은 즉 흩어버리는 것이니 급한 병에 쓰는 것이며 환丸이란 것은 완緩자와 뜻이 같으니 빠르지 않고 천천히 치료한다는 뜻이다.

단丹은 즉 환丸의 큰 것을 말한다.

자약법煮藥法

물의 양은 적당하게 하고 연한 불에 달여서 걸러낸 찌꺼기는 버리고 즙汁을 마시면 효과가 나지 않는 것이 없다.

약을 달일 때는 것은 반드시 은석기銀石器에 연한 불로 달이되 땀이 나는 약은 3.1g쯤 달이고 병을 고치는 약은 7할쯤 달이고 몸을 보하는 약은 2.3g쯤 달이되 너무 급하게 달이면 약의 효력이 상傷하는 것이며 찌꺼기는 다시 달여서 먹어야 한다. 보약補藥은 짓무르게 달이고 설사하는 약은 생 것을 많이 쓰는데 보약補藥은 물 2잔에 3.1g쯤 달이거나 또는 3잔을 1잔쯤 즉 3분의 1로 줄이고 설사하는 약은 물 1잔 반을 1잔쯤이나 또는 1잔을 3.1g쯤 달이는 것이 좋다.

보약은 물을 많이 붓되 탕약湯藥의 분량分量을 적게 하여 먹고 토하는 약은 물을 적게 붓고 탕약湯藥의 분량은 많이 해서 먹는다.

최고의 병을 치료하는 것은 술을 더해서 달이고 습濕을 치료하는 데는 생강生薑을 더하며 원기元氣를 돕는 데는 대추를 더하고 풍한風寒을 흐트리는 데는 파를 더하며 가슴 위의 병을 치료하는 데는 꿀을 넣는다.

약 18.7g 무게에 물 5.6g을 기준으로 하는 것이 적합하다.

주로 치료하는 병의 약을 먼저 달이는 것이 있으니 만약 땀을 내는 약이면 먼저 마황麻黃을 1~2번 끓도록 달인 뒤에 남아있는 약 재료를 같이 달여 먹고 땀을 멎게하는 약이면 먼저 시호柴胡를 쓰고 상풍약傷風藥일 때는 창출蒼朮을 각기 먼저 달인다.

 ## 약제의 근根과 초梢를 쓸 때

대부분 약제의 뿌리에 상·중·하가 있는데 사람의 병이 몸이 반 이상은 머리 부분을 쓰고 중초中焦는 몸의 부분을 쓰며 하초下焦는

초梢: 가는 뿌리를 쓴다.

약재藥材를 쓸 때는 두頭 · 신身 · 초梢로써 상 · 중 · 하를 나누는 것은 술류상형述類象形의 뜻이다.

당귀當歸의 머리는 몸에 몸에 퍼지면서 피를 그치고 몸의 부분 가운데는 중초中焦를 지켜서 피를 기르고 초梢 : 가는 뿌리는 하초下焦에 들어가서 피를 깨뜨리게 한다.

황금黃芩도 머리는 허한 증세에 폐肺의 화火를 밑으로 내리고 초梢 : 가는 뿌리는 실實한 증세에 태양의 화火를 토하며 방풍防風과 길경桔梗의 종류도 역시 그러하다.

오장五臟의 보사補瀉

오장이 허하면 그의 모母를 보補하고 실實하면 그의 자子를 토하는 것인데 예를 들면 간은 심心의 모母인데 심心이 허하면 당연히 간肝을 보補해야 하고, 비脾는 심心의 자子인데 심心이 실實하면 당연히 비脾를 토해야 하는 것이니 다른 경經들도 이와 같을 것이다.

◘ 심心에 사용되는 약초

- **덥게하는 약 :** 당귀當歸 · 작약芍藥 · 오수유吳茱萸 · 육계肉桂 · 창출蒼朮 · 백출白朮 · 석창포石菖蒲
- **차갑게하는약 :** 서각犀角 · 생지황生地黃 · 우황牛黃 · 죽엽竹葉 · 주사朱砂 · 맥문동麥門冬 · 황련黃連 · 연교連翹
- **보하는 약 :** 원지遠志 · 복신茯神 · 천문동天門冬 · 맥문동麥門冬 · 토사자兎絲子 · 인삼人蔘 · 금박金箔 · 은박銀箔 · 초염炒鹽
- **토하는 약 :** 황련黃連 · 고삼苦蔘 · 패모貝母 · 전호前胡 · 울금鬱金을 쓴다.

◯ 소장小腸에 사용되는 약초

- **덥게 하는 약** : 파극巴戟 · 회향茴香 · 오약烏藥 · 익지益智
- **차갑게 하는 약** : 모근茅根 · 통초通草 · 황금黃芩 · 천화분天花粉 · 활석滑石 · 차전자車前子
- **보하는 약** : 모려牡蠣 · 석곡石斛 · 감초초甘草梢
- **토하는 약** : 총백蔥白 · 소자蘇子 · 속수자續隨子 · 대황大黃을 쓴다.

◯ 간肝에 사용되는 약초

- **덥게 하는 약** : 목향木香 · 육계肉桂 · 반하半夏 · 육두구肉豆 · 진피陳皮 · 빈랑 · 필발
- **차갑게하는약** : 별갑鼈甲 · 황금黃芩 · 황련黃連 · 초룡담草龍膽 · 초결명草決明 · 시호柴胡 · 영양각羚羊角
- **보하는 약** : 모과木瓜 · 아교阿膠 · 천궁川芎 · 황기 · 산수유山茱萸 · 산조인酸棗仁 · 오가피五加皮
- **토하는 약** : 청피靑皮 · 작약芍藥 · 시호柴胡 · 전호前胡 · 서각犀角 · 진피陳皮 · 초룡담草龍膽

◯ 담膽에 사용되는 약초

- **덥게 하는 약** : 귤피橘皮 · 반하半夏 · 생강生薑 · 천궁川芎 · 계피桂皮
- **차갑게하는 약** : 황련黃連 · 황금黃芩 · 죽여竹茹 · 시호柴胡 · 초룡담草龍膽
- **보하는 약** : 당귀當歸 · 산수유山茱萸 · 산조인酸棗仁 · 오미자五味子
- **토하는 약** : 청피靑皮 · 황련黃連 · 시호柴胡 · 목통木通 · 작약芍藥을 쓴다.

◯ 비脾에 사용되는 약초

- **덥게 하는 약** : 향부자香附子 · 축사縮砂 · 강계薑桂 · 목향木香 · 육두구 · 익지益芝 · 곽향藿香 · 정향丁香 · 부자附子
- **차갑게 하는 약** : 치자梔子 · 황련黃連 · 석고石膏 · 백작약白芍藥 · 승마升麻 · 연교連翹 · 황금黃芩 · 고차苦茶
- **보하는 약** : 인삼人蔘 · 황기 · 백출白朮 · 복령茯苓 · 진피陳皮 · 반하半夏 · 건강乾薑 · 맥아麥芽 · 산약山藥
- **토하는 약** : 파두巴豆 · 삼릉三陵 · 지실枳實 · 적작약赤芍藥 · 대황大黃 · 청피青皮 · 신국神麴 · 산사자山사子

◯ 위胃에 사용되는 약초

- **덥게하는 약** : 정향丁香 · 백두구白荳 · 초두구 · 건강乾薑 · 후박厚朴 · 익지益智 · 오수유吳茱萸
- **차갑게 하는약** : 연교連翹 · 활석滑石 · 승마升摩 · 건강乾薑 · 천화분天花粉 · 치자梔子 · 황금黃芩
- **보하는 약** : 백출白朮 · 산약山藥 · 연실連實 · 감인 · 백편두白扁豆 · 인삼人蔘 · 황기 · 축사縮砂
- **토하는 약** : 파두巴豆 · 대황大黃 · 지실枳實 · 망초芒硝 · 후박厚朴 · 견우자牽牛子

◯ 폐肺에 사용되는 약초

- **더웁게 하는 약** : 진피陳皮 · 반하半夏 · 생강生薑 · 관동화款冬花 · 백두구 · 행인杏仁 · 소자蘇子 · 천초川椒
- **차갑게 하는 약** : 지모知母 · 패모貝母 · 과루인瓜蔞仁 · 길경桔梗 · 천문동天門冬 · 편금片芩 · 치자梔子 · 석고石膏
- **보하는 약** : 인삼人蔘 · 황기 · 아교阿膠 · 오미자五味子 · 천문동 · 사삼沙蔘 · 산약山藥 · 녹각교鹿角膠
- **토하는 약** : 정력자 · 상백피桑白皮 · 방풍防風 · 행인杏仁 · 마황

麻黃 · 지각枳殼 · 자소엽紫蔬葉을 쓴다.

● 대장大腸에 사용되는 약초

- **덥게 하는 약** ; 인삼人蔘 · 강계江界 · 반하半夏 · 목향木香 · 호초胡椒 · 오수유吳茱萸
- **차갑게 하는 약 :** 황금黃芩 · 괴화槐花 · 천화분天花粉 · 치자梔子 · 연교連翹 · 석고石膏
- **보하는 약 :** 앵속각罌粟殼 · 오배자五倍子 · 모려牡蠣 · 육두구 · 목향木香 · 가자訶子
- **토하는 약 :** 망초芒硝 · 대황大黃 · 속수자續隨子 · 도인桃仁 · 마인麻仁 · 지각枳殼 · 빈랑 · 견우자牽牛子

● 신腎에 사용되는 약초

- **덥게 하는 약 :** 침향沈香 · 토사자兎絲子 · 부자附子 · 지골피地骨皮 · 파고지破古紙 · 백자인柏子仁 · 오약烏藥 · 파극巴戟
- **차갑게 하는 약 :** 지모知母 · 황백黃柏 · 목단피牧丹皮 · 지골피地骨皮 · 현삼玄參 · 생지황生地黃
- **보하는 약 :** 숙지황熟地黃 · 구기자枸杞子 · 녹용鹿茸 · 구판舊板 · 오미자五味子 · 육종용 · 우슬牛膝 · 두충杜沖
- **토하는 약 :** 택사澤瀉 · 복령茯笭 · 호박琥珀 · 목통木通을 쓴다. 신腎이 본래 실實한 것이 없으니 다만 복령茯笭과 택사澤瀉를 써서 그의 사화邪火와 사수死水를 쳐야 할 뿐이다.

● 방광膀胱에 사용되는 약초

- **덥게 하는 약 :** 회향茴香 · 오약烏藥 · 육계肉桂 · 침향沈香 · 오수유吳茱萸
- **차갑게 하는 약 :** 생지황生地黃 · 방기防己 · 황백黃柏 · 지모知母 · 활석滑石 · 감초甘草椒

- 보하는 약 : 익지益智 · 창포菖蒲 · 속단續斷
- 토하는 약 : 차전자車前子 · 구맥瞿麥 · 활석滑石 · 망초芒硝 · 택사澤瀉 · 저령 · 목통木通을 쓴다.

● 명문命門에 사용되는 약초

- **덥게 하는 약** : 부자附子 · 육계肉桂 · 파고지破古紙 · 회향茴香 · 침향沈香 · 오약烏藥 · 건강乾薑
- **차갑게 하는 약** : 황백黃柏 · 시호柴胡 · 지모知母 · 활석滑石 · 망초芒硝
- **보하는 약** : 육종용 · 침향沈香 · 황기 · 육계肉桂 · 토사자兎絲子 · 파고지破古紙
- **토하는 약** : 오약烏藥 · 지각枳殼 · 대황大黃 · 망초芒硝 · 황백黃柏 · 치자梔子를 쓴다.

● 삼초三焦에 사용되는 약초

- **덥게 하는 약** : 부자附子 · 파고지破古紙 · 당귀當歸 · 숙지황熟地黃 · 토사자兎絲子 · 오수유吳茱萸 · 회향懷鄕
- **차갑게 하는 약** : 지모知母 · 초룡담草龍膽 · 목통木通 · 차전자車前子 · 지골피地骨皮 · 황백黃柏 · 치자梔子
- **보하는 약** : 인삼人蔘 · 황기 · 건강乾薑 · 감초甘草 · 백출白朮 · 계지桂枝 · 익지益智
- **토하는 약** : 황백黃柏 · 치자梔子 · 저령猪苓 · 택사澤瀉 · 적복령赤茯苓 · 대황大黃 · 빈랑檳榔

《 제2부 》

몸을 건강하게 하는 약초 보약

약초 보약이라는 것은 계절을 가려 먹는 것이 아니고 한의학의 교과서라 할 수 있는 『황제내경』이나 『동의보감』의 어디를 보아도 가을이 되어야 약효가 제일 좋다는 구절이 있지 않지만 언제부터인가 가을은 보약의 계절로 자리 잡은 것이다. 이는 아마도 가을에 보약으로 쓰는 약재가 생산되기 시작하고 또 가장 흔하기 때문이 아닌가 한다.

약초 보약은 일반적으로 몸의 어느 한 장기나 조직에만 작용하는 것이 아니라 몸의 전반적인 기능에 좋은 영향을 미쳐 질병에 대한 예방과 치료 효과를 나타낸다. 그러므로 보약의 개념도 이제는 단순히 몸을 보하고 튼튼하게 해 준다는 것에서 떠나 병을 고치는 치료약으로도 생각해야 할 것이다. 약초 보약 민간 요법으로 다음과 같은 것들이 있다.

- **보기약** 기가 모자란 데 쓰는 약 : 연자·인삼·당삼·황기·창출·감초·오미자 등이 있다.
- **보혈약** 피가 모자란 병증에 쓰는약 : 지황·백하수오·상심자·지황·당귀·작약 등이 있다.
- **보양약** 피가 모자란 병증에 쓰는 약 : 음양곽·산수유·복분자·두충·토사자·보골지 등이 있다.
- **보음약** 음허증 즉 음이 모자란 병증에 쓰는 약 : 구기자·맥문동·천문동·사삼·산약·황정 등이 있다.

구기자 보음약

열매를 구기자라고 하며, 자보간신, 익정명목의 효능이 있고, 요슬산연·두운·목현, 허로해수·소갈·유정을 치료한다. 뿌리의 껍질을 지골피地骨皮라 하며, 청열·양혈·청폐열의 효능이 있고, 도한, 해천·출혈을 치료한다.

❍ 작용 및 용도

- 신기를 돕고 정을 보강하며 신허로 오는 음위증·유정·요통 등에 쓴다. 육종용·토사자·보골지·파극천 등을 배합하여 쓰는 것이 좋다.
- 간을 자양하며 눈을 밝게 한다. 간신 허약으로 머리가 어지럽고 눈이 어두우며 눈물이 자주 나올 때에 쓴다. 감국·지황·산수유를 배합하여 쓰는 것이 좋다.
- 폐를 눅여주며 기침을 멈춘다. 음허로 오는 폐열기침에 쓴다. 패모·맥문동·천문동을 배합하여 쓰는 것이 좋다.
- 음을 자양하며 열을 없앤다. 음허로 오는 갈증, 만성적인 낮은 열 등이 있을 때에 쓴다. 지모, 황백을 배합하여 쓰는 것이 좋다.

❍ 성능 및 적응증

- 맛은 달고 평하다. 폐·간·신경에 들어간다『본초강목』.
- 내상허로 및 숨찬 것을 낫게 하며 힘줄과 뼈를 든든하게 한다. 오래 먹으면 병 없이 오래 살 수 있게 된다『향약집성방』.
- 정액과 피를 보하며 얼굴빛을 좋게 하고 눈을 밝게 하고 또 진정 작용도 나타낸다『향약집성방』.
- 허로 손상을 낫게 하며 신기를 보하고 피부와 뼈마디 사이에 있

는 풍사와 열독을 없애고 부은 것을 가라앉힌다『향약집성방』.
- 심장으로 가슴 아픈 것. 신병으로 인한 소갈병을 잘 낫게 한다『탕액본초』.
- 힘줄과 뼈를 든든하게 하며 늙지 않게 한다. 풍사를 없애며 허로를 낫게하고 정기를 보한다『식료본초』.
- 신을 자양하며 폐를 윤택하게 한다『본초강목』.
- 맛이 달고 약간 매우며 약성이 덥다. 주로 음을 보하는데, 몸의 기를 보한다. 숙지황의 보음 작용을 크게 돕는다. 눈과 귀를 밝게 하며 근골을 튼튼하게 하고 정신을 맑게 한다. 소갈병과 진음이 허한 데서 오는 배아픔에 특별한 효과를 나타낸다『경악전서』.
- 신경맥에 들어가는 약이다. 주로 신정을 보하며 근골을 든든하게 한다. 소갈병·현기증·허리와 무릎의 아픔 등에 아주 잘 든는다『본초도해』.

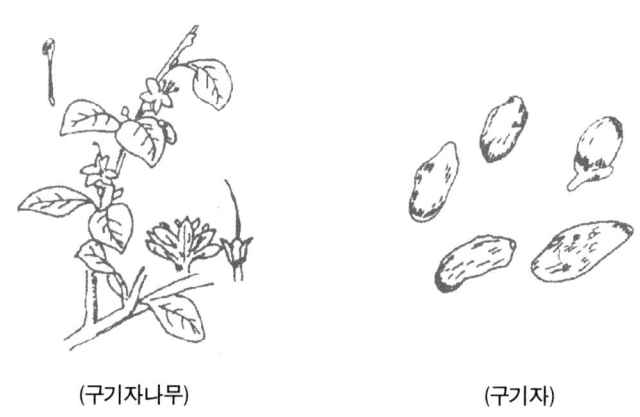

(구기자나무)   (구기자)

◐ 금기와 배합

- 외사를 받아 실열이 있는 때와 비습이 성하여 설사를 하는 때에는 쓰지 않는다『본초경소론』.
- 비위에 한·담·냉이 몰려있는 때에는 쓰지 않는다『본초회언록』.
- 원기, 양기가 허약하며 음허로 유정이 있는 때에는 조심해서 써

야 한다『본경보원록』.
- 숙지황과 배합해서 쓰는 것이 좋다『본초경』.

◐ 만드는 법

- 약재에 술을 뿌려 습윤시킨 다음 짓쪄서 쓰거나『방약합편』술에 담갔다 쓴다『제중신편』.
- 술에 담갔다가 건져 내어 증기솥에 넣고 찐 다음 짓쪄서 쓴다『동의보감』.
- 소금물에 담갔다가 볶아서 그대로 볶아서 쓴다『향약집성방』.

감 초 보기약

뿌리를 감초甘草라고 하며, 화중완급 · 윤폐지해 · 청열해독의 효능이 있고, 포제한 것을 사용하면 비위허약, 노권에 의한 발열, 폐위해수 · 동계 · 경간을 치료한다. 생것은 인후종통 · 위궤양 · 약물중독 · 식물 중독을 치료한다.

● 작용 및 용도

- 약성을 조화시킨다. 극성 약물의 작용을 약하게 하며 그 독성, 자극성을 덜어주고 먹기 좋게 한다.
- 급박 증상을 낮게 하며 아픔을 멈춘다. 여러 가지 급한 증상, 경련, 통증 등이 있을 때에 쓴다. 작약을 배합하여 쓰는 것이 좋다.
- 열독을 없애며 염증을 가라앉힌다. 옹저, 절종, 인후종통에 쓴다. 옹종에 쓸 때에는 금은화, 연교를 배합하고, 목의 염증에 쓸 때에는 길경, 우방자를 배합하여 쓴다.
- 비위와 기혈을 보한다. 비위허약으로 오는 소화장애, 심혈부족, 심양허쇠에 쓴다.
- 독을 풀며 헌데를 아물게 한다. 여러 가지 곪는 증상에 쓴다.

※ 감초를 생것대로 쓰면 청열해독 · 윤폐회담 · 완급진통하는 데 꿀을 발라 구워서 쓰면 중초의 기운을 보한다. 또한 볶아서 쓰면 비위를 든든하게 하며 기운도 보한다. 습이 중초에 많이 정체되어 헛배가 몹시 불러올 때에는 감초를 쓰지 않는 것을 원칙으로 한다.

● 성능 및 적응증

- 성미는 달고 평하며 구운 것은 따스하다 독이 없다. 12경에 들어간다『본초경, 명의별록』.

- 생것대로 쓰면 열을 잘 내고 구워서 쓰면 상중하 3초의 원기를 보하며 여러가지 약의 부작용을 막는다『의방유취』.
- 5장 6부에 들어 있는 한열의 사기를 없애고 근육과 뼈를 든든하게 하며 기운을 솟게 하고 살찌게 한다『의방유취』.
- 속을 덥게 하며 기침을 멈추고 온갖 약의 해독작용을 한다『의방유취』.
- 5장을 보하며 신기가 상한 것을 낫게 한다『의방유취』.
- 생것대로 쓰면 열이 내리고 낫게 하며 음혈과 비위를 보한다『의방유취』.
- 여러 가지 악창과 폐병으로 피고름 토하는 것을 낫게 한다『위방유취』.
- 모든 약독을 없앤다. 약물에 중독되었을 때 콩과 함께 달여 먹으면 그 효과가 좋다『의방유취』.

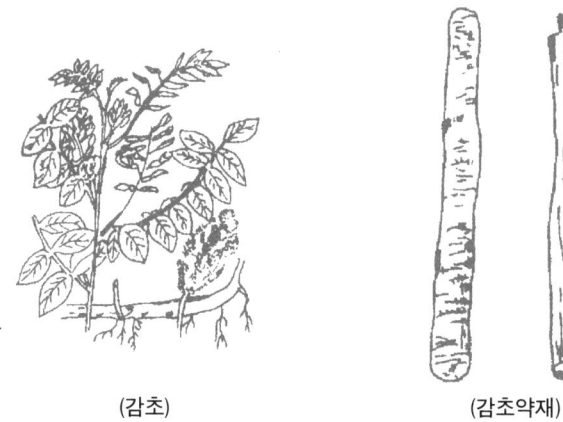

(감초)　　　　　(감초약재)

◯ 금기와 배합

- 실증으로서 헛배가 불러오를 때에는 쓰지 않는다.
- 원지·대극·자완·곤포와는 배합 금기이다.
- 백출·건칠·황기를 배합하여 쓰면 좋다.

- 이질 초기에는 쓰지 않는다.

○ 만드는 법

- 술에 담갔다가 시루에 찐 다음 꺼내서 햇볕에 말려 쓴다. 졸인 젖을 발라 굽거나 또는 그대로 누른 붉은색이 되도록 볶아서 쓴다.
- 물에 오랫동안 담갔다가 불에 구운 붉은 껍질을 긁어버리고 쓴다. 대체로 화를 사할 목적으로 쓸 때에는 날것대로 쓰고 중초를 보할 목적으로 쓸 때에는 구워서 쓴다『득배본초, 본초강목』.

당귀 보혈약

뿌리를 당귀當歸라고 하며, 거풍·화혈·보혈·구어혈·조경·진정의 효능이 있고, 관절통·신체허약·두통·월경불순·복통·변비를 치료한다.

○ 작용 및 용도

- 피를 보하며 월경을 조절한다. 부인의 모든 혈허증·월경이상·월경통·무월경 등에 쓴다. 숙지황·가작약·천궁 등을 배합하여 쓰는 것이 좋다.
- 어혈을 헤치며 상처를 아물게 한다. 타박상 또는 어혈이 속에 뭉친 데, 국소가 벌겋게 굳고 아픈 데, 어혈 때문에 배가 아프며 변이 굳은 때에 쓴다. 어혈을 헤쳐야 할 때에는 홍화, 도인을 배합하고, 상처를 빨리 아물게 하여야 할 때에는 황기·숙지황·당삼을 배합하고, 상처를 빨리 아물게 하여야 할 때에는 황기·숙지황·당삼을 배합하여 쓰는 것이 좋다.
- 속을 덥게 하며 아픔을 멈춘다. 속이 차서 기혈이 막힌 데, 경락이 잘 통하지 않은 데서 오는 배아픔, 옆구리 아픔 및 뼈마디 아픔 등에 쓴다. 향부자·현호색·익모초 등을 배합하여 쓰는 것이 좋다.
- 장을 눅여 주며 변을 고르게 한다. 피가 적어 내장을 눅여주지 못하여 변이 굳을 때에 쓴다. 육종용, 하수오를 배합하여 쓰는 것이 좋다.
- 힘줄을 영양하며 경련을 멈춘다. 힘줄이 켕기며 아픈 데 쓴다. 강활·독활·진교·방풍 등을 배합하여 쓰는 것이 좋다.

※ 당귀신은 피를 보하고 당귀수는 지혈하며 당귀미는 어혈을 헤친다. 당귀는 오래 묵혀 둔 것일수록 변을 무르게 하는 작용을 하는 것으로 알려졌다. 또한 당귀를 술에 축여 볶은 것은 피를 잘 순환하게 한다. 흔히 이기약을 배합하여 어혈이 있는 때와 체한 때에 쓰고 거풍 습약을 배합하여 풍습 비증 치료에 쓴다.

◐ 성능 및 적응증

- 성미는 쓰고 따스하며, 독이 없다. 심·간·비경에 들어간다『약학대사전』.
- 당귀는 심한 기침·붕루·불임증·악창·부스럼·비증·냉병 등을 낫게 하며 또한 속을 덥게 하고 아픔을 멈추며 5장과 피를 보하며 새살을 잘 돋아나게 하는 작용을 한다『향약집성방』.
- 당귀의 작용은 첫째로 심경의 병을 낫게 하는 것이고, 둘째로 피를 고르게 하는 것이며, 셋째로 밤에 더운 병을 낫게 하는 것이다『향약집성방』.
- 당귀는 이 밖에도 지혈, 통증을 멎게 하는 작용도 있어서 특히 이질에 복통이 겹친 것을 잘 낫게 한다. 지혈의 목적으로 쓸 때에는 꼬리 부분을 쓰고 파혈을 목적으로 할 때에는 머리부분을 쓴다『동의보감』.
- 당귀의 옹근 것대를 쓰면 심주혈·비통혈·간장혈의 작용을 윤활하게 함으로써 피를 보하기도 하고 잘 돌게도 한다『탕액본초』.
- 노두를 잘라 버리고 약재의 가운데 부분, 꼭대기 부분 및 꼬리부분으로 나누어 잘게 썰어 쓴다, 가운데 부분은 피를 보하고 꼭대기 부분은 피를 멈추며 꼬리 부분은 피를 잘 돌게 한다『동의보감』, 『향약집성방』.
- 모든 풍병, 기병을 낫게 하며 모든 허로 손상을 보하며 나쁜 피를 없애며 새피를 생겨나게 하고 배안의 한랭을 없앤다『제가본초』.

◯ 금기와 배합

- 설사가 날 때와 숨이 막혀서 배가 더부룩할 때에는 쓰지 않는다.
- 석창포, 곤포와는 배합금기이다『본초경집주』.
- 비허증으로 설사하는 데와 입맛이 없는 데, 소화가 안 되는 데, 그리고 몸푼 뒤에는 쓰지 않는다『본초경소론』.
- 풍한의 사기가 표에 남아 있는 관계로 오한이 나며 열이 날 때에는 쓰지 않는다『본초회언록』.

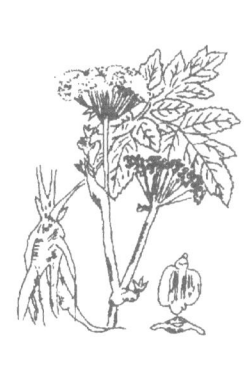
(당귀)

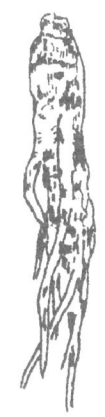
(당귀 약재)

◯ 만드는 법

- 노두를 잘라 버리고 약재의 가운데부분 및 꼬리 부분 등으로 나누어 잘게 썰어 쓴다『향약집성방』, 『방약합편』. 술로 씻거나 또는 술에 담갔다가 말린다. 지혈을 목적으로 할 때에는 검게 되도록 태운다.
- 생강즙에 담갔다가 볶거나『동의보감』, 『방약합편』 또는 백부와 함께 볶는다『의방유취』.

맥문동 보음약

뿌리 줄기를 맥문동이라 하고 마른기침·토혈·객혈·폐위·번열 소갈·진상·인선 구조·변비를 치료한다.

◑ 작용 및 용도

- 폐음을 보하며 기침을 멈춘다. 열 때문에 폐음이 상한 데서 오는 마른 기침·피가래·가슴이 답답하며 마음이 불안한 때에 쓴다. 폐음허로로 오는 기침 때에는 사삼·천문동·생지황을 배합하고 가슴이 답답한 때에는 연육, 죽엽을 배합한다.
- 진액을 생겨나게 하며 갈증을 멈춘다. 음허내열 또는 위화가 성한 관계로 음액이 적어져서 갈증이 몹시 나는 데 쓴다. 석곡·사삼·위유 등과 배합해서 쓰는 것이 좋다.
- 오줌을 잘 나가게 하며 임병을 낫게 한다. 얼굴과 손발이 붓고 오줌이 잘 배설되지 않는 데 쓴다. 목통, 차전자를 배합한다.

※ 맥문동은 질이 눅진눅진하며 즙이 많아 자음생진하는 작용이 있으므로 폐위의 허열과 심열을 없애며 가슴답답증을 낫게 한다. 맥문동과 천문동은 모두 양음윤조하기 때문에 폐음이 상하며 마른기침이 날 때에 매우 효과가 있다. 맥문동은 윤폐하면서 위음을 보하며 심열을 없앤다. 천문동은 윤폐하면서 신음을 보한다. 그러므로 위음 부족 및 심열로 가슴이 답답하며 갈증이 날 때에는 흔히 맥문동을 쓴다. 신음이 모자란 관계로 조열이 나며 유정이 있을 때에는 대부분의 경우에 천문동을 쓴다.

맥문동은 비위가 허하고 찰 때, 설사할 때에는 쓰지 않는 것을 원칙으로 한다.

● 성능 및 적응증

- 성미는 달며 평하고 독이 없다『본초강목』.
- 폐음과 심혈을 보하며 진액을 생겨나게 한다『약학대사전』.
- 5장을 편안하게 하고 살찌게 하며 얼굴색을 곱게 하고 임신을 할 수 있게 한다『명의별록』.
- 오래 먹으면 몸이 가벼워지고 눈이 밝아지면 얼굴색이 좋아지고 늙지 않게 된다『본초습유』.
- 몸이 여위며 숨이 가쁜 대 쓴다『본초경』.
- 허로손상을 낫게 하며 정신을 안정시키고 기침을 멈춘다. 폐위증으로 고름을 뱉는 것, 돌림병으로 열이 나며 머리가 아픈 것을 낫게 한다『대명본초』.
- 폐의 열을 없애며 심기가 모자라는 것을 보하고 젖을 잘 나오게 한다『본초강목』.

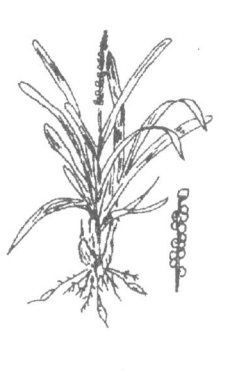
(맥문동)

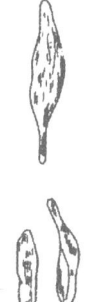
(맥문동 약재)

● 금기와 배합

- 비위가 허하며 찬 데서 오는 설사, 위 안에 담음습탁이 있을 때 또한 풍한에 상하여 기침을 하는 때에는 쓰지 않는다.

- 지황, 차전초와 배합한다. 관동화, 황기와 함께 쓰지 않는다『본초강집주』.
- 버섯은 금한다『약성론』.
- 기운이 약하고 위 안이 찬 때에는 쓰지 않는다『본초강목』.

◯ 만드는 법

- 목심부를 뽑아 버리고 말린다『향약집성방』, 『동의보감』.
- 약재를 더운물에 담갔다가 꺼내어 목심부를 뽑아 버리고 말린 다음 잘게 썬다『향약집성방』, 『의방유취』.
- 약재를 술 또는 쌀 씻은 물에 담갔다가 목심부를 뽑지 않고 그대로 쓰면 가슴이 답답해질 수 있다.

복분자 서국초

덜 익은 열매를 복분자라고 하며, 식물명은 서국초라고 한다. 보간신·축뇨·명목의 효능이 있고, 정력감퇴·유정·빈뇨를 치료한다. 우리나라의 복분자는 대부분 산딸기의 열매이고, 간혹 복분자 딸기의 열매를 쓰고 있다.

◯ 작용 및 용도

- 신정을 보강하며 아이를 가질 수 있게 한다. 남자의 정액부족, 여성의 자궁병으로 인한 불임증 등에 쓴다. 보골지·구기자와 함께 쓰는 것이 좋다.
- 정을 간직하며 유정을 멈춘다. 신허로 오는 음위증·유정·몽설에 쓴다. 산수유·구기자·토사자·육종용을 함께 쓰는 것이 좋다.

◯ 성능 및 적응증

- 성미는 달며 평하고 독이 없다. 간, 신경에 들어간다.
- 기운을 돕고 몸을 가볍게 하며 머리털을 희어지지 않게 한다『명의별록』.
- 허한 것을 보하며 성 기능을 높이고 속을 덥게 하며 기운을 세게 한다. 허로손상을 보하며 간을 보하며 눈을 밝게 한다『당본초』.
- 남자의 신기 부족, 정액고갈, 음위증을 낫게 한다. 여자가 이것을 먹으면 아이를 가질 수 있게 된다『역성론』.
- 간과 신을 보하고 오줌량을 줄이며 폐의 허한증을 낫게 한다.

● 금기와 배합

- 음허화왕 때와 오줌량이 적은 때에는 주의해서 써야 한다.
- 성 기능이 센 사람에게는 쓰지 않는다 『본초경소론』.
- 오줌이 잘 나가지 않을 때에는 쓰지 않는다 『본초종신록』.
- 신허, 음허 때와 열상 진액으로 혈허가 된 때에는 쓰지 않는다 『약성론』.

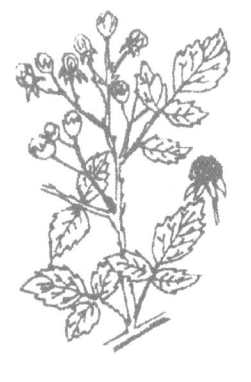

(복분자)

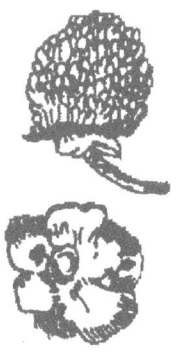

(복분자 약재)

백하수오 보혈약

덩이줄기를 말린 것을 백하수오라고 식물명으로 큰조롱, 붉은조롱 이라고 한다. 자양·강장·보혈의 효능이 있고, 빈혈·만성풍비·요슬산연·신경쇠약·치질·장출혈을 치료한다.

◑ 작용 및 용도

- 신기를 보강하며 정을 가다듬는다. 신허로 오는 유정, 허리와 다리에 힘이 없고 약한 데 쓴다. 두충·우슬·숙지황·구기자·토사자와 함께 쓴다.
- 간을 자양하며 바람기를 가라앉힌다. 힘줄이 켕기며 저린 데 쓴다. 별갑, 구판, 가작약을 배합하여 쓰는 것이 좋다. 당귀·산조인·백작인을 배합하여 쓰는 것이 좋다.
- 해독 작용으로 옹종을 가라앉힌다. 국소가 벌겋게 붓고 곪으면서 아픈 데, 상처가 잘 아물지 않는 데 쓴다.
- 연교·금은화·현삼을 배합하여 쓰는 것이 좋다.

◑ 성능 및 적응증

- 성미는 쓰고 달며 떫고 따스하다. 간·신경에 들어간다『약학대사전』.
- 폐와 정, 간과 신을 보하며 근골을 든든하게 한다『약학대사전』.
- 오래 먹으면 아이를 가질 수 있게 된다. 배 안의 모든 냉병을 낫게 한다『제가본초』.
- 신음을 보하며 머리칼을 검게 한다『본초구진론』.
- 주로 나력·옹종·치질·부인과 질병 및 산전 산후의 온갖 병

을 낫게 한다『동의보감』.
- 머리칼을 검게 하며 힘줄과 뼈를 든든하게 하고 얼굴 빛을 좋아지게 하며 오래 살 수 있게 한다.

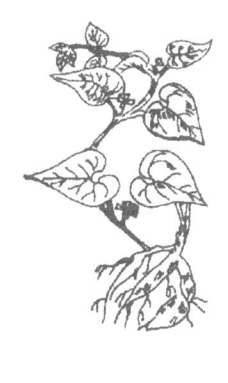
(은조롱)

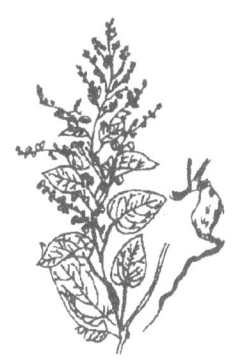
(붉은조롱)

◎ 만드는 법

- 약재를 쌀 씻은 물에 담갔다가 말리거나『동의보감』,『의종손익』또는 술에 7일 동안 담갔다가 건져서 말려 쓴다『의종손익』.
- 약재를 쌀 씻은 물에 담갔다가 꺼내어 흑태와 함께 시루에 쪄 익힌 다음 말려서 쓴다『의방유취』.

사삼 보음약

뿌리를 사삼이라 하며 식물명으로 더덕이라 부른다. 보음·청폐·거담·지해의 효능이 있고, 폐열조해·구해·인후통·고혈압을 치료한다.

◐ 작용 및 용도

- 음을 자양하며 열을 없앤다. 온열병을 앓는 과정에 폐위의 음이 상했거나 음허화왕으로 몸이 달며 목 안이 마르고 뺨이 벌겋게 되며 마른기침을 하는 데 쓴다. 맥문동·생지황·석고 등을 배합하여 쓰는 것이 좋다.
- 폐의 열을 없애며 기침을 멈춘다. 폐허로 낮은 열이 있으면서 마른기침을 하는 데 쓴다. 패모·맥문동을 배합하여 쓰는 것이 좋다.

◐ 성능 및 적응증

- 성미는 달며 쓰고 약간 차다. 폐위경에 들어간다. 폐음을 보하며 폐열과 기침을 멎게 하고 위를 보하며 진액을 생겨나게 한다 『약학대사전』.
- 잘 놀라는 것, 가슴과 명치 끝이 아픈 것·오한·발열 등을 낫게 하며 속기운을 보하고 폐기를 도우며 5장을 편안하게 한다 『약집성방』.
- 늘 졸리는 것을 낫게 하며 간기를 보하고 5장의 풍사를 없앤다 『향약집성방』.
- 허한 것을 보하며 잘 놀라고 답답해하는 증을 없애며 심장·폐

장을 보하고 고름을 잘 빼내고 잘 낫지 않는 헌 데, 온, 몸이 가려운 것 등도 낫게 한다『향약집성방』.
- 사삼은 주로 중기와 폐를 보하는 약으로서 고름을 빼고 부은것을 내리게 하며 해독 작용을 한다. 나물채로하여 먹을 수도 있다『동의보감』.

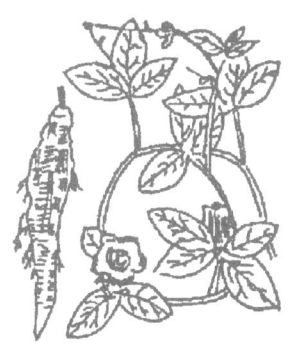

(더덕)

◐ 금기와 배합

- 풍한의 사기에 외감되어 기침하는 때에는 쓰지 않는다.
- 방풍, 여로와는 배합 금기이다『본초경집주』.
- 장부에 실열이 없는 때 또는 폐가 한사의 침습을 받은 관계로 설사를 하는 때에는 쓰지 않는다『본초경소론』.

산약 보음약

뿌리줄기를 산약이라고 하며 식물명으로는 '마'라고 한다. 자양·강장·강정·지사·건비·보폐·보신·익정의 효능이 있고, 비허로 인한 설사·구리·식욕부진·해수·소갈·유정·대하·빈뇨를 치료한다. 뿌리줄기를 산약등이라고 하며, 피부습진, 단독을 치료한다. 잎겨드랑이에 달리는 주아를 영여자라고 하며, 보허·보요각의 효능이 있다. 열매를 풍차아라고 하며, 이명을 치료한다.

◐ 작용 및 용도

- 위를 자극하며 입맛을 돋군다. 비위허약으로 입맛이 없고 토하며 메스꺼운 데 쓴다. 반하·생강을 배합하여 쓰는 것이 좋다.
- 비를 든든하게 하며 설사를 멈춘다. 비허로 인한 오랜 설사와 입맛이 없고 먹자마자 곧 설사를 하며 팔다리가 노곤하고 헛배가 부르며 맥이 약하고 힘이 없는 데 쓴다. 당삼·백출·작두 등을 배합하여 쓰는 것이 좋다.
- 신을 보하며 허탈을 낫게 한다. 신허로 오눈 유정·몽설·오줌소태·이슬·허탈 등에 쓴다. 유정이 있을 때에는 숙지황·산수유·용골·오줌소태가 있을 때에는 익지인, 상표초 그리고 이슬이 많을 때에는 검실·백출·복령 등을 배합하여 쓰는 것이 좋다.
- 폐를 보하며 기침을 멈춘다. 폐허로 기침을 하며 숨이 가쁘고 얼굴이 핏기가 없고 맥이 허한 데 쓴다. 사삼·맥문동을 배합하여 쓰는 것이 좋다.

◐ 성능 및 적응증

- 요통, 현기증을 낫게 하며 5장을 보하고 번열을 없앤다「명의별록」.

- 신을 보하며 성 기능을 높인다 『급유방』.
- 성미는 달고 평하며 독이 없다. 비·폐·신경에 들어간다 『본초경』.
- 허로손상을 낫게 하며 기운을 보하고 살지게 한다 『향약집성방』.
- 심기가 모자란 것을 보하며 정신을 안정시키고 기억력을 좋게 한다 『향약집성방』.

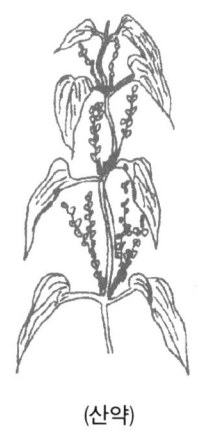
(산약)

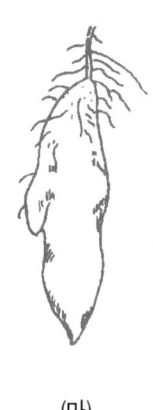
(마)

◘ 만드는 법

- 껍질을 벗기고 물 또는 술에 말려 쓴다 『제중신편』, 『의종손익』.
- 약재를 그대로 볶아 쓰거나 『동의보감』, 술에 담갔다가 건져내어 볶아서 쓴다 『방약합편』.
  생강즙 또는 숙지황과 함께 볶아서 써도 좋다 『의방유취』, 『동의보감』.
- 약재를 파, 소금과 함께 볶아서 쓴다 『의방유취』, 『동의보감』.

상심자 보혈약

잎을 상엽이라고 하며 식물명으로 뽕나무라 한다. 거풍·청열·명목의 효능이 있고, 풍온발열·두통·목적·구갈을 치료한다. 뿌리 껍질을 상백피라고 하며, 사폐평천·해열·진해·행수소종의 효능이 있어, 폐열천해·도한·수종·황달·각기·빈뇨를 치료한다.

◐ 작용 및 용도

- 간과 신을 보한다. 머리털이 일찍 희어지고 귀와 눈이 또한 일찍 어두워지는 데 쓴다. 백하수오, 여정실을 배합하여 쓰는 것이 좋다.
- 음혈을 보한다. 음혈 부족으로 오는 현기증, 불면증에 쓴다. 숙지황, 가작약 등을 배합하여 쓰는 것이 좋다.

◐ 성능 및 적응증

- 산뽕나무의 작은 열매로서 성미는 달고 차다. 심경, 신경에 들어간다.
- 피를 보하며 진액을 생겨나게 한다.
- 어혈을 내리며 음을 자양하고 갈증을 멈춘다. 머리털을 검게 한다.
- 기억력을 좋게 하며 정신을 안정시키고 늙지 않게 한다.
- 오줌을 잘 배설하며 부은 것을 가라앉힌다.

◐ 금기

- 비위허한증으로 설사를 하는 데에는 쓰지 않는다.

지황 보혈약

- 뿌리를 지황이라고 하며, 자음·보혈 및 강장의 효능이 있고, 음허발열·소갈·혈 붕·월경불순·태동불안·음허변비를 치료한다.

◐ 작용 및 용도

◐ 생지황
- 음을 자양하여 열을 내린다. 음허화황 또는 열병으로 음이 상한 때, 음허로 열이 나고 갈증이 있으며 입 안과 혀가 마를 때를 쓴다. 맥문동·현삼·목단피 등을 배합하여 쓰는 것이 좋다.
- 피의 열을 식히며 출혈을 멈춘다. 혈열로 코피·토혈·붕루· 월경이상 등이 있을 때에 쓴다. 백모근·측백엽 등을 배합하여 쓰는 것이 좋다.
- 장을 눅여 주며 변을 무르게 한다. 혈열로 진액이 말라서 변이 몹시 굳은 때에 쓴다. 마자인·결명자를 배합하여 쓰는 것이 좋다.
- 피를 보하며 태아를 편안하게 한다. 태동 불안 또는 태동이 있으면서 배가 아프고 하열하는 데 쓴다.
- 해독 작용을 하며 독을 없앤다. 상한 온역으로 반진이 돋거나 목 안에 열이 있어 붓고 아픈 데, 옹종·창양 등이 있는 데 쓴다.

◐ 숙지황
- 기운을 돋우며 정과 수를 보강한다. 신허로 유정·몽설·현기증 등이 있거나 허리와 다리 힘이 없으면 야뇨증이 있을 때에 쓴다.

- 피를 보하며 월경을 고르게 한다. 부인 혈허로 월경이 고르지 못할 때에 쓴다. 천궁 · 아교 · 당귀 · 가작약 등을 배합하여 쓰면 좋다.

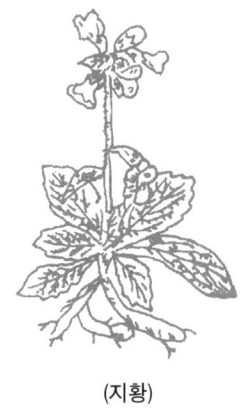
(지황)

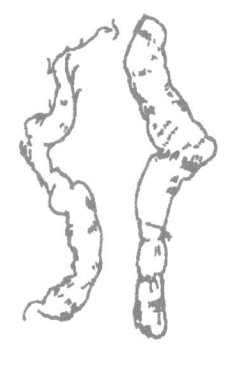
(생지황 약재)

● 성능 및 적응증

◐ 생지황
- 성미는 달고 쓰며 찬 데 독은 없다. 심 · 신 · 간 · 소장경에 들어간다 『약학대사전』.
- 각종 출혈을 낫게 하며 태아를 편안하게 한다 『향약집성방』.
- 열을 내리며 월경을 통하게 하고 오줌을 잘 배설하게 하며 어혈을 없앤다 『의방유취』.
- 실화가 있으면서 변이 통하지 않는 것을 잘 낫게 한다 『본초종신록』.
- 생지황의 약효는 첫째로 피의 열을 식히는 것이고, 둘째로 기혈을 고르게 하는 것이다. 셋째로 배꼽 부위가 켕기며 아픈 것을 멈추는 것이고, 넷째로 음을 보충하고 양을 억제하는 것이며 다섯째로 신수를 보강하는 것이다 『향약집성방』.

◐ 건지황
- 골절 · 외상 · 하혈 · 혈뇨 · 자궁출혈을 낫게 한다 『향약집성방』.

- 골수·근육을 영양하며 먹은 것을 잘 소화하게 하고 기력을 세게 하며 일반 허증과 5장을 잘 보한다『향약집성방』.
- 산후복통을 잘 멈춘다『의방유취』.
- 비허로 설사하고 위허로 입맛이 떨어진 때에는 쓰지 않는다『의방유취』.

◐ 숙지황

- 달고 약간 쓰며 따스하고 독이 없다. 신·간·심·심포경에 들어간다.
- 피가 모자라는 것을 크게 보하며 흰머리를 검게 하고 골수·근육·힘줄·뼈 등을 든든하게 한다『동의보감』.
- 허로손상을 보하며 혈맥을 잘 통하게 하고 기력을 돋우며 귀와 눈을 밝게 한다『동의보감』.
- 월경이 고르지 못한 것과 산전산후의 모든 병을 낫게 한다『의방유취』.
- 간신을 보하며 음혈을 자양하는 좋은 보혈약이다『의방유취』.
- 오랜 설사를 멈추며 음허로 오는 발열·마른기침·숨가쁨을 낫게 한다. 또한 음허로 땀이 나지 않는 것과 변이 굳은 것도 잘 낫게 한다『의방유취』.
- 간과 신, 정과 수를 보하며 귀와 눈을 밝게 하고 머리칼을 검게 한다『약학대사전』.

◑ 만드는 법

- 그대로 불에 볶아 쓰거나『체중신편』 술『제중신편』, 『의종손익』, 소금물『득배본초』 또는 생간즙『동의보감』에 담갔다가 볶아 쓴다.
- 술에 담갔다가 시루에 찌고 다시 담갔다가 찌는 조작을 9번 반복한다.

작약 보혈약

뿌리를 적작약이라고 하며, 유간지통·양혈렴음·평간억양의 효능이 있다. 월경 불순·복중경결·흉복통·협통·표허자한·혈리·현훈을 치료한다.

● 작용 및 용도

- 양기를 돋우고 정을 보강한다. 명문의 화가 약한 데서 생긴 음위증, 유정 등에 쓴다. 음양곽, 토사자를 배합하는 것이 좋다.
- 비를 덥게 하며 설사를 멈춘다. 명문의 화가 약한 데서 오는 설사증 특히 새벽설사에 쓴다. 육두구·기자를 배합하는 것이 좋다.
- 방광을 덥게 하며 오줌량을 줄인다. 방광이 허랭하며 오줌이 자주 마려운 데, 야뇨증 등에 쓴다. 토사자·금앵자·상표초 등을 배합하는 것이 좋다.
- 뼈를 든든하게 하며 허리힘을 세게 한다. 하초의 한냉으로 허리가 시리며 아픈 데 쓴다. 두충·속단·우슬을 배합하는 것이 좋다.

● 성능 및 적응증

- 성미는 쓰고 시며 약간 차다. 간·비·폐경에 들어간다 『본초강목』.
- 복통, 부스럼, 유행병, 요통 등에 쓰고 속을 편안하게 하며 대소변을 잘 배설하게 한다 『본초강목』.
- 5장을 보강하며 배가 부은 것, 월경이 통하지 않는 것 등을 낫게 하고 어혈을 흩어지게 하며 고름을 삭힌다 『향약집성방』.
- 붉은 것은 오줌을 잘 배설하게 하며 열을 내린다. 흰 것은 아픈 것을 멈추고 피를 헤쳐 준다 『향약집성방』.

- 작약은 또는 눈병에도 효과가 있으며 눈을 밝게 하는 작용도 한다『동의보감』.

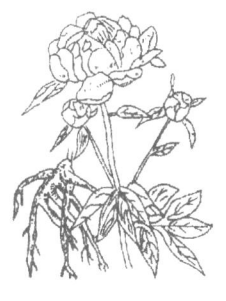

(작약)

◐ 만드는 법

- 그대로 볶아 쓰거나『향약집성방』,『동의보감』술『동의보감』,『제중신편』, 식초『본초강목』에 담갔다가 볶거나 쪄서 쓴다.
- 약재에 꿀을 섞어 쪄서 쓰면 피를 잘 보한다『방약합편』.
- 꿀을 섞거나 생강즙을 바르고 볶는다『득배본초』.

창출 · 백출 보기약

뿌리줄기를 창출이라고 하며 식물명으로 삽주라 불린다. 건비·조습·거풍·발한·해울의 효능이 있다. 습성인비, 권태·수종·담음·감기·두통·습비·족위·야맹증을 치료한다.

● 작용 및 용도

- **창출** : 한사를 헤치며 해표시킨다. 풍한 감기로 머리가 아프고 목덜미와 잔등이 켕기며 땀이 날 때에 쓴다. 계지·작약을 배합하여 쓰는 것이 좋다.
- 습을 없애며 비증을 낫게 한다. 풍한습비로 뼈마디가 아프거나 하초에 습열이 있고 허리와 무릎이 붓고 아픈 곳과 다리가 저리고 힘이 없는 데 쓴다.
- 강활·독활·방풍·방기 등을 배합하여 쓰는 것이 좋다.
- 비를 든든하게 하며 설사를 멈춘다. 비습으로 설사를 하거나 이슬이 있을 때에 쓴다.
- 금앵자·육두구·연육·가지 등을 배합하여 쓰는 것이 좋다.
- 위를 고르게 하며 먹은 것을 잘 삭인다. 중초에 습이 성해서 몸이 나른하고 다리에 힘이 없으며 헛배가 부르고 입맛이 없을 때에 쓴다.

- **후박** : 진피 등을 배합하여 쓰는 것이 좋다.
- 허한 것을 보하며 눈을 밝게 한다. 간신허약으로 눈이 잘 보이지 않고 깔깔한 때에 쓴다. 돼지간·염소간·양의 간 또는 서결명, 초결명 등을 배합하여 쓰는 것이 좋다.

- 습을 없애며 담을 삭인다. 습담으로 가슴이 그득하고 답답할 때에 쓴다.

◐ **백출** : 비위를 든든하게 하여 먹은 것을 잘 삭인다. 비위의 기능 저하로 소화되지 않고 먹은 것이 잘 소화되지 않으며 헛배가 부르고 입맛이 없을 때에 쓴다. 후박·진피·기각을 배합하여 쓰는 것이 좋다.

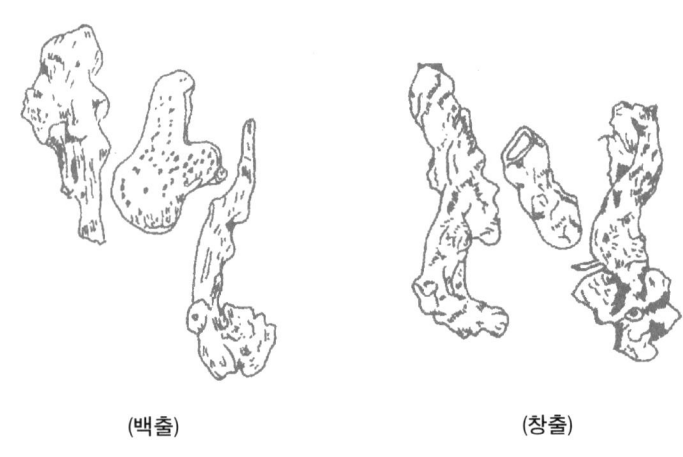

(백출)   (창출)

- 비를 든든하게 하며 설사를 멈춘다. 입맛이 없고 헛배가 부르며 온 몸이 무겁고 팔다리에 힘이 없으며 가래가 많을 때에 쓴다. 진피, 복령을 배합하여 쓰는 것이 좋다.
- 물기를 빼며 부은 것을 가라앉힌다. 수습의 정체로 몸이 부은 때에 쓴다. 복령피·대복피·복령 등을 배합하여 쓰는 것이 좋다.
- 기를 보하며 담을 멈춘다. 기가 허한 탓으로 식은땀이 날 때에 쓴다. 황기, 부소맥을 배합하여 쓰는 것이 좋다.
- 태아를 편안하게 한다. 태동이 심할 때에 쓴다. 황금·두충·상기생 등을 배합하여 쓰는 것이 좋다.

※ 창출, 백출은 모두 조습건비하는데 창출은 조습 작용이 더 세고 백출

은 건비 작용이 더 세다. 그렇기 때문에 비를 보하며 모자란 비기를 보태 주어야 할 때에는 백출을 쓰고 있다. 또한 백출은 표를 든든하게 하며 땀을 멈추고 창출은 풍사를 내보내어 땀을 낸다.

백출은 생것대로 쓰면 조습이수 작용을 하는데 맥부와 함께 볶거나 또는 쪄서 쓰면 조습하는 작용이 약해지면서 비위와 원기를 보하는 작용이 더 세진다.

창출은 약성이 덥고 건조하기 때문에 음을 상하게 하기 쉽다. 그러므로 음허증에 열이 있을 때, 변비가 있으며 땀이 날 때에는 쓰지 않는다. 창출도 볶거나 쪄서 쓰면 조습하는 작용이 약해진다.

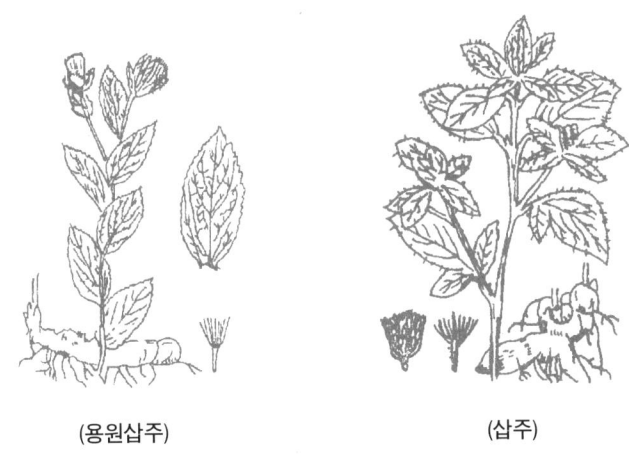

(용원삽주)　　　　　(삽주)

◯ 성능 및 적응증

- 창출은 쓰고 달며 따스하다. 비위·폐·대소장경에 들어간다. 또한 백출은 달고 쓰며 따스한데 비·위·소장·심경에 들어간다.
- 비증·황달·두통·구토·설사 및 소화 장애를 낫게 하며 땀을 멈추고 열을 내리며 가래를 삭힌다『향약집성방』.
- 중풍·허로손상·위병·냉병을 낫게 하며 강장, 이뇨 및 해독 작용도 있다.
- 창출의 약효는 첫째로 속을 덥게 하는 것이고, 둘째로 비위의

습을 없애는 것이다. 섯째로 비위의 역기를 누르는 것이고, 넷째로 비위를 든든하게 하여 음식을 잘 먹게 하는 것이다. 다섯째로 비위의 작용을 고르게 하여 진액을 보충하는 것이고, 여섯째로 몸의 열을 내리는 것이다. 일곱째로 무력권태감 및 밥맛을 돋우는 것이고, 여덟째로 갈증을 멈추는 것이며, 아홉째로 안태시키는 것이다.

- 백출은 폐·심·위·비 등 4개 경맥에 들어가는 약으로서 위의 화를 없애며 위가 허한 것을 보하고 족양명위경, 족태음비경에 들어가는 약으로서 위를 든든하게 하고 비를 편안하게 하는 작용을 나타낸다 『의방유취』.
- 창출의 효과는 백출과 같다. 이 두 가지 약은 다 삼초의 습을 없애고 땀을 냄에 있어서 그 효과가 특히 크고 중초를 보하거나 중초의습을 없애는 데서는 그 효력이 비교적 약하다 『의방유취』.
- 창출은 땀을 내며 먹은 것을 잘 삭이고 풍·한·습·비를 낫게 하며 설사를 멈춘다.
- 백출은 허한 것을 보하고 입맛을 돋우며 냉으로 인한 복통을 낫게 하고 설사를 멈춘다.

천문동 보음약

뿌리 줄기를 천문동이라고 하며, 자음·윤조·청폐·강화의 효능이 있고, 음허발열·해수토혈·폐옹·인후종통·소갈·변비를 치료한다.

○ 작용 및 용도

- 음을 보하며 낮은 열을 없앤다. 낮은 열이 오랜 기간 계속되며 마른기침이 나는 데 또는 가래에 피가 섞여 나오며 갈증이 나는 데 쓴다. 사삼·생지황·맥문동·석곡 등을 배합하여 쓰는 것이 좋다.
- 장에 누기를 주며 변을 무르게 한다. 열이 있으면서 변이 굳은 때에 쓴다. 마자인·이스라치씨·꿀 등을 배합하여 쓰는 것이 좋다.

○ 성능 및 적응증

- 성미는 달며 쓰고 차다. 폐, 신경에 들어간다『본초경』.
- 폐를 보한다. 숨이 차고 기침이 나며 고름, 가래 토하는 것을 낫게 한다. 또한 폐열을 없애며 소갈을 멈춘다. 삶아 익혀서 먹으면 살결이 부드러워진다『병선본초』.
- 신음을 보하며 근골을 든든하게 하고 피부를 윤택하게 한다『본초경』.
- 허로손상을 보하며 열을 내리고 가슴 답답증을 낫게 한다『대명본초』.
- 오래 먹으면 음위증을 낫게 한다『의방유취』.

- 대소변을 잘 배설하게 하고 가래를 쉽게 뱉을 수 있게 하며 허열·골증열·음허화왕을 낫게 한다『본초비요』.
- 풍·한·습·비를 낫게 하며 골수를 든든하게 한다『본초경』.

◯ 금기와 배합

- 허한증에 속하는 설사와 풍한의 사기에 외감되어 기침하는 데는 쓰지 않는다『본초경집주』, 『일화자본초』.
- 패모, 지황을 배합하면 좋다『본초경집주』.
- 허한증, 진한가열증, 비신의 허약으로 설사하는 때에는 쓰지 않는다『본초경집주』.

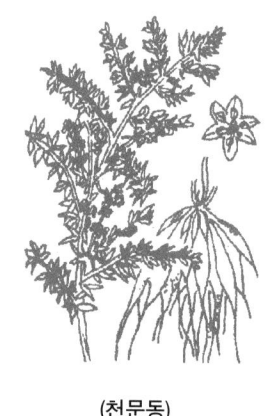

(천문동)

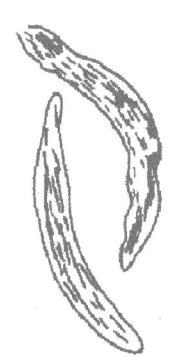

(천문동 약재)

◯ 만드는 법

- 껍질을 벗기고 뿌리 속에 있는 목질부를 뽑아 버린다『향약집성방』, 『동의보감』.
- 술『동의보감』 또는 오수유를 달인 물이나 생강즙『방약합편』에 담갔다가 쓰면 찬 성질이 덜해진다.
- 꿀과 함께 끓여서 쓰면 보음 작용이 세진다『약학대사전』.

인삼 보기약

뿌리를 인삼이라고 하며, 대보원기, 고탈생진, 안신의 효능이 있고, 노상허손·권태·건망증·빈뇨·소갈·기혈부족을 치료한다. 가는 뿌리를 인삼수라고 하며, 익기·생진·지갈의 효능이 있고, 해수토혈·구갈·위허구역을 치료한다. 잎을 인삼엽이라고 하며, 청폐·생진·보중·생위액·거서기·지갈의 효능이 있다.

◎ 작용 및 용도

- 기를 보하며 허탈을 낫게 한다. 병이 오래되어 몸이 여위고 나른하여 입맛이 없고 말하기 싫어하는 등 비폐의 기가 허한 증상, 만성적인 허로손상, 원기가 몹시 허약하여 갑자기 식은땀이 나며 숨이 가쁘고 정신이 아찔해지는 급성탈증 등에 쓴다. 부자와 함께 쓰는 것이 좋다.
- 피를 보하며 맥을 정상화한다. 여러 가지 병으로 피를 많이 흘린 뒤 심장이 약해서 손발이 싸늘하고 얼굴에 핏기가 없으며 맥이 짚일 듯 말 듯한 혈허탈증에 쓴다. 부자와 함께 쓰는 것이 좋다.
- 심혈을 보하며 정신을 안정시킨다. 심혈 부족으로 마음이 불안하고 가슴이 두근거리며 답답한 데 쓴다. 산조인·용악육·당귀 등을 배합하여 쓰는 것이 좋다.
- 폐를 보하며 숨가쁨을 낫게 한다. 폐허로 숨이 가쁘고 숨결이 약하며 몸이 나른하고 맥이 약한 데 쓴다. 합개, 호도육을 배합하여 쓰는 것이 좋다.
- 진액을 생겨나게 하며 갈증을 멈춘다. 허열이 있으면서 갈증이 나는 때에는 지모, 석고와 함께 쓴다.
- 배를 든든하게 하며 설사를 멈춘다. 비위허약으로 먹은 것이 잘

소화되지 않고 입맛이 없으며 설사·헛배 부르기·안면창백 등 증상이 있고 맥이 약한 데 쓴다. 백출·복령·산약·연육·사인 등을 배합하여 쓰는 것이 좋다.
- 독을 풀며 헌 데를 아물게 한다. 염증 때 기혈부족으로 곪는 것이 더디거나 또는 곪는 경우에도 고름이 잘 나오지 않을 때, 곪아 터진 이후 잘 아물지 않을 때 쓴다.

※ 인삼은 원기를 크게 보하며 진액을 늘려 주고 정신을 안정시키는 작용을 하기 때문에 오랜 병으로 기허증을 나타내는 때에 보약으로도 쓰고 허탈 같은 데는 구급약으로 쓰인다.

※ 허약자 또는 노인으로서 쉽게 피로해지고 또 일단 피로가 온 다음에는 쉽게 풀리지 않는 때에 인삼을 쓰면 기운이 나며 입맛이 좋아지고 속이 편안해지면서 체력이 회복된다. 또한 여성이 피를 많이 흘려 몸이 약하며 여위고 머리가 어지러우며 허리가 아픈 때에 이것을 쓰면 기와 혈이 보해지면서 건강이 쉽게 회복된다.

※ 인삼은 일반적으로 실증에는 쓰지 않는다. 외감초기로서 표의 열이 왕성한 때 또는 간양의 왕성, 습의 울체, 식체 등으로 헛배가 부르며 설사를 하는 때도 쓰지 않는다. 또한 체질이 실한 사람으로서 허증 증상이 없는 때에도 쓰지 않는다. 인삼을 잘못 쓰거나 너무 많이 쓰면 가슴이 답답해지며 헛배가 불러오는 증상이 나타난다.

◯ 성능 및 적응증

- 성미는 달고 약간 쓰며 따스하다. 비폐경에 들어간다『동의보감』, 『본초경』.
- 인삼의 주작용은 기를 보하며 허탈을 보충하고 피를 보하며 맥을 돌아서게 하고 진액이 나게 하며 갈증을 멈추고 심을 자양하며 정신을 안정시키고 폐를 보하며 숨찬 것을 낫게 한다. 비를 든든하게 하며 설사를 멈추고 독을 없애며 헌 데를 아물게 한다.
- 비와 폐의 양기 부족을 낫게 한다『의방유취』.
- 5장의 기운 부족을 낫게 하고 정신을 안정시키며 눈을 밝게 하

고 지혜를 솟아나게 하며 허로손상을 낫게 한다 『동의보감』.
- 심기를 세게 하고 배 안의 냉을 없애며 가슴이 두근거리고 배가 아픈 것, 가슴과 옆구리가 치밀고 아픈 것, 곽란, 구토설사 등을 치료한다. 또한 갈증을 멈추고 피를 잘 순환하게 하며 적을 흩어지게 하여 몸을 거뜬하게 하고 오래 살게 한다 『향약집성방』.
- 광물성 약의 독을 풀고 속을 고르게 한다. 또한 음식을 잘 삭게 하고 위를 든든하게 하며 기를 잘 돌게 한다 『의방유취』.

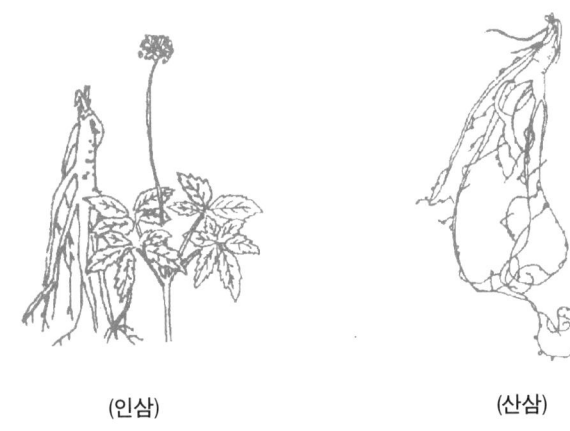

(인삼)   (산삼)

- 인삼의 효능은 첫째로 모든 허증을 보하는 것이고, 둘째로 원기를 강하게 하는 것이다. 셋째로 폐를 사하는 것이고, 넷째로 헌데의 고름을 없애고 통증을 멈추는 것이며, 다섯째로 비위를 강하게 하는 것이다 『향약집성방』.
- 폐의 양기 부족, 폐기허약으로 숨찬 것을 낫게 한다. 또한 중초를 보하며 심폐비위의 화사를 사함으로써 진액을 생겨나게 하며 갈증을 없앤다 『약성론』.

◎ 금기
- 여로와는 배합 금기이다
- 오령지·조협·흑태와는 배합 금기이다 『약대론』.

- 음허화왕으로 피가래를 뱉는 때에는 쓰지 말아야 한다『의학입문』.
- 쇠솥에 넣고 볶으면 안 된다『월지인산전』.
- 비위에 실열이 있고 폐에 화사가 있어 기침과 숨이 가쁘고 가래가 몹시 성한 때, 배 안에 벌레가 많을 때는 쓰지 않는다『약품화의』.

◎ 만드는 법

설탕을 물에 풀어 충분히 끓인 다음 여기에 인삼을 1~2일 담가 두었다가 건져 내어 시루에 올려넣고 찐다. 이때 불을 적당히 조절해야 한다. 너무 세면 뭉크러질 우려가 있고 너무 약하면 보관과정에서 썩을 우려가 있다. 찐 이후에는 따뜻한 곳에 펴놓고 하룻동안 말린다. 설탕을 쓰지않고 그대로 쪄서 말리는 수도 있다『뇌공포구론』.

연 연보기약

열매 및 종자를 연자라 하며, 익심·익신·보비·삽장의 효능이 있고, 다몽·유정·임탁·구리·허사·대하를 치료한다. 뿌리줄기를 우라고 하며, 청열·양혈·해독·산어의 효능이 있고, 열병번갈·주독 토혈·열림을 치료한다. 뿌리줄기의 마디를 우절이라고 하며, 지혈·산어의 효능이 있고, 해혈·토혈·혈뇨·혈변을 치료한다. 잎을 하엽이라고 하며, 수렴 및 지혈제로 사용하거나 민간에서 야뇨증을 치료한다.

● 작용 및 용도

- 성미는 달며 평하다. 심·비·신경에 들어간다. 연은 5장의 기운 부족 특히 심·비·신의 기운부족과 속이 상한것을 낫게 12경맥의 기혈을 크게 보한다.
- 쌀과 연육으로 죽을 쑤어 먹으면 몸이 가벼워지고 든든해진다.
- 연은 머리칼을 검게 하며 늙지 않게 한다.
- 연은 갈증을 멈추며 열을 내리고 설사·허리아픔·유정 등을 멈춘다.
- 심과 신·장과 위·정기와 근육을 다 보하고 귀와 눈을 밝게 하며 이슬, 붕루 등 여자의 여러 가지 병도 잘 낫게 한다.

● 금기와 배합

- 생것대로 쓰면 헛배가 불러오며 속이 메슥메슥해진다.
- 변이 굳은 때에는 쓰지 않는다.
- 외감 전후·학질·황달·감기·치질·헛배가 부를 때, 변이 굳고 오줌량이 적을 때, 소화가 안 되는 때 그리고 산후에는 쓰지

않는다.
- 복령·산약·백출·구기자 등과 함께 쓰면 좋다.

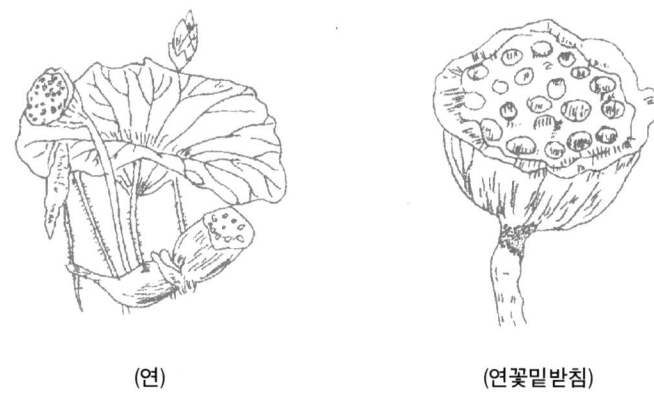

(연)　　　　　　　　(연꽃밑받침)

오미자 보기약

열매를 오미자라고 하며, 자양, 강장, 진해약으로 쓰인다. 폐렴·자신·생진액·수한·삽정·지사의 효능이 있고, 폐허해수·구갈·자한·도한·몽정·유정·만성하리를 치료한다.

◐ 작용 및 용도

- 기를 보하며 땀이 나는 것을 멈춘다. 기허로 땀을 많이 흘릴 때와 밤마다 식은땀이 날 때에 쓴다. 당삼·맥문동·부소맥·모려분 등을 배합하여 쓰는 것이 좋다.
- 정을 간직하며 유정을 멈춘다. 신허로 인한 유정, 몽설에 쓴다. 상표초, 토사자를 배합하여 쓰는 것이 좋다.
- 폐를 수렴시키며 기침을 멈춘다. 폐허로 열이 나며 기침하고 가래가 끓고 숨이 가쁜 데 쓴다. 맥문동·당삼·숙지황·산수유 등을 배합하여 쓰는 것이 좋다.
- 진액을 생겨나게 하고 갈증을 멈춘다. 신수 부족 또는 소갈로 입 안과 혀가 마르고 식은땀이 계속나는 데 쓴다. 맥문동, 생지황·괄루근 등을 배합하여 쓰는 것이 좋다.
- 신을 보하며 설사를 멈춘다. 신허로 손발이 싸늘하고 맥이 쇠약하며 아랫배가 아프고 설사를 하는 데에 쓴다. 보골지. 육두구 등을 배합하여 쓰는 것이 좋다.

◐ 성능 및 적응증

- 성미는 시고 따스하다. 비·폐·신경에 들어간다『본초경』, 『탕약본초』.

- 신을 보하고 열을 내리며 갈증을 멈추고 몸을 든든하게 한다. 성 기능도 높인다. 여름철에 늘 먹으면 5장의 기운을 크게 보한다『의방유취』.
- 5장의 기운을 크게 보하며 허로손상을 낫게 한다『의방유취』.
- 허로로 몹시 여윈 것을 보하며 눈을 밝게 하고 성기능을 높이며 남자의 정액을 보충한다『동의보감』.
- 소갈과 번열을 낫게 하고 술독을 풀며 기침과 숨가쁨을 잘 멈춘다『동의보감』.
- 오미자는 눈을 밝게 하고 신을 덥게 하며 풍을 다스리고 역기를 내리며 먹은 것을 잘 삭히고 곽란으로 힘줄이 켕기는 것 그리고 현벽, 분돈, 냉기, 수종, 반위, 흉만 등 여러 가지 병증을 낫게 한다『향약집성방』.
- 진액을 생겨나게 하며 갈증을 멈추고 설사, 이질을 낫게 한다. 원기가 모자랄 때 쓰면 원기를 크게 보한다『의방유취』.

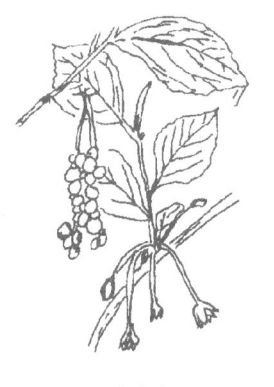
(오미자나무)

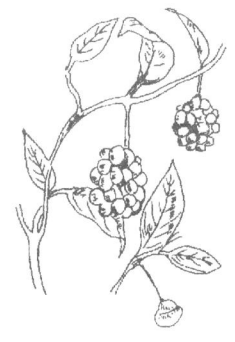
(남오미자나무)

금기와 배합

- 밖에서 표사가 있고 안에는 신열이 있는 때, 발진성 질병으로 꽃이 처음으로 돋아나올 때에는 쓰지 않는 것이 좋다.

- 육종용을 배합한다. 위유와는 배합 금기하다.
- 폐에 신열이 있을 때에는 쓰지 않는다.

◐ 만드는 법

- 꿀물에 담갔다가 시루에 찌거나 쌀뜨물에 하룻밤 담갔다가 약한 불에 말려 쓴다 『뇌공포구론』.
- 보약으로 쓸 때에는 익힌 것을 쓰고 기침약으로 쓸 때에는 날것 대로 쓴다 『향약집성방』.
- 신허유정에 쓸 때에는 물에 담가 씨를 빼고 쓴다 『향약집성방』.

황기 보기약

뿌리를 황기라 하며, 식물명으로 단너삼이라 한다. 신선한 것은 익기고표, 이수소종의 효능이 있고, 자한·도한·혈비·유종을 치료하고, 밀자한 것은 보중익기의 효능이 있다. 그 밖에 내상노권·비허설사·기허혈탈을 치료한다. 잎은 지갈의 효능이 있고, 근육경련, 옹종을 치료한다.

▶ 작용 및 용도

- 기를 보하며 양기를 끌어올린다. 중기가 모자라고 비위의 양기가 가라앉아 팔다리가 노곤하고 얼굴이 파리하며 입맛이 없는데, 설사, 탈항 등이 있으면서 맥이 허약한 데 쓴다.
- 비위를 보할 때에는 당삼, 백출을 배합하고 양기를 끌어 올려야 할 때에는 당삼·승마·시호·자감초를 배합하여 쓴다.
- 표를 든든하게 하여 땀을 멈춘다. 표가 허해서 식은땀이 나는 데 쓴다. 마황의 뿌리·부소맥·모려분을 배합한다.
- 물기를 빼며 부은 것을 가라앉힌다. 양기가 잘 순환하지 않아 몸이 붓고 오줌이 잘 배설되지 않는 데 쓴다. 백출·복령·대복피 등을 배합하여 쓰는 것이 좋다.
- 피를 잘 순환하게 하며 비중을 낮게 한다. 기가 허하고 피가 잘 돌지 못하는 탓으로 찬기를 받아 온 몸의 뼈마디가 쑤시며저린 데 쓴다.
당귀·천궁·도인·홍화·강활 등을 배합하여 쓰면 좋다.
- 고름을 삭이며 새살을 돋게 한다. 기혈 부족으로 뾰루지, 창양이 오래도록 터지지 않거나 터진 뒤에 잘 아물지 않을 때에 쓴다.
잘 터지지 않을 때에는 당귀·백지·금은화·천산갑·주염열매 등을 배합하여 쓰고 터진 뒤에 잘 아물지 않을 때에는 당삼·육계·당귀 등을 배합하는 것이 좋다.

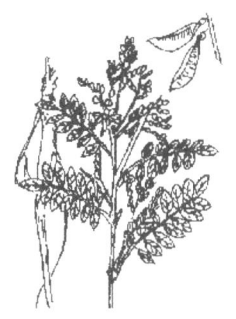

(황기)

● 성능 및 적응증

- 성미는 달고 약간 따스하며 독이 없다. 비·폐·삼초·신경에 들어간다『본초경』, 『명의별록』.
- 허로손상, 몸이 여위는 것, 뾰루지 몰림·치질·설사·이질 등을 낫게 하며, 진통·고름빼기·소종·지갈·보음 및 강장작용이 있다『향약집성방』.
- 힘줄·뼈·근육·기와 혈 등을 보강하며 나력·붕루·이슬·이질·산전산후병·월경부조·소갈병·기침 두풍 열독 등을 낫게 한다.
- 어린이의 온갖 병, 기허로 식은땀 나는 것 등도 잘 낫게 한다『동의보감』.
- 주로 호천, 귀머거리, 신허증, 골는 것, 추웠다 더웠다 하는 것 등을 낫게 한다『약성론』.
- 폐기를 보하며 기허로 식은땀이 나는 것을 낫게 한다. 폐화, 심화를 사하며 비위를 보하며 피부를 든든하게 한다『의학계원록』.
- 산전산후 기혈 소모로 인한 허증과 어린이의 모든 병에 좋다.

통증을 멈추며 새살을 돋게 하는 작용이 또한 좋다『본초경』.

● 금기와 배합

- 실증 및 음허화왕 때에는 쓰지 않는다『약성론』.
- 구판과 배합금기이다『본초경집주』.
- 복령과 배합한다『약대론』.
- 백선피와 같이 쓰지 않는다『일화자본초』.
- 기운이 왕성한 때, 표사가 왕성한 때에는 쓰지 않는다. 음허 때에는 잘 쓰지 않는다. 방풍과 함께 쓰지 않는다『의학입문』.
- 가슴이 기가 막혀서 답답하거나 장위에 적체가 있어 헛배가 부를 때에는 쓰지 않는다『본초경소론』.
- 양이 왕성하고 음이 허한 때, 상초에 심한 열이 있고 하초가 허하며 찬 때, 신경질이 많은 사람에게는 쓰지 않는다『본초경 소론』.

● 만드는 법

- 뿌리 윗끝의 주름잡힌 껍질을 긁어 버리고 시루에 찐 다음 잘게 썰어 쓴다『비용본초』.
- 꿀물을 발라 익을 정도로 불에 구워서 쓴다. 소금물 끓는 데다 푹 담가 낸 이후 시루에 쪄 익혀서도 쓴다『동의보감』, 『향약집성방』, 『의종손익』.

황정 보음약

뿌리줄기를 황정이라고 하며, 보중익기·윤심폐·강근골의 효능이 있다. 허손한열·폐로해열·풍습 동통을 치료한다.

● 작용 및 용도

- 황정은 ① 낚시둥글레, ② 둥글레, ③ 댓잎둥굴레 등의로서땅줄기를 캐서 말린 것이다.
- 원기를 보하며 비위의 기능을 돕는다. 비위허약으로 입맛이 없고 온 몸이 나른한 데 쓴다. 당삼·백출·황기 등을 배합하여 쓰는 것이 좋다.
- 폐음을 보하며 기침을 멈춘다. 폐음 부족으로 오는 마른기침, 피가래 나는 데 쓴다. 맥문동·천문동·사삼 등을 배합하여 쓰는 것이 좋다.

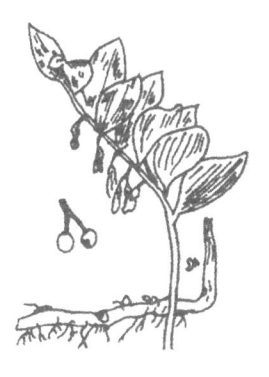
(둥굴레)

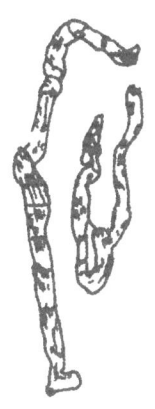
(위유)

● 성능 및 적응증

- 성미는 달며 평하고 독이 없다. 비·위·폐경에 들어간다『약학대사전』.
- 정과 수, 5로 7상과 비위를 보하며 근골을 든든하게 하고 흰 머리를 검게 하며 오래 살게 한다. 또한 추위에 잘 견디어 내게 하며 얼굴색을 좋게 한다『일화자본초』.
- 모든 허증을 보하며 정, 수를 보충한다『본초강목』.
- 폐를 보하며 기침을 멈춘다『본초경』.

● 만드는 법

- 껍질을 벗기고 그대로 쓰거나 또는 증기에 쪄서 쓴다『의방유취』.
- 물에 깨끗이 씻은 꿀물 또는 술에 하룻밤 담갔다가 건져 시루에 찐 다음 쓴다『본초강목』·『본초비요』.

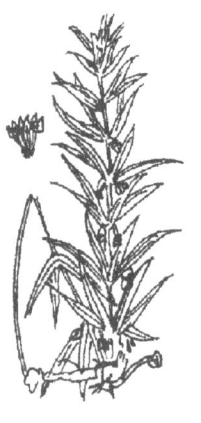

(낚시둥굴레)

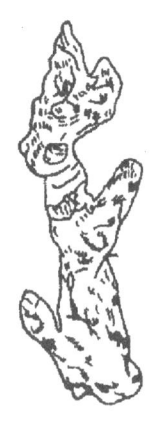

(황정)

제 3 부

주제별 병명별 민간요법

인생에 있어서 건강처럼 소중한 것은 없다. "재산을 잃으면 조금 잃는 것이요, 명예를 잃는 것은 많이 잃은 것이요, 건강을 잃는 것은 모두 잃은 것이다"라는 말이 있듯이 사실이 그렇다. 아무리 소중한 것이 있더라도 건강이나 생명과 바꿀 수 있는 것이 없어야 할 텐데, 인간 생활에서는 욕심을 부리다가 건강과 생명을 희생시키는 일이 많다.

건강하기 위해서는 건실한 생활을 하여야 하는데 그러자면 무엇보다도 필요한 것이 올바른 건강관을 지녀야 한다는 것이다. 건강을 외형적인 체력이나 체격으로 따지는 것은 잘못된 건강관이다. 체격이 왜소하면서도 초인적인 활동을 하는 사람이 있는가 하면 외관상으로는 당당한 건강체인데도 육체적인 불평이 많고, 마음도 편치 않아 변변한 활동을 못 하는 사람도 있다. 또 어떤 사람은 병이 없으면 건강하다고 생각하는 것도 올바르지 못하다. 수많은 종류의 병을 크게 나누어 '기질병器質病'과 '기능병機能病'의 두가지로 나눈다. 기질병은 실제로 내장에 고장이 있어서 생기는 병이고 기능병은 내장에는 고장이 없는데도 고통스러운 병을 말한다. 기능병은 자율신경自律神經이 잘 조절되지 못하여 생기는 병이다. 기능병은 겉으로는 멀쩡하면서도 건강한 생활을 하지 못하여 생기는 병이다.

제1장 내과 질환 민간요법
•호•흡•기•질•환•

감기인플루엔자

증상 및 처방

추위에서 오는 호흡기 계통의 염증성 질환으로 사람에 따라 그 증상이 다르다. 주로 식욕이 없고 배가 고프지 않으며, 위장 장애가 있고 체온이 떨어진 상태에서 많이 발생한다. 곰팡이·바이러스·세균·알레르기·자율신경 실조 등의 원인에 의해서 일어나며 유행성 감기도 널리 발병한다.

- 코가 막히고 목구멍이 아프며 목에서 어깨까지 결리고 땀이 나지 않는 감기
- 체질이 약한 허증虛症인 사람이 땀이 나며 두통·발열·오한 등과 함께 몸에 통증이 일어나는 경우
- 입맛이 쓰고 토기吐氣가 일고 기침과 흉통이 생기며 혀에 백태가 끼는 증세
- 유행성감기인플루엔자 : 병원체는 바이러스이다.

① 맥이 빨라지고 땀은 나지 않으나 두통이 심하고 코가 막히면서 호흡이 곤란하고 관절통이 생기고 허리가 아프고 가벼운 기침이 수반되는 증세
② 열이 심한 유행성 감기는 눈이 충혈되고 두통이 심하며 코피가 나고 온 몸에 동통이 생기면서 뇌증腦症을 일으키기도 한다. 높은 열이 나는 유행성 감기는 두통과 함께 입이 마르고 혀에 백태가 끼고 기침을 하면서 복통 또는 전신의 동통이 일어나는 등 아주 고통스러운 증상이 나타난다.

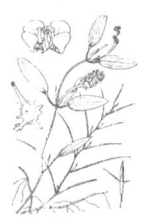
가는가래

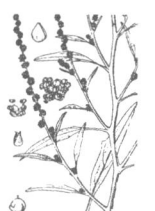
가는갯논쟁이

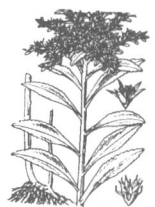
가는기린초

| 칡뿌리 |

칡뿌리를 탕으로 만들어 1~2일 따끈할 때 차 대신 마시면 효과가 좋다. 칡 뿌리 35~40g을 1회분 기준으로 달이거나 생즙을 내서 1일 2~3회씩 3~4일 복용해도 좋다.

| 호박 |

호박 1/2쪽을 태워서 2회로 나누어 따끈할 때 먹으면 특효가 있다.

| 표고버섯 |

표고버섯을 1회 2~3개씩 물 2홉으로 달여서 설탕흑설탕 3순갈을 넣고 매일 식사 전에 2~3일 마시면 특효가 있다.

| 대추씨 |

대추씨산조인에 약간의 감초를 넣어 서서히 달여서 1일 2회씩 3~4일간 복용하면 특효가 있다. 특히 장기 복용하면 몸이 좋다.

| 우엉 |

우엉의 생것을 먹기 좋게 만들어 하루에 ⅓쪽씩 1~2일간을 복용하면 효과가 좋다.

| 귤껍질 |

귤껍질을 말려서 1회에 5~10g을 약탕관에 달여 설탕을 알맞게 넣

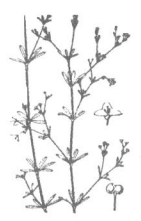 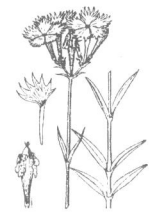 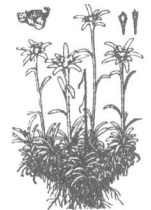

가는네잎갈퀴　　　　가는동자꽃　　　　가는잎금붓초

고 2~3일간 차처럼 마시면 효과가 좋다. 특히 감기나 유행성 독감에 더욱 특효가 있다.

| 콩 · 생파 |

열이 몹시 나고 머리가 아플 때 쓴다.

콩 150g과 생파 80g에 물을 적당히 넣고 진하게 달여서 밥 먹기 30분 전에 한 번에 먹는다.

| 곶감 · 생강 |

감기에 걸려 머리가 아프고 코가 막히며 기침이 날 때 쓴다.

곶감 서너 개를 구워서 먹거나, 혹은 곶감 세 개와 생강 한 뿌리를 함께 달여서 한 번에 먹는데, 하루에 한 번씩 달여 먹는다.

- 곶감은 폐를 윤활하게 하며 진해, 거담 작용이 있으므로 감기뿐만 아니라 기관지염에도 쓰면 좋다.
- 생강은 산한 발한 작용과 이담 작용이 있으므로 풍사, 한열, 두통, 비색증, 습성 기침에 쓴다.

| 팥 · 메밀 · 파 뿌리 |

감기로 코가 막힐 때는 팥죽 한 사발에 메밀쌀 70g과 파 뿌리 세 대를 넣고 한 시간 정도 달여서 한 번에 다 먹은 다음 더운 방에서 땀을 내면 좋다.

메밀쌀이 없는 경우에는 입쌀이나 좁쌀도 좋다.

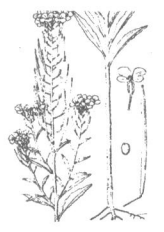 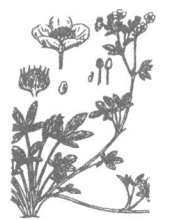 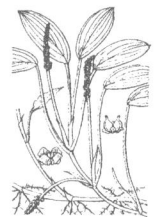

| 가는장대 | 가락지나물 | 가래 |

 어린아이가 코가 몹시 메어서 젖을 먹기 힘들어 할 때는 생파를 짓찧어 낸 즙을 코 안에 떨구어 넣으면 코가 열리면서 한결 편안해한다.

| 파 · 식초 |

 파 뿌리 10~20대를 썰어서 적당한 양의 물을 넣고 죽처럼 되게 달인 다음, 식초를 조금 쳐서 식기 전에 먹고 더운 방에서 땀을 내면 잘 낫는다.

| 박하 |

 박하는 6월 하순부터 10월 중순 사이에 채취한 박하잎이 제일 좋다. 박하를 40g 달여서 그 물을 단번에 마신다.
- 박하는 풍열을 없애며 발한 진통 작용이 있으므로, 폐렴 · 기관지염 · 편두통에도 좋다.

| 인동덩굴 |

 꽃이 만발한 시기에 채취한 신선한 인동덩굴 40~50g에 물한 사발을 넣고 달여서 한 번에 마시고 땀을 낸다.
 말린 것은 15~20g이면 된다.
- 인동 덩굴이나 꽃은 해열 · 해독 작용이 있으므로 감기는 물론 폐렴에도 많이 쓴다.

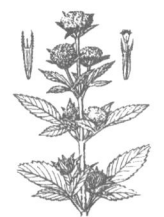 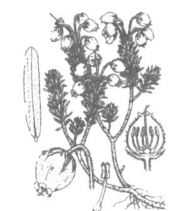 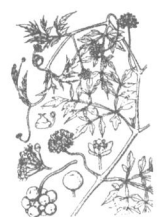

| 가막사리 | 가솔송 | 가위톱 |

| 메밀, 들깻잎, 꿀 |

오슬오슬 추우면서 뼈마디가 쑤시고 열이 오를 때는 들깻잎 한 줌과 메밀쌀 네 순가락에 꿀을 적당히 넣고 죽을 쑤어서 식기 전에 먹고 땀을 낸다.

- 들깻잎은 풍한을 헤치고 가슴이 답답한 것을 풀어주며 담을 삭이는 작용이 있다.
- 꿀은 열을 내리고 중기를 보하며, 기침을 멎게 하고 독을 풀며 아픈 것을 멈추게 하는 작용이 있다. 이상 세 가지 약재는 모두 해열 작용을 하므로 효과가 매우 좋다.

| 은행나무 열매 · 파 뿌리 · 참기름 |

껍질을 벗긴 은행나무 열매 세 개를 잘 짓찧은 다음, 파 뿌리 한대와 참기름 두 순가락을 넣고 잘 섞는다. 이것을 끓여서 한번에 다 먹고 땀을 내면 열도 내리고 코가 막힌 것도 곧 열린다.

- 은행나무 열매는 딸꾹질을 멎게 하고 기침과 담을 삭힌다.
- 파 뿌리는 표증을 발산시키고 이질을 치료하며, 또한 거담제와 이담제 외에 감기를 예방하는 데도 쓴다.

| 파 · 고추 · 술 |

파를 짓찧고 고추에 섞어서 소주 150㎖를 넣고 따스하게 데워 아침과 저녁, 밥 먹기 30분 전에 한 잔씩 먹고 땀을 내면 효과가 있다..

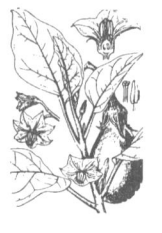 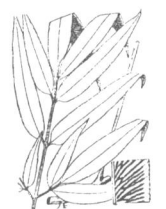 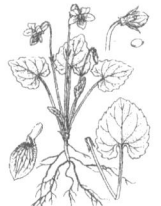

| 가지　　　　　가지고비고사리　　　　　각시제비꽃 |

| 복숭아나뭇잎 · 참기름 |

　복숭아나뭇잎을 조금 짓찧어 참기름 두 숟가락에 개어 먹는다.
- 복숭아나무 잎은 쓰고 평하여 독이 없다. 어린 아이의 한열증, 상한으로 오는 풍비증, 땀이 나지 않을 때, 두풍에 쓴다.

| 메밀 · 파 |

　메밀죽을 쑤어 파 뿌리 한두 대를 잘게 썰어 넣고 하루에 세 번 정도 먹는다.
　※ 주의할 점은 돼지고기나 양고기를 함께 먹지 말아야 한다.
- 메밀은 기침기가 위로 거슬러 올아오면서 아플 때 쓰며, 두통을 치료한다.

| 파 · 생강 |

　파 흰 밑동뿌리도 함께 15대와 생강 다섯 쪽에 물을 500㎖ 가량 넣고 졸여서 한 번에 큰 잔으로 한 잔 정도 마시고 땀을 낸다. 이렇게 하루에 두 번, 오후 식간과 잠자기 전에 먹는다.

| 무 · 생강 |

　감기로 열이 나면서 기침이 있을 때 쓴다.
　무와 생강 각각 같은 양을 잘게 썰은 다음 세 배 정도의 끓는 물을 넣고 설탕을 먹기 좋을 정도로 넣어서 하루에 서너 번씩 적당히 마시면 좋다.
- 무는 매우며 달고 독이 없다. 사열을 제거하며 가래를 삭이고 기침을 멎게 한

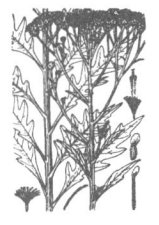 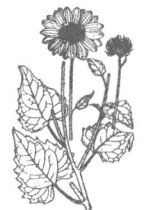 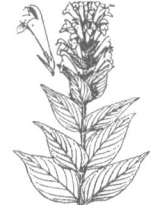

| 각시취 | 각시해바라기 | 간장풀 |

다. 그리고 폐위·토혈·코피 나는 것을 치료한다.

| 차조기·황경피나무 껍질 |

차조기잎과 황경피나무 껍질 각각 20g에 물을 적당히 넣고 달여서 찌꺼기는 짜 버리고, 그 물을 하루 두세 번에 나누어 먹는다.

- 차조기의 성미는 따스하며 맵고 독이 없다. 일체의 냉기를 없애며 풍한의 표사를 헤치고, 대소변을 잘 배설하게 한다.
- 황경피나무 껍질은 쓰면서 차고 독이 없다. 상한의 열병을 치료하고, 구창과 어린아이가 열이 있으면서 설사할 때, 옹저에도 쓴다.

| 엿기름·파 뿌리 |

엿기름 한 줌과 파 뿌리 세 대에 물을 적당히 넣고 달여서 찌꺼기는 짜 버리고, 그 물은 한 번에 마시고 땀을 낸다.
이렇게 하루에 두세 번씩 먹는다.

| 무씨 |

감기가 심하여 가래가 많이 생기고 기침이 날 때 쓴다. 무씨를 약간 볶아서 익힌 다음 가루 내어 한 번에 10g 정도씩 더운물에 타서 하루에 세 번 먹는다.

- 무씨는 맵고 달면서 평하고 독이 없다. 기침이 나는 것과 천식을 치료하고 담을 삭인다.

기침

증상 및 처방

기침은 기도에 들어간 이물질과 기도에 있는 분비물을 밖으로 배출하려는 생체의 한 방어 반사 작용이지만 동시에 일부러 기침을 할 수 도 있고 억제할 수도 있다.

기침이라고 하는 것은 이렇게 생체의 방어 반사 작용을 나타낸 것이기 때문에 그것이 다 해롭고 몸에 나쁜 것이라 단정하여 곧 그치게 하려고 하는 것은 결과적으로 좋지 않을 경우도 있다. 다시 말하면 사람에게 유용한 기침이 있고 무용한 기침이 있다는 말이 된다.

이 방어 반사 작용은 귀·목·기관·기관지에 가해지는 자극이 미주신경迷走神經을 통해서 연수延髓의 기침중추에 전해진 까닭에 일어나는 것이다.

| 땅콩 |

땅콩 반 근을 갈아 물 한 사발로 약탕관에 달여서 뜨는 기름을 없애고 설탕흑설탕을 조금 넣은 다음 다시 우유처럼 끓여 잠들때나 새벽녘에 한 잔씩 마시면 효과가 있다. 특히 노인의 기침에 특효가 있다.

| 수세미 |

수세미 속을 검게 태워 가루를 만들어 끓인 물에 한숟갈씩 타서 마시면 효과가 있다. 특히 산기·천식기침에 특효가 있다.

| 무즙 |

무즙을 꿀 또는 물엿과 적당히 섞어 주스 마시듯 2~3회 마시면 특효가 있다. 특히 목이 쉬거나 두통·백일기침에 좋다.

| 꿀·마늘 |

꿀에다 맵지 않을 정도로 다진 마늘을 넣고 기침이 날 때마다 한 번

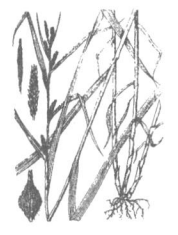 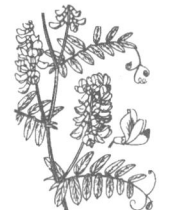 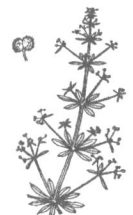

갈사초 　　　　　갈퀴나물 　　　　　갈퀴덩굴

에 한두 순가락씩 먹는다. 이 방법은 매우 좋은 효과를 나타낸다.
- 마늘의 성미는 따스하며 맵고 독이 조금 있다. 진해, 거담 작용이 있으며 발한시킨다.

| 가을보리 · 복숭아 씨도인 · 생강 |

복숭아 씨 10g과 생강 한 쪽을 함께 짓찧은 다음, 여기에 가을보리 20g을 섞어서 죽을 쑤어 한 번에 먹는다. 자기 전에 먹고 자는 것이 좋다.
- 복숭아 씨나 생강은 모두 진해, 거담 작용이 있으며 보리는 허한 것을 보해 주고 기를 도와주며 오장을 실하게 하는 작용이 있으므로 오랜 기침에도 쓴다.

| 수수엿 · 계란 |

목에 가래가 있으면서 잘 나오지 않고 잔기침이 자주 날 때 쓴다.
묽은 수수엿 0.5kg에 생계란 두 개를 넣고 잘 저어서 한 번에 두 순가락씩 하루에 세 번 먹는다.

| 호두 · 참기름 |

호두의 껍질을 벗기고 속씨만을 짓찧어 호두와 참기름을 1:1의 비례로 섞어서 끓인 다음, 한 번에 한 순가락씩 하루에 세번, 밥 먹기 전에 먹는다. 이것은 감기로 인한 기침에 좋으며 천식성 기침에는 효과를 보지 못한다.
- 참기름은 자양, 강장제로 해독 점활제이며 간과 신을 보하고 혈을 영양하며 마

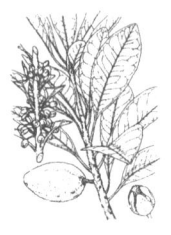 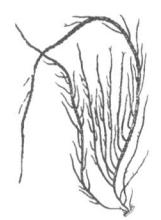 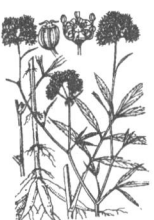

| 감나무 | 감리 | 감자개발나무 |

르는 것을 살찌게 한다.
- 호두는 간과 신을 보하며 허리와 무릎을 따뜻하게 하고 담수를 치료한다. 그러므로 이 약은 진해약으로서의 효과를 가지고 있을 뿐만 아니라, 오랜 기침병으로 쇠약해진 몸을 일으켜 세우는 데도 대단히 좋다.

| 도라지 · 가래나무 열매 · 찹쌀 |

도라지는 깨끗이 씻어 햇볕에 말렸다가 가루를 내고, 찹쌀은 약간 볶아서 익힌 다음 가루를 낸다. 가래나무 열매는 불에 구워서 굳은 껍질을 벗겨 버리고 속살을 쓴다.

도라지 가루 1, 찹쌀 가루 3, 가래 속살 2의 비례로 섞어서 꿀에 반죽하여 포도알 크기로 만들어 두고 한 번에 5~10알씩 하루에 세 번 먹는다.
- 도라지는 약간 따스하며 맵고 쓰며 약간 독이 있다. 가슴에 가래가 막혀서 답답하고 가래가 성한 데 쓴다.

| 뽕잎 · 오미자 · 꿀 |

기침 나는 데 서리 맞은 뽕잎과 오미자를 채취하여 말린 다음 보드랍게 가루를 내어서 쓴다.

뽕나무잎 · 오미자 · 꿀을 적당량을 넣고 잘 섞은 다음 도토리알 크기로 알약을 만들어 두고 한 번에 서너 알씩 하루에 세 번, 밥 먹은 후에 한 시간쯤 있다가 더운물에 타서 먹는다.
- 오미자는 따스하고 시다. 허로로 몸이 수척한 것을 보하며 눈을 밝게 하고 심장

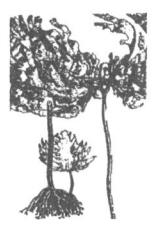 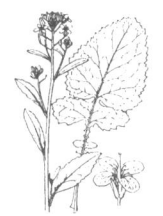 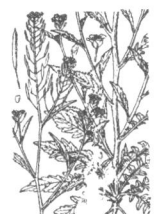

| 감태 | 갓 | 갓갯냉이 |

을 덥게 하며 기침이 나고 숨이 찬 것을 치료한다. 뽕나무잎은 수종을 치료하고 대소장을 잘 통하게 하며, 기운을 내리고 풍증을 제거한다.

| 살구 씨 · 생강 · 귤 껍질 |

찬 기운으로 인한 기침과 콧김이 차며 찬 거품을 토하고 가슴속이 조이면서 아프고 기침하는 데 쓴다.

불에 노랗게 약간 볶아서 익힌 살구 씨의 속살을 뾰족한 끝과 엷은 속껍질을 제거한 것 한 되와 마른 생강, 묵은 귤 껍질을 끓는 물에 담갔다가 흰 속은 긁어 버리고 말린다. 이것을 각각 가루 내어 같은 비율로 섞어서 졸인 꿀에 반죽하여 콩알 크기로 알약을 만들어 두고 한 번에 10알씩 하루에 세 번, 밥 먹고 30분 있다가 따뜻한 물에 타서 먹는다.

- 마른 생강은 몹시 덥고 맵고 독이 없다. 풍한 습비를 제거하며 기침과 천식으로 숨이 찬 것을 치료하고, 한기를 받아서 기침 나는 것을 치료한다.

| 오가피나무 껍질 · 묵은 뽕잎 · 도라지 |

늦가을에 벗겨서 햇볕에 말린 오가피나무 껍질과 이른봄 새잎이 돋아나기 전에 나무에 달려 있던 묵은 뽕잎을 10:4의 비례로 섞어서 물을 적당하게 넣고 서너 시간 달인다. 적당하게 달여졌으면 찌꺼기를 짜 버리고 다시 졸여서 물엿을 만든다. 여기에 도라지를 보드랍게 가루 내어 엿에 섞어서 콩알만하게 알약을 만들어 두고 한 번에 5~7알씩 하루에 세 번 먹는다.

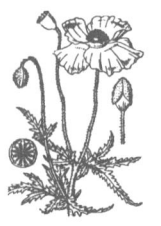 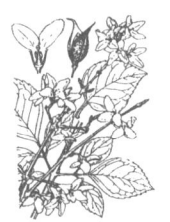 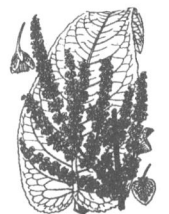

| 개귀양귀비 | 개나리 | 개대황 |

- 오가피나무 껍질은 맵고 따스하며 쓰다. 기운을 도우며 힘줄과 뼈를 튼튼하게 하고 의지를 굳게 하므로 강장제로 쓴다. 사포닌과 탄수화물이 함유되어 있으므로 이상의 약재들을 섞어서 쓰면 오래된 기침을 낫게 하고 가슴이 결리며 목 안이 아픈 것을 낫게 한다.

| 선인장 · 설탕 |

선인장의 가시를 뜯어 버린 다음 선선한 그늘에 말려서 가루를 낸다. 이 가루와 설탕을 1:1의 비례로 섞어서 한 번에 5g씩 더운물에 타서 하루에 세 번 밥 먹기 전에 먹거나, 또는 잘게 썰어서 설탕을 넣고 달여 먹는다.

- 선인장은 차고 쓰며 깔깔하다. 거풍 · 치습 · 지사 · 지갈 작용을 하며, 기침이나 폐렴 등에 써서 좋은 효과를 보고 있다.

| 함박꽃 뿌리 · 승검초 뿌리 |

함박꽃 뿌리를 2월과 8월에 캐어 끓는 물에 담가 두었다가 썰어서 생으로 쓰거나 약간 볶아서 쓴다. 혹은 뿌리를 깨끗하게 씻어서 햇볕에 말렸다가 잘게 썰어 두고 쓴다.

함박꽃 뿌리 20g과 승검초 30g에 물 600㎖를 넣고 300㎖가 되게 달여서 찌꺼기는 짜 버리고 한 번에 80㎖씩 하루에 세 번 빈속에 먹는다.

- 함박꽃 뿌리는 성미가 쓰며 달고 약간 차다. 진통, 진정제로서 동통 · 복통 · 복부 팽만 · 설사가 겸했을 때 쓰며 해열 작용이 있으므로 감기와 폐병에도 쓴다.

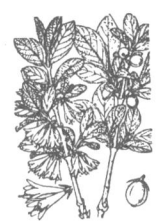 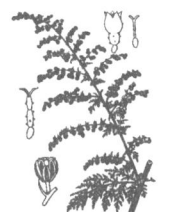 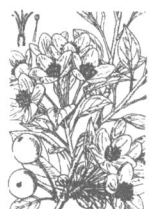

개들쭉   개똥쑥   개마그배나무

| 살구 씨 · 도라지 |

뾰족한 끝과 두 알짜리는 쓰지 말고 살구 씨의 속살 10g과 도라지 10g에 물을 한 사발 정도 넣고 반 사발 정도 되게 달인 후에 짜서 한 번에 30~40㎖씩 하루에 세 번, 밥 먹고 30분 있다가 먹는다.

- 살구 씨의 성질은 따스하며 달고 쓰며 독이 조금 있다. 기침이 나며 숨이 찬 것과 폐에 기운이 치밀어 숨이 찬 것을 치료한다.

| 호박 · 마늘즙 · 오미자 · 꿀 |

호박, 꿀 각각 1kg, 마늘즙 100g 오미자 500g을 섞어서 따뜻한 구들장에 3~4일간 두었다가 한 번에 세 순가락씩 식후에 한 시간 있다가 먹는다.

| 냉이 |

냉이 뿌리를 캐어 잘 씻어서 햇볕에 말렸다가 불에 태워서 보드랍게 가루 내어 한 번에 3~5g씩 하루에 세 번, 따뜻한 물잔에 타서 먹는다.

- 냉이의 성미는 달고 따스하며 독이 없다. 담을 제거하며 속을 고르게 하고 눈이 쏘는 것을 멈추게 한다. 또한 눈을 밝게 하고 위의 기능을 돕는다.

가래

증상 및 처방

생활 환경에서 오는 대기 중의 분진, 먼지 등이 주 원인이 되어 체내의 각 기관후두, 비강, 인두 및 구강점막 등에서 생성되는 분비물담이 각각, 분비 작용 또는 기침 등에 의하여 목구멍 밖으로 나오는 것이며 열이 성하면 가래라고 하는 담이 성하게 된다. 이때 목에서는 숨찬 소리가 나면서 가래 끓는 소리가 나고 천식 기운이 난다. 그리고 가슴에선 열이 달아오르고 조이는 것 같으면서 목 안에 생긴 가래를 뱉으려 하면 잘 나오지 않고 또 입술과 목이 마른다.

| 수수엿 |

목에 가래가 있으면서 잘 나오지 않고 잔기침이 자주 나오는데 수수엿 500g에 계란 2개를 넣고 잘 저어 한 번에 두 숟가락씩 하루에 3번 먹는다.

| 백반 |

가슴에 가래가 꽉 차고 두통이 나고 식욕이 떨어진 데 백반 40g을 물 3.6ℓ로 1.8ℓ가 되게 달인 물에 꿀 90㎖를 섞어 조금씩 계속 먹는다.

| 창포 뿌리 |

창포 뿌리를 헝겊에 싸서 짓찧어 즙을 내 2~3방울 입에 떨어뜨리면 가래가 삭는다.

| 수세미 오이 |

수세미 오이를 검누렇게 태워서 낸 가루에 같은 양의 씨를 뺀 대추를 넣고 짓찧어 큰 대추알만한 환을 지어 한 번에 1알씩 하루에 3번

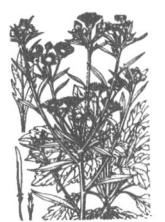 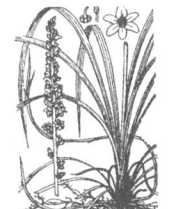 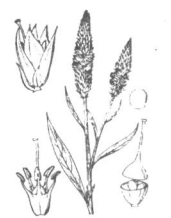

| 개망초 | 개맥문동 | 개맨드라미 |

따뜻한 술과 함께 먹으면 심한 가래와 기침이 삭는다.

| 은행 |

겉껍질과 내부 심을 뺀 은행알 20~30개를 약탕관에 넣고 그것을 덮을 만한 양의 설탕을 넣고 물을 붓고 달여 수시로 먹으면 가래와 기침에 효과가 있다.

| 과루 · 인 · 명반 |

과루인 2개와 대추알만한 명반을 거무스레하게 태워 가루를 내어 무를 삶은 물에 타서 한 번에 다 먹는다. 하루에 2번 먹으면 기침이 나고 숨이 찬 데 효과가 있다.

| 알로에잎 |

가시를 따버린 알로에잎을 짓찧어 한 번에 1숟가락씩 하루 3번 식후에 먹는다. 목구멍에 가래가 막히고 천식에도 좋다.

| 율무 |

율무의이인를 분말로 해서 현미와 적당한 죽을 만들어 먹으면 특효가 있다.

| 배 · 생강 |

배와 생강의 즙을 소주 3잔과 꿀 2잔을 넣어 끈끈하게 달여서 인삼 뿌리의 즙을 넣어 휘저은 후 병에 담아 두고, 끓인 물에 1일 3회로 1숟가갈씩 타서 여러 번 마시면 특효가 있다.

기관지염

증상 및 처방

기관지염은 기관지에 염증을 일으키는 것을 말한다. 감기 등에 걸렸을 경우 인후에 일어난 카타르가 점점 깊숙이 진행되어 기관의 양쪽에 분기하고 있는 부위, 즉 기관지에 염증을 일으키는 상태다.

증상을 보면 처음에는 헛기침이 나고 가래가 나오기 시작한다. 점액 모양의 가래도 증상이 진행됨에 따라 노란색이나 갈색의 고름 같은 가래가 많이 나오게 되고, 때로는 심한 기침과 함께 가래에 피가 섞이는 수도 있다.

기침과 가래를 가볍게 여겨 소홀히 하면 기관지보다 더 깊은 곳에 세기관자(기관지에서 가는 부분)로 염증이 확장되어 고열이 나고, 온몸이 나른해지며, 호흡이 곤란한 증상이 나타난다. 이러한 증상이 나타나면 세기관지염이나 폐렴이 생길 수도 있다. 저항력이 약한 아이나 노화로 인해 전신의 기능이 저하된 노인에게는 생명과도 관련될 수 있으므로 충분한 주의를 요한다.

| 백반 · 살구 씨 · 박하 · 계란 |

급성기관지염으로 열이 다소 오르고 기침이 나면서 점차 심해질 때 쓴다.

백반 2g, 두 알짜리와 끝을 제거한 살구 씨 12g, 박하 2g에 물 200㎖를 넣고 달여서 100㎖ 정도가 되면 찌꺼기를 짜 버리고 여기에 계란 한 개를 넣는다. 이것을 한 번에 20g 씩 하루에 세 번 먹는다.

| 오미자 · 도라지 · 뽕나무 뿌리 속껍질 · 나리 · 꿀 |

급성 및 만성기침을 주요 증상으로 하는 기관지염에 쓴다.

오미자 1kg, 도라지, 뽕나무 뿌리 속껍질, 나리 뿌리, 꿀 각각 50g, 물 2ℓ 의 비례로 약을 만드는데 우선 물 2ℓ 에 오미자를 담가 둔다. 한편 나리 뿌리, 뽕나무 뿌리 속껍질, 도라지를 함께 달여서 그 물을

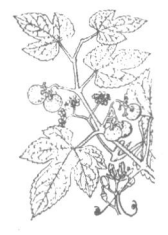 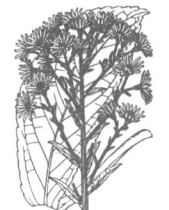 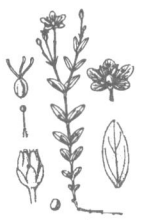

개머루   개미취   개벼룩

오미자 물에 섞고, 거기에 꿀을 넣은 다음 10℃에서 하루 동안 두었다가 한 번에 20㎖씩 하루에 세 번 먹는데, 여러 날 계속 먹는다.

| 오미자 · 마늘즙 · 꿀 · 술 |

오래된 기관지염에 쓴다. 150㎖의 물에 오미자 100g과 짓찧은 마늘 10g을 하루 동안 담가 두었다가 그 물에 꿀 20g, 술 10㎖를 넣고 한 번에 50㎖씩 하루에 서너 번 먹는다.

| 복숭아 씨 |

기관지염으로 기침이 있을 때 쓴다.

복숭아 씨의 속살을 뾰족한 끝과 엷은 껍질은 버리고 쪄서 말린 다음, 복숭아 씨의 두 배 되는 술에 1주일 정도 담가 두었다가 말린다. 이것을 가루 내어 한 번에 10~15g씩 하루에 세 번 먹고, 동시에 그 술도 매번 작은 잔으로 한 잔씩 밥 먹기 전에 마시면 좋다.

| 살구씨 · 뽕나무 뿌리 속껍질 |

살구 씨를 뾰족한 끝과 두 알짜리는 버리고 뽕나무 뿌리 속껍질과 각각 40g씩을 물 한 사발을 넣고 달여서 한 잔 가량 되면 이것을 1~2일분으로 하여 하루에 두세 번씩 먹는다.

| 계란 · 식초 |

생계란을 식초에 1~2일간 담가 두었다가 그 계란을 그대로 한 번에 한 개씩 하루에 서너 번 먹는다. 혹은 계란에다 식초를 약간 넣어

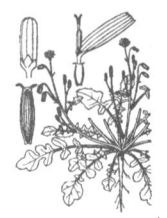 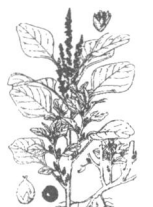 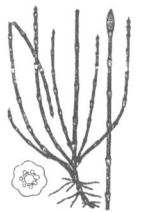

| 개보리뱅이 | 개비름 | 개속쇠 |

서 먹기도 한다.

- 이 민간 요법은 기관지염뿐만 아니라 목이 쉬었을 때, 혹은 목구멍이 아플 때 쓰면 좋다. 그러나 많이 먹으면 살과 오장 및 뼈를 상하게 하므로 너무 많이 먹거나 오래 먹어서는 안된다.

| 두부 · 기름 · 설탕 |

두부 한 모를 썰어서 냄비에 담고 거기에 참기름이나 들기름 한 숟가락과 설탕 한 숟가락을 넣고 끓인 다음, 식혀서 밥 먹고 30분~1시간 있다가 한 번에 먹는다.

- 두부는 속이 답답하고 열이 나는 것을 없애며 오장을 보하고 십이경맥의 기능을 모두 돕는다.

| 진달래꽃 · 꿀 |

진달래꽃 말린 것을 보드랍게 가루 내어 반죽이 될 수 있게 적당한 양의 꿀을 넣고 콩알 크기의 알약을 만들어 한 번에 세 알씩 하루에 세 번, 밥 먹고 30분~1시간 후에 먹는다.

| 호박 씨 · 꿀 |

까서 말린 호박 씨 500g을 보드랍게 가루 내어 꿀 300g과 섞어서 하루에 서너 번씩 밥 먹고 30분 후에 먹는다. 1주일만 먹으면 낫는다.

| 도라지 · 술 |

겉껍질을 벗기고 두드린 도라지 50g에 1소주 300㎖에 넣고 1주일

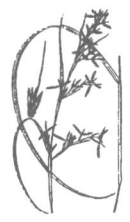 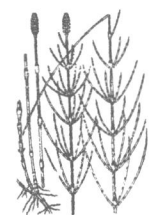 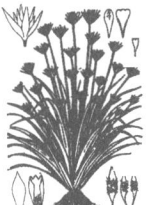

| 개솔새 | 개쇠뜨기 | 개수염 |

동안 담가 두었다가, 물이 우러난 술을 한 번에 10㎖씩 하루에 여러 번 밥 먹은 후에 먹는다.
- 이 약은 몸이 허하여 나는 기침과 폐가 허하여 호흡이 약한 데는 쓰지 말아야 한다.

| 호두 · 마른 생강 |

겉껍질을 벗긴 호두 속살 서너 알을 마른 생강 한두 쪽과 함께 씹어 먹는다. 또는 호두와 생강을 달여서 꿀이나 설탕을 타서 먹는다.
- 호두의 속살은 달고 평하며 따스하고 독이 없다. 폐를 따뜻하게 하고 대장을 윤활하게 하며, 허한으로 기침이 나고 숨이 몹시 찰 때 쓴다. 다리가 부으면서 아픈 데도 쓴다.

| 쑥 |

마른 쑥잎 세 되에 물을 한 말 정도 넣고 한 되쯤 되게 달인다.
이것을 짜서 찌꺼기는 버리고 그 물을 한두 번에 나누어 먹고 땀을 푹낸다.

| 오미자 |

감기에도 쓸 수 있지만 기관지염에, 특히 어린아이가 기관지염으로 기침이 있을 때 쓰면 좋다.
이 밖에 기관지천식에도 쓸 수 있다. 오미자를 적당히 달여서 그 물을 한 번에 한 숟가락 정도씩 하루에 세 번 먹는다.

기관지천식

증상 및 처방

천식의 종류로는 여러 가지가 있다. 기관지천식을 비롯하여 심장성·신경성·위장성·자극성·중독성·반사성 등이 있다. 하지만 일반적으로 천식이라고 하면 기관지천식을 말하는 것으로 생각되고 있을 정도다. 천식은 무엇이 원인이 되어 일어나는지는 오늘날의 의학으로도 확인되지 않고 있다.

어쨌든 무엇인가의 자극이 부교감신경을 흥분시키고 그에 따라 기관지가 좁혀져서 천식 발작이 일어나는 모양이다. 발작이 시작되면 중환인 천식에서는 심한 기침에 안색도 변할 정도로 옆에서 보고 있는 사람까지 숨막힐 정도로 고생한다.

그리하여 겨우 숨을 쉴 때에는 그르렁그르렁하는 소리가 나온다.

이 발작이 일어나는 증상은 몇 시간에서 1개월 또는 그 이상 계속되는 사람도 있다. 그리고 이러한 발작은 매년이라든가, 1년에 몇 차례라든가, 혹은 주기적인 것도 있다.

| 마른 생강·인삼·수수엿 |

마른 생강 40g, 인삼 20g을 각각 가루 내어 수수엿 100g에 섞어서 도토리알 크기의 알약을 만들어 두고, 한 번에 한 알씩 하루에 세 번 입에 물고 녹여서 삼킨다.

| 살구 씨·아교·꿀 |

뾰족한 끝과 두 알짜리를 제거한 살구 씨의 속살 1kg을 사기 그릇에 넣고 물을 조금씩 뿌리면서 떡처럼 되도록 짓찧은 다음, 여기에 물을 두 사발 정도 더 넣고 그리 세지 않은 불에서 녹인다.

여기에 맛이 달 정도로 꿀을 넣고 약간 더 달여서 토기 그릇에 넣어 두고 한 번에 큰 숟가락으로 한 숟가락씩 하루에 세 번 밥 먹기 전에 먹는다.

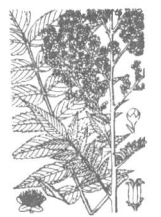
개쉬땅나무

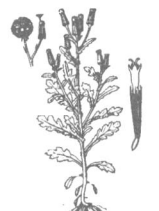
개쑥갓

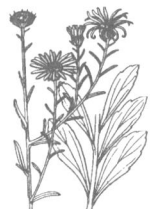
개쑥부쟁이

- 마는 성미가 달고 따스하며 평하기도 하고 독이 없다. 자양 강장약이며 한열, 사기를 없애고 허로를 치료하며 요통을 멈추게 한다.
- 우유는 성미가 약간 차며 달고 독이 없다. 폐를 보하고 열독을 풀어주며 피부를 윤택하게 한다. 특히 몸이 허약하여 번갈이 나고 맥이 없을 때 기운을 북돋아 준다.

| 살구 씨 · 호두 |

두 알짜리와 뾰족한 끝을 버린 살구 씨 속살과 같은 양의 호두알을 맷돌에 갈아서 가루 내어 졸인 꿀을 알맞게 넣고 반죽하여 도토리알 크기의 알약을 만들어 두고 한 번에 한두 알씩 하루에 세 번, 밥 먹은 다음이나 잘 때에 씹어서 생강 달인 물로 삼킨다.

| 붉은깻잎 · 귤 껍질 · 마른 생강 · 대추 |

기침이 나면서 숨이 차고 가슴 속이 그득하면서 답답한 것을 낫게 한다.

붉은깨의 줄기와 잎 40g, 묵은 귤 껍질을 끓는 물에 담가서 흰 속을 긁어 버리고 말린 것 80g, 마른 생강을 불에 누렇게 볶은 것 20g을 가루 내어 한 번에 5~10g씩 하루에 세 번 먹는데, 물 30㎖에 대추 세 개를 넣고 절반쯤 되게 달인 약물로 따뜻하게 데워서 먹는다.

- 붉은깻잎의 성미는 따스하며 맵고 독이 없다. 딸꾹질을 멈추게 하며 폐를 보하고 가래를 삭이며 숨찬 것을 낫게 한다. 또한 가슴이 그득하고 불쾌하며 기침으로 숨을 짧게 쉬는 것을 치료한다.

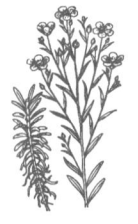 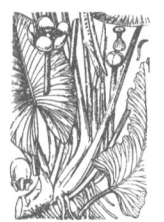 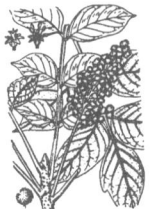

개아마   개연꽃   개옻나무

- 귤 껍질은 성미가 쓰고 매우며 따스하고 독이 없다. 가래를 삭이며 기를 순조롭게 하므로 발한 거담약으로도 쓴다.
- 대추는 성미가 달고 평하며 독이 없다. 이것은 오장에 다 들어가며 약성을 조화시킨다.

| 감꼭지 · 솔잎 |

감꼭지 열 개와 솔잎 한 줌에 물을 적당히 넣고 달여서 그 물을 한 번에 다 마시되 하루에 세 번씩 빈속에 마신다.

- 감꼭지의 성미는 깔깔하고 평하며 독이 없다. 기氣를 아래로 내려보내는 작용과 딸꾹질을 멎게 하는 작용이 있다.
- 솔잎은 쓰고 달며 독이 없다. 오장을 편안하게 하고 풍으로 아프고 다리가 쑤시는 것을 치료하며 중풍도 치료한다.

| 서리 맞은 뽕잎 |

서리 맞은 뽕잎을 한 번에 40g씩 달여 놓고 수시로 먹는다.

- 서리 맞은 뽕잎은 성미는 쓰며 달고 차며 독이 조금 있다. 한열을 제거하며 땀을 나게 하고, 오장을 이롭게 하며 기침이 나는 것을 치료한다.

| 수세미오이 · 대추 · 술 |

가래가 있으면서 기침이 멎지 않는 데 좋다.

수세미오이를 까만 재가 되지 않도록 검누르게 태워서 가루를 낸다. 여기에다 대추살을 짓찧어 알약을 빚을 수 있을 정도로 섞어서

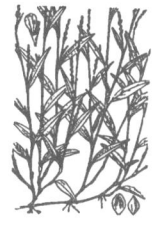
개이삭여뀌

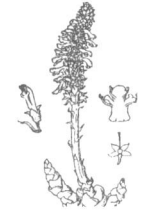
개종용

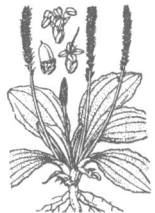
개질경이

큰 대추알 크기로 알약을 만들어 한 번에 한 알씩 따뜻한 술과 함께 하루에 두세 번 먹는다.
- 수세미오이의 성미는 달고 평하며 독이 없다. 가래를 삭이며 기침이 나는 것을 멎게 한다. 또한 폐에 열이 있어서 코와 그 주위가 헌 데 쓴다.

| 수수쌀 · 호박씨 |

수수쌀 세 되로 엿을 달여서 걸죽해질 때 호박 씨 500g을 쪄서 그 엿에 섞은 다음, 다시 졸여서 엿을 만들어 유리그릇에 넣어 두고 한 번에 한 두 숟가락씩 하루에 세 번, 밥 먹은 후에 먹는다.

| 마늘 |

마늘을 불에 구워서 세 쪽씩 밥 먹기 전에 먹는다. 오랜 기간 써야 효과가 나타난다.

| 들깨 |

들깨를 볶아서 한 번에 10g씩 하루에 세 번 먹는다. 이 약은 오랫 동안 계속 써야 한다.
- 들깨는 맵고 따스하며 독이 없다. 심한 기침을 치료하고 기를 내리게 하며 갈증을 멎게 한다. 또한 폐를 윤택하게 하며 속을 보하고 정수를 보충해 준다.

폐렴

증상 및 처방

폐장의 염증이라 할 수 있는 폐렴은 폐렴균의 침입으로 일어나는 병이다. 폐렴의 종류로는 대엽성大葉性 폐렴급성폐렴과 소엽성 폐렴기관지 폐렴의 두 가지가 있다.

일반적으로 위험한 질병으로 생각하고 있는 것은 대엽성 폐렴이며, 이것은 폐렴 쌍구균이라는 세균의 감염에 의해서 발생한다. 전염성은 강하지 않지만 티푸스나 홍역 등처럼 한 번 앓고 나면 면역이 되는 것이 아니므로 특별히 주의해야 한다.

대엽성 폐렴은 급성폐렴으로서 갑자기 40℃ 전후의 고열이 난다. 이 고열 때문에 심한 오한과 두통, 구토와 경련, 호흡 촉박과 곤란, 기침과 가래, 불면, 헛소리를 하는 등의 증상이 일어난다. 간장이 나빠져 황달기가 보이기도 한다. 합병증으로는 농흉·늑막염·폐농양·중이염 등을 들 수 있다.

| 율무 |

율무의이인를 분말로 해서 현미와 적당한 양을 만들어 먹으면 효과가 있다.

| 겨자가루 |

겨자가루를 1회량 1~2g을 그릇에 넣고, 더운물을 가득 부어 휘저은 다음 수건을 적셔 잘 짜서 환부에 대고 찜질한다.

이렇게 매일 1~2회씩 하는데 회복이 나타날 기미가 보이면 중지한다. 특히 임산부는 겨자를 주의해야 한다.

| 흰갓 씨·밀가루 |

일반 가정에서 많이 심는 채소의 일종인 갓은 세 종류가 있는데, 흰갓을 약에 쓴다. 폐렴으로 가슴이 답답하고 숨이 차서 가래가 많을

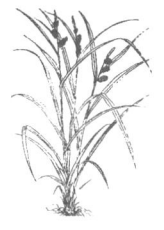 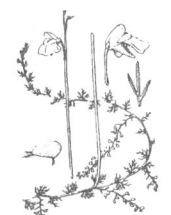 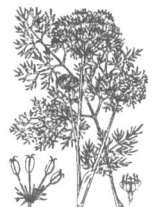

| 개찌버리사초 | 개통발 | 개회향 |

때 효력이 있다.

흰갓 씨 14~16g을 약간 볶아서 가루 내어 밀가루 한 홉과 섞어서 반죽하여 얇은 천이나 가제에 바르고 그 위에 다시 천이나 가제를 한 겹 대고 찜질하려는 부위에 붙인다.

한 번에 5~10분 정도씩 하루에 서너 번 정도 갈아 붙인다. 심하면 두 시간에 한 번씩 갈아 붙이는 것이 좋다.

| 곶감 · 생강 |

곶감 세 개에 8g 정도의 생강 한 개에 물 200㎖를 넣고 달여서 절반 정도 되면 깨끗한 천에 받아서 한 번에 25~30㎖씩 하루에 세 번, 밥 먹기 전에 먹는다.

또는 곶감만 불에 구워서 자주 먹는다.

| 미나리 |

미나리를 짓찧어 즙을 내서 한 번에 한 장 정도씩 하루에 세 번 마시는데, 어린아이들은 연령에 따라 적당히 먹인다.

또는 미나리를 뜨거운 물에 살짝 데쳐 식초를 넣고 무쳐서 반찬처럼 먹으면 폐렴에 열이 날때 쓰면 좋다.

- 미나리의 성미는 달고 평하며 독이 없다. 혈을 보하며 지혈하는 작용과 해열 작용이 있다. 그래서 어린 아이가 갑자기 열이 나는 데, 가슴이 답답하고 갈증이 나는 데도 쓰이며, 어린 아이의 구토, 설사와 다섯 가지 황달병도 쓴다.

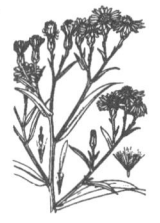 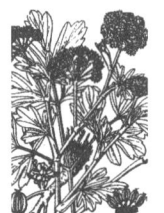 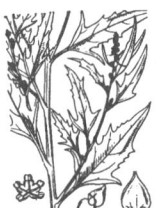

갯개미취   갯기름나물   갯능쟁이

| 뽕나무 뿌리 속껍질 |

뽕나무 뿌리의 속껍질을 벗기고 누르스름하게 구워서 잘게 썬다. 이것을 한 번에 한 줌, 또는 두 줌 반 정도에 물을 넉넉하게 넣고 푹 달여서 찌꺼기는 짜 버리고 그 물을 한 번에 마신다. 이렇게 하루에 세 번 정도 달여 마신다.

| 두릅나무 |

두릅나무 뿌리를 캐서 흙을 씻어 버리고 1~2cm 길이로 썬 것 30~50g에 물 500㎖를 넣고 250㎖로 줄어들 때까지 달여서 한 번에 5~10㎖씩 하루에 서너 번 먹는다.

- 두릅나무 뿌리의 성미는 맵고 평하며 독이 조금 있다. 당뇨병·신경통·위장병에도 쓴다.

| 참나무 |

나리꽃 뿌리를 캐서 흙을 깨끗이 씻어 버리고 햇볕에 말리거나, 또는 물에 삶아서 햇볕에 말린 다음 가루를 낸다. 여기에 꿀을 적당히 섞어서 한 번에 10~20g씩 하루에 서너 번 먹는다.

- 참나리의 성미는 달고 평하며 약간 차고 독이 없다. 폐를 윤하게 하고 기침을 멎게 하며 마음을 편안하게 한다. 또한 정신을 안정시키는 동시에 열을 내리며 이뇨시키는 작용도 있다. 기침·객혈·허로·부종·유옹 등에 쓴다. 꽃이 누르고 검은 반점이 있으면서 잎이 가늘고 잎과 줄기 사이에 검은 씨눈이 있는 것은 약으로 쓰지 못한다. 일반적으로 붉은 자색의 씨눈이 있다. 우리나라 전역에

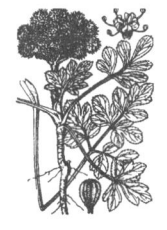 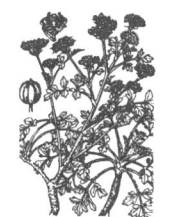 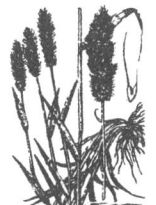

| 갯방풍 | 갯사상자 | 갯쇠돌피 |

절로 나는 종나리·털종나리·하늘 나리들도 약재로 쓴다.

| 차조기 씨 · 무 씨 |

 차조기 씨와 무 씨를 용기에 넣고 각각 8~12g에 물 400㎖를 넣고 절반으로 줄 때까지 달여서 한 번에 먹는다. 하루에 세 번씩 밥먹고 한 시간 후에 먹는다.
- 차조기씨의 성미는 맵고 따스하며 독이 없다. 폐를 윤하게 하고 기를 내리게 하며 천식과 기침을 멎게 한다. 풍한을 발산시키며 진해, 화담을 해독하므로 감기·구토·각기·물고기 중독 등에도 쓰인다.

| 달래 |

 밭과 들에 나는 달래를 한 사발 가량 캐서 깨끗하게 씻은 다음 짓찧어서 가슴에 찜질한다. 오랫동안 찜질해도 관계없다.
- 달래의 성미는 맵고 따스하며 독이 없다. 곽란과 복통을 치료하며 소화를 잘 시킨다.

객혈

증상 및 처방

폐장·기관·기관지에서 나오는 출혈을 객혈이라고 한다. 이것은 외상에 의해서 출혈되는 수도 있다. 객혈을 할 때에는 선홍색의 피를 토하고 거품이 섞여서 나온다. 또 어린이나 성인이 끝이 날카로운 것이나 까칠까칠한 것을 삼켜서 그 이물이 기관으로 들어가게 되었을 경우나 혹은 궤양이 생겼을 때에도 출혈이 되는 수가 있는데 이런 경우는 극히 드물다.

다음에 객혈하는 질병이라고 하면 곧 폐결핵을 생각하게 되지만 기관지염·특발성 기관지 출혈 또는 궤양·기관지 확장·각종의 폐암·원발성 폐암·기관지염 등에서도 객혈이 생겨난다. 그 외에 작은 예로는 페디스토마·기관지결석·흉막기관지루瘻·울혈성 심부전·대상代償 월경·대동맥류·폐경색·전이성轉移性폐암·종격 종양·폐동정맥류·기관지종양·독가스 흡입 등이 있다.

| 생지황·생강 |

생지황을 깨끗이 씻은 다음 짓찧어 즙을 낸다. 생강도 같은 방법으로 즙을 내어 3:1의 비례로 섞어서 따뜻이 데워 한 번에 10㎖씩 하루에 두 번 정도 먹는다.

- 생지황은 성미가 달고 차며 독이 없고, 지혈 작용이 있다. 생강은 구토를 멈추게 하는 작용이 강하다.

| 버드나무 |

이른 봄 개울가에 있는 버들에서 피는 꽃으로 일부 지방에서는 버들개지라고도 하는데, 이것을 많이 뜯어다가 불에 말려서 보드랍게 가루를 낸다. 이것을 4g씩 쌀로 묽게 쑨 미음에 타서 먹으면 객혈이 멎는다.

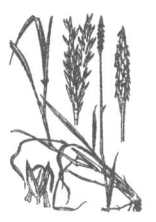 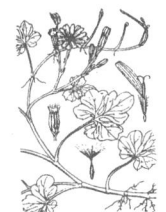 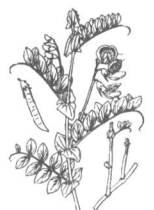

갯쇠보리   갯씀바귀   갯완두

- 버드나무꽃은 지혈 작용이 있으므로 객혈을 멎게 하는 효능이 아주 높다.

| 율무쌀 |

 열매의 껍질을 벗긴 율무쌀 알맹이를 적당한 양만큼 보드랍게 가루를 낸다. 다음 돼지고기 등심살 삶은 것을 얇게 썰어서 율무쌀 가루를 적당히 묻혀 하루에 한 번씩 실컷 먹는다.

 음식을 먹고 좀 소화된 뒤에 먹는 것이 좋다.

- 율무의 성미는 달고 약간 차며 독이 없다. 몸을 보하고 폐 질환을 치료하는 데 쓰이며, 객혈할 때 쓰면 효과가 좋다.

| 향부자 |

 향부자 뿌리를 캐다가 흙을 씻어 버리고 그늘에 말려서 털을 모두 뜯어 버린다.

 그리고 보드랍게 가루 낸 것 4~6g을 미음에 타서 먹는다. 하루에 두 번씩 먹으면 곧 피가 멎으며 기분이 좋아진다.

- 향부자의 성미는 달고 약간 차며 독이 없고, 지혈 작용이 강하다.

| 생건지황 · 아교 · 부들꽃 |

 생건지황 150g, 잘게 썰어서 노랗게 볶은 아교와 부들꽃가루 각각 80g을 모두 보드랍게 가루 내어 한 번에 2g씩 따뜻한 물에 타서 밥 먹은 후에 먹는다.

 며칠 동안 계속 먹는 것이 좋다.

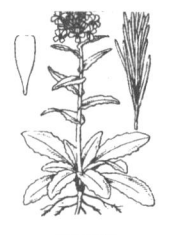 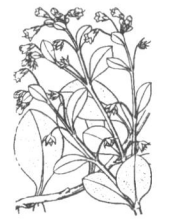 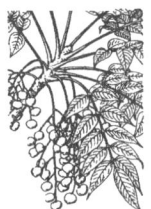

갯장대　　　　　　갯지치　　　　　　거망옻나무

| 생지황즙·꿀·술 |

생지황즙 900㎖를 냄비에 넣고 약한 불에 달여서 600㎖ 정도 되면, 꿀 약 200㎖와 술 200㎖를 넣고 다시 600㎖가 되도록 달여서 한 번에 20㎖씩 하루에 세 번, 밥 먹은 후에 데워 먹는다.

| 생지황 |

생지황 뿌리를 캐어 깨끗하게 씻어서 절구에 짓찧은 다음 적당량의 물을 넣고 찌꺼기는 짜 버린 물을 달여 마신다. 약 용량은 지황 20g을 1일 양으로 하여 하루에 두세 번씩 빈속에 먹는다.

| 측백나무잎 |

측백나무 잎 200g을 짓찧은 다음 여기에 물을 한 사발 정도 넣고 달여서 찌꺼기는 짜 버리고 한 번에 20~25g씩 하루에 세 번 먹는다.
- 측백나무잎의 성미는 쓰고 약간 차며 독이 없다. 청량성 수렴제인데 객혈·토혈·육혈 등에 지혈약으로 쓴다.

| 호박잎 |

서리가 온 후에 딴 호박잎 서너 장에 물을 적당히 넣고 진하게 달여서 단번에 먹는데, 하루에 두 번씩 달여 먹는다. 또는 호박 껍질을 잘게 썰어서 말렸다가 가루 내서 한 번에 2~3g씩 객혈할 때 먹는다.

폐결핵

증상 및 처방

증세는 나른하고 피로가 잦고 권태롭기 그지없다. 식욕이 떨어지고 피부와 안면이 창백하며 때로는 잠잘 때 자신도 모르게 도한盜汗이 나고, 가끔 기침을 하고 흉부胸部가 뻐근하다. 오후가 되면 머리가 아프고 무겁고 열이 없는 것도 보통 들 수 있는 예증이다. 일반인은 이런 경우 흔히 감기나 과로 때문이라고 지나쳐 버리지만 이것이 화근이 되어 큰병을 만들게 되고 몸져 눕게 되는 것이 일반적인 예인 것이다.
특히 부부 어느 한 사람이 결핵에 걸렸을 땐 반드시 떨어져 요양을 해야 한다.
성생활은 흥분·피로·저항력 감소율을 가져오며 가능한 한 금욕하는 것이 제일이다.

| 배 · 행인 |

배와 행인杏仁의 껍질을 벗기고 반쯤 자른 다음 속씨 부분을 도려내고 그 속에 꿀을 넣고 다시 덮어 꼬챙이로 꽂아서 찜통에 알맞게 쪄 혼합하여 1회 1/3씩 따끈하게 먹으면 된다. 또한 병이 없어도 먹으면 양기 보강에 좋다.

| 참깻잎과 줄기 |

몸이 점차 쇠약해지면서 원기가 없을 때 쓴다.
참깨의 잎과 줄기 1kg에 물을 2ℓ 정도 넣고 약 30분~1시간 동안 달여서 물이 절반쯤 되면 찌꺼기를 짜 버리고 한 번에 20㎖씩 하루에 세 번, 밥 먹기 30분 전에 먹는다.

| 소금 |

기침이 나고 가래가 많을 때 쓰면 효과가 좋다.
아침에 잠을 깨서 다리를 벽에 45° 각도로 올려놓고 머리를 약 10

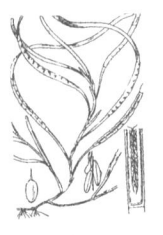
거머리말

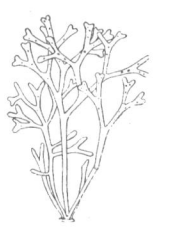
거문고까막살

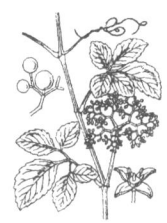
거지덩굴

㎝ 높이로 고인 후, 양쪽 팔을 가슴에 가볍게 얹고 5~10분간 안정하면 가래가 배출된다. 그러면 소금 3g에 물 20~30㎖를 넣고 밥 먹기 전에 마신다. 7일 정도 치료하면 가래가 빨리 없어진다.

| 만삼 |

폐가 약하여 기침이 나고 손발이 싸늘하며 번갈증이 있을 때, 특히 폐결핵 초기에 쓰면 아주 좋다.

8~9월에 뿌리를 캐서 비나 이슬이 맞지 않게 그늘에 잘 말렸다가 보드랍게 가루 내어 한 번에 두 숟가락씩 하루에 세 번 먹는다.

- 만삼의 성미는 달고 평하며 독이 없다. 위를 보하고 기운을 도와주며 진액을 나게 하고 갈증을 멈추므로 소화 불량과 설사에 쓰인다. 폐가 허약하여 기침이 나고 번갈증이 있는 데는 효능이 인삼과 비슷하다. 또한 지혈 작용이 있으므로 자궁 출혈에도 쓰인다.

| 생지황 · 꿀 · 소주 |

겉껍질을 벗긴 생지황 4kg과 꿀 1kg, 소주 네 홉을 용기에 넣고 밀봉하여 물이 있는 용기에 넣고 두 시간 정도 끓인 후, 찌꺼기는 짜 버리고 한 번에 15~20㎖씩 하루에 세 번, 밥 먹기 한 시간 전에 먹는다.

| 단너삼 |

폐결핵으로 점차 몸이 쇠약해질 때 쓴다.

단너삼 뿌리 250g에 물을 3ℓ 정도 넣고 1.5ℓ 가 되게 달여서 매

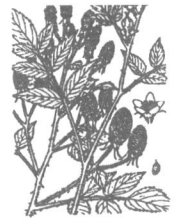 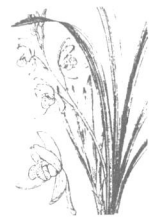 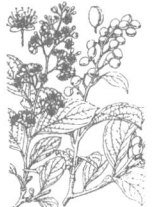

| 거지딸기 | 건란 | 검노린재나무 |

일 조금씩 수시로 먹는 것을 계속한다.
- 단너삼의 성미는 약간 따스하며 달고 독이 없다. 기를 도우며 살이 오르게 하고 오한과 열을 멎게 하며, 신경 쇠약·귀머거리·옹저를 치료하고 아픈 것을 멎게 한다.

| 솔잎 |

솔잎을 따다가 3개월간 술에 담가 둔다.
그 우러난 물을 한 번에 두 숟가락씩 하루에 세 번, 밥 먹기 30분 전에 먹는다.
- 솔잎의 성미는 쓰고 따스하며 독이 없다. 풍습창을 치료하며 머리털을 나게 하고 오장을 고르게 한다. 또한 배고프지 않게 하며 오래 살게 한다.

| 송진 |

폐결핵으로 기침이 자주 나고 가래가 많을 때 쓴다.
6월경에 소나무에서 자연스럽게 흐르는 것을 깨끗이 받아서 한 번에 3g씩 하루에 세 번, 밥 먹기 30분 전에 먹는다.

| 마늘, 계란 |

폐결핵으로 기침이 나고 가래가 많을 때 쓴다.
마늘 한 개를 껍질을 벗기고 짓찧어 계란 한 개에 섞어서 하루에 한 번씩 빈속에 먹는다. 200~300개만 먹으면 효과가 아주 좋다.

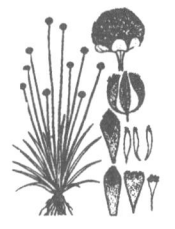 검은개수염 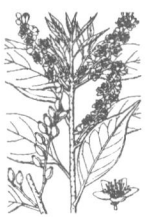 검은재나무 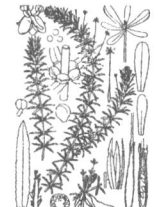 검정말

| 기장쌀 · 기름 |

폐결핵으로 가슴이 아프고 기침이 날 때 기장쌀 요법을 하면 10일 이내에 가슴이 아픈 것과 기침이 점차 없어지면서 식욕이 좋아진다.

기장쌀밥 150g에 참기름이나 콩기름 20g을 넣고 꿀을 적당량 섞어서 하루 세 번에 나누어 먹는다.

오랫동안 계속 먹으면 열이 나고 답답한 증상이 생기므로 오래 먹지 못한다.

- 기장쌀의 성미는 달고 따스하며 독이 없다. 폐에 좋으며 가래를 뱉으며, 점점 여위고 얼굴이 누렇게 되면서 식욕이 떨어지고 맥을 잃은 환자들에게 이 방법을 쓰면 좋은 효과를 본다.

| 마 |

늦가을과 이른 봄에 뿌리를 채취하여 그늘에 말렸다가 보드랍게 가루 내서 한 번에 3g씩 하루에 세 번, 밥 먹기 30분 전에 먹는다.

| 구기자나무 뿌리 껍질 |

폐결핵으로 미열이 있을 때 쓰면 좋다.

잘게 썬 구기자나무 뿌리 껍질 15g에 물 300㎖를 넣고 절반쯤 되게 달여서 하루 세 번씩 밥 먹기 전에 먹는다.

- 구기자나무 뿌리 껍질의 성미는 쓰고 독이 없다. 폐의 열을 내리며 골종 · 기침 · 토혈 · 소갈증에 쓴다.

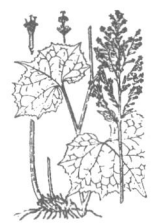 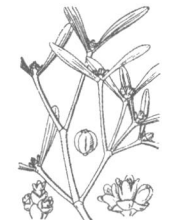 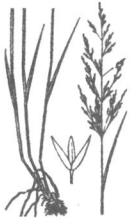

| 게박쥐나물 | 겨우살이 | 겨이삭 |

| 둥굴레 |

　폐결핵으로 미열이 있고 오한이 날 때 쓴다.
　2월과 8월에 채위하여 그늘에 말린 것 5kg을 보드랍게 가루 내어서 한 번에 10g씩 하루에 세 번, 밥 먹기 30분 전에 따뜻한 물에 타서 먹는다.

| 머루 |

　서리 맞은 머루를 따서 절구에 짓찧어 항아리에 가득 채워 넣고 뚜껑을 잘 막아서 따뜻한 구들장에 4~5일간 놓아 두면 술이 된다. 이것을 한 번에 보통 술잔으로 한 잔씩 하루에 세 번, 밥 먹고 30분 후에 먹는 것을 오랫동안 계속한다.
　• 머루의 성미는 달고 시며 독이 없다. 갈증을 멎게 하며기를 돕는다.

| 대나물 |

　신선한 대나물 30g에 물 한 사발을 넣고 달여서 찌꺼기는 짜 버리고, 그 물을 하루 세 번에 나누어 밥 먹기 전에 먹는다. 이것을 1개월간 계속한다.
　• 대나물의 성미는 달고 약간 차며 독이 없다. 골증·허로열, 소아 감열·학질에 사용하는데 주로 허로로 열이 날 때 쓴다.

늑막염

증상 및 처방

다소의 열과 헛기침이 나며 식욕 부진·두통 등이 온다. 특히 습성은 호흡 곤란을 초래한다. 대개 통증은 늑간(肋間)부분이 아픈 것이 은은한 것 하며 재채기·하품·딸국질을 할 때는 몹시 아프다.
늑막염은 폐결핵으로 옮기는 수가 많으며 폐결핵 때문에 늑막염이 되는 경우도 있다. 일반적으로 폐렴·결핵·장티푸스 등과 구별하기 어려울 때도 있다

| 풀고사리 |

풀고사리 말린 것을 적당히 달여 1일 3회 이상 2~3일간 차 마시듯 하면 효과가 있다.

| 마늘 |

마늘 200g과 소주 1.8ℓ, 설탕 200g을 병에 넣고 밀봉해서 3~6개월쯤 지나서 매일 한 잔씩 장복한다.

| 매실 |

매실 풋것을 강판에 갈아 즙을 내어 이 액즙을 넓은 그릇에 담아 햇빛이나 열로 수분을 증발시키면 매실 농축액이 되는데, 늑막염으로 미열이 있거나 기침이 심할 때 콩알만하게 만들어 매일 3개씩 1~2주간 복용하면 특효가 있다.

| 피마자·석산초 |

피마자 한 줌과 석산초수선과의 石蒜의 뿌리 1~2개를 넣고 찧어서 양발바닥에 붙여 붕대로 감고 10시간쯤 지나게 되면 물기가 대소변

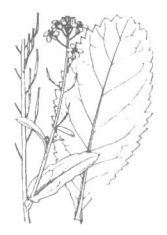 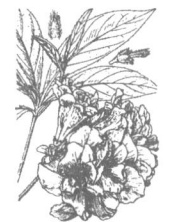 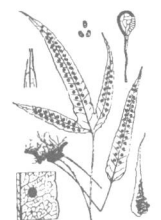

| 겨자 | 겹산철쭉 | 고란초 |

으로 배설되는 특효가 있다. 만일 시간이 지나지가도 약효가 없으면 중지하도록 한다.

| 도꼬마리 |

음력 5월 초~7월 초에 줄기와 잎을 뜯고, 9월 초에 씨를 받아서 그늘에 말린다. 도꼬마리 온 포기를 짓찧어 아픈 부위에 하루에 한 번 세 시간씩 붙인다.

- 도꼬마리의 성미는 약간 차고 쓰며 맵고 독이 약간 있다. 풍으로 머리가 차면서 아픈 것과 풍습으로 팔다리가 오그라들며 아픈 것을 치료하고, 허리와 무릎을 덥게 한다.

| 천남성 |

늑막에 물이 고이고 기침이 나며 숨이 찬 데 쓴다.

음력 2월과 8월에 뿌리를 캐온 신선한 것을 그대로 짓찧어 아픈 부위에 붙이거나, 또는 마른 것을 물에 축여서 짓찧어 붙인다.

| 산수유 잎과 씨·감초 |

늑막염으로 숨이 차고 기침이 나는 데 쓴다.

산수유의 씨와 잎 10g과 감초 5g을 용기에 넣고 물에 달여서 찌꺼기는 버리고 하루 두 번에 나누어 먹는다.

- 산수유의 성미는 약간 따스하며, 시고, 떫으며 독이 없다. 자양, 강장 수렴약으로 도한을 치료한다.

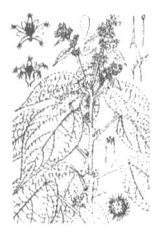 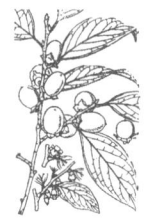 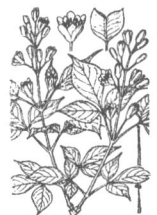

고슴도치풀   고욤나무   고추나무

| 질경이잎 · 소금 |

질경이 잎 7~8장에 소금을 조금 넣고 짓찧어 즙을 내서 한 번에 먹는다. 이렇게 하루에 세 번씩 밥 먹기 30분 전에 먹는다.
- 질경이는 성미가 차며 달고 짜며 독이 없다. 주로 오림을 치료하며 오줌을 잘 나가게 한다. 육혈 · 혈뇨 · 혈림에 주로 쓴다.

| 느릅나무 껍질, 또는 뿌리 속껍질 |

느릅나무 껍질을 짓찧어 마른 것이면 물을 축여서 짓찧거나 삶아서 아픈 곳에 찜질하며, 동시에 껍질 한 줌에 물을 적당히 넣고 달여서 하루에 세 번씩 먹는다.
- 느릅나무 뿌리 속껍질의 성미는 달고 평하며 미끄럽고 독이 없다. 대소변 불통에 쓰이며 이뇨 작용이 있다. 이 밖에 충창 · 악창 · 옹저 · 나력 등을 치료한다.

| 질경이 뿌리 |

질경이 뿌리 마른 것을 한 줌 달여서 그 물을 한 번에 먹되 하루에 세 번 밥 먹기 전에 먹는다. 동시에 그 찌꺼기로 아픈 곳을 찜질한다.
- 질경이 뿌리의 성미는 달고 차며 독이 없다. 지혈 작용이 있으며 어혈을 풀어주고 오줌을 잘 배설하게 한다. 또한 가슴이 답답한 것을 치료하고 오장을 보한다.

호흡 곤란

증상 및 처방

숨을 쉴 때 피로움을 느끼는 경우를 말한다.
얼굴이 하얗게 되면 호흡 장애로 보는 것이 좋다. 만성은 그리 강한 압박을 받지 않으나 급성일 경우는 위험이 따른다.

- 견식肩息 : 어깨를 움직이며 숨을 쉬는 것을 말한다.
- 단기短氣 : 숨이 차서 호흡이 빠르고 거친 증세를 말한다.
- 비선鼻扇 : 호흡 장애로 콧구멍을 들먹이면서 숨을 쉬게 되는 비익호흡鼻翼呼吸을 말한다.
- 수천水喘 : 목에서 소리가 나면서 호흡 곤란과 심계항진心悸亢進이 오는 병증으로 신장병이나 심장병 등이 일어나기 쉽다.
- 유음溜飮 : 명치에 수분이 정체되어 호흡 곤란과 신물이 나오는 경우
- 지음支飮 : 흉막 부위의 수분 정체로 호흡 곤란이 오는 경우

| 맥문동 |

덩이뿌리 8~10g을 1회분 기준으로 달이거나 환제 또는 산제로 하여 1일 2~3회씩 5일 이상 복용한다.

| 살구나무 |

씨껍질을 벗긴 알맹이 3~4g을 1회분 기준으로 달이거나 산제로 하여 1일 2~3회씩 5~6일 복용한다. 복용 중에 칡·황금·쇠붙이 도구를 금한다.

| 무 |

무를 잘게 썰어 물엿에 담가 두었다가 물과 물엿을 같이 섞어서 한 잔씩 먹거나 또는 끓는 물에 풀어서 먹으면 기침이 심하면서 호흡 곤

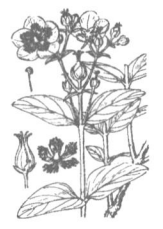 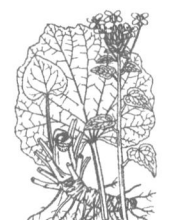 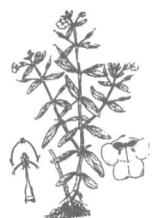

고추나물   고추냉이   고추풀

란이 오는 데 좋다.

| 배 |

배 2개를 즙을 내어 그 속에 파 뿌리 5개를 섞어 약간 끓여서 여러 번에 나누어 먹으면 천식으로 호흡 곤란이 오는 데 좋다.

| 영지 |

영지靈芝 12g을 물 100㎖에 넣고 달여 하루 2번에 나누어 먹으면 폐와 심장 질병으로 오는 호흡 곤란에 효험이있다.

| 관동화 · 백합 |

관동화 40g, 백합 50g을 부드럽게 가루 내어 섞어 알약을 만들어 한 번에 8~12g씩 하루에 3번 먹으면 기관지염 · 기관지 확장증 · 가 관지천식 · 폐농양 등으로 호흡 곤란이 오는 데 좋다.

| 차조기씨 |

차조가씨, 무씨 10g을 물에 달여 하루에 3번 나누어 먹으면 좋다.

| 겨자씨 |

겨자씨를 가루 내어 달걀 흰자위 1개에 섞어 반죽하여 천이나 기름 종이에 발라서 옆구리에 몇 번 갈아 붙이면 옆구리가 결리면서 호흡 곤란이 오는 것을 낫게 한다.

• 소 • 화 • 기 • 질 • 환 •

설사

증상 및 처방

설사는 소화 불량이나 알레르기성, 신경성 등 간단한 원인으로 일어나는 경우도 있고 바이러스성 간염, 담석증과 같은 질병이나 소화기 궤양, 급성 위장병, 식중독, 저산성에 의한 설사도 있고 직장암, 장 기생충병, 장유착증, 급성 장염과 같은 장 질환에 의한 설사도 있다.
한방에서는 외인, 내인의 원인별로 분류하며 형태 및 양상에 따라 분류하기도 한다.
대변에 포함된 수분량은 약 75%가 표준인데, 85%가 넘을 경우 설사로 간주한다.
설사변은 포함된 수분량에 따라 조금 물렁한 변, 진흙처럼 걸쭉한 변, 물처럼 맑은 변으로 나눌 수 있다.
급성설사는 물렁한 변이 하루 두세 번 나오는 정도에서, 열 번 이상 맑은 변이 쏟아져 몸안의 수분을 잃는 동시에 고열 · 구토 · 복통을 동반하는 중증의 설사까지 여러 가지 증상이 나타난다.

| 질경이씨 |

여름에 더위를 먹고 심한 설사를 할 때 쓴다.
질경이 씨를 볶아서 가루 내어 한 번에 10g씩 미음에 타서 먹는다. 또는 질경이 온 포기를 쓰는 방법도 있다. 어린아이가 하루에 물같은 똥을 10여 회씩 싸면서 갈증이 몹시 심할 때 쓴다.
질경이를 물에 깨끗이 씻은 것 한 줌 정도에 물 반 사발을 넣고 달인 다음, 설탕을 적당히 넣어서 한 번에 30~50㎖씩 하루에 세 번 먹인다.

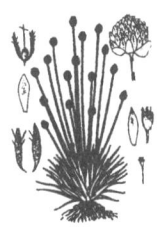 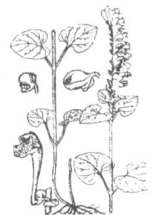 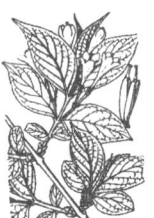

곡정초 　　　　　골무꽃 　　　　　골병꽃

| 용담초 |

위액 분비가 적고 저산성 위염으로 설사할 때와, 여름에 더위를 먹고 설사할 때, 용담초 뿌리를 캐어 그늘에 말려 두었다가 쓴다. 마른 용담초 뿌리 4~6g에 물을 적당히 넣고 달여서 밥 먹은 후에 한 번에 먹는다.

- 용담초는 간화와 습열을 제거하고 위액의 분비를 촉진하며 소화, 건위 작용이 있다. 그러므로 오래전부터 건위제로 많이 써 왔다.

| 물푸레나무 껍질 |

열이 오르면서 설사를 하는 경우와 이질에 물푸레나무 껍질을 달여서 먹으면 좋은 효과를 본다. 가을과 봄철에 물푸레나무 껍질을 벗겨서 그늘에 말려 두었다가 쓴다.

마른 물푸레나무 껍질 10~15g을 물 200~300㎖에 넣고 달여서 하루 세 번에 나누어 밥 먹은 후에 먹는다.

| 마늘 · 석류나무 껍질 |

만성 대장염으로 설사를 계속하면서 잘 낫지 않을 때 쓴다.

마늘과 석류나무 껍질 각각 40g를 말렸다가 보드랍게 가루를 만들어 복용하면 오랜 설사를 멈추게 하며 지혈 작용을 한다. 이 밖에 복통에도 좋다. 이러한 약효로 해서 이질의 특효약이라고 볼 수 있다. 그러나 주의할 것은 석류나무 껍질을 장기간 쓰지 말아야 한다. 또한 대변이 굳은 환자에게도 쓰지 말아야 한다.

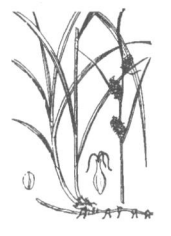
골사초

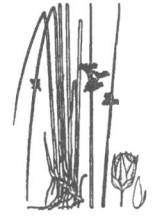
골풀

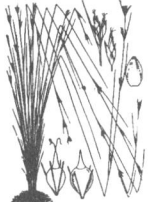
골풀아재비

| 무즙·꿀 |

설사를 계속하고 속이 답답하고 갈증이 심할 때 쓴다.
마늘을 껍질째로 불에 구운 다음, 껍질을 벗겨 버리고 한 번이나 두 번 정도 먹으면 설사가 나오면서 배아픈 것과 설사가 멎는다.

| 소나무 속껍질 |

봄철에 소나무 속껍질을 벗겨서 햇볕에 말렸다가 절구에 짓찧어 가루를 낸다. 이것을 한 번에 3~4g씩 하루에 세 번 더운물에 먹는다.
• 소나무 속껍질은 지혈, 지사 작용 및 방부 작용이 있으므로 오랜 이질과 설사에 잘 듣는다.

| 도라지 |

배가 부르고 끓으면서 설사하는 데 쓰면 잘 낫는다. 도라지를 말렸다가 가루 내서 한 번에 1~1.5g씩 더운물에 타서 먹거나 꿀에 개어 먹는다. 하루에 세 번씩 밥 먹고 나서 30분 후에 먹는다.

| 붉은팥·황밀 |

붉은팥 30~40g에 황밀 10g을 넣고 물에 달여서 한 번에 먹는다. 하루에 세 번씩 빈속에 먹는다.
• 붉은팥은 한열을 치료하며 열증, 소갈을 멎게 한다. 이뇨 작용이 있으며 설사와 아랫배가 부른 것을 낫게 한다.
• 황밀은 성미가 달고 따스하며 독이 없다. 설사와 이질을 낫게 하며, 지혈 작용

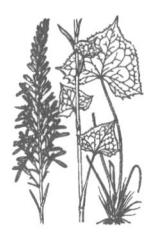 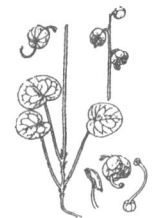 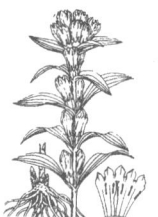

| 곰취 | 공팥노루발 | 과남풀 |

과 방부 작용이 있으므로 창상 치료에도 쓴다.

| 질경이 · 꿀 |

질경이를 뿌리째로 캐어 깨끗이 씻어서 잘게 썰고, 여기에 물을 세 배 정도 넣어 절반이 될 때까지 달여서 찌꺼기는 짜 버리고 그 물에 꿀을 타서 먹는다. 한 번에 50~100㎖씩 하루에 여러 번 먹는다.

| 쑥 · 식초 |

배가 차며 설사할 때는 쑥 10g에 5%의 식초 5㎖와 물 200㎖를 넣고 달여서 한 번에 먹는다. 하루에 세 번씩 밥 먹기 30분 전에 먹는다.

| 오이잎 |

오이잎을 생으로 짓찧어 즙을 내서 먹는다.
1세까지의 어린 아이는 오이잎 한 개의 즙이면 충분하며, 어른은 한 번에 30~50㎖씩 먹는다. 하루에 세 번씩 밥 먹은 후에 먹는다.
• 오이잎은 성미가 평하며 독이 조금 있다.

구토 설사

증상 및 처방

몸 속의 여러 가지 이상으로 헛구역질을 하거나 먹은 음식물을 토하거나 하는 경우로써 격렬한 두통이 따른다. 구갈이 있고 오줌의 양이 적으면서 구토를 하는 경우, 또는 설사가 따르고 손발끝부터 차가워지면서 구토를 하는 경우가 있다.

(1) 오심惡心 : 가슴 속이 불쾌해지면서 토할 듯한 기분이 나는 것을 말한다. 구토가 일어나기 전에 흔히 오심이 따르나 오심이 없으면서 구역질만 나는 경우도 있다.
위병의 한 증세로써 위에 열이 있거나 차갑거나 기타의 원인으로 소화가 잘되지 않을 때 생기며 임산부에게는 흔히 볼 수 있다.
(2) 건구乾嘔 : 음식물을 토하지 않는 구역질·헛구역질
(3) 백합증百合症 : 급성열병을 앓고 난 뒤 몸조리 부진으로 식욕이 없고 불면증 등으로 오줌이 붉고 약을 먹는 대로 토해내는 병증을 말한다.

| 익모초 |

몹시 무더운 여름철에 더위를 먹고 토하면서 설사할 때는 익모초를 짓찧어 즙을 내서 한 번에 한두 숟가락씩 자주 먹는다.

- 익모초의 성미는 맵고 쓰며 약간 차다. 어혈을 제거하고 혈액 순환이 잘 되게 하며 보중익기하고 갈증을 멈추게 한다. 주의할 점은 혈허하고 어혈이 없는 데는 삼가해서 써야 한다.

| 이질풀 · 함박꽃 뿌리 |

구토 설사가 심할 때 이질풀과 함박꽃 뿌리 각각 100g에 물1ℓ를 넣고 달여서 1주일분으로 나누어 하루에 세 번씩 먹는다.

- 이질풀은 수렴, 진통제로 쓰인다. 함박꽃 뿌리도 수렴 작용과 소염 작용이 있으므로, 이질은 물론 급성위장염에도 좋다.

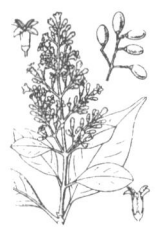 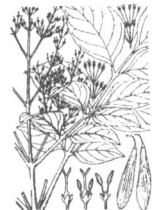 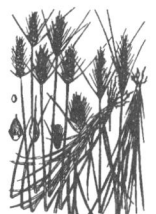

| 광나무 | 광릉물푸레나무 | 괭이사초 |

| 대추나무순 |

 대추나무 아래위를 잘라 버린 다음, 적당량의 물에 넣고 달여서 한 번에 먹는다.

| 오이 · 마늘 |

 변질된 음식을 먹고 구토 설사가 계속될 때 쓴다.
 오이 40g를 잘게 썰어서 마늘 5~10 쪽과 함께 짓찧어서 짠물을 적당량 먹는다.

| 산딸기나무 잎과 뿌리 · 질경이 |

 열이 나면서 설사가 있을 때는 산딸기나무 잎과 뿌리 한 줌에 질경이 뿌리 한 줌을 깨끗이 씻어서 함께 짓찧어 천으로 짜서 나온 물을 한 번에 반 공기쯤 먹는데, 하루에 세 번씩 며칠 동안 계속 먹으면 낫는다. 어린아이들은 여기에 설탕을 약간 넣어서 하루에 여러 번 숟가락으로 떠 먹인다.

| 마늘 · 붉은깻잎 |

 구토 설사가 심하면서 배가 비틀리는 것같이 아프고 구토물에서 더운 기운이 나며 머리가 몹시 아플 때 쓴다.
 붉은깻잎을 크게 한 줌 깨끗이 씻어서 달인 물에 껍질을 벗긴 마늘을 적당히 넣고 달여서 한 번에 먹는다.

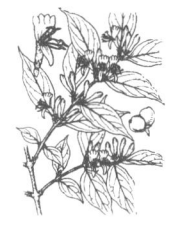 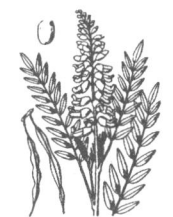 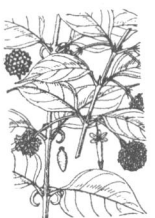

괴불나무   괴삼   구등

| 배나무잎 |

더위를 먹어서 구토 설사를 할 때 쓴다.
배나무잎 한 줌을 따서 깨끗이 씻은 다음, 짓찧어 낸 즙을 한 번에 한 숟가락씩 하루에 세 번 빈속에 먹는다.

| 솔잎 |

구토 설사가 있으면서 열이 날 때 쓰면 좋다.
솔잎이나 푸른솔방울, 또는 솔뿌리를 짓찧어서 물을 약간 넣고 천에 짜거나, 혹은 진하게 달여서 빈속에 먹는다. 3~4세 어린아이는 한 번에 한 숟갈씩, 어른은 작은 공기로 한 공기씩 먹는다. 만일 낫지 않을 때는 같은 방법으로 두세 번만 먹으면 좋은 효과가 나타난다.

| 복숭아 씨의 속살 |

복숭아 씨의 속살 5~10g을 짓찧어 적당량의 물을 섞어서 한 번에 먹는다. 또한 복숭아 씨를 즙을 내어 죽을 쑤어 먹어도 좋다.
어혈과 피가 막힌 것을 치료하는 데 쓰이며, 명치 아래가 묵직한 것을 삭이고 상한 피를 없애며 적을 헤친다. 또한 대소변을 잘 통하게 한다. 단, 임신부에게는 쓰지 말아야 한다.

| 아욱씨 |

늦은 여름에 씨를 받아서 말려 두고 쓴다. 아욱 씨 10~20g에 물 300㎖를 넣고 100㎖가 되게 달여서 두 번에 나누어 하루에 다 먹는

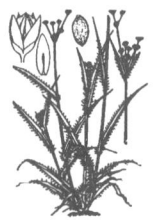 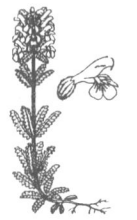 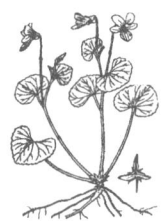

구름꿩의밥 　　　　　구름송이풀 　　　　　구름제비꽃

다. 이른 아침 빈속에 먹는 것이 좋다.
* 아욱 씨의 성미는 달고 차며 독이 없다. 대소변을 잘 통하게 한다. 그러나 임신부에게는 쓰지 않는 것이 좋다.

| 삼씨 · 꿀 |

　삼씨를 햇볕에 잘 말렸다가 보드랍게 가루 내서 꿀과 3:1의 비례로 섞어서 한 번에 한 숟가락씩 하루에 세 번, 밥 먹기 30분 전에 먹는다.
* 삼씨의 성미는 달고 평하며 자극적인 냄새가 난다. 장을 윤활하게 하며 대변을 통하게 한다. 이것이 위 안에 들어가서는 아무런 변화도 나타내지 않으나 장에 들어가서는 장의 점막을 자극하여 분비를 항진시키며 장 운동을 촉진시키고, 장 안에 있는 수분이 흡수되지 않게 한다.

| 냉수 |

　새벽에 길어 온 찬물을 아침에 양치질을 한 다음, 한 번에 보통 한 사발 정도 마신다. 또한 잠자기 전에 찬물을 마신다.

이질

증상 및 처방

급성장염인 이질은 세균성과 아메바성의 두 종류로 나뉘는데 한방에서는 외인, 내인 및 변의 모양이나 증세의 양상에 따라 18가지로 세분하고 있다.

『동의보감』에 따르면 이질은 설사와 달라서 농이 나오기도 하고 피가 나오기도 한다. 또 통증이 있을 경우와 없을 경우가 있다. 그리고 공통된 점은 모두 속이 급하고 뒤가 무겁다. 이질은 모두 장과 위의 허약으로 말미암아 냉열의 기가 허(虛)를 타고 위와 장에 들어가 생기는 증세다.

| 냉이 뿌리 |

오랜 설사와 이질에 냉이 뿌리를 캐어 탈 정도로 불에 약간 볶아서 익힌 다음에 말려서 가루 내어 한 번에 2~3g씩 하루에 세 번 식사 후에 먹는다.

| 오이풀 · 오갈피나무 |

오랜 이질로 피똥과 곱똥을 누며 배가 몹시 아플 때 쓴다.

오이풀 뿌리와 오갈피나무 껍질 또는 뿌리의 껍질을 햇볕에 말렸다가 가루 내어 각각 같은 양씩 섞어서 꿀에 갠다. 이것을 한 번에 5~10g씩 하루에 세 번 먹는다.

오갈피나무가 없을 때는 오이풀만 쓰거나 오이풀에다 삽주 뿌리를 섞어서 위와 같은 방법으로 써도 좋다.

- 오이풀은 국부의 작은 출혈을 지혈시키는 작용과 수렴 작용, 세균 억제 작용이 있으므로 대장염과 적리 등에 쓸 수 있다. 그러나 농후한 용액은 염증을 일으킬 수 있으므로 주의해야 한다.
- 오갈피나무는 진통, 지사 작용이 있다.

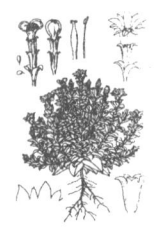 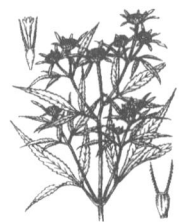 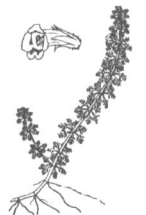

구슬붕이   구와가막사리   구와말

| 꿀 |

꿀 50~100g을 단번에 먹는다. 주의할 것은 꿀을 먹은 후에 물을 마시지 말며 꿀과 파는 상반 작용이 있으므로 파와 같이 먹지 않아야 한다. 특히 물 같은 대변을 누는 환자에게는 쓰지 말아야 한다.

| 계란 |

① 생계란 또는 삶은 계란을 한 번에 두세 개 먹는다. 임신중에 설사나 이질에 걸린 환자에게 쓰면 더욱 좋다.
② 참기름 50g에 계란 두 개를 넣고 절반만 익혀서 단번에 먹는다.
③ 삶은 계란 두 개를 고백반 가루에 찍어서 먹는다.
④ 밀가루 두 홉을 계란 흰자위로 반죽해서 수제비를 만들어 한 사발 먹는다.
⑤ 계란 두 개를 삶아서 노란자위를 갈라 내어 덩어리를 부스러뜨려 놓고 볶는다. 이때 나오는 기름은 버리고 노른자위만을 미음이나 더운물에 타서 식간에 먹는데, 하루에 세 번씩 만들어 먹는다.

- 계란노른자위에서 나온 기름은 심장 질환, 호흡기 질환에 유효하며 기타 피부 질환에도 쓴다.

| 붉나무 뿌리 |

붉나무는 일명 염부목이라고도 하는 데, 만성 적리, 만성 대장염 등 오랜 이질에 효과적인 약재로 쓰인다.

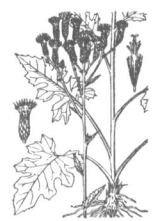 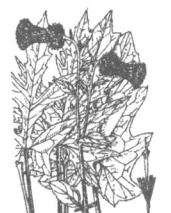 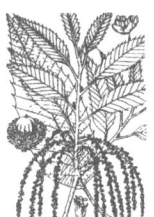

| 구와취 | 국화수리취 | 굴참나무 |

붉나무 뿌리 50g을 물 200㎖에 넣고 절반쯤 되도록 달여서 하루 세 번에 나누어 밥 먹은 후에 먹는다. 병이 완전히 나을 때까지 계속 먹는다.
- 붉나무 진과 붉나무 열매도 이질에 좋은 약재이나 뿌리는 수렴, 지사 작용뿐만 아니라 항균 작용이 있으므로 더욱 좋은 약재로 쓰인다.

| 흰 함박꽃 뿌리 · 백반 |

곱똥과 피똥을 누면서 설사가 멎지 않고 배가 몹시 아플 때 쓰면 효과가 좋다. 흰 함박꽃 뿌리를 말려서 가루 낸 것 10~15g과 백반 3~5g을 섞어서 한 번에 5~6g씩 하루에 세 번 밥 먹은 후에 먹으면 배 아픈 것이 나으면서 설사가 멎는다.

주의할 것은 오슬오슬 춥고 땀이 없는 환자와, 위가 차서 설사하는 환자에게는 쓰지 말아야 한다.

| 쑥 · 생강 |

이질로 배가 아프고 피똥을 누며 설사를 자주 할 때 쓴다.

쑥뜸쑥과 마른 생강을 각각 10g씩 물 200㎖에 넣고 절반이 될 때까지 달여서 한 번에 먹는데, 하루에 세 번씩 밥 먹은 후에 먹는다. 쑥과 생강은 신선한 것일수록 좋다.

| 측백나무잎 |

측백나무잎을 따서 먼지를 씻어 버리고 2~3cm 길이로 썰은 것

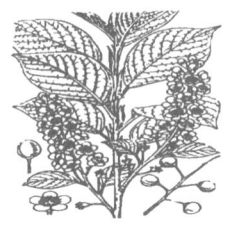 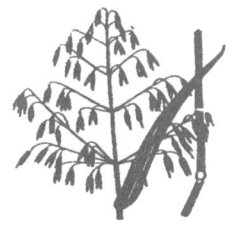 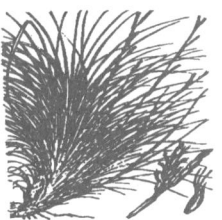

| 귀룽나무 | 귀리 | 그늘사초 |

10g 정도를 물 200㎖에 넣고 달여서 한 번에 먹는다. 하루에 서너 번씩 식간에 먹으면 오랜 이질로 피똥을 많이 눌 때 효과가 있다.
* 측백나무잎은 지혈, 수렴 이뇨제로 쓰이며 자양, 강장 역할을 한다.

| 부들꽃 |

부들꽃가루 마른 것을 천으로 만든 주머니에 넣고 달여서 그 물을 하루에 세 번씩 밥 먹은 후에 먹는다.
* 부들꽃은 수렴성 지혈 작용이 있으며, 생으로 쓰면 어혈진 것을 풀어주며 강한 이뇨 작용을 한다. 부들꽃은 맥각과 유사한 작용이 있으므로 임산부에게는 쓰지 말아야 한다.

| 탱자나무 열매 |

탱자나무 열매로 익지 않은 것은 지실이라 하고 익은 것은 지각이라 한다. 적백이질로 배가 참을 수 없이 아플 때 지실을 구워서 아랫배에 찜질하면 신기하게 잘 낫는다.
* 탱자나무 열매는 이기하는 작용이 있으므로 음식이 내려가지 않고, 이질로 배가 당기고 뒤가 무직하여 혈변을 보는 데 아주 좋은 약이다.

| 계란노른자위 · 꿀 |

꿀 다섯 숟가락을 끓여서 거품을 버린 다음 계란노란자위 여섯 개분을 넣고 잘 섞어서 하루 세 번에 나누어 밥 먹은 후에 먹는다.

복통

증상 및 처방

복통은 위장병 중에서 가장 많은 증상인데, 복통을 일으키는 병은 위장뿐만 아니라 신장腎臟이나 자궁子宮 등의 장애도 있어, 그 원인이나 동기는 여러 종류이다. 또 복통이 나타나는 법도 다양한데, 이것은 자발통이란 저절로 느끼는 통증을 말하는 것으로 움직일 때 느끼는 체동통과 음식물을 섭취했을 때 일어나는 식후통 등이 있다. 이에 대하여, 손으로 눌러 보고서 비로소 통증을 느낄 수 있는 경우를 압박통 또는 압통壓痛이라고 한다. 이 압통이 있는 부위는 대개 병이 있는 위치이거나 그 주변일 경우가 많은데, 관련통이라는 것이 있어, 이것이 전경前景에 나서서, 본병本病의 통증이 희미하게 느껴지는 일이 있다.

| 목향 뿌리 |

목향 뿌리를 말려서 보드랍게 가루 내어 한 번에 3g씩 하루에 세 번, 밥 먹고 30분 후에 먹는다.

- 목향 뿌리의 성미는 따스하고 매우면서 쓴데 특이한 향기가 있다. 방향성 건위제로 구역·반위·곽란·설사·이질·위장염·만성 장염·결핵성 설사를 치료한다. 그러므로 이상의 여러 가지 질병으로 인해 생기는 복통을 멎게 한다.

| 현호색 |

부인들의 아랫배가 항상 무직하며 아플 때 쓰면 좋다.

깨끗이 씻어서 말린 현호색을 보드랍게 가루 내어 한 번에 2~3kg씩 하루에 세 번 빈속에 먹는다.

- 현호색의 성미는 쓰고 매우며 따스다. 진통제로서 두통·복통·산통·월경통·위통·자궁출혈을 멈추게 한다.

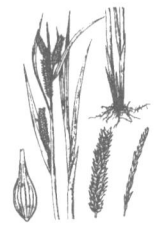
그늘흰사초

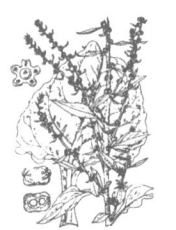
근대

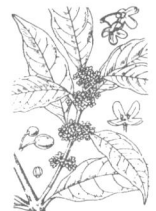
금계

| 병풍나물 · 숙지황 |

아랫배가 아프면서 열이 날 때 쓰면 좋다.
병풍나물 12g과 숙지황 8g에 물 한 사발을 넣고 달여서 한 번에 먹는다. 낫지 않으면 다시 한 번 달여 먹는다.

| 참기름 · 밤 |

회충으로 인하여 때때로 배가 쓰리고 아픈 때 쓴다.
생밤 두 알을 껍질을 벗기지 말고 불에 태워서 보드랍게 가루 내어 참기름 두 숟갈에 잘 섞어서 한 번에 먹는다. 이렇게 두세 번 반복해서 먹으면 좋다.

| 꿀 · 피마자유 · 소금 |

음식을 먹고 얼마 지나서 배가 몹시 아플 때 쓴다.
꿀 50㎖와 피마자유 50㎖를 잘 섞어서 하루 세 번에 나누어 밥 먹은 후에 먹는다.

| 마늘 · 꿀 |

식체를 완전히 치료하지 못하여 계속 소화 장애가 있으면서 배가 아플 때 쓴다. 꿀 100g정도를 끓이면 흰 거품이 뜨는데 그 거품은 버리고 마늘 세 알을 까서 짓찧어 다시 끓여서 식혔다가 세 번에 나누어 하루에 먹는다.

만성위염

증상 및 처방

만성위염은 위점막의 만성염증성 질병을 말하는데 식사를 무질서하게 하거나 소화되기 힘든 음식, 자극성 음식을 많이 먹을 때 흔히 오고, 음식물을 잘 씹어 먹지 않을 때 생긴다. 그리고 위를 자극하는 약을 오래 쓸 때 생길 수도 있다.
만성위염은 산도의 정도에 따라 과산성·저산성·무산성 만성 위염으로 나뉜다.
과산성 만성위염은 흔히 젊은 사람들에게 많은데, 신트림이 나오면서 가슴이 쓰리다. 보통 식후 2~3시간 뒤 이 때, 음식물을 규칙적으로 식사하며 알칼리성의 음식을 먹으면 통증이 약해지거나 없어진다. 또 입맛이 없어 밥을 못 먹는 경우는 적고, 편은 굳은 편이다. 오래 앓는 과정에서 위 및 십이지장 궤양으로 넘어가는 경우가 많다

| 삽주 뿌리·굴 껍질 |

삽주 뿌리 말린 것과 굴 껍질을 각각 보드랍게 가루 내어 1:1의 비례로 섞어서 한 번에 1~2g씩 하루에 세 번, 밥 먹은 후에 먹는다.

| 백반·꿀 |

백반과 꿀을 3:1의 비례로 섞어서 한 번에 3~5g씩 하루에 세 번 먹는다.

| 쑥·삽주 뿌리·고삼 |

쑥을 그늘에 말린 것 300g에 물을 적당히 넣고 오래 달여서 찌꺼기는 짜 버리고 다시 그 물을 엿처럼 달인 다음, 삽주 뿌리 300g, 고삼 뿌리 300g을 보드랍게 가루 내서 쑥 엿에 넣어 콩알 크기로 알약을 만든다.
이것을 한 번에 여섯 알씩 하루에 세 번 밥 먹은 후에 먹는다.

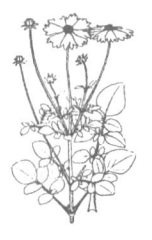 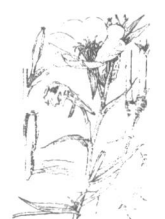 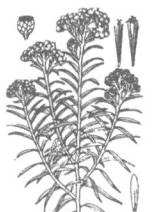

금계국   금달맞이꽃   금떡쑥

| 마늘 · 꿀 |

　마늘 껍질을 벗겨서 절구에 보드랍게 짓찧어 꿀을 같은 양으로 섞어서 뚜껑이 잘 맞는 그릇에 담아 1주일간 두었다가 한 번에 한 숟가락씩 하루에 세 번, 밥 먹은 후에 먹는다.

| 계란흰자위 · 참기름 |

　계란흰자위 한 개분에 검은참깨 기름 반 숟가락을 넣고 잘 섞어서 한 번에 한 숟가락씩 하루에 세 번 밥 먹기 전에 먹는다.

| 솔잎 · 대추 · 찹쌀 · 꿀 |

　솔잎을 그늘에서 말렸다가 가루 낸 것 12kg과 씨를 뺀 대추 300g, 찹쌀밥을 말려서 가루 낸 것 300g을 함께 잘 섞고 여기에 꿀이나 엿을 적당히 넣어서 한 개의 무게가 10g정도 되게 과자를 만든다. 이것을 한 번에 서너 개씩 하루에 두세 번 먹으면 좋다.

| 할미꽃 뿌리 |

　할미꽃 뿌리를 깨끗이 씻어서 잘 말렸다가 보드랍게 가루 내서 한 번에 2~3g씩 하루에 세 번, 밥 먹은 후에 먹는다. 15~20일간 계속 약을 먹은 다음 7일간 약을 먹지 않고 기다려서 낫지 않을 때는 다시 반복해서 먹는다. 단 임신부들은 이 약을 쓰지 말아야 한다.

- 할미꽃 뿌리의 성미는 따스하고 약간 쓰다. 소염성 수렴 지혈제로 청혈, 해독 작용이 있고 혈성 이질과 아메바성 적리를 치료한다. 주의할 점은 양을 초과하

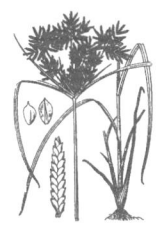 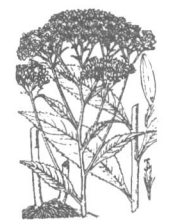 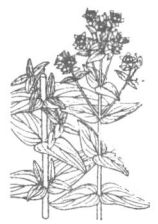

| 금방동사니 | 금방망이 | 금사매 |

지 말아야 한다.

| 삽주 뿌리 · 사철쑥 |

삽주 뿌리 3kg과 사철쑥 3kg을 각각 달인다. 다 달여졌으면 찌꺼기를 버리고 약물만 섞어서 엿같이 되도록 달인 다음 콩알 크기의 알약을 만들어 두고 한 번에 다섯 알씩 하루에 세 번, 밥 먹기 전에 먹는다.

| 꿀 · 들깨 |

만성위염이 오래 경과하여 몸이 몹시 쇠약하면서 음식이 소화되지 않고 대변이 항상 무르게 나올 때 쓴다.

약간 볶은 들깨를 가루 낸 것 1kg에 꿀 500g을 넣고 잘 섞어서 한 번에 한 숟가락씩 하루에 세 번, 밥 먹기 전에 먹는다.

- 들깨는 오장을 이롭게 하며 토하거나 설사하는 것을 멎게 하고 대변이 굳은 것을 풀리게 한다.

| 사철쑥 · 삽주 뿌리 · 백복령 |

만성위염이 계속되어 간장염까지 합병했을 때 이 약을 오래 먹으면 대단히 좋다.

같은 양의 사철쑥과 삽주 뿌리에 물을 적당히 넣고 달여서 찌꺼기를 버리고 다시 천천히 달여서 물엿처럼 되면 그 양의 1/3 정도 되게 복령 가루를 넣고 콩알 크기의 알약을 만들어 한 번에 다섯 알씩 하

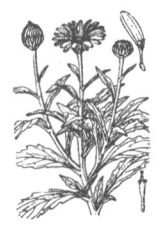 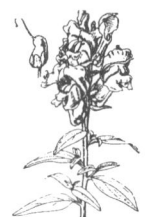 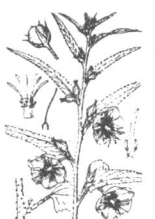

| 금송화 | 금어초 | 금전화 |

루에 서너 번 밥 먹기 전에 먹는다.

| 흰나리 뿌리 |

속이 그득하고 헛배가 부른 것 같으면서 먹은 것이 소화되지 않을 때 쓴다. 흰나리 뿌리 말린 것 80g에 물 500㎖를 넣고 달여서 절반이 되면 설탕을 적당히 넣어서 한 번에 150~200㎖씩 하루에 세 번, 밥 먹기 전에 먹는다.

- 흰나리 뿌리는 배가 부른 것 같으면서 가슴이 아픈 것을 치료하며 위장을 튼튼하게 한다.

| 고삼 뿌리 · 삽주 뿌리 · 익모초 |

고삼 뿌리 · 삽주 뿌리 · 익모초 각각 같은 양에 물을 적당히 넣고 달여서 찌꺼기를 버리고, 그 물을 계속 천천히 달여서 엿처럼 되면 콩알 크기의 알약을 만들어 한 번에 10알씩 하루에 세 번, 밥 먹기 전에 먹는다.

| 마늘 · 옥수수 수염 · 삽주 뿌리 |

옥수수 수염과 삽주 뿌리에 물을 적당히 넣고 달여서 찌꺼기를 버리고 그 물을 엿처럼 되도록 계속 천천히 달인다. 여기에 껍질을 벗긴 마늘 한 사발을 짓찧어 넣고 잘 섞어서 1주일간 두었다가 한 번에 한 숟가락씩 하루에 세 번 먹는다.

급성위염

증상 및 처방

일반적인 증상으로써는 식후의 위의 트릿함, 메스꺼림, 구역질이 있다. 그리고 토해 낸 음식물에는 산미酸味를 가진 악취가 보통 난다.

대개는 위의 통증으로부터 시작되고 병상病床이 진행됨에 따라 구토가 생긴다. 단순한 급성위염위카타르에서는 보통 발열은 없지만, 중독성인 것이 되면 38도 이상의 발열을 수반한다. 또 심한 것이 되면 담즙쓴 맛이 있는 즙이나 피를 토하는 일이 있으므로 위궤양으로 잘못 아는 일이 있다.

보통 2, 3일로 낫는데 식욕 부진이나 피로감은 수일간 남게 된다.

급성위염은 그 대부분이 폭음 폭식에 의한 것이다.

| 민들레 |

민들레 뿌리를 꽃이 피기 전에 캐서 말려 둔 것을 잘게 썰어 10g가량을 300㎖ 의 물에 넣고 절반으로 양이 줄어들 때까지 달인 다음, 여러 번 나누어 하루에 다 마신다.

| 율무 |

율무는 한방에서 의이인이라고 부르며 자양 강장제·배농·이뇨·진통제로 자주 사용되는 약재이다. 위염에는 껍질째 볶아서 분말로 만든 율무차가 효과적인데 이 때 건위약인 오수유를 가미한다.

| 무·황연 |

날무를 깨끗이 손질하여 즙을 만들고 건위·소염 작용이 있는 황연을 같은 분량으로 하여 가루로 만들어 무즙을 먹을 때마다 찻숟가락으로 하나씩 넣어 먹는다. 이렇게 계속 복용하면 위염이 잘 치료된다.

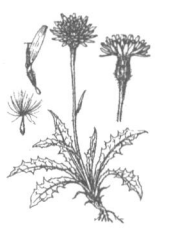 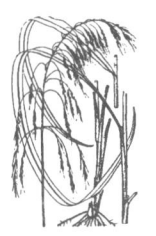 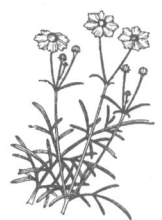

| 금혼초 | 기름새 | 기생초 |

| 감초 · 창출 · 황백 · 솔잎 |

감초 · 창출 · 황백 · 솔잎을 같은 분량으로 가루를 만드는데 솔잎은 늦은 봄 새로 돋아난 솔잎을 채취하여 깨끗이 손질 그늘에 말려서 쓴다. 매일 식후 큰 숟가락으로 하나 정도씩 따끈한 물에 복용한다. 또 솔잎만 별도로 가루로 만들어 두었다가 다른 위장약을 복용할 때 설탕에 섞어 먹으면 약효의 상승작용을 하여 치료 효과가 높다.

| 쑥 |

쑥은 한방에서 애엽이라고 해서 소염 · 해열 · 지혈 · 이뇨는 물론 몸을 따뜻하게 해주어 위를 보하는 약재로 널리 쓰이고 있다. 위염에는 쑥이 처음 돋아날 때 어린잎을 채취하여 깨끗이 씻어 죽엽과 함께 생즙으로 만들어 먹으면 좋다. 쑥이 많이 자라 억세어졌을 때는 잎을 뜯어 말렸다가 죽엽과 같이 달여 먹으면 된다.

| 복숭아씨 · 마자인 · 무 |

복숭아씨 겉껍질을 까낸 속알맹이 120g, 껍질을 벗긴 마자인 40g, 무씨 120g을 가루로 만드는데 복숭아속씨, 무씨는 노랗게 볶아서 사용한다. 위 세 가지로 만든 가루를 매일 식사 전 세 차례 따끈한 물에 한 번에 40g씩 복용한다.

| 이질풀 |

그늘에 말린 이질풀 한 줌을 350㎖의 물에 넣고 반으로 줄 때까

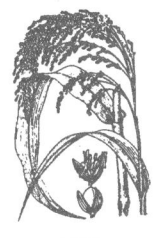 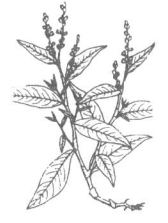 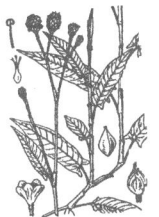

기장   긴개싱아   긴미꾸리낚시

지 달여서 차 대신 수시로 마신다.

| 백출 · 귤껍질 |

　백출 600g, 귤껍질 150g을 물에 달여 찌꺼기를 짜 버리고, 다시 걸쭉해질 때까지 졸인 다음 물엿을 넣고 다시 졸여 약엿을 만들어 한 번에 20~30g씩 하루 2~3번 끓인 물에 타서 식후에 먹으면 좋다.

| 창출 |

　창출을 쌀 씻은 물에 담갔다가 건져 내어 햇볕이나 불에 말리고 부드럽게 가루 내어 한 번에 8~10g씩 하루 3번 식후에 마신다.

| 목향 |

　목향木香을 부드럽게 가루내어 한 번에 3g씩 하루 3번 식후에 먹으면 효과가 있다.

| 뇌회알로에 |

　뇌회라는 약명의 알로에는 알로인이라는 주성분이 생성을 촉진하고 향균 작용을 하므로 위와 장의 염증을 소멸시킨다. 따라서 위의 기능을 정상화하고 장의 활동을 좋게 만든다.

　만드는 방법은 뇌회를 얇게 썰어 햇볕에 3~4일 정도 건조시켜 분말을 내어 하루에 3~4회 티스푼으로 1스푼 정도 복용한다.

위경련

증상 및 처방

발작성에, 파상적으로 심하게 엄습해 오는 복통이다. 이 통증은 위·장·방광 등과 같은 공동성共同性의 장기臟器나 담도膽道, 수뇨관輸尿管 등과 같은 관상管狀의 장기의 벽이 연축 자극을 받은 근육이 수축하고 다음에 이완하는 과정을 함으로써 일어난다. 이와 같은 통증을 일으키는 병으로서는 담석증·신장결석증·요로결석증 등이 있다. 또 회충증·급성위장카타르·장폐색 등의 경우에도 이러한 통증이 보이는 일이 있다.

| 매실·대추·살구씨 |

매실, 대추씨를 뺀 것, 껍질을 벗긴 살구씨를 1:2:7의 비율로 섞어 보드랍게 찧어 남성은 따뜻한 물로, 여성은 식초를 약간 넣어 먹는다.

| 생당쑥 |

생당쑥잎 약 200g 정도에 물 200~300㎖를 붓고 100㎖ 정도 되게 달여 한 번에 먹는다. 두서너 번 먹으면 대체로 아픈 것이 멎는다.

| 돌배나무잎 |

마른 돌배나무 잎 100g에 물 500㎖를 넣고 300㎖ 정도 되게 달여서 하루 두 번에 나누어 밥 먹은 후에 먹으면 매우 좋다.

· 돌배나무 잎의 성미는 시며 달고 떫으면서 차고 독이 없다. 심한 설사를 하면서 구토가 멎지 않을 때, 배가 꼬이는 것 같이 아플 때 쓰며, 소화되지 않은 음식을 토할 때도 좋다.

| 철쭉꽃·꿀 |

철쭉꽃을 햇볕에 말렸다가 태워서 2:1의 비례로 꿀을 재어둔다. 이

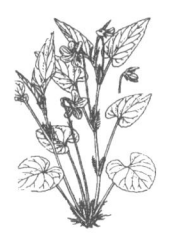
긴잎제비꽃

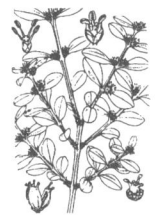
긴잎회양목

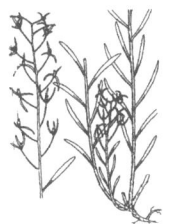
긴제비꿀

것을 한 번에 반 숟가락으로 하루에 세 번 먹는다.
- 철쭉꽃의 성미는 맵고 따스하며 독성이 심하므로 많이 먹으면 안 된다.

| 목화 씨 · 메밀 · 찰수수 |

속이 갑자기 치밀어 올라와서 허리를 펴지 못할 때 쓴다.

목화 씨 · 메밀 · 찰수수 각각 20g에 물 300㎖를 넣고 달여서 빈속에 단번에 먹으면 토하게 되고 배아픈 것이 점차 멎는다.

- 목화씨의 성미는 맵고 따스하다. 몸이 쇠약해졌을 때, 허리가 시큰거릴 때, 눈이 어지러울 때 쓴다.

| 고삼 |

습관성으로 1년에 두세 번 정도씩 가슴앓이를 할 때 이 약을 오랫동안 먹으면 발작하지 않는다.

고삼 뿌리를 말렸다가 보드랍게 가루 내어 끓인 꿀을 반죽할 정도로 섞어서 콩알 크기로 알약을 만들어 한 번에 10알씩 하루에 세 번, 밥 먹기 전에 먹는다.

| 은행나무잎 |

은행나무잎을 뜯어서 그늘에 말려 두었다가 쓴다. 은행나무잎을 잘게 썬 것 20g에 물 500㎖를 넣고 세지 않은 불에 한 시간 정도 달여서 찌꺼기는 버리고 하루 세 번에 나누어 먹는다. 달여 먹을 때는 한 번에 한 줌 정도씩 달여서 하루에 세 번씩 밥 먹기 전에 먹는다.

위 및 십이지장궤양

증상 및 처방

위장에 통증이 있고 하혈과 복부 팽만감을 나타내어 초기에는 심하부에 은은한 불쾌감을 느끼며 식사 후 2~3시간 동안 증상이 나타난다. 메스껍고 가스가 차며 위산이 많고 더부룩함을 느낀다.
처음은 상복부 통증 · 구토 · 토혈 · 과산증이 나타나게 된다.

| 감자 |

감자 20~30개를 잘 씻어 강판에 갈아 삼베로 즙을 짜내서 약탕관에 서서히 달여서 아침, 저녁으로 약 20일간 1순가락씩 물로 먹는다.

| 흰파 · 인삼 · 감자 |

흰파 2, 인삼 1, 감자 1, 물 1.2ℓ 를 넣고 오래 두었다가 식사 전에 1잔씩 장기간 복용하면 특효가 있다.

| 민들레 |

위 및 십이지장 궤양으로 분비가 적으며 음식이 잘 내려가지 않고, 배가 아프며 변비가 있고 간장 장애 증상이 있을 때 쓴다.
민들레 뿌리를 캐서 말렸다가 가루를 내어 한 번에 5~10g씩 하루에 세 번, 밥 먹은 후에 먹는다. 또는 이와 같은 용량을 기준으로 하여 달여 먹어도 좋으며, 꿀로 알약을 만들어 먹어도 좋다.

| 희첨초 |

음식이 잘 소화되지 않고 가슴이 답답하며 불쾌하고 식사를 못 할

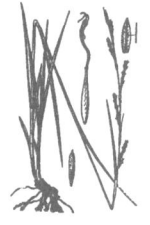 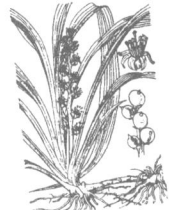 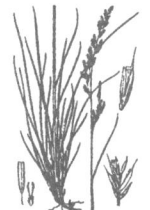

| 길뚝사초 | 길상초 | 김의털 |

뿐만 아니라 때로는 구역 증상이 있는 경우에 쓴다.

줄기와 잎을 잘라 햇볕에 말려서 가루 낸다. 이 가루를 한 번에 10g 정도씩 하루에 세 번 밥 먹은 후에 먹는데, 꿀과 섞어서 알약을 만들어 먹어도 좋다. 20~30일간 먹으면 효과를 본다.

· 회첨초는 풍습을 제거하며 악창을 치료한다.

| 양배추 |

위궤양으로 토혈할 때 양배추즙을 계속 먹으면 토혈도 멎고 궤양도 낫는다.

6~7월경에 양배추를 깨끗한 물에 씻어서 칼로 적당히 썰어 짓찧어 낸 즙을 한 번에 30~50㎖씩 하루에 세 번, 밥 먹기 전에 먹는다.

| 부초 |

약으로 쓸 때는 5월경에 뿌리채 뽑아서 흙을 씻어 버리고 그늘에 말려 두고 쓰거나, 혹은 신선한 것으로 즙을 내어 쓰기도 한다. 부초를 짓찧어 생즙을 낸 것 20~30㎖에 우유 300㎖를 타서 마시든가, 또는 부초를 달여 먹기도 한다. 부초 생즙 20~30㎖를 우유 300㎖에 타서 한 번에 먹는데 하루에 세 번씩 빈속에 먹는다. 달여서 먹을 경우에는 한 번에 100g정도, 마른 것은 20~30g을 사용한다.

| 고백반 · 찹쌀가루 |

고백반 가루 3에 찹쌀 가루 7의 비례로 섞어서 한 번에 3~4g씩 빈

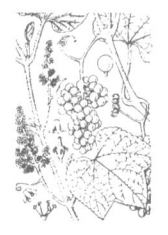 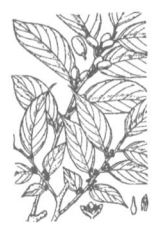 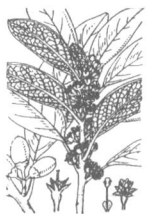

까마귀머루　　　　　까마귀베개　　　　　까마귀쪽나무

속에 먹는다.
찹쌀가루는 찹쌀을 물에 씻어 볶아서 가루 낸 것을 쓴다.

| 꿀 |
매일 아침 일찍 빈속에 꿀을 40~50㎖씩 1~2개월간 계속 먹는다.

| 낙화생 기름 |
낙화생 기름을 매일 아침 빈속에 한두 숟가락씩 먹고 30분 후에 아침 식사를 한다. 이렇게 1주일간 계속 먹어서 효과가 나타나면 다 나을 때까지 계속 먹는다.
- 낙화생 기름은 위를 보양하며 기를 고르게 하므로 위 및 십이지장궤양에 효과가 좋다. 주의할 것은 낙화생 기름과 오이를 같이 먹지 말아야 한다.

| 귤 껍질 |
귤 껍질을 소금물에 한 시간 가량 끓였다가 불에 태워서 가루 내어 한 번에 3~4g씩 하루에 세 번, 밥 먹은 후에 먹는다.

| 주염나무 열매 |
열매 속에는 흑갈색이나 암갈색의 큰 콩알만한 씨가 10여 개 들어 있다. 9~10월에 열매를 따서 그늘에 말렸다가 겉껍질은 벗겨 버리고 그 씨를 세지 않은 불에 천천히 약간 볶아서 익힌 후 말린 다음, 다시 종자에 붙은 껍질을 벗겨 버리고 가루를 낸다. 이 가루를 한 번

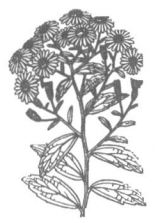
까실쑥부쟁이

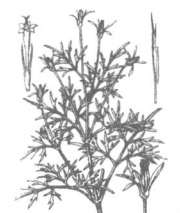
까치발

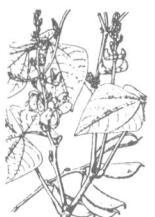
까치콩

에 2~4g씩 꿀에 섞어서 알약을 만들어 먹거나, 혹은 감초 가루나 구기자 가루를 적당히 섞어서 하루에 세 번씩 밥 먹은 후에 먹는다.

| 산딸기나무 뿌리 |

산딸기나무 뿌리를 캐어 흙을 씻어 버리고 2~3cm 길이로 짧게 썰어서 물을 넣고 4~5시간 끓인 후에 체로 받아서 찌꺼기는 버리고 다시 그 물을 청포처럼 될 때까지 졸여서 한 번에 한 숟가락씩 먹는다. 하루에 세 번씩 빈속에 먹는데 1~2개월간 계속 먹으면 효과가 있다. 딸기나무 뿌리는 가을과 이른 봄에 캔 것이 좋다.

| 꿀 · 생강 또는 마른 생강 · 파 흰밑동 · 들기름 |

꿀 한 홉, 생강 4g 마른 생강은 2g, 파 흰밑동 5~10대, 들기름 한 숟가락에다 물을 적당히 넣고 달여서 하루 두 번에 나누어 빈속에 먹는다. 위궤양 및 급만성위염에 좋다.

약을 먹은 후에 배가 아플 수 있다. 이런 때는 파 흰밑동과 생강을 적게 넣거나 전반적인 양을 줄여야 한다.

| 가래나무 속껍질 추목백피 |

늦은 봄과 여름철에 가래나무 속껍질을 벗겨다가 물을 넣고 진하게 달여서 엿처럼 되면 완두콩알만하게 알약을 만든다. 이것을 한 번에 서너 알씩 밥 먹고 30분 후에 먹는데, 하루에 세 번씩 먹는다.

가래나무 속껍질은 성미가 쓰고 조금 차며 독이 없다. 음식을 소화시키며 위 및

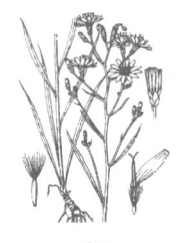 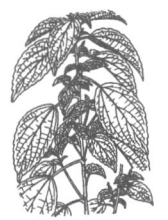 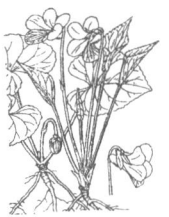

| 깨묵 | 깨풀 | 꼬깔제비꽃 |

십이지장 궤양을 치료한다. 살충 작용이 있으므로 옹저·악창 등 피부 화농성 질환에 효과적이다.

| 애기똥풀 · 민들레 |

애기똥풀과 민들레를 뿌리째 캐서 햇볕에 말렸다가 가루 낸다. 이것을 각각 같은 양씩 섞어서 한 번에 3~4g씩 하루에 세 번, 밥 먹고 30분 있다가 더운물에 타서 먹는다. 위 및 십이지장궤양에, 위액 분비가 적고 소화가 잘 안 되며 간장 장애 증상이 있을 때 효과가 있다.

| 두릅나무 뿌리 |

두릅나무 뿌리의 속껍질을 벗겨서 햇볕에 말렸다가 달여 먹거나, 가루 내어 꿀에 섞어서 알약을 만들어 먹는다. 한 번에 5~7g씩 하루에 세 번, 밥 먹고 30분 후에 먹는다. 독이 약간 있으므로 용량을 초과하지 말아야 하며, 임신부에게는 쓰지 말아야한다.

- 두릅나무 뿌리의 성미는 맵고 평하며 독이 약간 있다. 사포닌이 함유되어 있으며 위장병 · 신경통 · 당뇨병에도 쓴다.

위산 과다증

증상 및 처방

위산과다증이란 가슴이 쓰리고 아프며, 공복시에 위가 아프며, 신물이 나는 등의 산증(酸症)의 증상이 있는 경우와 실제로 위의 산도가 높은 경우의 두 가지가 있다.

위산과다증의 증상은 위궤양의 경우와 아주 흡사하여 이 병 특유의 것은 아니다. 그러나 다음과 같은 증상을 보일 때는 위산과다증으로 생각할 수 있다.

명치통은 식후 머지않아 일어나는 일이 있는가 하면, 공복시에 일어나는 일도 있다. 또 전분질이나 당분을 먹으면, 반드시 통증이 일어난다고 하는 사람도 있고 트림과 신물이 나오는 경우와 위 안의 음식물이 자연스럽게 입으로 나오는 경우와 위가 무겁고 둔통이 있고 음식물을 먹으면 가라앉는다. 또한 자주 선하품을 하고 군침을 흘리고 변비가 생기는 경우도 있다.

| 당감초 · 무씨 · 초결명 |

당감초 120g, 무씨 120g, 초결명 80g을 잘 손질하여 절반 정도만 타도록 볶고 나머지 절반은 그냥 섞어서 가루로 만들어 매일 세 차례씩 식후에 따끈한 물로 한 달만 복용하면 효과가 나타난다.

또 이 가루를 벌꿀에 개어 녹두알 크기로 환약을 만들어 위와 같은 방법으로 한 번에 20~30알씩 복용해도 좋다.

| 결명자 · 이질풀 |

결명자와 이질풀을 각각 20g에 220㎖의 물로 150㎖가 될 때까지 달여서 차(茶) 대신 자주 마신다. 중증(重症)인 경우에도 계속 복용하면 효과가 있다. 이때 결명자는 진하게 달인다.

가벼운 경우에는 결명자만 달여 마셔도 된다. 재탕 · 삼탕을 해서 차 대신으로 마셔도 좋다.

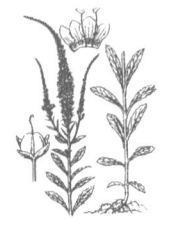
꼬리풀
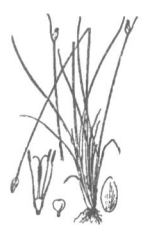
꼴하늘지기
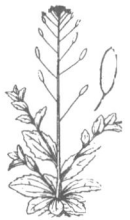
꽃다지

| 백편두 · 현미식초 |

껍질을 벗긴 백두편를 현미식초에 하룻밤 담갔다가 꺼내 말린 후 노랗게 되도록 볶아 가루로 만들어 세 번 식후 30분마다 반 숟가락 또는 한 숟가락씩 따뜻한 물에 복용한다.

| 검정깨소금 |

검정깨소금을 뿌린 주먹밥을 한 입에 백 번 정도 씹어 먹으면 효과가 있다. 깨와 소금이 위산의 과잉을 중화시켜 위액 분비를 억제하는 효과가 있기 때문이다. 주먹밥에 쓰는 쌀은 현미가 더욱 좋다.

| 황연 · 무씨 · 생강 |

황연 · 무씨 · 생강을 깨끗이 손질하여 노랗게 볶은 다음 가루로 만들어 식후마다 찻숟가락으로 하나씩 끓인 물에 타서 마신다. 또 날무즙 반 컵과 청주 3분의 1컵을 생강즙과 혼합 하여 매일 세 차례씩 식후에 복용한다. 장복하면 효력이 있다.

| 다시마 |

다시마를 씹고 있으면 가슴 쓰린 것이 가라앉는다.

| 도라지 · 생강 |

도라지 14g, 생강 5쪽을 함께 끓인 물이 600g 정도 되게 만들어 차 대신 수시로 마시면 효과가 있다. 위복통에도 잘 든는다.

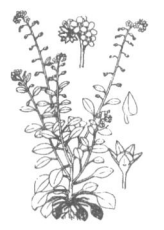 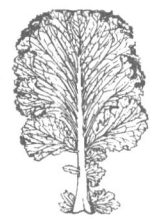 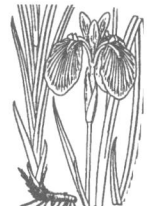

| 꽃마리 | 꽃양배추 | 꽃창포 |

| 무즙 · 소금 |

무즙에 소금이나 간장을 넣고 끓인 다음 녹차를 부은 다음, 찻잔으로 2~3 그릇 마신다.

| 은행 · 검정콩 |

껍질을 벗긴 은행 300g과 검정콩 150g을 먹을 정도로 약간볶아 가루로 만들어 매일 식후마다 온수에 한 숟가락씩 복용한다.

| 사과 · 귤 · 레몬 · 오렌지 |

사과 · 귤 · 레몬 · 오렌지 따위의 즙을 식후에 마시면 좋다. 과즙에 함유된 신맛이 위산분비를 억제해주기 때문이다.

위암

증상 및 처방

초기에는 만성위장 질환처럼 소화 불량, 식욕 부진, 압박감 등으로 둔한 통증을 느낀다. 구토를 하게 되면 커피색의 이물질을 토하게 되며, 위산이 결핍되어 기력이 쇠퇴해지는 등 빈혈 증세까지도 겸한다. 암이 차츰 진행됨에 따라 부종浮腫이 나타나기도 한다.

| 율무 |

율무는 항암 작용을 한다. 현미분·율무분·소맥분 각 100g과 흑설탕, 소금, 약간과 식초 1순갈, 물로 찐빵이나 케이크 등을 만들어 먹으면 암의 치료 또는 예방에 효과가 크다 율무와 구기자를 넣어 달여서 차 대신 장기간 마셔도 효과가 있다.

| 마름열매 |

마름의 열매 5개와 물 300g을 달여서 반쯤되면 1일 3회로 나눠 식사 전에 마시면 효과가 있다.

| 감초 |

감초 뿌리 5~6g을 1회분 기준으로 달여서 1일 2~3회씩 10일 이상 복용한다.

| 두릅나무 |

두릅나무 잔가지 또는 뿌리 12~15g을 1회분 기준으로 1일 2~3회씩 10일 이상 복용한다.

| 마늘 |

구운 마늘 15~20개를 1회분 기준으로 1일 2~3회씩 10일 이상 먹는다.

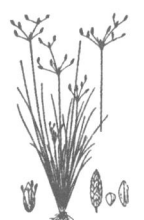 꽃하늘지기
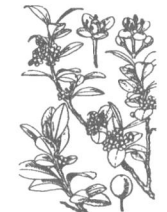 꽝꽝나무
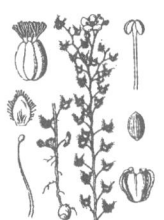 끈끈이귀개

| 민들레 |

민들레 온 포기뿌리, 잎, 줄기 또는 뿌리 12~15g을 1회분 기준으로 달이거나 생즙을 내어 1일 2~3회씩 10일 이상 복용한다.

| 엄나무 |

엄나무 잔가지 또는 뿌리 8~10g을 1회분 기준으로 달여서 1일 2~3회씩 10일 정도 복용한다.

| 율무 |

율무 뿌리 5~6g을 1회분 기준으로 달여서 1일 2~3회씩 10일 이상 복용한다. 또는 알곡 25~30g을 1회분 기준으로 밥을 지어 먹거나 볶아서 가루 내어 차로 만들어 20일 이상 복용해도 좋다.

| 주목 |

주목햇순 또는 덜 익은 열매 8~10g을 1회분 기준으로 달여서 1일 2~3회씩 10일 이상 복용한다.

| 칡 |

칡뿌리 35~40g을 1회분 기준으로 달이거나 생즙을 내어 1일 2회씩 10일 이상 복용한다. 복용 중에 살구씨를 금한다.

| 호박 |

호박씨를 말려 가루 내어 20~25g을 1회분 기준으로 1일 2~3회씩 10일 이상 물에 타서 공복에 복용한다.

황달

증상 및 처방

간장에 염증을 일으켜 황달이 되는데 유행을 일으켜 집단적으로 발생하는 경우도 있다. 2~3주간의 잠복 기간이 지나면 오한惡寒을 느끼며 38~39℃의 높은 열이 나고 두통이 있다. 간은 붓고 피부와 눈동자가 노랗게 착색되어 황달을 나타낸다. 이때 황달이 오지 않는 경우도 있다.

| 찰볏짚 |

찰볏짚 75g을 물 500㎖에 넣고 300㎖가 될 때까지 달여서 하루 두 번에 나누어 밥 먹은 후에 먹으면 1주일 이내로 효과가 나타난다.

| 산이스랏나무 뿌리 |

일명 산두라고도 하는데, 씨를 약으로 많이 쓰며, 열매가 없는 시기에는 뿌리를 캐어서 쓴다.

산이스랏나무 뿌리를 캐어서 흙을 물에 씻어 버리고 1~2cm 정도로 썰은 것 150~200g에 물 300㎖를 넣고 100㎖ 정도가 되게 달인 후 하루에 두세 번씩 먹는다. 어린 아이에게는 뿌리를 달인 물에 목욕을 시켜도 좋다.

| 두나무 뿌리 |

두나무 뿌리는 가을이나 봄철에 캐서 햇볕에 말려 두었다가 필요할 때 쓴다. 한 번에 20~30g을 물을 넣고 달여서 그 물을 두세 번에 나누어 빈속에 먹으면 열이 내리고 이뇨가 잘 되며 동시에 황달 증상도 점차 없어진다.

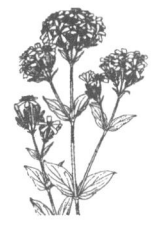
끈끈이대나물

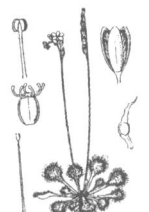
끈끈이주걱

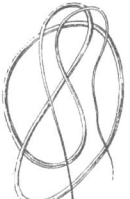
끈말

| 오이꼭지 |

 오이와 오이덩굴 사이 부분의 오이꼭지를 햇볕에 말렸다가 불에 누렇게 될 때까지 볶아서 가루로 만든다. 이것을 황달 환자의 콧구멍에 조금씩 하루에 서너 번 정도 불어넣는다. 황달을 치료할 때 다른 내복약을 먹으면서 같이 쓰면 더욱 효과가 빠르다.
- 오이꼭지는 풍담을 제거하며 가슴이 답답하고 두통, 현훈어지럼증이 있는 것을 치료하며 해소에도 좋고 병이 가슴 속에 있는 것을 없앤다.

| 메밀가루 · 꿀 |

 메밀가루 500g을 같은 양의 꿀과 섞는다. 이것을 따뜻한 방안에서 3일간 재워 두었다가 한 번에 50~100g씩 하루에 세 번, 밥 먹기 전에 먹는다. 메밀가루만으로 죽을 쑤어 먹기도 한다.

| 민들레 |

 민들레를 뿌리째로 캐어 흙을 씻어 버린 것 80~100g, 마른 것은 30g에 물을 적당량 넣고 달여서 하루 세 번에 나누어 밥 먹은 후에 먹는다. 이 밖에 민들레를 짓찧어 꿀에 섞어서 알약을 만들어 먹을 수도 있다.
- 민들레는 해열, 청열 · 발한 · 건위 · 강장약으로 쓰인다. 또한 습관성 변비와 만성 소화불량증에도 효과가 있을 뿐만 아니라 민들레의 수제나 환제는 담즙 분비를 촉진시킨다.

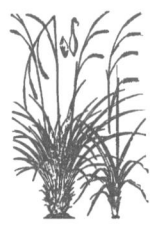 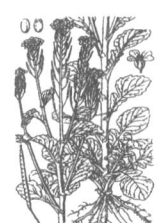 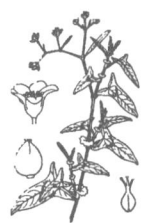

| 나도그늘사초 | 나도냉이 | 나도미꾸리낚시 |

| 장군풀 뿌리 · 사철쑥 |

　장군풀 뿌리와 사철쑥을 각각 20g 물 200㎖를 넣고 달여서 100㎖ 가 되면 하루에 두세 번씩 밥 먹은 후에 먹는다. 주의할 것은 설사가 있는 환자에게는 대황을 많이 쓰지 말아야 한다. 구역 · 구토 · 위장 선통이 있는 환자에게도 쓰지 말아야 한다.

| 뽕나무 뿌리 속껍질 |

　뽕나무 뿌리의 속껍질 20~30g을 물에 달여서 하루에 두세 번씩 밥 먹은 후에 먹는다. 뽕나무는 10년 이상 된 것이 좋다. 뿌리의 겉껍 질을 벗겨 버리고 흰색의 속껍질을 쓰는데, 사철 아무 때의 것이나 쓸 수 있다.

| 유자 뿌리 |

　뿌리를 캐어 물에 씻어서 말렸다가 쓴다. 한 번에 10g씩 물에 달여 서 밥 먹은 후에 먹는데, 황달이 없어질 때까지 계속 먹는다.
• 유자 뿌리의 성미는 쓰고 차며 독이 없다.

복수

증상 및 처방

흔한 병은 아니지만 췌장낭종膵臟囊腫이라 하는 질병이 있는데 이것은 배가 땡땡하게 붓는다. 또 장티푸스·반티병·말라리아·칼라아잘 등으로 간장이나 비장이 붓는 수도 있다.
복장 내장기의 암·간장 또는 신장의 질환, 또는 복막의 결핵 등의 질병의 말기에도 복수가 차서 배가 부르게 되는 수도 있다.

| 메밀가루 · 설탕 |

간경변증으로 배에 물이 차고 오줌이 잘 나가지 않을 때 쓴다.
메밀가루 200g과 설탕 150g에 물 1ℓ를 넣고 미음처럼 달여서 하루 세 번에 나누어 밥 먹기 전에 먹는다. 또는 메밀을 그냥 불에 볶아서 달인 물을 마시기도 한다. 오래 먹으면 풍이 동하여 어지럽다. 이 약을 먹을 때는 돼지고기나 양고기를 먹지 말아야 한다.

| 검정콩 |

여러 가지 원인으로 인하여 배에 물이 차면서 오줌이 잘 배설되지 않고 음식을 먹으면 소화가 되지 않을 때 쓴다. 또한 보약으로 쓰기도 한다.
좋은 검정콩 한 되에 물 5ℓ를 넣고 달여서 1.5ℓ쯤 되면 콩은 버리고 술 1.5ℓ을 섞어서 다시 약 30분간 달인다. 이것을 한 번에 200~300㎖씩 하루에 세 번, 밥 먹기 30분 전에 따뜻하게 데워서 먹는다.
약을 쓸 때는 매운 것과 굳은 음식, 돼지고기를 먹지 말아야 한다. 오랜 기간 먹으면 몸이 무거워진다.

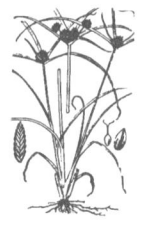 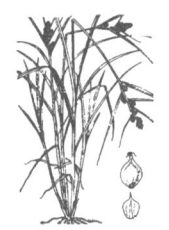 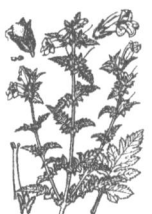

| 나도방동사니 | 나도별사초 | 나도송이풀 |

| 호박 · 붉은팥 |

배에 물이 차서 배가 부르고 숨이 차며 오줌이 잘 나가지 않을 때 쓴다. 잘 여문 호박을 골라서 꼭지 부위를 도려내고 속을 파낸 다음, 붉은팥을 한줌 넣고 도려낸 꼭지를 다시 덮어 가마에 삶아서 짓찧어 팥과 호박을 다 먹는다. 하루 세 번에 나누어 밥 먹기 한 시간 전에 먹는 것이 좋다.

- 황달병이 있는 환자에게는 쓰지 '말아야 한다. 이 약을 쓸 때는 양고기를 먹지 않는 것이 좋다.

| 질경이 씨 · 대싸리 씨 |

질경이 씨 5~6g과 대싸리 씨 2~3g을 얇고 깨끗한 천에 싸서 물 300㎖를 넣고 절반쯤 되게 달인 다음, 그 물을 하루 세 번에 나누어 밥 먹기 한 시간 전에 먹는다.

- 이 두 가지 약재는 훌륭한 이뇨약으로 복수는 물론 부종에도 높은 치료 효과를 나타내고 있다.

| 가물치 |

가물치는 모든 부종을 치료하며 배에 물이 차서 숨이 차고 오줌을 잘 누지 못할 때 쓴다.

가물치 500g 정도에 물 1ℓ 를 넣고 뼈가 우러나도록 끓인 다음, 고기와 국물을 다 먹는데 두 번에 나누어 빈속에 먹는다.

- 가물치의 성미는 차고 달며 독이 없다. 복수와 부종에 쓰며 오줌을 잘 배설하게

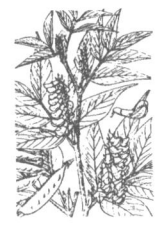
나래완두

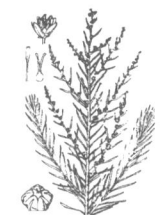
나문재

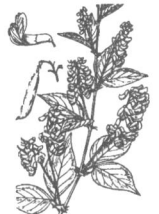
나비나물

하는 작용을 한다. 주의할 것은 몸에 헌데가 있는 사람은 먹지 말아야 한다.

| 애기똥풀 |

애기똥풀을 6~7월에 채취하여 그늘에서 2일간 말린 것 약 10kg에 물을 적당히 넣고 엿처럼 달인다. 이것을 한 번에 2~3kg씩 하루에 세 번, 밥 먹고 30분 있다가 따뜻한 물에 먹는다.

| 목향 · 심황 · 식초 |

목향과 심환을 말려서 가루 낸 것을 각각 같은 양의 비례로 섞어서 한 번에 1~2g씩 하루에 세 번, 밥 먹기 한 시간 전에 식초에 타서 먹는다.

- 목향의 성미는 따스하고 매우며 독이 없다. 가슴과 배의 모든 병으로 인하여 아픈 것과 간장 및 비장 종대를 치료하며 설사를 치료한다.
- 심황은 성미가 차며 맵고 쓰며 독이 없다. 이뇨, 이담 작용과 해독 기능이 있으며 담즙 분비와 배설을 촉진시킨다. 특히 간장 질환 환자에게 원인이 되는 효소를 쇠퇴, 혹은 경감시킨다.

| 뽕나무 뿌리 속껍질 · 녹두가루 |

뽕나무 뿌리 속껍질 50g에 물 1.5ℓ를 넣고 달여서 찌꺼기는 건져버리고 그 물에 녹두 가루 300g을 넣고 죽을 쑤어서 하루 세 번에 나누어 밥 먹기 전에 먹는다.

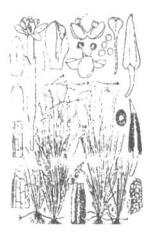
나사말

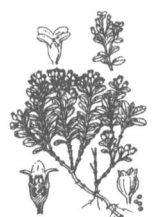
낚시돌풀

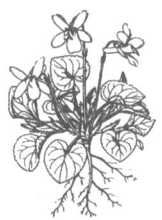
낚시제비꽃

| 사과나무 껍질 |

배에 물이 차며 오줌색이 간장처럼 암적색을 띠고 잘 배설되지 않으며 음식이 소화되지 않을 때 쓴다.

사과나무 껍질의 겉껍질은 버리고 속에 있는 엷은 껍질은 1cm 정도의 길이로 썬 것 50~70g 정도에 물 1ℓ를 넣는다. 이것을 약탕관에 넣고 약 한 시간 정도 달여서 절반쯤 되면 찌꺼기는 버리고 그 물을 한 번에 100~150㎖씩 하루에 세 번, 밥 먹기 30분 전에 따뜻하게 데워서 마신다.

| 찹쌀 · 수수쌀 · 메밀 · 누룩 |

찹쌀, 수수쌀 · 메밀 · 누룩을 각각 같은 양씩 단지에 넣고 술을 만든다. 여기에 꿀 1kg과 약간 누렇게 익혀서 가루 낸 마른 생강 100g을 섞어 넣고 한 번에 70~100g씩 하루에 세 번, 밥 먹기 전에 먹는다.

간경변증

증상 및 처방

술을 많이 하는 사람들에게서 많이 생기는 간혹 약물 중독, 결핵 등으로 그 독소가 간 장을 손상하여 간경변을 일으키는 경우도 있다.

초기에는 식욕이 없고 가슴이 쓰리며 구토·변비·오심·피로감·허리·하품 등이 일 며 복부가 팽만해지고 검푸르게 나타나면서 소변의 양이 감소하고 다리에서부터 부종 이 일어난다. 심하면 구토중에 피가 섞여 나오고 혼수 상태에까지 이르며 초콜릿색의 피를 많이 토하게 된다.

이 증세의 분류는 매우 복잡하여 병리학적, 원인론적, 임상적으로 분류하고 있으나, 원 인론에 불명인 점이 완전한 분류는 곤란하다. 우선, 형태학적으로는 문맥성門脈性· 괴사후성壞死後性·담즙성膽汁性으로 크게 나뉘고, 원인적으로는 영양성, 알코올 성·비루스 간염성·담즙정체성·심장성 등으로 나뉜다.

| 복숭아·홍화·산사·계내금·냉이 |

간경변증이 심하거나 복막염과 합병됐을 때는 속껍질 벗긴 복숭아 씨 40g 홍화 40g, 볶은 산사 40g, 계내금 80g, 냉이 말린 것 40g을 섞어 가루 내어 벌꿀로 녹두알만한 환약을 만들어 1일 3회씩 식전에 더운물로 30알씩 복용한다.

| 황기·단삼 외 |

황기 20~30g, 단삼 20~30g, 백출 12g, 복령 12g, 울금 12g, 당귀 12g, 생지황 12g, 택란 15~20g, 계내금 15~20g, 판람근 15~20g, 패창초 15g, 황정 20g을 한데 섞어 하루 1첩씩 물에 달여 2회에 나 누어 먹는다.

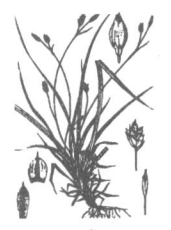 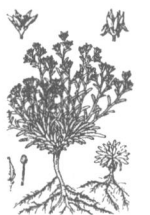 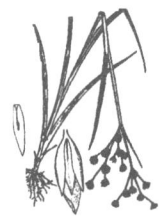

난사초 　　　　　난쟁이바위솔 　　　　　날개골풀

| 솔잎 |

솔잎을 채취하여 깨끗이 손질한 후 생즙을 내어 소주에 타서 하루 3회 복용한다.

| 운령 · 백출 |

운령 15g, 백출 18g, 편죽 12g, 치자 6g, 목통 6g을 한데 섞어 매일 물에 달여 2회에 나누어 먹는다.

| 인진쑥 · 삽주뿌리 · 검정콩 |

인진쑥 600g과 삽주뿌리는 깨끗이 손질하여 말린 것 600g, 검정콩 1되를 잘 씻어 말린 후 이 세 가지를 섞어서 가루로 만들어 환약을 빚어 매일 식전에 20~30알 복용한다.

| 율무쌀 · 찹쌀 · 팥 |

율무쌀, 찹쌀, 팥을 같은 분량으로 하여 죽을 쑤어 먹는다. 율무쌀과 팥은 푹 삶아서 써야 한다.

| 차전자 · 욱리인 · 택사 |

차전자 30g, 욱리인 9g, 택사 12g을 한데 섞어 매일 물에 달여 3회에 나누어 먹는다.

| 태자삼 · 창출 외 |

태자삼 20g, 창출 10g, 복령 10g, 택사 10g, 대복피 15g, 단삼 1g, 마편초 15g, 목향 15g을 한데 섞어 매일 물에 달여 3회에 나누어 먹는다.

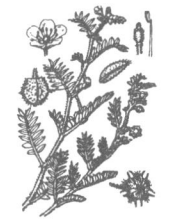
남가새

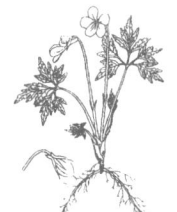
남산제비꽃

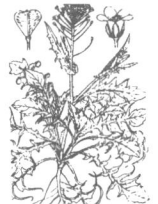
냉이

| 당귀 · 천궁 외 |

당귀 15g, 천궁 18g, 울금 20g, 향부자 18g, 지각 12g, 생모령 18g을 한데 섞어 매일 물에 달여 2회에 나누어 먹는다.

| 구기자 |

구기자는 강정, 강장제의 효능도 가지고 있지만 간肝과 신腎을 강화시켜 성 기능을 올려 주는 작용을 한다. 구기자 2되를 으깨어 이것을 물 5.4ℓ를 달여 3분의 1로 줄어들면 즙을 짜고 그 찌꺼기는 물 3.6ℓ를 붓고 다시 달여 먼저 달인 것과 섞어 냉장고에 보관해 두고 한 번에 큰 숟가락 하나씩 끓는 물 한 컵에 섞어 벌꿀을 타서 마신다.

| 당귀 · 청피 · 사인 |

당귀 12, 청피 12g, 사인 6g을 한데 섞어 매일 물에 달여 3회에 나누어 먹는다.

| 부추씨 |

부추씨를 반은 그대로 반은 검게 볶아 황련, 인삼과 함께 가루로 만들어 식전에 온수로 한 번에 4g 정도씩 복용한다.

| 감차 · 감초 |

감나무잎을 따서 잘게 썰어 시루에서 살짝 익힌 다음 꺼내 그늘에 말려 매일 더운물에 조금씩 넣어 우려나온 물을 마신다. 감초를 매일 조금씩 먹으면 간장병에 좋다.

간염

증상 및 처방

주로 간장에 염증을 일으키고 다른 장기에도 병변을 초래하는 전신 질환이다. 발생 원인에 따라 바이러스성 간염, 중독성 간염, 자가면역성간염으로 나누고 진행과정에 따라 급성과 만성간염으로 분류한다. 간염 바이러스는 A형·B형·C형 등으로 분류하는데 이중 B형간염 바이러스는 한국에서 가장 중요한 원인으로 다루고 있다.
간염은 1년 4계절 어느 때에나 발생하나 가을철에 특히 많이 발생하며, 여자보다 남자에게 흔하다.

| 냉이 |

냉이를 늦은 봄과 여름 사이에 캐어 깨끗이 씻어서 햇볕에 말리거나, 생채로 나물을 무쳐 먹는다. 냉이 3 쌀 1의 비례로 섞어서 묽게 죽을 쑤어 먹는 것도 좋다. 오랫동안 계속하면 효과가 나타난다.

| 질경이씨 |

질경이 씨 한 숟가락 정도에 물 200㎖를 넣고 절반이 되게 달여서 하루에 두세 번씩 나누어 빈속에 먹는다.

| 새삼씨·산딸기씨 |

햇볕에 말린 잘 여문 새삼 씨와 산딸기 씨를 같은 양씩 섞은 다음, 물을 넉넉히 넣고 너무 진하지 않게 달여서 한 번에 한 잔씩 하루에 세 번, 아무 때나 먹는다. 장기간 복용해야 좋은 효과가 나타난다.

- 새삼씨의 성미는 맵고 달며 평하고 독이 없다. 또한 몸을 보하며 기력을 도와준다. 특히 간장과 신장을 보하는 기능이 있기 때문에 간장이 상했을 때 쓰면 효과가 좋다. 폐장을 윤택하게 하기 때문에 폐의 영향이 간장에 미치지 않을 수

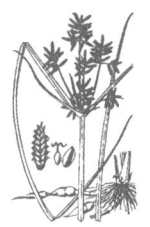
너도방동사니

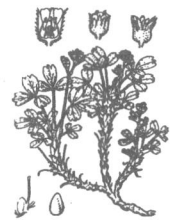
너도양지꽃

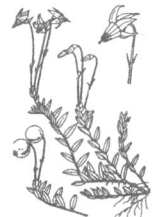
넌출월귤

있으며 근육을 세게 하고, 음을 보충해 주는 효능도 있다. 간장은 근육에 많은 영향을 준다.

| 물푸레나무 껍질 |

잘게 썬 물푸레나무 껍질 1kg에 물 1.5ℓ 를 넣고 1ℓ 가 될 때 까지 달여서 한 번에 한 숟갈씩 하루에 세 번, 밥 먹은 후에 먹는다. 오랜 기간 계속해야 효과가 좋다.
• 물푸레나무 껍질은 해독, 이뇨 작용이 있으므로 황달을 치료하는 효과가 좋다.

| 삽주 뿌리 · 띠뿌리 |

황달 증세가 있으면서 부종이 있는 데 쓰면 좋다.
여름에서 가을 사이에 삽주 뿌리를 캐서 흙을 깨끗이 씻어 버리고 햇볕에 말린 것 10g과 깨끗이 씻은 띠뿌리 20g에 약이 푹 잠기도록 물을 넉넉히 넣고 진하지 않게 달여서 하루에 세 번씩 아무 때나 한 번에 먹는다.

| 사철쑥 · 솔잎 · 대추 |

사철쑥 2, 솔잎 1, 대추 1의 비례로 섞은 다음, 물을 넉넉히 넣고 푹 달여서 아무 때나 적당히 먹는다. 얼마 동안 계속 먹는것이 좋다.

| 사철쑥 · 전복 껍질 |

사철쑥과 전복 껍질을 보드랍게 가루 내어 각각 같은 양씩 섞은 다

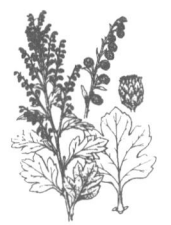 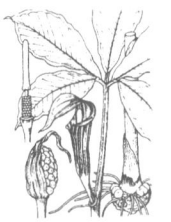 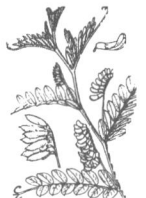

넓은외잎쑥　　　　　넓은잎　　　　　넓은잎갈퀴

음, 물을 넉넉히 넣고 달여서 찌꺼기는 짜 버리고 수시로 먹는다.
- 전복 껍질의 성미는 짜고 평하며 독이 없다. 족궐음 간경에 들어가는 약으로서 열을 내리고 풍을 몰아내는 효능이 있으므로, 간장의 풍열을 치료하는 데 효과가 있다.

| 우황 |

우황 4g을 물에 풀어 두면 노란 물이 우러난다. 이 물을 5일간 조금씩 자주 먹으면 효과가 있다.
- 우황의 성미는 쓰고 평하며 독이 약간 있다. 간과 쓸개를 도와주며 해열 해독제로서 어린 아이에게는 만병 통치약이다.

| 떡갈나무 뿌리 |

깨끗이 씻어서 말린 떡갈나무 뿌리에 물을 넉넉히 넣고 걸쭉하게 달여서 한 번에 한 잔씩 마신다. 하루에 두세 번 빈속에 마시는데 며칠간 계속하면 효과가 매우 좋다.
- 떡갈나무 뿌리는 간장·비장·신장·방광 등에 응체된 것을 통하게 하므로 황달 치료에 효과가 좋다.

| 하눌타리 뿌리 |

깨끗이 씻은 하눌타리 뿌리 40g에 물 300㎖를 넣고 150㎖가 되게 달여서 찌꺼기는 버리고, 세 번에 나누어 하루에 다 먹는다.

토혈

증상 및 처방

토혈은 소화기 계통에서 나는 것으로 적흑색赤黑色을 띠고 있고, 각혈은 호흡기 계통에서 나는 것으로 선홍색鮮紅色을 띠고 있다.

토혈은 위궤양을 비롯한 식도나 십이지장궤양十二指腸潰瘍으로 인해서라든가 그러한 부분에 암종癌腫이 생겼을 때 제일 많이 토혈하는 것이다. 그 밖에도 월경의 대상代償으로써 토혈하는 경우도 있으며, 히스테리·간질로 인해서도 토혈한다.

| 생지황 |

생지황을 캐어 깨끗이 씻은 다음 절구에 짓찧어 깨끗한 천으로 짜서 찌꺼기는 버리고 500㎖의 즙에 물을 조금 넣고 1/3이 되게 달여서 수시로 조금씩 먹으면 곧 멎는다.

| 종려나무 껍질 |

종려나무 껍질을 벗겨 세지 않은 불에 볶아서 가루를 내고, 글 쓰는 먹을 태워서 가루 낸 것을 함께 섞어 물에 타서 한 번에 10g씩 하루에 한 번 먹는다.

- 종려나무 껍질의 성미는 쓰고 깔깔하며 평하고 독이 없다. 열을 내리고 피를 멎게 하는 효능이 있으므로 토혈과 여러 가지 출혈에 쓴다.

| 아교 · 함박꽃 뿌리 |

아교와 함박꽃 뿌리 각각 20g에 물을 적당히 넣고 달여서 찌꺼기는 짜 버리고 한 번에 다 먹는다. 하루에 한 번씩 며칠간 계속 먹는다.

- 함박꽃 뿌리는 성미가 쓰고 평하며 독이 없다. 해열 작용이 있으며, 혈맥을 통하게 하고 나쁜 피를 삭게 한다.

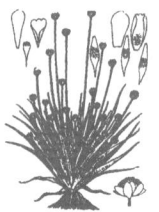 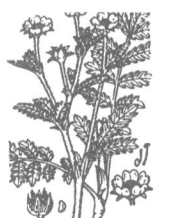 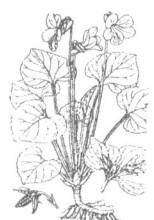

넓은잎개수염　　　　　　넓은잎딱지　　　　　　넓은잎제비꽃

| 오이풀 뿌리 |

 늦은 봄부터 8월 사이에 캐어 깨끗이 씻어서 햇볕에 말렸다가 써야 효력이 좋다.
 오이풀 뿌리를 적당한 크기로 썬 것 120g에 식초 1ℓ를 타서 열 번 정도 부풀어 오르게 끓여 찌꺼기는 짜 버리고 따뜻한 것 20㎖를 밥 먹기 전에 먹는다.

| 도라지 |

 늦은 봄부터 8월 사이에 도라지를 캐어 깨끗이 씻은 다음 햇볕에 말렸다가 보드랍게 가루를 내어 한 번에 10g씩 하루에 네 번 먹으면 곧 낫는다.

| 속썩은풀 |

 때로 멎었다가 다시 피를 토하는 것을 반복할 때 쓴다.
 속썩은풀의 속이 검은 것은 긁어 버리고 적당히 썬 것 40g정도에 물 1ℓ를 넣고 달여서 60% 정도 줄어든 것을 한 번에 먹는다. 몇 차례 계속 먹으면 효과가 더 좋다.
• 속썩은풀 뿌리의 성미는 쓰고 평하며 독이 없다. 지혈시 키는 효능이 있다.

| 천문동 |

 3~4월 혹은 7~8월에 뿌리를 캐다가 깨끗하게 흙을 씻어 버리고 햇볕에 말린다. 이것을 짧게 썰어서 물을 적당히 넣고 달여서 찌

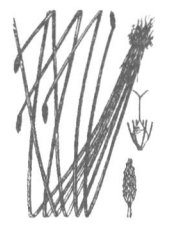 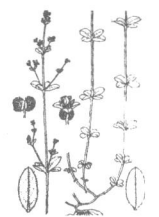 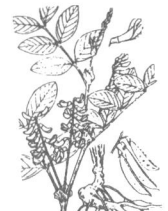

| 네모골 | 네잎갈퀴 | 네잎갈퀴나물 |

꺼기는 짜 버리고 하루에 두세 번씩 며칠간 먹는데, 한 번에 먹는 양은 적당히 한다.
- 천문동의 성미는 쓰고 평하며 독이 없다. 폐 질환에 좋은 약이며 토혈하는 데 쓰면 효과가 있다.

| 곶감 |

적당한 양의 곶감을 불에 타도록 구워서 씨는 뽑아 버리고 보드랍게 재를 만들어 더운물에 타서 먹으면 토혈이 곧 멎는다. 한 번에 멎지 않으면 한 번 더 먹는다.

| 마늘 |

마늘쪽의 껍질을 벗겨(마늘 껍질이 마르기 전에는 그대로 쓴다) 불에 노랗게 구워서 먹을 수 있는 대로 많이 먹는다. 마늘을 삶아서 찌꺼기는 건져 버리고 물을 마셔도 토혈이 멎는다.

| 무 |

무를 깨끗이 씻어서 숟가락으로 긁어 짜낸 즙을 한 번에 50~70㎖씩 수시로 먹는다.

부종

증상 및 처방

살찐다는 것은 지방분이 늘어난다는 것이고 붓는다는 것은 몸속의 수분, 즉 세포 외의 부분이 늘어서 조직의 기능이 장애를 일으키는 증세이다. 그러므로 부었을 때 볼이나 하지下肢의 뼈 위를 손가락으로 눌러 보면 우묵히 들어간 채 쉽게 원상태로 돌아가지 않는다. 부종에는 얼핏 보아서는 모르는 정도로부터 내장에 부종이 생기는 중증重症에 이르기까지 여러 가지 단계가 있어서 그 부종을 일으키는 상태나 원인도 대단히 복잡하다.

물론 그 중에는 수면 부족이나 음주가 원인일 때도 있고 기침이 심했던 다음날 아침에, '부종'이라고 말할 수 있는 정도의 것이 못되는 것도 있다.

| 청대콩깍지와 줄기 |

여러 가지 원인으로 몸이 부을 때, 익지 않은 청대콩깍지와 줄기를 잘게 썰어서 두 배 정도의 물을 넣고 절반이 되도록 달여서 한 번에 한 잔씩 하루에 세 번 먹는다.

| 미나리 |

온 몸이 부으면서 오줌을 누기 힘들 때 쓴다.

미나리 온 포기 5kg에 물 10ℓ를 달여서 찌꺼기는 버리고 그 달인 물을 한 번에 100㎖씩 하루에 세 번, 밥 먹기 전에 먹는다. 약 5일간 계속 먹으면 효과가 있다.

| 가짓대 · 두부 |

가짓대 두 대를 1cm 길이로 짧게 잘라서 물 1ℓ에 넣고 절반이 되도록 달인 다음, 여기에 두부 250g을 넣고 다시 10~20분간 끓여서 두부와 함께 물을 두세 번에 나누어 먹으면 오줌 양이 많아지면서 부

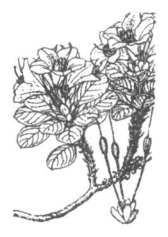 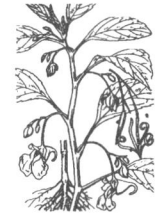 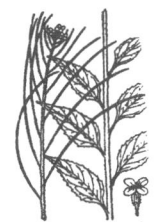

노랑만병초   노랑물봉선화   노랑장대

종이 없어진다.

| 질경이 씨 · 옥수수 수염 |

 질경이 씨와 옥수수 수염을 1:2의 비례로 섞어서 물을 두 배 정도 넣고 절반이 되도록 달여서 한 번에 한 숟가락씩 수시로 먹는다.

| 복숭아나무 진 |

 신장(콩팥)에 병이 생겨서 나타나는 부종에 쓰면 효과가 좋다.
 복숭아나무 진을 깨끗하게 채취하여 한 번에 3~4g씩 하루에 세 번, 밥 먹기 전에 먹는다.

| 구렁싱아 뿌리 |

 그늘에 말린 것 30g을 물 한 사발 정도에 넣고 반 사발이 될 때까지 달여서 하루 세 번에 나누어 먹는다. 또한 달인 물로 온 몸을 씻어도 좋다.

| 할미꽃 · 찹쌀밥 |

 할미꽃 온 포기 약 500g에 물을 3ℓ 정도 넣고 절반이 되게 달인 다음, 그 달인 물을 따뜻한 방 안에 두면 술이 된다. 이것을 한 번에 한 숟갈씩 하루에 세 번, 밥 먹기 전에 먹는다.

| 마늘 · 수박 |

 수박 꼭지를 떼어 내고 속을 약간 빼 버린 다음, 마늘 다섯 쪽을 까

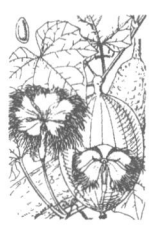 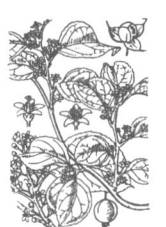 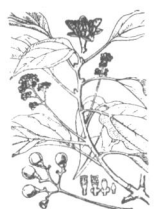

| 노랑하늘타리 | 노박덩굴 | 녹나무 |

넣고 떼어 낸 꼭지를 다시 덮어서 24시간 동안 천천히 태운다. 탄 수박은 버리고 마늘만 하루 세 번에 나누어 먹는다.

| 파 뿌리 |

파 뿌리를 적당량 삶아 먹고, 한편 생파 뿌리를 짓찧어서 배꼽 위에 붙이면 효과가 있다. 효과가 나타나면 잠시 후에 떼어 버려야 한다.

| 목방기 · 자리공풀 |

목방기 1kg 정도에 물을 두 양동이 정도 넣고 달여서 그 물에 목욕을 한 후, 자리공풀의 뿌리를 한 줌 정도 짓찧어서 배에 붙이면 부종과 복수가 낫는다.

- 목방기는 해독, 이뇨 및 진통 작용이 있다. 자리공풀도 이뇨약으로서 부종에 쓴다.

| 싸리나무 순 · 질경이 뿌리 |

싸리나무 순 20g과 질경이 뿌리 20g을 같이 넣고 엿처럼 될 때까지 달여서 한 번에 반 숟가락씩 하루에 세 번 먹으면 부종이 가라앉으면서 낫는다.

| 칡뿌리 |

깨끗이 씻은 칡뿌리 200g을 짓찧은 다음에 물 한 사발을 넣고 한 시간 정도 달여서 짠다. 이것을 한 번에 20~30㎖씩 하루에 세 번 밥 먹고 30분 후에 먹는데, 3~5일간마 먹으면 효과가 있다.

담석증

증상 및 처방

담석 때문에 담낭관이나 총담관이 막히고 거기에 세균이 감염되어 일어나는 질환이다. 일반적으로 갑자기 일어나는 심한 복통으로 시작된다. 통증은 오른쪽 상복부에 가장 심하고, 또한 통증이 오른쪽 어깨로 옮겨지는 것이 특징이다. 지속적인 복통과 달라서 간헐적으로 일어나는 산통 발작인 경우가 많다. 그리고 복통은 저녁 식사 후 또는 한밤중에 일어나는 일이 많다. 대개 지방분이 많은 음식, 과식 등이 이 병을 유발시키는 원인이 된다. 복통은 이어 열이 나는 경우가 많은데 오한 전율을 동반하며 열이 나기도 한다. 보통 복통 발작 후 그 다음날에서 이틀 후쯤에는 황달이 생기지만 대개는 그 정도가 가볍다. 복부를 진찰하면 오른쪽 상복부에 짓누르는 듯한 통증이 있고, 때로는 부어 오른 담낭이 만져지는 경우도 있다.

| 대추 |
잘 익은 대추를 쪄서 말렸다가 1일 10~20개씩 물로 달여 마시면 유효하다.

| 호두씨 · 빙당 · 참기름 |
호두씨 · 빙당 · 참기름 등 3가지 약재를 각각 500g씩 만들어 그릇에 담아 쪄 낸 후 골고루 섞어 1회에 1~2숟가락씩 하루 3회 먹으면 특효가 있다.

| 매실 · 생강 |
건매실 큰 것 1개에 생강즙을 넣고 녹차같이 달인 물을 500㎖ 가량 마시면 통증이 가라앉는다.

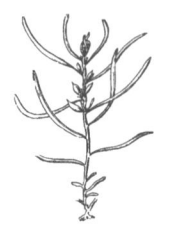
녹미채

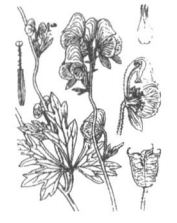
놋젓가락나물

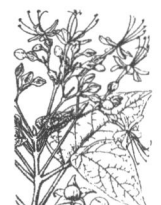
누리장나무

| 결명자 |

결명자잎 또는 열매 5~6g을 1회분 기준으로 달여서 1일 2~3회씩 4~5일 복용한다.

| 탱자나무 |

탱자나무 잔가지 또는 부리 6~8g을 1회분 기준으로 달여서 1일 2~3회씩 4~5일 복용한다.

| 대추나무 |

대추나무 말린 열매대추 15~20g을 1회분 기준으로 달여서 1일 2~3회씩 10일 정도 복용한다.

| 매실나무 |

매실나무 덜 익은 열매청매실 10개를 1회분 기준으로 달여서 1일 2~3회씩 4~5일 복용한다.

| 매자나무 |

매자나무 잔가지 또는 뿌리 5~6g을 1회분 기준으로 달여서 1일 2~3회씩 2~3일 복용한다.

| 무 |

무 생즙 80~100g을 1회분 기준으로 달여서 1일 2~3회씩 3~4일

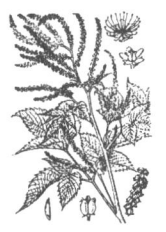
눈개승마
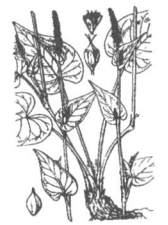
눈범꼬리
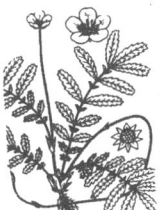
눈양지꽃

복용한다.

| 무화과나무 |

무화과나무잎 4~5g을 1회분 기준으로 달여서 1일 2~3회씩 2~3일 복용한다.

| 삼백초 |

삼백초 온 포기 8~9g을 1회분 기준으로 달여서 1일 2~3회씩 3~4일 복용한다.

| 옥수수 |

옥수수 수염 25~30g을 1회분 기준으로 달여서 1일 2~3회씩 3~4일 복용한다.

| 웅담곰 |

웅담 0.3~0.5g을 1회분 기준으로 1일 2회씩 3일 정도 따뜻한 물로 복용한다.

변비증

증상 및 처방

변비는 배변의 횟수가 적고 배변 보기가 힘들고 대변이 굳은 경우를 말한다.
주로 편식을 하거나 채소를 적게 먹고, 고기를 많이 먹을 때, 대장 운동 기능의 저하, 소화기 질환 등 여러 가지 병이 있을 때와 대변을 억지로 참았을 때에 올 수 있다.
복부의 긴장감·압박감·구역질·트림·가슴앓이·복통·어지러움·두근거림·피로감·집중력 감퇴·불면 등 여러 가지 증상이 나타난다.
그리고 이러한 증상 때문에 변비가 더욱 심해지는 악순환에 빠지게 된다.
가장 효과적인 치료법은 섬유질이 많이 함유된 채소·과일·해조류 등을 많이 섭취하고, 규칙적인 식생활, 규칙적인 배변 습관을 갖는 것이다.

| 꿀 · 소금 |

대변이 굳고 며칠씩 대변을 누지 못할 때 쓰면 잘 낫는다.
양봉꿀 40g과 소금 8g을 물 100㎖에 타서 단번에 먹는데, 아침에 일어나 빈속에 먹는다. 2~5일간 계속하면 변비증이 없어진다.

| 장군풀 · 생강 · 참기름 |

장군풀 말린 것 5g과 생강 5g을 참기름 30㎖에 달여서 밥 먹기 30분 전에 한 번에 먹는다. 먹은 후 3~6시간만 있으면 곧 대변을 누게 된다.

| 꿀 · 깨 |

꿀 100㎖에 생들깨 50g을 섞어서 8~12시간 두었다가 한 번이나 두 번에 나누어 밥 먹기 전에 먹는다.

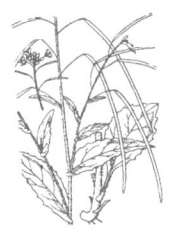 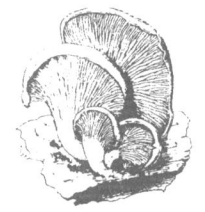 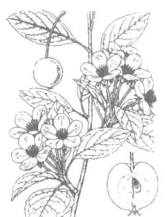

느러진장대   느타리   능금나무

| 삼씨마인 |

　삼씨를 볶아서 한 번에 7~10g씩 하루에 세 번, 밥 먹기 한 시간 전에 더운물에 먹는다.

| 구기자나무 뿌리 껍질 |

　신선한 구기자나무 뿌리의 껍질 한 줌에 물을 세 배 정도 넣고 약한 불에 달여서 1/3 정도 줄어든 다음 성긴 삼베에 짜서 찌꺼기는 버리고 그 물을 토혈한 즉시 단번에 먹는다. 그 후에는 한 번에 50~100㎖씩 하루에 세 번, 위에서와 같은 비례로 약을 달여서 빈속에 먹는다.
　혹은 말린 구기자를 가루 내서 꿀에 개어 콩알 크기로 알약을 만들어 한 번에 5~7알씩 하루에 세 번 먹는다. 또한 적당한 양의 구기자에 물을 네 배 정도 넣고 절반이 되게 달여서 찌꺼기는 버리고 그 물을 한 번에 200㎖씩 하루에 세 번 먹는다.

| 박하잎 |

　신선한 박하 잎 10g에 물 100㎖를 넣고 절반쯤 될 때까지 달여서 찌꺼기는 짜 버리고 한 번에 마신다. 하루에 세 번씩 빈속에 마신다.

| 입엽초 |

　신선한 일엽초를 깨끗이 씻어서 나무절구나 질그릇에 넣고 짓찧어 즙을 낸다. 이 즙을 한 번에 한두 숟가락씩 하루에 세 번 먹는다.

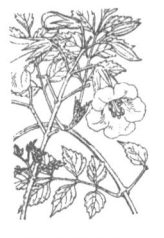 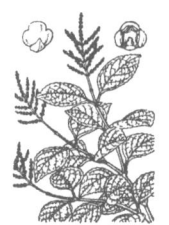 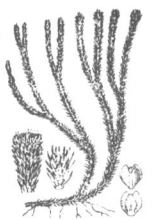

| 능소화나무 | 다란 | 다람쥐꼬리 |

• 일엽초의 성미는 따스하며 맵다. 지혈 작용이 있으며 온역, 중악을 치료하며 피를 잘 순환하게 한다.

| 맨드라미꽃 |

맨드라미꽃의 씨를 생것을 쓰거나, 혹은 말려서 쓰기도 한다.

생것은 한 번에 30g을 물 200㎖에 넣고, 말린 것은 5g에 물200㎖를 넣고 달여서 절반 정도 졸인 다음 찌꺼기는 짜 버리고 물만 먹는다. 하루에 세 번씩 밥 먹고 한 시간 후에 먹는다.

• 맨드라미꽃의 성미는 서늘하고 달다. 치루·하혈·적백 이질·대하를 치료한다.

| 무 · 꿀 |

무 1개에 물 1ℓ 를 넣고 꿀을 넣어 꿀물을 만든다. 이것을 푹 삶아서 먹으면 낫는다. 변에 피가 섞여 나올 때 특효가 있다.

| 냉이 · 술 |

냉이 생것의 즙을 낸 후 술 1잔에 1순갈씩 타서 마시면 낫는다. 특히 변에 피가 섞여 나올 때 특효가 있다.

·신·경·기·질·환·

두통

증상 및 처방

두통은 머리가 약간 무겁고 아픈 것으로부터 머리가 터질 듯이 몹시 아픈 것까지 있다. 고혈압일 때에는 아침 또는 밤에 뒷머리가 아프고, 술, 담배에 의하여 중독되거나 만성 신장염·변비·만성 위염 등으로 생긴 두통은 대체로 앞이마가 둔하게 아프다. 신경쇠약 때는 머리가 무겁고 텅빈 감이 있으면서 아프며, 뇌종양일 때에는 윗머리가 아프다. 특히 뇌종양일 때는 머리를 흔들거나 갑자기 들면 아픔이 더해지는 것이 특징이다. 그리고 편두통은 머리 어느 한 쪽이 발작적으로 아프고 몸을 움직이거나 누우려고 할 때 더 아프며, 가만히 앉아 있을 때에는 덜 아프다. 두통에 대한 치료는 원인이 되는 질병을 치료하는 게 좋다.

| 참대 속껍질·계란 |

술을 먹고 머리를 들지 못할 정도로 머리가 아프며 정신을 차리지 못할 때 쓴다.

참대 속껍질 100g에 물 1ℓ를 넣고 달여서 절반 정도 된 다음, 엷은 천에 짜서 찌꺼기는 버리고 계란 세 개를 넣고 다시 약간 달여서 하루 세 번에 나누어 밥 먹은 후에 먹는다.

• 참대 속껍질은 성미가 좀 차고 달며 독이 없다. 청혈·양혈·이담 작용이 있다.

| 석고풀·멍가풀 |

석고풀과 멍가풀을 햇볕에 말려서 보드랍게 가루 내어 각각 같은 비례로 섞어서 한 번에 2~3g씩 차 달인 물에 타서 하루에 세 번, 밥 먹고 30분 있다가 마신다.

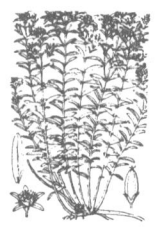
다북고추나무
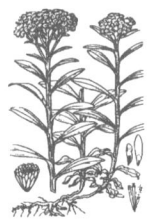
다북떡쑥
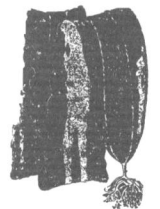
다시마

• 석고풀의 성미는 평하고 달며 독이 없다. 허리와 다리가 힘이 없는 것을 치료하며 두통을 낫게 한다. 신을 보하고 정액을 충족하게 하여 신기를 배양한다.

| 승검초 뿌리 |

승검초 뿌리 150g을 술 1ℓ 에 넣고 절반이 되도록 달여서 찌꺼기는 짜 버리고 하루 두 번에 나누어 먹는다. 이렇게 두 번만 먹으면 효과를 본다.

| 유채 씨 · 장군풀 뿌리 |

유채 씨 4g과 장군풀 뿌리 10g을 각각 보드랍게 가루 내어 혼합하여 한 번에 2g씩 먹고 콧수멍에 넣으면 나중에 누런 물이 나오면서 완전히 낫는다.

• 유채 씨의 성미는 따스하며 맵고 독이 없다. 산혈, 단독 등을 치료하고 풍을 제거하며, 또한 두통, 편두통, 눈을 뜨지 못하는 것을 낫게 한다.

| 피마자 · 대추 |

한 쪽 머리만 참을 수 없이 아픈 것을 낫게 한다. 껍질을 깐 피마자 20g과 씨를 뺀 대추 15개를 함께 짓찧어 종이에 바른 다음 젓가락을 속에 넣고 둘둘 말았다가 젓가락은 빼 버리고 콧속에 넣는다.

이 상태로 한참 지나면 콧물이 나오면서 낫는다.

| 할미꽃 뿌리 |

할미꽃 뿌리 40g에 물1ℓ 를 넣고 달여서 절반쯤 된 다음 적당량의

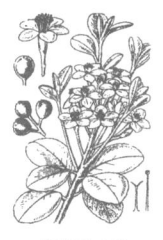 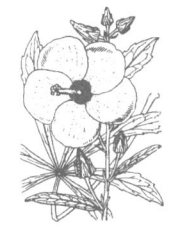 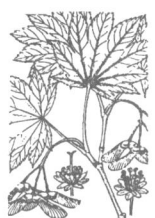

| 다정큰나무 | 닥풀 | 단풍나무 |

설탕을 첨가하여 한 번에 10~15㎖씩 하루에 세 번 밥 먹기 30분 전에 먹는다.

| 엿 · 도토리 |

엿 300g에 도토리를 말려서 가루 낸 것 100~150g을 넣고 잘 섞는다. 이것을 한 번에 한 숟가락씩 하루에 세 번 밥 먹기 전에 먹는다. 아무 엿이나 다 쓸 수 있으나 찹쌀엿이 더 좋다.

| 소나무순 · 설탕 |

소나무순 500g을 토기그릇에 넣은 다음 물 한 사발에 설탕 다섯 숟가락을 넣고 끓여서 잠시 식힌 후 토기그릇에 부어 넣는다. 이 토기그릇을 잘 밀봉하여 땅에 10일간 묻어 두었다가 위에 고인 물을 마시는데 한 번에 한 잔씩 하루에 세 번 밥 먹기 전에 마신다.

• 소나무순은 전신의 뼈마디와 다리가 저리고 아픈 것을 치료하며, 원기를 돕고 풍을 제거하며 피를 멎게 한다.

| 은행나무 열매 |

머리가 아프고 어지러울 때는 은행나무 열매의 겉껍질과 그 속에 씨를 싸고 있는 누런 색의 엷은 속껍질을 버린 후 쓴다.

은행나무 열매 10~12g을 짓찧어 하루 세 번에 나누어 냉수에 타서 먹는다. 주의할 것은 양을 초과하거나 오래 먹지 말아야 한다. 어린 아이들이 많이 먹으면 경풍이 발작하고 몹시 쇠약해질 수 있다.

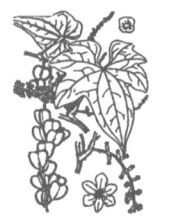 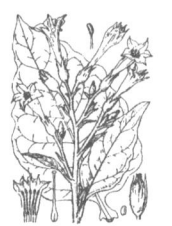 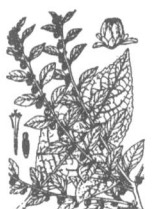

| 단풍마 | 담배 | 담배풀 |

| 딸기나무잎과 줄기 |

딸기나무잎과 줄기에 적당량의 물을 넣고 달여서 찌꺼기를 버리고 그 물을 깨끗한 천에 받아서 한 번에 한 잔씩 하루에 세 번 밥 먹기 30분 전에 먹는다.

| 뽕잎 |

주로 고혈압으로 인한 두통에 효과가 좋다. 뽕나무잎을 따서 깨끗이 씻어 양에 구애됨이 없이 물을 적당히 넣고 달여서 찌꺼기를 버리고, 그 물로 머리를 하루에 한두 번 정도 감으면 머리가 시원해진다. 뽕잎 중에서 잎이 갈라진 것이 제일 좋으며 서리 맞은 뽕잎이 더 좋다. 또는 뽕나무 뿌리 속껍질을 써도 좋은 효과를 나타낸다. 뽕나무 뿌리 속껍질 20g에 물 200㎖를 넣고 절반이 되게 달인 것을 하루 세 번에 나누어 밥 먹기 전에 먹는다.

| 모란꽃 뿌리 껍질 · 칡뿌리 |

모란꽃 뿌리와 칡 뿌리를 깨끗이 씻은 다음 말려 두었다가 쓴다. 잘게 썬 모란꽃 뿌리 껍질 10g과 칡뿌리 15g에 무을 300㎖ 넣고 절반쯤 되게 달여서 찌꺼기는 버리고 하루 세 번에 나누어 밥 먹고 한 시간쯤 있다가 마신다.

- 모란꽃 뿌리 껍질의 성미는 약간 차고 독이 없다. 허리 아픈 것을 멈추고 오장을 편안하게 하며 기가 허하여 허리 아픈 것을 치료한다. 갈근도 역시 두통 · 복통 등 동통을 멈춘다.

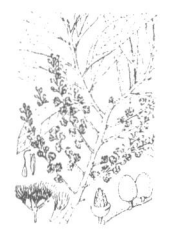 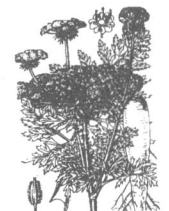 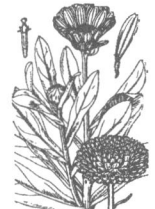

| 담팔수 | 당근 | 당금잔화 |

| 병풍나물 · 오미자 |

　병풍나물 5g과 오미자 5g에 물을 200㎖ 넣고 그리 세지 않은 불에서 달여서 절반쯤 된 다음 찌꺼기는 버리고 한 번에 먹는다. 하루에 세 번씩 밥 먹은 후 한 시간 정도 있다가 따끈하게 데워 먹는다.

| 멧두릅 뿌리 |

　봄 또는 가을에 뿌리를 캐어 깨끗이 씻어서 그대로 쓰거나, 또는 겉을 약간 긁어 버리고 햇볕에 말려서 쓴다.
　잘개 썬 멧두릅 뿌리 15~20g에 물 300㎖를 넣고 달여서 절반 정도 졸인 다음 하루 세 번에 나누어 먹는다.

| 함박꽃 뿌리 |

　작약은 적작약과 백작약이 있는데 어느 것을 써도 좋다. 잘게 썬 작약 20g에 물 300㎖를 넣고 달여서 하루 세 번에 나누어 빈속에 먹는다. 복통에도 이렇게 만들어 먹으면 효과가 있다.
　• 적작약과 백작약 모두 진정, 진통 작용이 있으므로 두통이나 복통에 쓸 수 있다.

편두통

증상 및 처방

두통이, 아픈 데가 분명하면 대체적으로 표재성表在性의 조직, 즉 두피頭皮의 신경에 자극을 주어서 생긴다. 그다지 염려하지 않아도 되는 질병이다. 특히 어느 정도의 아픔은 걱정할 것없다. 단지 복부의 질환처럼 심재성深在性으로 아픈 위치가 분명치 않은 두통인 경우에는 신경을 써야겠지만 반드시 그런 것만도 아니다.

| 생무 |

생무 껍질을 벗기고 잘게 썰어서 즙을 내어 양쪽 코 안에 한두 방울 떨구어 넣으면 잘 낫는다.

| 흰 국화 |

흰 국화꽃을 말려서 보드랍게 가루 내어 한 번에 2~3kg씩 하루에 두 번 빈속에 먹는다.
- 흰 국화는 성미가 쓰고 매우며 평하고 독이 없다. 풍을 맞아서 어지러운 것을 치료한다.

| 구리때 |

구리때 뿌리 5~6g을 1회분 기준으로 달이거나 환제 또는 산제로 하여 1일 2~3회씩 1주일 정도 복용한다. 복용 중에 금불초를 금한다.

| 국화 |

국화 온 포기잎·줄기·뿌리 또는 꽃 5~6g을 1회분 기준으로 달여

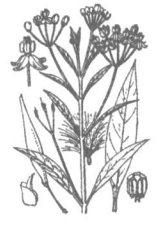 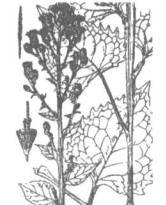 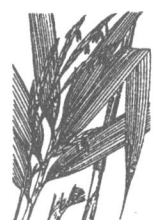

| 당면 | 당분취 | 대 |

서 1일 2~3회씩 4~5일 복용한다.

| 모란 |

모란꽃이나 뿌리 껍질 5~6g을 1회분 기준으로 달이거나 환제 또는 산제로 하여 1일 2~3회씩 1주일 이상 복용한다.

| 박하 |

박하 온 포기잎, 줄기 뿌리 8~10g을 1회분 기준으로 달이거나 환제 또는 산제로 하여 1일 2~3회씩 1주일 이상 복용한다.

| 반하 |

반하 덩이 뿌리 4~6g을 1회분 기준으로 달이거나 환제 또는 산제로 하여 1일 2~3회씩 4~5일 복용한다.

| 뽕나무 |

뽕나무 잔가지 또는 뿌리 6~8g을 1회분 기준으로 달이거나 환제 또는 산제로 하여 1일 2~3회씩 1주일 정도 복용한다. 복용 중에 쇠붙이 도구를 쓰면 안 된다.

| 매실 |

매실 풋것을 강판에 갈아 푸른 즙을 넓은 접시에 담아서 햇볕이나 열로 수분 증발을 시키면 매실 농축액이 되는데, 목이나 어깨, 등, 다리가 뻐근하고 우울할 때 콩알만한 농축액을 물 한컵에 타서 매일 3

신경통

증상 및 처방

인체의 각 부위에 연결되는 신경은 미세한 망으로 펼쳐져 있다. 이 신경 계통에 원인 불명의 통증이 오는 경우와 매독 같은 균이 침입하여 일어나는 경우, 동맥 경화나 위장병, 신경질 등이 원인이 되어 일어나는 경우가 있다.
따라서 신경통은 그 발생 부위에 따라 여러 가지로 그 명칭이 불리워지고 있다.
증세는 여러 가지가 있지만 특히 복통으로 그 통증이 엉덩이로부터 넓적다리 뒤쪽으로 하여 무릎 아래까지 저리며 한쪽의 통증이 더 심한 경우도 있다.

| 월계수 |
월계수에서 짜낸 월계유를 통증이 있는 주위에 바르면 효과가 있다.

| 율무 · 구기자 |
율무와 구기자를 넣고 달여서 차 대신 장기간 복용한다.

| 오가피 · 노근 |
오가피와 노근을 껍질을 벗기고 말린 다음 1일 1.2kg을 달여서 장기복용하면 효과가 있다. 또한 오가피를 매일 1잔씩 마셔도 좋다.

| 연밥 |
연밥벌집처럼 생긴 연밥속의 열매을 1회 5~10g씩 물 3.6㎖으로 반이 되게 달여서 매일 2~3회 식전으로 2~3주일을 복용하면 효과가 있다.

| 두릅 |
두릅의 잎을 삶아서 1일 2~3회 나물로 만들어 먹으면 효과가 있다.

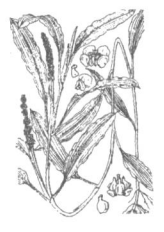
대가래

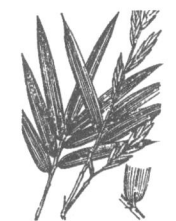
대나무

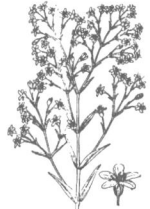
대나물

다. 또한 두릅의 근피·수피를 벗겨 응달에 말려 1일 15~20g을 달여서 식후에 마시면 특효가 있다.

| 보리쌀 |

보리쌀로 밥을 지어 깨끗한 천에 싸서 따뜻한 채로 아픈 곳에 붙이고 찜질한다. 4~7일간만 하면 낫는다.

| 광솔·소주·설탕 |

송진이 밴 소나무 40g에 소주 2ℓ 를 넣고 약간의 설탕을 첨가하여 단지나 큰 병에 넣어서 뚜껑을 꼭 덮어 부뚜막에 2~3일간 놓아 둔다. 이것을 한 번에 20~30mℓ씩 하루에 세 번, 빈속에 먹는다.

| 사시나무 껍질 |

사시나무 껍질을 잘게 썰어서 적당량의 물을 넣고 6~8시간 끓인 다음, 찌꺼기는 버리고 계속 끓이면 물엿처럼 된다.

이것을 식혀서 종이나 천에 발라 신경통으로 아픈 곳에 붙인다. 하루에 두세 번씩 같은 방법으로 갈아 붙인다.

- 사시나무 껍질의 성미는 쓰고시다고도 한다. 싸늘하며 독이 없다. 독풍과 각기를 치료하고 풍비를 낫게 하는 데 좋은 약이며 타박상으로 어혈이 든 데 고약으로 만들어 붙이면 곧 낫는다.

| 설탕·계란·흰자위 |

늑간신경통에는 흑설탕 20g에 계란 흰자위를 절반 정도 섞어서 휘

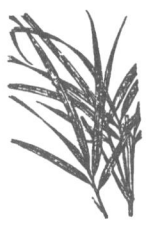 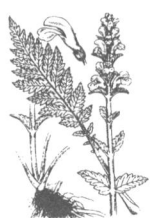 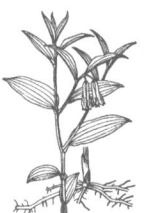

| 대명죽 | 대송이풀 | 대애기나리 |

저어 약한 불에 얹고 20분 후 위에 뜨는 찌꺼기를 건져 버리고 하루 2번 나누어 먹는다.

| 알로에 · 설탕 |

소주에 짓찧은 알로에를 절반 정도 섞고 흑설탕을 약간 넣어 20일 간 놔두면 맛좋은 알로에 술이 된다. 이것을 자주 마신다.

| 무화과잎 · 마늘 · 술 |

무화과의 잎 10매와 마늘 한 톨을 넣고 술을 부어 끓인다. 이 물을 어느 정도 식힌 다음 환부를 약 20분 동안 담가 찜질한다. 수건을 적셔 찜질해도 된다.

| 토란 · 생강 · 밀가루 |

신경통이 심할 때는 토란 3개를 껍질을 벗기고 생강 한 쪽과 같이 강판에 갈아서 밀가루로 반죽하여 종이에 편 다음 저녁에 환부에 붙인다.

| 지네 · 멧두릅 · 백복령 |

발과 다리를 제거한 지네 · 멧두릅 · 백복령을 햇볕에 말린 다음 각각 가루 내어 같은 양씩 섞어서 한 번에 술 10~20㎖에 2g씩 타서 하루에 세 번 빈속에 먹는다.

관절염

증상 및 처방

무릎의 관절에는 몸의 무게가 많이 실리게 되기 때문에 누구든지 연령이 높아지면 다소나마 변형하지만 그 정도의 변형이 무릎 통증의 원인으로 되는 일은 거의 없다. 그런데 무릎 관절의 사이가 긴 세월의 부담에 의해 좁아졌는데도 여전히 무거운 체중이 압박을 가하게 되면 무릎관절은 염증을 일으키게 된다.
또 한 가지, 낫기 어려운 무릎의 통증에 류머티즘성(性)의 무릎 관절염이 있다.

| 검은깨 |

검은깨 1되를 볶아서 항아리병에 담고, 뜨겁게 데운 술 1되를 부어서 10일쯤 지나서 식후나 식전에 1~2잔씩 따끈하게 마시면 특효가 있다.

| 다시마 |

다시마 국물 반 컵에 감귤 3개의 즙을 타서 식후 또는 식전에 마시면 특효가 있다.

| 무즙 · 물엿 |

무즙 3에 물엿꿀 1의 비율로 넣고 효과가 있을 때까지 매일 차처럼 마시면 효과가 좋다.

| 박동과 |

박동과 껍질을 태워서 가루로 만들어 따끈한 술 1잔에 가루 한 숟갈씩 넣어서 마시고 땀을 내고, 3~5회 계속하면 낫는다.

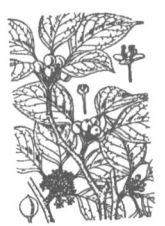 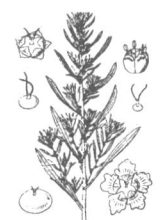 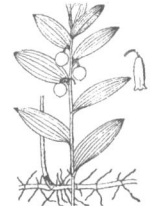

대팻집나무　　　　댑싸리　　　　댓잎둥글레

| 자연수 |

 자연수를 아침 식사 전에 마시고 날채소와 단백질을 줄이면서 식후에는 적당한 과즙을 마신다. 특히 잠들기 전에는 다시마 가루를 더운 물에 타서 마시면 효과가 좋다.

| 생강 |

 생강 묵은 것 20g을 강판에 갈아 헝겊주머니에 넣고 물 반되로 졸여 생강탕을 만들어 환부가 발갛게 될 때까지 찜질을 하고 난 후 우약환부에 바르는 약으로써 묵은 생강, 토란을 강판에 갈아서 밀가루를 똑같이 넣어 만든 것을 여러 번 바르면 낫는다.

| 멧두릅 뿌리 |

 머리가 아프고 허리와 무릎이 저리고 무거우며 사지가 오그라들면서 아플 때, 3~4월과 9월경에 뿌리를 캐어 햇볕에 말렸다가 쓰는데, 때로는 생채로도 쓸 수 있다.
 멧두릅 뿌리 적당량에 물을 넣고 달이다가 찌꺼기를 버리고, 그 물을 다시 엿이 되도록 달여서 아픈 곳에 하루에 두 번 정도 붙인다. 또는 멧두릅 뿌리를 잘게 썰어서 단지에 넣고 물을 적당히 붓고 누룩을 넣어 감주가 될 때까지 두었다가 하루에 200㎖를 세 번에 나누어 빈속에 먹는다.

| 나팔꽃씨 |

 암자색 꽃이 피는 것은 씨가 흑갈색이므로 흑축이라 하고, 흰꽃이

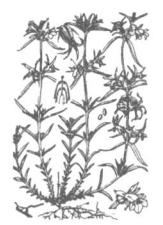
더부살이풀

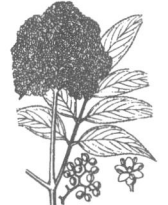
덧나무

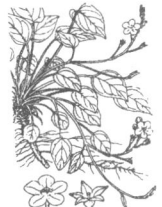
덩굴꽃마리

피는 것은 씨가 좀 희므로 백축이라고 한다.

잎과 줄기를 각각 4g씩 물 200㎖에 넣고 150㎖ 정도 되게 달여서 한 번에 40~50㎖씩 하루에 세 번 먹는다. 씨는 한 번에 1㎖~3㎖를 넘지 말아야 한다. 양을 초과하면 오히려 심한 설사를 일으킬 수 있다.

· 나팔꽃씨의 성미는 평하며 백축은 독이 없으나 흑축은 독이 있다. 습열을 제거하고 물기를 내리며 담을 삭힌다.

| 옥수수 수염 |

말려 두었던 옥수수 수염에 약간 잠길 정도로 물을 넣고 끓여서 뜨거운 수염을 그대로 아픈 곳에 대고 찜질한다. 식으면 갈아 붙인다.

| 선인장 · 소금 |

선인장은 대체로 뼈마디가 부으면서 아플 때 쓰면 좋다.

선인장에 소금을 10:1의 비례로 넣고 즙이 나오게 짓찧어 아픈 곳에 붙인다. 하루에 서너 번 정도 갈아 붙인다.

| 진달래꽃 · 천남성 · 꿀 |

천남성은 뿌리를 캐어 깨끗이 씻어서 마른 생강을 우려 낸 물에 담가 두었다가 햇볕에 말린 다음 가루 내어 쓴다. 진달래꽃 1kg과 천남성 가루 20g을 30분간 증기에 쪄서 햇볕에 말렸다가 가루 낸 다음, 꿀 500g을 넣고 콩알 크기의 알약을 만들어 어른은 한 번에 5~7알씩, 하루에 세 번 밥 먹기 30분 전에 먹는다.

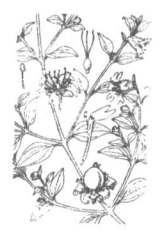 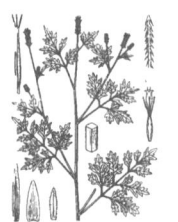 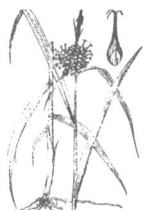

덩굴별꽃   도깨비바늘   도깨비사초

| 난초 |

관절염으로 뼈마디가 몹시 아플 때, 그늘에 말린 난초 뿌리를 잘게 썰어 10~20g에 물을 120㎖ 정도 넣고 달여서 절반이 되면 찌꺼기를 짜 버리고 한 번에 먹는다. 하루에 세 번씩 빈속에 먹는다.

- 난초의 성미는 평하며 독이 없다. 고통을 없애고 심한 동통을 멈추게 한다.

| 나팔꽃잎과 씨 |

나팔꽃잎 15g과 씨 15g에 물 100㎖를 넣고 달여서 절반쯤 될 때, 찌꺼기는 짜 버리고 하루에 두세 번에 나누어 빈속에 먹는다. 임신부에게는 쓰지 말아야 한다.

| 삽주 뿌리 · 황경피나무 껍질 |

삽주 뿌리를 쌀뜨물에 하룻밤 담가 두었다가 다시 쌀뜨물을 갈아 부어 하루 동안 담가 두었다가 겉껍질을 벗겨 버리고 햇볕에 말려서 두고 쓴다. 삽주 뿌리와 황경피나무 껍질을 보드랍게 가루 내어 각각 같은 양씩 섞어서 한 번에 4~5g씩 하루에 세 번, 따뜻한 물에 먹는다.

| 엄나무 껍질 |

엄나무의 껍질을 벗겨 버리고 속껍질을 잘게 썰어서 쓴다. 엄나무 껍질 20~30g에 물 200~300㎖를 넣고 달여서 절반 정도가 되면 찌꺼기를 하루 세 번에 나누어 밥 먹기 30분 전에 먹는다.

- 엄나무 껍질의 성미는 평하며 쓰고 독이 없다. 풍습을 없애며 비통을 치료한다.

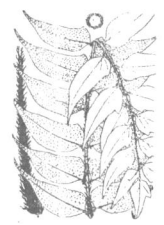 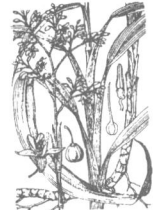 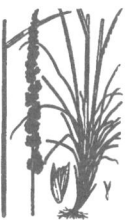

| 도깨비쇠고비 | 도라지난초 | 도랭이피 |

| 오가피나무 껍질 · 쇠무릎 뿌리 |

오가피나무 껍질 20g과 쇠무릎 뿌리 20g을 잘게 썰어 한데 섞어서 물 300㎖를 넣고 두 시간 정도 달여 절반쯤 되면 찌꺼기는 짜 버리고 하루 세 번에 나누어 빈속에 먹는다.

| 마가목 껍질 · 황경피나무 껍질 |

황경피나무 껍질과 마가목 껍질을 잘게 썰어서 잘 말려 술에 담가 두었다가 껍질이 퍼지면 짓찧어서 아픈 부위에 붙인다. 매일 여러번 반복하여 갈아 붙인다.

| 율무쌀 · 산이스랏씨 |

율무쌀 50g과 산이랏씨 20g에 물을 적당히 넣고 절반쯤 될 때까지 달여서 찌꺼기는 버리고 하루 세 번에 나누어 빈속에 먹는다.

| 백선 뿌리 껍질 |

백선 뿌리 껍질을 햇볕에 말려서 보드랍게 가루 내어 한 번에 30g씩 하루에 세 번, 밥 먹고 30분 있다가 따뜻한 물에 먹는다.
- 백선 뿌리 껍질은 성미가 쓰고 차며 독이 없다. 풍과 열을 재거하고 뼈마디들이 쏘거나 저린 것을 낫게 한다.

노이로제

증상 및 처방

일반적으로 정상적인 사실이라 생각하고 넘길 수 있는 일에도 민감한 반응으로 불안과 초조, 피곤할 정도의 고통을 느끼는 것으로 처음 증세는 신경쇠약과 비슷하다.
이러한 정신적 증세는 신체에 변화를 일으켜 식욕 감퇴·변비·신경성 소화불량을 일으키기도 한다.
그러므로 이러한 증세를 치료하기 위해서는 우선 휴식과 안정을 취하도록 해야겠다.

| 오가피 |
오가피를 땅두릅나무를 물로 진하게 달여 두고 매회 1컵씩 차 대신 마시면 낫는다.

| 꿀 |
꿀을 매 식사 전후로 한 숟가락씩 장기 복용하면 효험이 있다.

| 콩·천마 |
콩 깍지를 벗기지 않은 콩 반 되에 돼지골 1개와 천마 7g을 6사발의 물에 달여 매 식후마다 복용하면 효력이 있다.

| 대추·감초 |
감초 7.5g, 밀 30g, 대추 7.5g을 물 900㎖가 500㎖ 되게 달여 하루에 4~5번씩 데워서 차 대신에 마신다.

| 오미자·백주 |
오미자 50g을 소주 500㎖에 7일간 담가 두었다가 한 번에 한 술잔씩 하루에 2번 먹는다. 혹은 오미자 40개를 쪄서 설탕물로 먹는다.

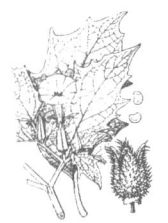 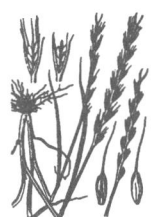 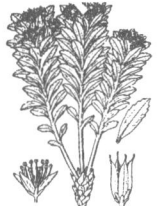

독말풀   독보리   돌꽃

| 사과껍질 · 배껍질 · 설탕 |

사과껍질이나 배껍질을 썰어서 이것이 잠길 정도로 물을 붓고 설탕을 약간 넣어 오래 끓인다. 이런 묽은 죽을 만들어 두었다가 차 대신에 하루에 몇 번씩 물을 타서 마신다.

| 파 · 무즙 · 간장 |

노이로제로 불면증에 걸리고 마음이 항상 불안하며 하찮은 일로 쉽게 흥분하는 경우에는 잘게 썬 파에 무즙과 간장을 넣어 반찬으로 먹거나 그냥 먹어도 좋다.

| 오미자 · 오공 |

오미자 150g, 오공 50마리머리와 발을 떼어 버린다.를 함께 가루 낸 뒤 50봉지를 만들어 한 번에 한 봉지씩 하루에 3번 더운물로 먹는다.

| 산조인 · 감초 · 지모 |

산조인볶은 것 25g, 감초 7.5g, 지모, 복령, 천궁 각각 5g을 물로 달여서 하루에 2번 먹는다.

| 도인 · 검은 참깨 · 상엽 |

도인 50g, 검은 참깨 50g, 상엽 50g을 가루 낸 뒤 물로 반죽하여 한 알이 5g씩 되게 환을 지어 1회에 3알씩 하루에 2번 먹는다.

류머티즘

증상 및 처방

뼈·관절·근육 등 운동기계의 동통과 경결단단하게 굳는 것, 운동장애가 주된 증상으로 한다.

· 백호풍白虎風 : 다발성 관절 류머티즘의 일종으로 관절이 붓고 아프며, 한랭, 습기 등이 원인이 되어 쑤시고 열이 나기 때문에 운동이 쉽지 않고 구갈이 심하고 식욕이 떨어진다.

또한 류머티즘은 발열을 수반한다. 급히 오한이 침습하고 고열이 있으며 다한이 특징이다. 정신은 알 수 없이 불안 상태가 되고 때로는 멍해지는 경우가 있다. 열 때문에 구갈이 있고 식욕도 부진하다.

발열과 함께 신체의 여기저기 관절에 통증이 오게 되는데, 류머티즘이 가장 많이 일어나는 관절은 역시 평소에 제일 많이 사용하는 관절이다.

| 석류 껍질 |

말린 석류껍질 60g 정도를 물 세 사발로 달여서 매일 3회씩 공복 때 나누어 2~3주일 마시면 특효가 있다.

| 월계수 |

월계수 열매를 말려 가루를 만들어 1회에 2g씩 1~2개월 따끈한 물로 복용하면 특효가 있다.

| 율무 |

율무는 소염, 진통 작용이 있어서 율무분·현미분·소맥분 각 100g과 설탕 소금 약간을 넣고, 식초 1스푼과 물로 반죽하여 건빵이나 케이크 등을 만들어 먹으면 특효가 있다. 또는 율무와 구기자를 똑같이 넣고 달여서 차 대신 장기간 마시면 더욱 효과가 있다.

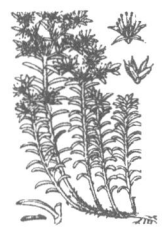 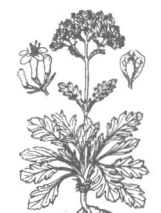 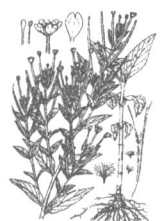

| 돌나물 | 돌마타리 | 돌바늘꽃 |

| 파 · 겨자가루 · 보리 |

파 500g, 겨자가루 반 홉, 보리 1홉을 헝겊에 싸 넣고 물 1ℓ로 반쯤되게 달여서 만든 더운 물에 수건을 적셔 환부를 마사지하면 매우 효과가 있다.

| 무즙 |

무즙을 1일 1~2회로 환부에 발라 여러 차례 갈아 주면 특효가 있다.

| 겨자 분말 |

겨자분말 100g을 헝겊에 싸서 목욕탕 물에 우려 낸 뒤 가슴 아랫부분만 입욕하는데 벌겋고 후끈후끈해질 때까지 하면 효과가 있다.
단 목욕할 때는 겨자물이 얼굴에 튀지 않도록 주의하고 목욕이 끝나면 수면과 휴식이 필요하다.

| 연열매 · 현미 |

연열매, 2~3 송이와 현미 1홉으로 만든 죽을 1~2주일 복용하면 낫는다. 되도록 어린 열매가 좋다.

| 생강 |

뿌리를 갈아 으깬 즙에 끓는 물을 붓고, 헝겊에 적셔 환부에 붙이면 환부가 따뜻해지고 아픔이 누그러진다.

| 우엉 |

생잎을 불에 구워 환부에 붙인다. 관절이 붓고 아플 때 좋다.

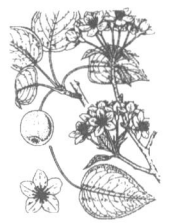 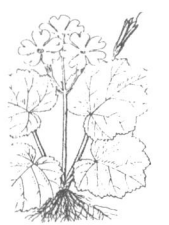 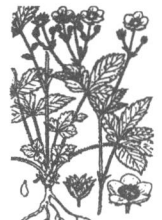

돌배나무　　　　　　돌앵초　　　　　　돌양지꽃

| 오가피 |

여름철에 뿌리 또는 줄기 껍질을 벗긴다음 겉껍질을 긁은 뒤 햇볕에 말려 쓴다. 맛은 맵고 쓰며 성질은 따뜻하다. 소염작용, 진통 작용 등이 있다. 하루 3번에 나누어 식후에 먹는다.

| 결명차 |

결명차잎 5~6g을 1회분 기준으로 달여서 1일 2~3회씩 1주일 이상 복용한다.

| 나팔꽃 |

나팔꽃씨 5~6g을 1회분 기준으로 달여서 1일 2~3회씩 5일 정도 복용한다.

| 미나리 |

미나리 온 포기잎, 줄기, 뿌리 20~25g을 1회분 기준으로 생즙을 내서 1일 2~3회씩 1주일 정도 복용한다.

| 쑥 |

쑥 온 포기잎·줄기·뿌리 3~4g을 1회분 기준으로 달여서 1일 2회씩 5~6일 복용한다.

| 아주까리 |

아주까리 씨 2g 정도를 1회분 기준으로 굽거나 생식으로 1일 2~3회씩 3~6일 복용한다.

불면증

증상 및 처방

짧고 단속적인 수면, 얕은 수면, 꿈을 많이 꾸는 수면 등 수면의 길이나 질이 문제로 되나, 실제로는 불면이 아닌데 불면으로 생각하는 신경증으로써의 불면증도 상당히 많다. 따라서 이와 같은 증세에 시달리는 사람은 항상 수면 부족을 호소하게 된다.

만성 불면증이라든지 습관성 불면증 따위의 대부분은 이와 관계가 깊다. 뇌동맥 경화나 고혈압으로 인한 뇌혈행 장애성 이외에 자율신경이나 내분비의 이상에서 오는 것, 정신병으로 인한 것이 많다.

| 구기자나무 |

구기자나무 열매 4~6g을 1회분 기준으로 달이거나 차로 하여 1일 2~3회씩 4~5일 복용한다.

| 산뽕나무 |

산뽕나무 나무껍질 또는 열매오디 5~7g을 1회분 기준으로 달여서 1일 2~3회씩 1주일 정도 복용한다. 또는 익은 열매 30~40g을 1회분 기준으로 5회 이상 생식한다.

| 영지 |

영지 버섯 3~4g을 1회분 기준으로 달이거나 물에 우려 내어 1일 2~3회씩 4~5일 복용한다.

| 용담초 · 오미자 |

용담초 25g, 오미자 10g을 물 한 사발을 붓고 반 사발이 되게 달여서 자기 전에 먹는다.

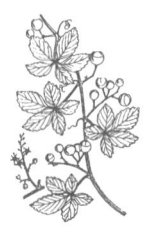
돌외

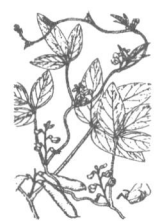
돌콩

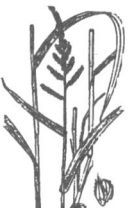
돌피

| 생지 · 맥동 · 오미자 |

생지 15g, 맥동 10g, 오미자 10g을 물로 달여서 하루에 2번씩 연속 3~5일간 먹는다. 주의할 것은 저녁에 찬물을 마시지 말고 등심 50g을 달여서 차 대신 마신다.

| 대추 · 파 |

큰 대추와 파의 흰 부분을 절반을 섞고 물을 충분히 부어 물이 3분의 1이 될 때까지 끓인 후 한 그릇을 먹는다.

| 산조인 · 숙지황 · 입쌀 |

산조인볶은 것 50g, 숙지황 25g, 입쌀 한 줌을 넣어서 입쌀이 무를 때까지 달여서 잠자기 전에 먹는다.

| 백자인 · 산조인 · 원지 |

백자인 15g, 산조인볶은 것 15g, 원지 10g, 생지황 15g, 복령 15g을 물로 달여서 하루 2번 먹는다.

| 알로에 |

알로에를 깨끗이 씻어 가시를 따버리고 강판에 갈아 1회에 반 컵 정도 자기 전에 마신다.

| 산조인탕 |

인삼 · 복령 · 산조인 각각 4g을 400㎖의 물로 200㎖가되게 달여서 자기 전에 먹는다. 약 2개월 계속한다.

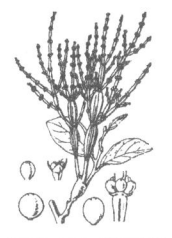
동백나무겨우살이

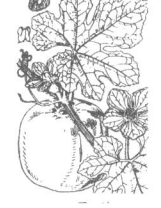
동아

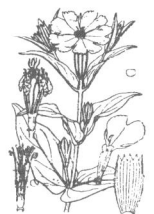
동자꽃

| 곶감 |

곶감은 신경을 진정시키는 작용을 한다. 곶감 3개를 500㎖의 약한 불에 20~30분 동안 달여서 자기 전에 먹는다.

| 뽕잎 · 뽕오디 |

뽕잎을 그늘에서 말려 하루 10g씩 진하게 달여 마시거나 뽕오디 말린 것을 15g씩 달여 먹는다.

| 양파 |

양파의 껍질을 벗기고 가운데로 두 쪽을 내어 그릇에 담아 머리맡에 두면 잠이 온다. 생양파를 먹어도 같은 효력을 본다.

| 선인장 |

선인장 40~50g 가시를 떼고 짓찧어 그 즙에 흰 설탕을 섞어 물로 마신다.

| 대추씨 |

대추씨산조인를 노랗게 볶아 분말로 하거나, 볶은 것 그대로를 매일 3g정도 장기 복용하면 효과가 있다. 계속 복용하면 신경정신 안정제가 되어 신경질이나 빈혈에 더욱 효과가 크다. 대추씨산조인를 볶아서 1회에 10개씩 매일 2~3회로 나누어 먹으면 특효가 있다. 수면제보다 훨씬 효과가 있으며, 잠이 많은 경우에 잠을 덜 자게 하려면 대추씨 생것을 가루로 하여 1일 1회 1스푼씩 복용하면 특효가 있다.

건망증

증상 및 처방

기억력에 장애가 생겨 일정 기간 동안의 경험을 전혀 떠올리지 못하는 증상을 말한다. 장애의 정도에 따라 다음과 같이 증상이 따를 수도 있다.
- 자신에게 일어난 일을 완전히 기억하지 못하는 경우
- 기억의 장애가 진행되는 경우
- 자신의 건망증이 있다는 사실마저 자각하지 못하는 경우

| 오가피 |
오가피 40g을 물 4ℓ 로 달여 두고 매일 차 마시듯 여러 날 복용하면 효과가 있다.

| 꿀 |
꿀 3순갈을 1컵의 뜨거운 물에 타서 아침, 저녁으로 10~20일 정도 마시면 유효하다.

| 들깨참깨 |
들깨참깨 볶은 가루를 더운물로 1회 2~3순갈을 타서 장기간 복용하면 매우 효과가 있다.

| 창출 |
창출 10~30g을 400㎖의 물로 반이 되도록 달여서 3회로 나누어 마시면 좋다.

| 원지·감초 |
원지 10g을 감초 달인 물에 한 시간 정도 담가 두었다가 꺼내어 물

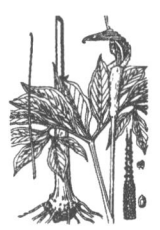 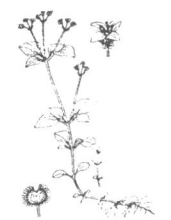 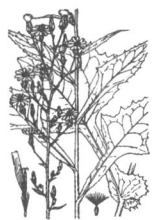

두루미천남성   두메갈퀴   두메고들빼기

200㎖에 넣고 절반이 되도록 달여서 한 번에 20~30㎖씩 하루에 세 번, 밥 먹기 한 시간 전에 먹는다.
- 원지는 성미가 따스하고 쓰며 독이 없다. 지혜를 밝혀 주며 귀와 눈을 밝게 하고 잊어버리지 않게 하며 의지를 강하게 하는 데 매우 좋은 약이다. 심기를 안정시키고 건망증을 치료한다.

| 산조인 · 복령 · 꿀물 |

산조인 100g, 복령 50g을 함께 가루 낸 뒤 한 번에 10~15g씩 자기 전에 꿀물로 먹는다.

| 원지 · 석창포 · 살모사 |

원지 3g, 석창포 3g, 살모사 말린 살 1g을 합쳐 진하게 달여 하루에 다 먹는다.

| 마늘 · 참깨 · 꿀 |

마늘 한 통을 강판에 갈아 참깨 볶은 가루 한 홉과 섞고 거기에 꿀 200cc를 넣어 짓찧어 반죽한 후 한 달 이상 서늘한 곳에 두었다가 술잔으로 반 잔씩 100cc의 뜨거운 물에 타서 먹는다.

| 인삼 |

인삼 뿌리 25~30g을 1회분 기준으로 달이거나 산제 또는 환제로 하여 1일 2~3회씩 10일 이상 복용한다. 복용 중에 복령, 쇠붙이 도구를 금한다. 고혈압이 있으면 신중히 사용한다.

척추 질환

증상 및 처방

몸을 지탱하는 등뼈에 장애가 생기는 경우를 말한다.

대개는 추체椎體에 일어나며 척추의 동통, 운동 장애가 뚜렷하게 드러나고 농양膿瘍을 형성한다.

허리의 아픔은 복부의 질병이 원인이 될 때도 있으며, 간장·위·신장 등의 중요한 질병으로 인하여 생길 때도 있으므로 정형외과 영역의 질병이 없을 때에는 내과의에게 자세한 검사를 받을 필요가 있다. 갑자기 무거운 것을 들거나 무의식중에 몸을 비틀 때 심한 아픔과 함께 허리를 움직일 수 없거나 때로는 허리가 굽은 채로 펴지지 않거나 발이 위축되는 증세 요추염좌가 있다.

근육만 아픈 때도 있고, 노화 현상으로 추간판이 얇아지거나 변형성 척추증變形性脊椎症을 일으키기도 하며 때로는 추간판탈출증을 일으킬 때도 있다.

어떤 때나 가장 아픔이 적은 자세로 누워 있으면 편해지나 아픔이 심할 때나 오래 계속될 때는 정형외과에서 진찰 및 치료를 받도록 한다.

| 홍화 · 모과 · 상기생 |

홍화 25g, 모과 50g, 상기생 50g을 술 250㎖에 7일간 담가 두었다가 아침 저녁으로 1잔씩 먹는다.

| 토사자 |

적당한 양의 토사자를 가루 낸 뒤 한 번에 6g씩 술에 타서 하루에 2번 먹는다.

| 보골지 |

보골지볶은 것 100g을 가루 낸 뒤 1회에 10씩 하루에 2번 소금물이나 더운물로 먹는다.

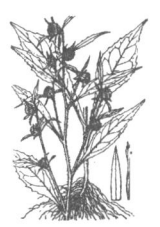
두메담배풀

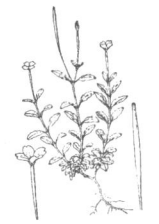
두메바늘꽃

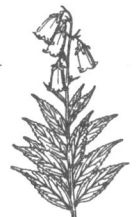
두메잔대

| 속단 · 우슬 · 두충 |

속단 · 우슬 · 두충 각각 15g을 물로 달여서 하루에 2번 먹는다. 임산부라면 우슬을 넣지 말고 상기생을 넣어야 한다.

| 백출 · 의이인 |

백출 100g, 의이인 75g에 물 3그릇을 붓고 1그릇이 되게 달여서 2번에 나누어 데워 먹는다.

| 질경이 · 대추 · 파뿌리 |

질경이뿌리째로 7포기, 대추 7개, 파뿌리 7개를 함께 찧어 즙을 내 소주 500㎖에 넣어 두고 자주 양껏 먹는다.

| 흑지마 · 콩 · 별갑 |

흑지마를 볶아 가루 낸 뒤 더운술로 자주 먹는다. 이렇게 계속하면 좋다. 또 콩을 물에 담갔다가 꺼내서 볶아 뜨거운 것을 주머니에 넣고 허리에 대고 찜질을 한다. 식으면 갈아 준다. 콩자루에 다리미를 얹고 뜨뜻하게 해 주면 효과가 있다. 또, 별갑을 불에 구워 가루를 내어 1회에 한 순가락씩 매일 2번씩 술로 먹으면 좋다.

| 개다래나무의 열매 |

개다래나무의 열매를 한방에서는 '목천료' 라고 하는데 이것을 데쳐서 말려 두고 써도 좋고 소금에 절여 두고 써도 좋다. 소금에 절인 것은 그대로 매일 몇 개씩 먹어도 효과가 좋다.

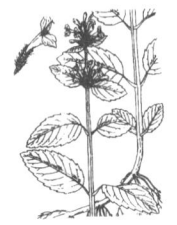
두메층층이

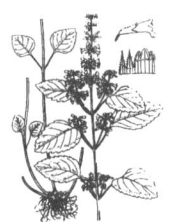
두메탑골

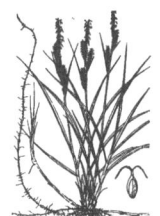
둑사초

| 수세미 뿌리 · 대나무 뿌리 |

수세미 뿌리를 깨끗이 씻어 말려 두었다가 밀폐된 그릇에 태워 가루 낸 뒤 1회에 7.5g씩 술로 먹는다. 또 하나의 묘방으로, 대나무 뿌리 30g을 묵은 술로 달여 하루에 2번씩 먹는다.

| 백편두 · 두충 · 돼지 콩팥 |

신기 부족으로 생긴 요통에는 백편두를 끓여 수시로 먹는다. 또는 돼지 콩팥 하나에 두충가루 1숟가락씩 하루 3번 먹는다.

| 청아환 |

호두 20개, 파고지술에 볶은 것 240g, 마늘껍질을 까서 끓인 것 160g, 두충생강즙에 담갔다가 볶은 것 640g을 함께 짓찧어 팥알만한 환을 지어 더운술로 30알씩 먹는다.

| 하수오 · 검은콩 |

하수오를 검은콩을 달인 물에 담갔다가 쪄서 말린다 이렇게 3번 한 다음 가루 낸 뒤 쌀풀로 작은 콩알만한 환을 지어 1회에 20알 혹은 30알씩 하루에 3번 따뜻한 물로 빈속에 먹는다.

| 천남성가루 · 생강즙 |

천남성가루를 생즙으로 반죽하여 작은 콩알만한 환을 지어 1회에 20알씩 하루에 2번 밥 먹은 다음에 더운물로 먹는다.

목이 뻣뻣하고 아플 때

증상 및 처방

정신적 스트레스, 바이러스 세균으로 인하여 산진 대사가 깨트러져 일어나는 것으로 호르몬의 불균형이 주원인이다. 고혈압, 갱년기장애 등의 증세가 일어나면서 피로·권태·저리고 판단력이 흐려지며 미열이 나타나며 동시에 목이나 어깨에 아픔이나 뻐근함이 생기며 또 어깨만의 질병이라기보다 목 자체의 질병이 어깨에 2차적으로 통증을 수반할 경우에 이 증세가 온다. 따라서 어깨에 이상 증세가 있을 때에는 목 쪽의 검사도 필요하다.

| 대추씨산조인 |

대추씨산조인에 약간의 감초를 넣어 서서히 달여서 매일 아침 저녁으로 장기 복용하면 특효가 있다.

| 매실 |

매실 풋것을 강판에 갈아 즙을 내고 이것을 넓은 그릇에 담아 햇볕이나 열로 수분을 증발시키면 매실 농축액이 되는데, 미열을 수반한 두통·목·어깨 등이 뻐근하고 침울한 때 약간의 농축액을 물 한 컵에 타서 매일 3회로 장기 복용하면 특효가 있다. 또 예방에도 좋다.

| 두릅 |

두릅의 잎을 삶아서 나물로 해서 일상식으로 먹어도 효과가 좋다. 또한 두릅의 근피, 수피를 벗겨 응달에 말린 다음 1일 15~20g씩 달여서 식후에 마시면 특효가 있다.

| 칡뿌리 |

칡뿌리를 잘 씻어 달여서 차 대신 장기간 마시면 특효가 있다. 특

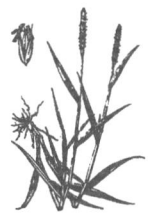
독새풀
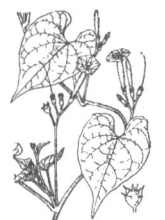
둥근잎유홍초
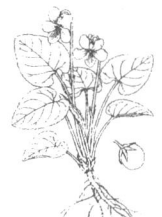
둥근털제비꽃

히 어깨가 무겁고, 뒷골이 굳은 듯 뻐근힐 때, 열기운도 멈추게 된다.

| 검정콩 |

목을 돌리기 어렵고 아플 때, 검정콩 한 되를 시루에 찐 다음 천으로 만든 주머니에 넣어 찜질한다. 식으면 다시 데워서 찜질한다. 하룻밤 찜질하면 곧 낫는다.
• 검정콩은 풍열을 제거하며 모든 독을 풀어준다.

| 복숭아나무잎 |

목이 뻣뻣해지고 돌리기 힘들 때, 복숭아나무잎을 삶아서 물은 버리고 삶은 잎을 두툼하게 싸서 살을 데지 않을 정도로 식힌 다음 찜질한다. 복숭아나무잎 대신에 콩잎을 써도 좋다.

| 엄나무 |

엄나무 뿌리 8~10g을 1회분 기준으로 달여서 3~4회 복용한다. 술에 담갔다가 복용한다.

| 우엉 |

우엉 잎 또는 씨 5~7g을 1회분 기준으로 달이거나 생즙을 내서 3~4회 복용한다.

·순·환·기·질·환

고혈압

증상 및 처방

고혈압에는 최고혈압만이 높은 경우와 최고 혈압, 최저 혈압 양쪽이 모두 높은 경우가 있다. 보통 고혈압이라고 하는 것은 후자의 경우가 많고 전자 즉 최고혈압만이 높은 경우는 심장에서 보내지는 혈액량이 많아질 때와 대동맥의 탄력성이 감소되어 있을 때, 즉 어떤 종류의 심장판막증이거나 갑상선기능항진증·대동맥 경화·대동맥류 등인 경우이다.

보통은 후자의 최고 혈압이 모두 높은 경우가 대부분이며, 여기에는 고혈압을 일으킨 병을 알 수 있는 것(2차성 또는 석발성)과 원인을 알 수 없는 것으로 유전적인 요소를 가진 것(1차성 또는 본래성)이 있다.

가장 많은 것이 두통·현기증·이명귀울림, 흥분 등이며 여기에 등이나 목의 결림 등이 따른다. 이것들은 고혈압 초기에 보이는 증세로써 이러한 증세의 발작시에는 혈압도 일시적이나마 높아진다.

| 다시마 |

다시마를 깨끗이 씻어 날것으로 먹어도 효과가 있지만, 말린 다시마와 찹쌀을 섞어 만든 가루로 꿀을 혼합하여 콩알만하게 만들어 두었다가 1회에 3~4알씩 1일 2회 복용하면 효과가 있다.

| 느티나무회화나무 |

느타나무의 꽃, 열매를 말려 1일 1회에 10g을 물 720㎖를 반이 되게 달여서 1~2주일 마시면 낫는다. 예방으로도 좋다.

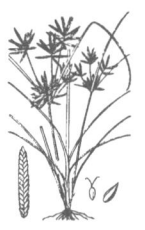 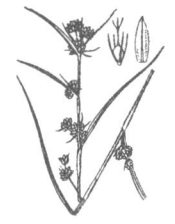 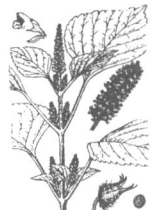

| 드렁방동사니 | 드문솔방울 | 들깨 |

| 두릅나무 |

두릅나무의 가지를 응달에 말린 것을 달여서 1개월쯤 마시면 심한 고혈압에 매우 효험이 있다.

| 양파둥근파 |

양파를 가루로 만들어 평소에 먹으면 고혈압, 동맥 경화에 효험이 강하다.

| 솔잎 |

어린 솔잎을 깨끗이 씻은 것을 하루에 50~100개씩 1~2년간 씹어 먹으면 특효가 있으나, 솔잎을 1cm 정도 잘라서 물 900㎖ 설탕 300g을 넣고 20일 정도 양지바른 곳에 두고 발효시킨 액체를 베로 걸러 낸 송엽주를 장기 복용하면 특효약이 된다.

| 마늘·월계수잎 |

마늘에 월계수잎을 덮어 냄새를 없앤 뒤에 장기간 매일 1~2쪽씩 복용하면 치료 또는 예방에 특효가 있다.

| 쑥 |

쑥의 날잎을 물로 조금씩 부어 가며 생액을 만들어 헝겊으로 짜서 한 사발 마시면 특효가 있다.

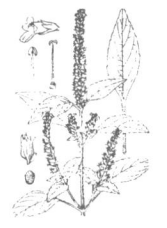
들깨풀
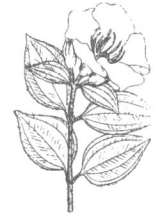
들모란
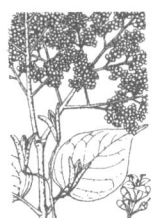
들정향나무

| 괴화나무 속껍질 |

중풍으로 갑자기 정신을 잃고 한쪽 팔다리를 쓰지 못할 때 쓴다.

5~6월에 벗긴 괴화나무의 속껍질을 신선한 그늘에 말려서 잘게 썬 것 15g에 술이나 물 100㎖를 넣고 달여서 절반 정도가 되는 하루 동안 세 번에 나누어서 밥 먹기 30분 전에 먹는다.

| 오동나무 |

고혈압으로 머리가 무겁고 어지러울 때 쓴다.

오동나무꽃이 피기 전에 잎을 따서 그늘에 깨끗하게 말렸다가 약한 불에 약간 누렇게 볶아서 보드랍게 가루 낸다. 이것을 한 번에 5~6g씩을 소주 한 잔에 타서 하루에 세 번, 밥 먹기 30분 전에 먹는다. 혹은 오동나무잎을 달여 먹기도 하고, 말려서 담배처럼 피우기도 한다.

• 오동나무 잎에는 혈중 콜레스테롤 농도를 저하시키는 작용을 가진 성분이 있다.

| 칡뿌리 · 무씨 · 잣 |

칡뿌리를 말렸다가 잘게 썬 것 40g, 잣 알갱이 20g, 무씨 15g, 물 500㎖를 토기 그릇에 넣고 약한 불에서 한 시간 정도 달이면 절반쯤 된다. 이것을 식혀서 하루 세 번에 나누어 밥 먹고 한 시간쯤 있다가 먹는다. 이 세 가지 약을 섞어서 쓰면 머리 아픈 것이 점차 멎고, 가슴 두근거리는 것이 낫는다.

• 칡뿌리의 성미는 달고 평하며 독이 없다. 풍한으로 머리가 아프고 어지러운 것, 잦은 풍으로 어지럽고 머리 아픈 것을 치료한다.

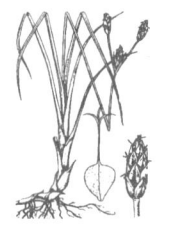 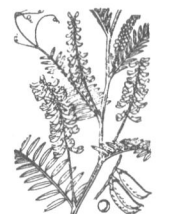 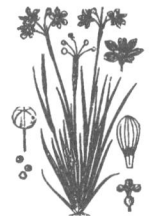

들하늘지기   등갈퀴나물   등심붓꽃

| 마늘 |

아침 저녁으로 머리가 무겁고 어지러우며 가슴이 두근거리는 데 쓴다. 마늘 50g에 참기름 150㎖를 넣고 마늘이 녹을 정도로 달여서 세 번에 나누어 밥 먹고 30분 있다가 먹는다.

| 배 |

고혈압으로 귀에서 윙윙거리는 소리가 나며, 얼굴과 머리가 술 먹은 것처럼 활활 달아오르는 것 같은 증상이 있을 때 쓴다. 좋은 배를 약한 불에서 껍질이 타지 않을 정도로 구운 다음 짓찧어 즙을 낸 것 20㎖, 마늘 생즙 10㎖의 비례로 섞어서 한 번에 20㎖씩 하루에 세 번, 미음에 타서 밥 먹고 30분 후에 먹는다.

| 삽주 뿌리 |

머리가 아프고 현훈증이 있을 때 쓴다.
삽주 뿌리 200g에 물을 적당히 넣고 달여서 단번에 먹는다.
- 삽주 뿌리의 성미는 따스하고 쓰며 달다. 발한, 조습하며 양기를 끌어올리고 가슴이 답답한 것을 풀어준다. 두통을 치료하고 오래 먹으면 몸이 가벼워진다.

| 노간주나무 열매 |

노간주나무 열매 20g에 물을 적당히 넣고 달인 후 짜서 찌꺼기는 버리고, 그 물을 하루 세 번에 나누어 밥 먹기 30분 전에 먹는다.
- 노간주나무 열매는 이뇨 작용이 있으면서 기운을 헤치고 풍을 제거하는 효능이 있다.

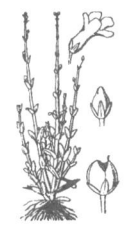 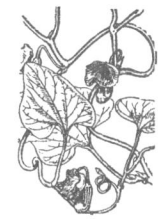 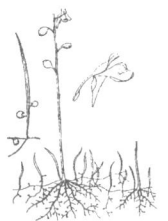

등에풀　　　　　등칡　　　　　땅귀개

| 속썩은풀 뿌리 |

고혈압으로 머리가 어지러운 때 쓴다.

속썩은풀 뿌리를 담갔다가 건진 다음 잘 짜서 속을 부드럽게 한 다음 썰어서 햇볕에 말렸다가 보드럽게 가루 내어 한 번에 3g씩 하루의 세 번, 밥 먹고 30분 후에 먹는다.

- 속썩은풀 뿌리(일명:황금)의 성미는 차고 쓰며, 소염, 해열제로 쓴다. 특히 습열을 내리고 폐의 화를 제거하므로 폐렴 · 기관지염 · 백일해 등에 쓴다. 또한 진정 · 진경 작용이 있으므로 전간 · 무도병 · 불면증에서 쓴다. 임상에서도 속썩은풀 뿌리의 진정 작용을 고려하여 흥분성이 항진된 증상이 있는 중추 신경 계통의 기능 장애에 쓰이며, 중요하게는 고혈압에 쓰인다.

| 쥐방울 열매 |

7~8월에 열매를 따서 그늘에 말렸다가 쓴다. 쥐방울 열매 80g에 물을 적당량 넣고 진하게 달여서 찌꺼기는 짜 버리고 그 물을 하루 두 번에 나누어 밥 먹고 30분 후에 먹는다.

| 오이씨 |

오이씨 50g을 그늘에 말려서 보드랍게 가루 내어 약 500㎖의 그 물에 12시간 동안 담가 둔다. 찌꺼기는 짜 버리고 그 물을 한 번에 60㎖씩 하루에 세 번, 밥 먹고 한 시간 후에 먹는다.

| 구릿대 뿌리 |

중풍으로 머리가 아프고 어지러울 때 쓴다.

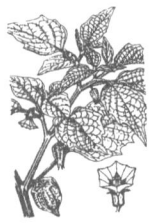
땅꽈리
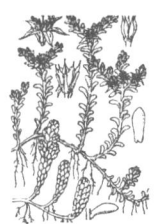
땅채송화
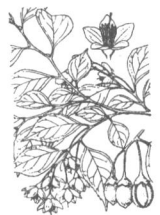
때죽나무

2월과 8월에 뿌리를 캐어 햇볕에 말린 구릿대 뿌리 120g을 보드랍게 가루 낸다. 이것을 꿀에 개어 콩알 크기의 알약을 만들어 한 번에 세 알씩 하루에 세 번, 밥 먹기 30분 전에 멍가풀 달인 물 100㎖에 풀어서 먹는다.

| 띠 뿌리 |
여름에 캐어 햇볕에 말린 띠 뿌리 100g을 잘게 썰어서 적당량의 물을 넣고 달인다. 이것을 하루 세 번에 나누어 밥 먹은 후 30분 이내에 먹는다. 10일간 계속하고 5일간 휴식하는 것을 세 번 반복한다.

| 솔잎, 소금 |
중풍으로 반신을 쓰지 못할 때, 생솔잎 다섯 말에 소금 여덟 되를 섞어서 자루에 넣고 시루에 쪄서 앓는 부위에 계속 찜질한다.

| 대추나무잎 |
대추나무잎 3kg에 물 25ℓ를 넣고 두 시간 동안 달인 후 찌꺼기는 버리고 약물에 설탕을 적당히 넣어서 한 번에 30㎖씩 하루에 세 번 빈속에 먹는다.
- 대추나무잎의 성미는 달고 따스하며 독이 약간 있다. 민간에서는 고혈압에 써서 좋은 효과를 보고 있다.

저혈압

증상 및 처방

저혈압은 동맥의 혈압이 최하 한계치 100mmhg 보다 낮은 경우를 말한다.
전신에 힘이 없고 피로하기 쉬우며 현기증, 두통, 수족냉증·구토·견비통 증세가 따른다. 여자는 요통·월경 불순증도 일어난다. 뜨거운 음식을 좋아하는 사람에게 많고 입 안에 하얀 거품이 자주 일며 구갑口㿖, 밤중에는 오줌이 시원스럽게 나오지 않는 필뇨 증세泌尿症勢도 나타난다. 소장에 장애가 오며 맥박 수도 적어진다.
폐결핵·당뇨·신경쇠약·영양 실조·빈혈·위궤양증 때문에 오는 경우가 있다.

| 무 |
무씨 5~6g 다시마 15g 두부 반모를 함께 넣고 끓인 물을 1회분 기준으로 10회 이상 공복에 복용한다.

| 참깨 |
참깨 15g 좁쌀 한 움큼 검정콩 10g을 1회분 기준으로 함께 볶아 가루 내어 20일 이상 복용한다.

| 호박 |
호박씨 25~35g을 1회분 기준으로 달여서 1일 2~3회씩 10일 이상 복용한다.

| 알로에 |
알로에잎을 가시를 따버리고 잘게 썰어 그 3배의 물로 달여서 차 대신 수시로 마신다.

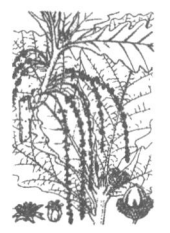 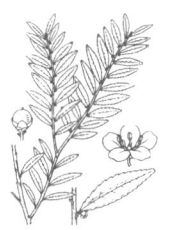 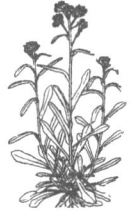

| 떡갈나무 | 떡사스레피나무 | 떡쑥 |

| 구기자나무 |

구기자나무 잔가지나 뿌리 5~8g 또는 열매 4~6g을 1회분 기준으로 달여서 1일 2~3회씩 10일 정도 복용한다.

| 구기자 · 음양곽 |

구기자와 음양곽을 반반 섞어서 달여 차 대신 수시로 마신다.

| 백작약 · 감초 |

백작약 뿌리 말린 것 10g과 감초 1g을 하루분으로 해서 물 300cc로 진하게 달여 2번에 나누어 먹는다.

| 생강 |

매끼마다 생강엄직손가락만한 크기 한 개씩을 꼭 먹도록 한다. 또는 생강차를 만들어 차 대신 마신다.

| 발바닥 경혈 |

발바닥의 용천혈을 호두알로 밟는다. 한 번에 2분씩 하루에 2~3번 장기간 계속한다.

| 경혈 |

귀의 심점은 귓구멍 앞의 중심에 있는데 이곳을 하루 몇 번이고 뾰족한 나무나 손톱으로 따끔따끔하게 자주 자극하면 저혈압은 물론 강심에도 효과가 좋다.

동맥 경화

증상 및 처방

심장에서 혈액을 몸의 각 부분에 공급하는 혈관인 동맥의 벽이 두꺼워지고 굳어져서 혈류가 장애를 받아 고혈압, 저혈압 등을 유발 시키는 병이다. 시력·청력 등에 장애가 일어나고 정신적인 장애 또는 심장성 천식, 협심증 등을 일으키는 원인이 된다.

불면증·변비·두통·상기上氣 또는 어깨가 결리거나 가슴에 통증이 오고, 오줌 배설이 잘 되지 않으며 안색이 창백하고 수족이 냉하며 전신 피로를 느끼는가 하면, 정신이 아찔하고 귀울음 증세가 나타난다. 또한 심장에 장애를 일으켜 기능 저하를 일으키게 하는 관상동맥 경화증, 위장을 찌르는 듯한 통증을 주는 위장동맥 경화증 등이 있다.

| 오매 · 귤 |

오매껍질 벗긴 매실을 짚불에 그슬려서 말린, 귤·레몬·토마토·사과·식초 등 신 과일류나 꿀, 로열젤리, 콩가루, 다시마가루 등을 평소에 복용하면 치료와 예방에 도움이 된다.

| 양파 |

양파를 가루로 내어 모든 음식물에 적당히 넣어 먹으면 효과가 있다.

| 솔잎 |

솔잎어린 솔잎을 잘 씻어 2cm 정도로 자른 것과 물 900㎖에 설탕 300g을 병독에 담가 마개를 단단히 하고 양지바른 곳에 10~20일 정도로 두었다가 완전히 발효시켜 걸러낸 액체가 송엽주인데 이것을 매 식전 1잔씩 복용한다.

이런 방법으로 1~2년간 복용하면 그동안에 효과가 있으며 예방에도 좋다.

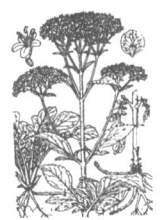 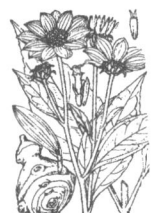 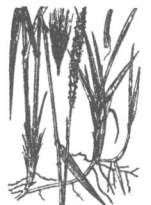

뚜깔   뚱딴지   띠

| 다시마 |

다시마를 말려 볶아 가루를 내어 놓고, 찹쌀가루도 이와 같이하여 섞어서 꿀로 콩알만하게 만들어 1일 1~2회 20~30알씩 따끈한 물로 장기 복용하면 특효가 있다.

| 마늘 |

마늘에 월계수 잎사귀를 1~2일 덮어 두면 마늘 냄새가 없어진다. 장기간 매일 2~3개씩 복용하면 치료에도 특효가 있으며 예방에도 또한 좋다.

| 마가목 |

마가목 나무껍질 또는 열매 4~6g을 1회분 기준으로 달여서 1일 2~3회씩 4~5일 복용한다.

| 소나무 |

소나무잎 3~4g을 1회분 기준으로 달이거나 생즙을 내서 1일 2~3회씩 1주일 정도 복용한다.

| 약모밀 |

약모밀 뿌리 8~10g을 1회분 기준으로 달이거나 생즙을 내서 1일 2~3회씩 1주일 정도 복용한다.

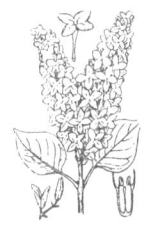
라일락

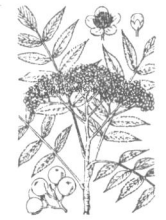
마가목

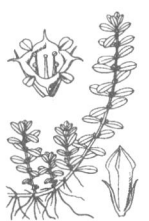
마디꽃

| 영지 |

영지 버섯 3~4g을 1회분 기준으로 2~3일 생수에 우려 내어 1일 2~3회씩 1주일 정도 그 물을 공복에 복용한다.

| 오갈피나무 |

오갈피나무 껍질 또는 뿌리 6~8g을 1회분 기준으로 달여서 1일 2~3회씩 1주일 이상 복용한다.

| 미역 · 다시마 |

동맥 경화는 해조류를 많이 섭취하여 혈액을 깨끗이 하고 혈관에 침착되는 찌꺼기를 배출하게 하면 저절로 낫는 병이다. 평소에 녹미채, 미역, 다시마 등으로 반찬을 만들어 많이 먹도록 한다.

| 버드나무 가지 |

잎사귀가 붙은 버드나무 가지 80g말린 것은 40g을 물 600g에 반이 되게 달여 한 번에 50g씩 매일 3번 먹는다. 특히 관상 동맥 경화 · 동맥 경화에 의한 심장병에 효과가 있다. 고혈압과 전염성 간염에도 효험이 있다.

| 생야채 |

생야채에는 혈관을 튼튼히 하는 모든 물질이 들어 있다. 하루에 적어도 생야채 300g을 생식하면 동맥 경화로 인한 걱정을 많이 덜 수 있다. 5가지 야채를 뿌리째로 썰어 식초 등으로 맛을 돋우어 먹는다.

중풍

증상 및 처방

뇌일혈 후에 나타나 발작하면 사물을 구별치 못하고 입과 눈이 돌아가고 반신이 마비가 되며 수족이 자유롭지 못하다.

반신 또는 전신에 불수不隨가 오거나 팔 또는 다리에 마비가 오는 병으로 뇌출혈이나 염충炎衝 또는 연화軟化나 척수의 기질적器質 변화 등에 의하여 일어난다.

(1) 구금 : 입을 꽉 다물고 열지 않은 위급병 아관긴급牙關緊急이라고도 하며 중풍에서 온다.

(2) 실음쾌사失音快事 : 중풍으로 목소리가 쉬는 증상이다.

| 솔잎 |

어린 솔잎을 깨끗이 씻어 1cm 정도로 잘라서 물 900㎖, 설탕 300g과 함께 병에 넣고 마개를 하여 10~20일쯤 양지바른 곳에 두었다가 발효된 액체를 베로 걸러 낸 송엽주를 1~2년 장기 복용하면 특효가 있다.

| 오가피 |

오가피의 노근을 말린 다음 1일 1회 1.5kg을 달여서 장기복용하면 효험을 본다. 중풍이 심한 경우는 오가피 1.5kg, 계피 600g을 술과 물로 달여서 한 잔씩 마시면 특효가 있다.

| 떫은 감 |

감시 떫은 감을 절구에 넣고 찧은 다음 18㎖ 정도 물을 부어 넣고, 5~6일 동안 매일 한 번쯤 휘저은 다음 즙을 짜내고 밀폐시킬 수 있는 용기에 담아 저장해서 6개월쯤 지나면 시삽감의 떫은 맛이 나오는데, 시삽 0.1g과 무즙 0.1g을 섞은 양을 1회량으로 하여 매일 3회씩 공복 때 마시면 효과가 있다. 복용 방법은 7일간씩 격주간으로 계속

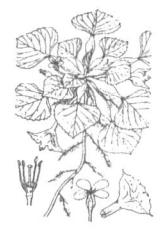 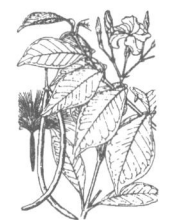 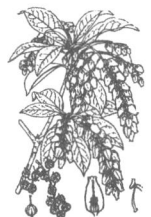

마름	마삭나무	마취목

반복하되 효과가 나타나면 중지하여야 한다.

| 말린 쑥 |

말린 쑥 한 줌을 물 500㎖를 반이 되게 달여서 차처럼 마시면 효과가 있다.

| 백반 · 꿀 |

중풍으로 가래가 끓는 증세에 백반 40g을 물 한 사발에 넣고 끓여 반이 되면 꿀 20g을 넣고 다시 끓여 먹는다. 토하면 즉시 낫는다. 토하지 않으면 다시 한다.

| 파두 · 쑥 |

중풍으로 말을 못 하면 파두 1알을 껍질을 벗기고 그 2배 가량의 쑥과 함께 찧어 태운 연기를 코에 쐬면 곧 정신을 차리고 말을 한다.

| 방풍 뿌리 |

방풍 뿌리 한 줌을 500㎖의 물로 반이 될 때까지 달여서 하루에 먹는다. 이렇게 오래 계속 먹으면 효험이 뚜렷하다. 이 약은 중풍뿐 아니라 감기 두통에도 쓴다.

| 백반 가루 · 생강즙 |

중풍으로 인사불성이 되고 목에서 가래가 끓는 증세에는 백반 가루 8g을 생강즙에 타서 천천히 입에 넣고 삼키게 하면 깨어난다.

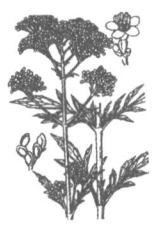
마타리

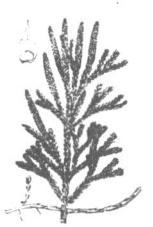
만년석송

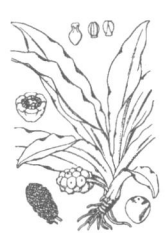
만년청

| 생부자 · 식초 |

중풍으로 열이 높고 정신이 혼미하여 말을 못 하고 다리가 찬 경우에는 생부자를 찧어 식초로 반죽하여 발바닥의 용천혈에 붙인다. 염부자도 좋다.

| 무밥 |

무를 잘게 썰어 살짝 데쳐서 밥에 섞어 그것을 주식으로 먹으면 1년 이내에 낫는다. 그러나 당분간은 메밀 음식을 먹지 말아야 한다. 메밀 음식을 먹으면 재발할 가능성이 많다.

| 검은콩 |

검은콩을 진하게 삶은 물을 마시게 하면 구급처지를 할 수 있다. 이런 증세가 있는 사람은 검은콩 삶은 물을 평소에 차 대신 마시면 좋다.

| 국화 |

온 포기잎 · 줄기 · 뿌리 또는 꽃 4~6g을 1회분 기준으로 달여서 1일 2~3회씩 5~10일 복용한다. 복용 중에 측백을 금한다. 남자가 장복하면 양기가 준다고 전해진다.

| 두릅나무 |

두릅나무 잔가지 또는 뿌리 12~15g을 1회분 기준으로 달여서 1일 2~3회씩 10일 이상 복용한다.

당뇨병

증상 및 처방

당뇨병은 한 마디로 말하자면 당, 즉 포도당이 많이 들어 있는 소변을 계속 배설하는 질병이다.

건강한 사람의 혈액 안에 포함되어 있는 당분의 양이것을 **혈당량이라고 한다**은 대체로 정해져 있어서 공복空腹시에는 평균 0.1%인데 1.15%로 증가한다. 그리고 2시간 뒤에는 다시 0.1%로 되돌아가기 마련이다.

이것과 비하여 볼 때, 당뇨병 환자의 소변 속에 포함되어 있는 혈당량은 학자에 따라서 측정치測定値에 차이는 있지만 평균0.11%에서 0.17% 내외이며, 많이 포함된 경우는 0.26%라는 건강한 사람의 2배 이상이나 함유되어 있다.

| 하눌타리 뿌리 · 칡뿌리 |

하눌타리 뿌리와 칡뿌리는 갈증을 멎게 하며, 특히 소갈증으로 물이 몹시 당길 때 대단히 좋은 약이다.

하눌타리 뿌리와 칡뿌리를 햇볕에 말려서 보드랍게 가루 내어 각각 같은 양씩 잘 섞어서 한 번에 2g씩 하루에 세 번, 따뜻한 물에 타서 밥 먹기 전에 먹는다.

| 인동덩굴꽃 |

인동덩굴꽃 말린 것 약 30g에 물을 적당히 넣고 달여서 하루 세 번에 나누어 밥 먹기 전에 먹는다.

| 누런 암탉 · 꿀 |

누런 암탉을 잡아서 내장을 꺼내 버리고 그 속에 꿀 한 홉을 넣고 다시 꿰매어 단지에 넣어서 푹 고아 하루에 먹는다. 이런 방법으로 세 마리만 해 먹으면 효과가 좋다.

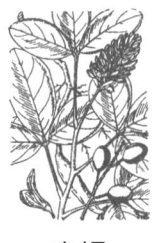 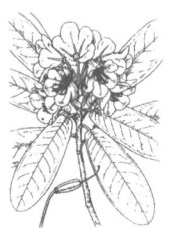 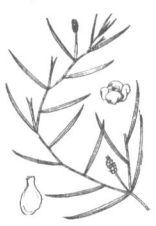

| 만년콩 | 만병초 | 말 |

| 솔잎 · 황경피나무 껍질 |

솔잎을 그늘에 말려서 보드랍게 가루 내어 한 번에 한 숟가락씩 하루에 세 번, 오랫동안 먹으면 몸이 건강해진다.

또는 솔잎을 뜯어서 100℃ 이상 되는 물에 순간적으로 넣었다가 꺼내어 3~4cm 정도로 잘라서 40℃ 되는 물 3ℓ에 솔잎 1kg과 황경피나무 껍질 20g을 넣고, 그 물을 수시로 한 잔씩 먹는다.

이렇게 만든 약은 24시간이 지나면 쓸 수 없다.

| 단너삼 · 감초 |

단너삼 뿌리를 꿀물에 재웠다가 불에 익혀서 쓴다. 감초는 잿불에 충분히 익혀서 쓴다. 이렇게 만든 단너삼 뿌리 240g과 감초 40g에 물 500㎖를 넣고 250㎖가 되게 달여서 찌꺼기는 버리고 한 번에 100㎖씩 하루에 세 번, 밥 먹기 한 시간 전에 먹는다.

| 파 뿌리 |

파 뿌리 한 줌을 햇볕에 말렸다가 물 한 사발을 넣고 반 사발이 되도록 달여서 찌꺼기는 짜 버리고 하루 세 번에 나누어 밥 먹기 30분 전에 먹는다.

| 머루 덩굴 |

머루 덩굴 30g을 채취하여 물 한 사발 반을 넣고 반 사발이 되게 달여서 찌꺼기는 짜 버리고 하루 세 번에 나누어 밥 먹기 30분 전에 먹는다. 15~20일간 계속하면 효과가 있다.

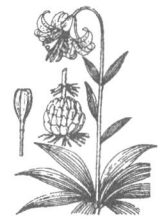
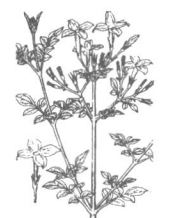
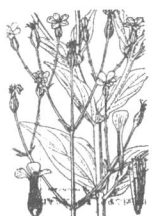

| 말나리 | 말리 | 말뱅이나물 |

| 칡 뿌리 |

칡뿌리를 3~4mm 두께로 잘라서 쓴다. 칡뿌리 120g에 물 300㎖를 넣고 달여서 절반으로 줄어들면 찌꺼기는 짜 버리고 한 번에 50㎖씩 하루에 세 번, 밥 먹기 30분 전에 먹는다.

| 옥죽 · 생지황 · 구지자 |

옥죽 · 생지황 · 구기자 각각 500 g을 물 1ℓ 에 엿처럼 달여서 1회에 한 숟가락씩 하루에 2~3번 먹는다.

| 향등골나물 · 연전초 |

향등골나물과 연전초를 각 한 줌씩 섞어 500cc의 물로 반이 되게 달여서 차 대신 마신다.

| 주목나무 껍질 |

주목나무 껍질 11g 정도를 500㎖의 물로 반이 되게 달여서 차 대신에 하루에 3~4번 나누어 먹는다. 동시에 식사는 채식을 위주로 하고 과식을 피하면서 설탕과 소금을 적게 먹는다.

주목나무 껍질을 먹기 시작해서 20~40일이면 큰 효과를 본다.

| 차조기씨 · 무씨 |

차조기씨와 무씨를 섞어 약간 볶아서 가루를 내어 상백피 달인 물로 한 번에 12g씩 먹는다.

심장병

증상 및 처방

신선한 피를 온 몸으로 보내고 오래된 혈액을 폐로 보내 새롭게 피를 거르는 펌프 역할을 하는 심장이 그 기능을 제대로 수행하지 못해 생기는 모든 경우를 말한다.
심장내막염·심장실질염心臟實質炎·심장판막증深長瓣膜症·심장병·심장신경통·심장파열心臟破裂 등이 관상동맥이 경화되어 산소와 에너지원을 제대로 공급하지 못할 때 생기는 증상이다.
심장박동이 약해지면서 가슴이 두근거리고 숨이 차며 심한 통증이 따르고 대개는 손톱이나 입술이 검붉은 색으로 변하는 것이 특징이다.

| 측백나무잎 |

측백나무잎 500g에 물 1ℓ를 넣고 천천히 달여서 절반 정도가 되면 한 번에 100㎖씩 하루에 세 번, 밥 먹고 1시간 있다가 먹는다.
- 측백나무잎의 성미는 쓰고 매우며 떫다. 토혈, 육혈을 치료하고 음을 보하는 효과적인 약이다.

| 솔잎차 |

선천적으로 심장이 약하거나 심장판막증을 앓고 나서 숨이 차고 가슴이 두근거리는 등 만성 환자는 솔잎차를 마시는 것이 좋다. 솔잎을 25분 동안 쪄서 볶은 솔잎 한 컵을 고추나물 한 줌을 300~500㎖의 물로 달여서 절반이 되면 차 대신 하루에 몇 번이고 마신다.

| 난유 |

계란노른자위를 냄비에 넣고 약한 불로 천천히 굽는다. 자주 긁고 번져 주면서 새까맣게 졸이면 차츰 기름이 나온다. 이것을 탈지면이

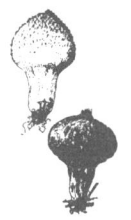 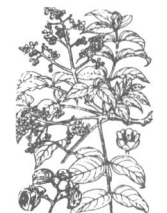 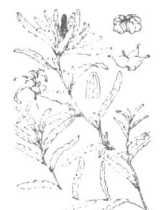

| 말불버섯 | 말오줌대 | 말즘 |

나 가제에 묻혀서 모은다. 하루에 0.5g씩 3번 먹는다.

| 매화나무 버섯 |

매화나무에 나는 버섯은 암에도 좋지만 특히 심장병에 좋다. 매일 15g씩 달여 먹는다.

| 당근즙 |

심장이 약한 임산부는 부작용이 심한 약을 쓰기 곤란하다. 이런 경우에는 당근을 갈아서 즙을 만들어 한 숟가락씩 매일 먹는다.

| 연꽃 뿌리 |

조금만 움직여도 가슴이 두근거리고 빈혈이 있는 환자는 연꽃 뿌리를 갈아서 술잔으로 한 잔 정도 하루 3번씩 식후에 먹는다. 1~3개월 계속 한다.

| 복수초 |

복수초 말린 것 2~4g을 뜨거운 물에 약 5분 동안 담갔다가 우러난 물을 하루에 한 번씩 마신다.

| 맥문동 |

맥문동의 뿌리를 매일 10~15g씩 달여서 차 대신 수시로 마신다. 모든 심장병에 좋고 강심에 효과가 있다.

흉통

증상 및 처방

가슴에 아픔을 느끼게 하는 질병은 너무나 많이 있다. 가슴이 아픈 것은 일반적으로 국한되어 있으며 상당히 예민한 통증이다. 심장과 비장 사이에 통증이 오는 가슴앓이병을 말한다. 증상이 심하여 이곳저곳으로 밤톨만한 멍울이 뭉쳐 다니면서 오는 경우 심통心痛이라고도 한다. 흉막염胸膜炎・간염・폐암, 폐괴저肺壞疽・협심증・심장판막증・종격동종양縱隔洞腫瘍・늑간신경통肋間神經痛 등에서 온다.
이외에도 간・담・위・식도의 질환이 있을 때 나타날 수도 있다.
(1) 흉비胸痺 : 가슴이 아픈 증상이 등까지 미치는 경우를 말한다.
(2) 심통心通 : 흔히 신경성에서 오는 흉통의 경우이다.
(3) 심열통心熱痛 : 열기가 막혀서 가슴이 답답하고 아픈 증세
(4) 결흉증結胸症 : 갑자기 가슴이 답답하고 몹시 아픈 열병으로 허리를 구부려도 몹시 고통이 따른다.

| 고삼 뿌리・술 |

고삼 뿌리를 봄과 가을에 캐어 깨끗이 씻어서 쌀뜨물에 하룻밤 담가두었다가 햇볕에 말려서 쓴다. 고삼 뿌리를 잘게 썰어서 가루 내어 한 번에 5g씩 하루에 세 번, 술에 타서 빈속에 먹는다. 허리가 아픈 데도 효과가 좋다.

| 소금・술・참기름・식초・계란 |

보드라운 소금 2, 술 50, 참기름 50, 식초 10, 계란 1의 비례로 잘 섞어서 하루 동안 놓아 둔다. 이것을 먹을 때마다 다시 잘 섞어서 한 번에 한 잔씩 하루에 세 번 밥 먹고 한 시간 정도 지나서 먹는다.

| 고삼 |

고삼 뿌리 2~3g을 1회분 기준으로 알약을 만들거나 또는 가루로

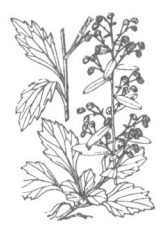
맑은대쑥
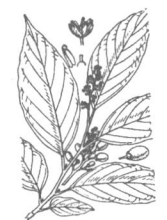
망개나무
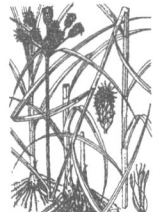
매자기

만들어 1일 2~3회씩 1주일 이상 복용 한다. 복용 중에 신경초, 인삼을 금한다. 임산부는 신중히 사용한다.

| 대극 |
대극 뿌리 1g 정도를 1회분 기준으로 달이거나 알약을 만들거나 또는 가루로 만들어 1일 2~3회씩 4~5일 복용한다.

| 대추나무 |
대추나무 말린 열매대추 15~20g을 1회분 기준으로 달여서 1일 2~3회씩 10일 이상 복용한다. 복용 중에 파, 물고기를 금한다.

| 댑싸리 |
댑싸리잎 8~10g또는 씨 6~8g을 달이거나 알약을 만들거나 또는 가루로 만들어 1일 2~3회씩 1주일 정도 복용한다.

| 도라지 |
백도라지꽃 또는 뿌리 8~10g을 1회분 기준으로 달이거나 환제 또는 산제로 하여 1일 2~3회씩 1주일 정도 복용한다.

| 생강 |
생강덩이 뿌리 5~6g을 1회분 기준으로 달여서 1일 2~3회씩 1주일 정도 복용한다. 복용 중에 황련, 하눌타리를 금한다.

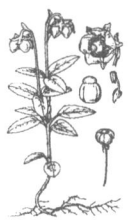 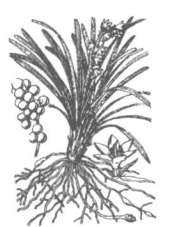 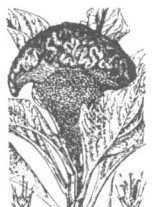

| 매화노루발 | 맥문아재비 | 맨드라미 |

| 은행나무 |

은행나무 잎 또는 햇순줄기 5~6g을 1회분 기준으로 달여서 1일 2~3회씩 1주일 정도 복용한다.

| 토란 |

토란 15~20g을 1회분 기준으로 달여서 1일 2~3회씩 4~5일 복용하면 아울러 생즙을 4~5회 환부에 바른다

| 맨드라미 |

맨드라미의 줄기, 뿌리, 잎을말려 물과 달여서 하루 한번정도 마시면 낫는다.

| 연의 열매 |

연의 열매 2~3개와 현미 2홉으로 만든 죽을 1~2주일 먹으면 특효가 있다. 이때 어린 열매를 쓰면 더 좋다.

| 오이 |

오이를 두쪽으로 갈라 씨앗을 빼내어 말린 것을 1회 1개씩 달여서 차 대신 마시면 특효가 있다.

| 표고버섯 |

표고버섯 2~3개를 물 1.8㎖의 양으로 달여서 흑설탕 3순갈을 넣고 매 식전마다 마시면 낫는다.

빈혈 현기증

증상 및 처방

현기증은 여러 가지 원인으로 생긴다. 여러 질병에서 생기는 현기증의 원인을 알려면 진성 현기증과 가성 현기증의 두 가지로 나누어 생각하는 것이 편리하다. 보통 현기증이 난다고 표현할 때의 상태에는 다음 두 가지가 있다. 그 하나는 운동각運動을 할 때 느끼는 감각이나 위치각位置을 확인하기 위한 감각의 이상異常을 느끼는 것으로 이것을 진성 현기증이라고 한다. 이 현기증은 느낌을 갖는 것으로 회전감, 또는 승강감昇降感·경사감慶事感 등이 있다.

| 팥 · 당귀 가루 |

팥 50g을 물에 담가 싹이 나오게 한다. 이것을 말려 가루 낸 다음 당귀가루 10g을 섞어서 1회에 2g씩 하루에 2번 좁쌀 미음으로 먹는다.

| 천마 · 천궁 · 감초 |

자주 현기증이 나며 천마와 천궁 각각 7.5g에 감초를 약간 섞어 300㎖의 물로 달여 절반으로 줄어들면 먹는다.

| 검정깨 |

검정깨를 6:4의 비율로, 현미와 밥을 지어서 먹거나, 깨소금으로 만들어 생야채에 뿌려서 먹으면 효과가 좋다.

| 대추씨 |

대추씨산조인에 약간의 감초를 넣고 그릇에 담아 햇볕이나 열로 수분을 증발시키면 매실 농축액이 되는데, 정신적으로나 육체적으로 나른하며 일어서면 쓰러지는 듯한 증세가 있을 때 콩알만하게 환을 지은 농축액을 물로 매일 3회로 장기 복용하면 예방에도 좋으며 특

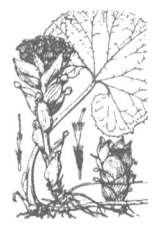 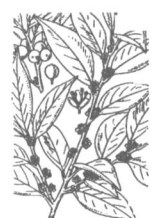 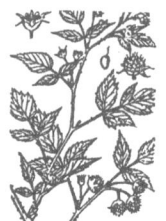

머위   먼나무   멍덕딸기

효가 있다.

| 싸리의 뿌리 |

싸리의 뿌리·가지·잎을 말려 달여서 1개월간 차 마시듯 복용하면 효과가 좋다.

| 오가피 |

오가피땅두릅 노근을 껍질을 벗긴 것를 말린 다음 1일 1회 200~300g씩 달여서 장기 복용하면 효과가 있다.

| 병풍나물 |

병풍나무 뿌리를 캐어 햇볕에 말려서 두고 쓴다. 병풍나물 뿌리 300g에 물 500㎖를 넣고 달여서 200㎖가 되면 하루 세 번에 나누어 밥 먹고 한 시간 후에 먹는다.

| 붉은팥·승검초 뿌리 |

붉은팥 50g을 적당량의 물에 담가 두면 싹이 나오기 시작한다. 이때 건져서 햇볕에 말려 가루를 낸다. 여기에 승검초 뿌리 10g을 가루 내어 같이 섞어서 한 번에 2g씩 좁쌀 미음을 적당량에 타서 먹는다.

| 보릿살·소주 |

보릿살 5홉에 물 3ℓ를 넣고 서너 시간 삶아서 천이나 채로 받은 물1ℓ에 소주 200㎖를 타서 한 번에 한 모금씩 하루에 세 번, 밥 먹기 전에 마신다.

협심증

증상 및 처방

심장부에 격렬한 동통 발작이 일어나는 병증이다. 주로 관상동맥의 경련, 경화硬化, 폐색閉塞 때문에 일어난다.

갑자기 심장이 몹시 뛰며 가슴이 답답하다든가 팔다리에 이상한 감각이 일며 식은땀이 나고 심장부로부터 왼쪽 아랫배에 걸쳐 또는 왼쪽 어깻죽지까지 심한 통증을 느끼게 된다. 얼굴이 창백하고 손발이 차가워지는데 때로는 피부가 보라색으로 변하고 하품이 쉴 새 없이 나면서 토하는 경우도 있다.

대개는 20분 정도면 회복되나 재발하기 쉽다. 실신하는 경우도 있다. 얼굴이 붉어지고 주로 왼쪽 배에 통증이 오는 것이 첫 번째 증상이다.

| 갈대 |

갈대 뿌리 25~30g을 1회분 기준으로 달이거나 생즙을 내어 1일 2~3회씩 1주일 이상 복용한다.

| 은행나무 |

은행나무잎이나 햇순 5~6g또는 은행 10~12개를 1회분 기준으로 1일 2~3회씩 1주일 이상, 잎이나 햇순은 달여서 복용하고 은행은 구워서 먹는다.

| 잇꽃 |

잇꽃홍화꽃 5~7g을 1회분 기준으로 달이거나 환제 또는 산제로 하여 1일 2~3회씩 1주일 이상 복용한다. 술에 담가서 복용한다.

| 구기자나무 |

구기자나무 잔가지 6~8g 또는 열매 4~6g을 1회분 기준으로 달여

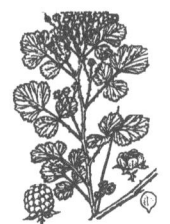 멍석딸기　　　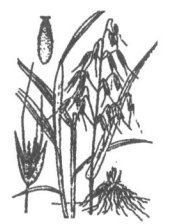 메귀리　　　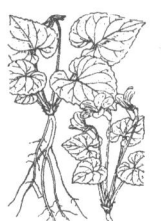 메제비꽃

서 1일 2~3회씩 1주일 이상 복용한다.

| 당귀 |

당귀 뿌리 5~6g을 1회분 기준으로 달여서 1일 2~3회씩 1주일 정도 복용한다.

| 모과나무 |

모과나무 열매 15~20g을 1회분 기준으로 달여서 1일 2~3회씩 5~6일 복용한다. 술에 담가서도 복용한다.

| 무화과나무 |

무화과나무잎 3~5g 또는 12~15g을 1회분 기준으로 1일 2~3회씩 5~6일, 잎은 달여서 복용하고 열매는 생식한다.

| 삼백초 |

삼백초 온 포기잎 · 줄기 · 뿌리 6~9g을 1회분 기준으로 달여서 1일 2~3회씩 5~6일 복용한다.

| 연꽃 |

연꽃 뿌리 30~35g을 1회분 기준으로 생즙을 내서 1일 2~3회씩 5~6일 복용한다.

담가래

증상 및 처방

담은 진액津液이 열로 인하여 탁하게 되며, 체내로 들어간 수분이 제대로 분산되지 못해서 병적인 액체 즉 담가래침이 되어 갑자기 가슴·허리·등·다리·사타구니 등지로 돌아다니는 것 같고 심히 아플 때도 있으며, 근육과 뼈가 계속 당기고 앉아도 누워도 편치 못하다. 특히 중풍으로 마비되며 두통을 일으켜 어지럽고 경련을 하는 증세는 풍담이고, 사지가 자유롭지 않고 쑤시고 아프며 차게 느끼는 증세는 한담이다. 또 열이 오르고 목이 쉬며 가슴이 답답한 증세는 열담이며, 담이 목구멍에서 막혀 자유롭게 넘어가지도 나오지도 않는 증세는 기담, 술로 인하여 위장이 상하여 생긴 담은 주담, 놀래서 생긴 담의 덩어리가 가슴 속에서 움직이기 시작하여 매우 통증을 느끼는 증세를 경담이라 한다.

| 머위·된장 |

이른 봄 꽃이 피기 전에 머위를 따서 달여 마시든가 된장과 끓여 먹으면 거가래 빼기에 좋다. 특히 임신 중의 기침에 효과가 있다.

| 은행씨 |

은행씨를 태워서 먹는데, 이때 은행을 삶아서 그 즙과 같이 먹으면 가래, 기침에 특효가 있으며, 특히 알코올 중독, 어린이 오줌싸개에도 효과가 있다. 그러나 주의할 점은 많이 복용하면 위장을 해치는 역할도 한다는 점이다.

| 도라지·앵속각·감초 |

도라지 뿌리 20g, 앵속각 또는 감초 15g을 물 700㎖에 넣고 반이 될 때까지 달여서 하루 3회로 나누어 마시면 거담·해열·진해·천식에도 효과가 있다. 그러나 이것에는 독성이 있으니 많은 양의 복용

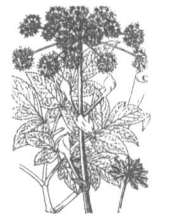
멧두릅

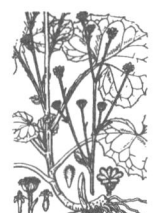
멸가치

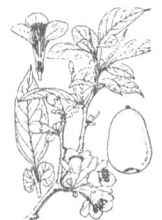
명자나무

은 피하는 것이 좋다.

| 감나무 |
  감꼭지 6개를 1회분 기준으로 달여서 1일 2~3회씩 4~5일 복용한다. 결릴 때 사용하면 효과 좋다.

| 감초 |
  감초 뿌리 4~6g을 1회분 기준으로 달여서 1일 2~3회씩 5~6일 복용한다. 술에 담가서도 복용한다.

| 강활 |
  강활 뿌리 5~7g을 1회분 기준으로 달여서 1일 2~3회씩 4~5일 복용한다.

| 두릅나무 |
  두릅나무 잔가지 또는 뿌리 12~15g을 1회분 기준으로 달여서 1일 2~3회씩 3~4일 복용한다.

| 들깨 |
  들깨 25~30g을 1회분 기준으로 달여 1일 2~3회씩 4~5일 복용한다.

| 매실나무 |
  매실나무 덜 익은 열매 8~10개를 1회분 기준으로 달여서 1일 2~3회씩 3~4일 복용한다. 술에 담가서 복용한다.

각기병

증상 및 처방

영양 실조증의 하나로 비타민 B의 부족이 주된 원인이다.

처음 병발하면 말초신경 실조증 때문에 부위가 나른하고 입 주위, 손 끝 발 끝 등에도 저린 감이 오며 심한 경우에는 무릎과 허벅지까지 증상이 나타나고 무릎에 힘이 빠져 엉금엉금 기게 된다.

변비나 하리下痢 : 이질가 오래 되며 식욕이 떨어지고 맥이 빠지면서 숨이 차는 증세와 함께 다리 부위에 부종이 일어나는 경우가 있다. 호흡마저 곤란하게 되고 급기야는 사망하는 경우도 생긴다.

(1) 건각기乾脚氣 : 부종이 없는 각기를 말한다.
(2) 습각기濕脚氣 : 부종성 각기를 말한다.

| 무 · 붉은팥 |

무를 삶아 우려 낸 물에 손과 발을 씻거나, 또는 목욕을 하면 더욱 좋다. 동시에 붉은팥을 오랫동안 푹 삶아서 걸쭉한 물을 내어 한 잔씩 마신다.

- 붉은팥은 비타민 B를 많이 포함하고 있으므로 각기에 제일 많이 쓰이고 있다.

| 오가피나무 · 삽주 뿌리 · 꿀 |

오가피나무 뿌리와 줄기를 그늘에 말렸다가 쓰며, 직접 약으로 쓸 때는 말린 것은 물에 씻어서 일정한 길이로 잘라서 누렇게 될때까지 불에 익혀서 쓴다. 삽주 뿌리를 쓸 때에는 반드시 쌀 씻은 물이나 맑은 물에 하루 동안 담가 두었다가 누렇게 될 때까지 익혀서 쓴다. 이렇게 만든 오가피와 삽주 뿌리를 가루 내어 같은 양씩 섞은 후, 빚기 좋을 정도로 꿀을 넣고 잘 반죽하여 콩알 크기의 알약을 만들어 한

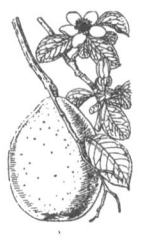 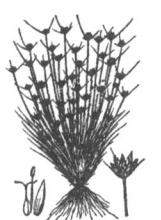 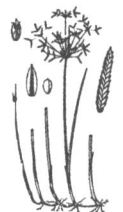

모과나무　　　　모기골　　　　모기방동사니

번에 30알씩 하루에 두 번 먹는다. 혹은 삽주 뿌리로 엿을 만들어서 한 번에 두 숟가락씩 하루에 두세 번 먹는 방법도 있다.

| 콩 |

　콩 한 되에 물을 네 사발 정도 넣고 푹 삶아서 물이 줄어들면 다시 두 사발 정도의 물을 더 넣고 반 사발이 되도록 달여서 한 번 또는 두 번에 나누어 마신다. 여러 번 반복하면 효과가 크다.

| 대황 |

　대황 뿌리 4~6g을 1회분 기준으로 달여서 1일 2~3회씩 2~3일 복용한다. 단, 기준량을 초과하면 설사의 위험이 따른다.

| 독말풀 |

　독말풀 온 포기 또는 씨 0.5~1g을 1회분 기준으로 달여 1일 1~2회씩 2일 정도 복용한다. 단, 독성이 강하므로 기준량과 복용횟수를 반드시 지키도록 한다.

| 오갈피나무 |

　오갈피나무 또는 뿌리 5~8g을 1회분 기준으로 달여서 1일 2~3회씩 3~4일 복용한다.

제2장 외과 질환 민간 요법

타박상

증상 및 처방

부딪히거나 맞거나 해서 생기는 상처로 중요한 부분을 다치면 생명이 위독하게 된다. 높은 곳에서 떨어지거나 뭇매를 맞았을 경우, 혹은 교통사고를 당했을 때 출혈로 군데군데 피멍이 들면 온 몸이 영향을 받고 자율신경이 마비되어 심한 통증을 느끼게 된다.

- 피하 출혈로 타박처에 검푸른 멍이 들며 피부면에 찰과상이 생긴다.
- 심한 타박상이면 골절되거나 조직이 파괴되거나 피부의 상처에서는 출혈이 있게 된다.

| 감즙 |

감의 꼭지를 떼어 버린 후 부드럽게 찢어 그 1/10 가량을 물을 섞어 질그릇에 담아 5일 동안 두었다가 헝겊으로 짠 것을 탈지면에 묻여 환부에 바른다.

| 고춧가루 · 치자가루 · 계란 |

흰자위 고춧가루에 그것의 3배 가량 되는 치자 가루를 섞고 계란의 흰자위로 반죽하여 환부에 붙인 다음 기름 종이를 덮고 붕대를 감아 준다. 열이 내려가고 말라서 굳어지면 새 것으로 갈아 붙인다. 이렇게 하면 2~3일 만에 완치된다.

| 아주까리 |

아주까리 씨 껍질을 벗긴 알맹이 0.5~2g을 1회분 기준으로 달이

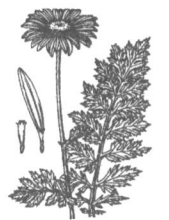 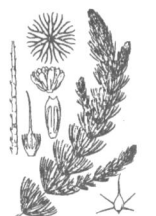 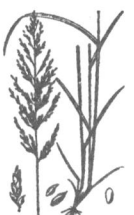

붉은제충국　　　　붕어마름　　　　비노리

거나 생식으로 1일 2~3회씩 3~5일 복용한다. 복용 중에 쇠붙이 도구를 쓰면 안 된다.

| 알로에 |

알로에 온 포기뿌리·줄기·잎 25~30g을 1회분 기준으로 달여서 5~6회 복용하거나 생즙을 10회 정도 환부에 바른다.

| 오갈피나무 |

오갈피나무껍질 또는 뿌리 6~8g을 1회분 기준으로 달여서 5~6회 복용하면서 그 물을 환부에 바른다.

| 죽순 껍질·지렁쿠나무잎·식초 |

질그릇 속에서 구운 죽순 껍질에 밥풀을 약간 넣어 으깬다. 지렁쿠나무잎이 있으면 약간 섞어서 함께 으깬 후 식초로 조금 묽게 하여 헝겊에 3mm 정도의 두께로 펴서 환부에 붙인다. 이 약은 염좌·찰과상·치통·어깨가 결리는데, 손가락 다친 데 붙여도 효험이 있다.

| 토란·밀가루 |

껍질을 벗긴 토란을 강판에 갈아서 밀가루를 섞어 반죽하여 환부에 두껍게 바른 다음 가제를 대고 붕대를 감아둔다. 반죽이 굳어지면 새 것을 바꾸어 붙인다. 이것은 염좌나 화상에도 특효가 있다. 2~3일 후 환부에는 벌집 같은 구멍이 생기고 고름이 빠져서 상처가 낫는다.

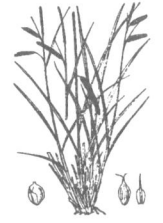 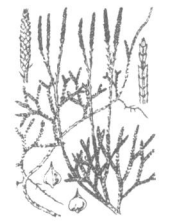 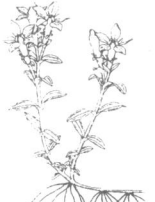

| 비늘사초 | 비늘석송 | 비로용담 |

| 황백가루 · 밀가루 · 계란흰자위 |

 황백 가루에 같은 양의 밀가루를 고루 섞어서 계란흰자위로 반죽하면서 식초를 5~6방울 떨구어 넣는다. 이것을 종이에 펴서 환부에 붙인다.

| 황백 · 치자가루 · 장뇌 |

 타박상에 황백 2숟가락, 치자가루 1숟가락과 장뇌를 약간 섞어서 식초로 반죽하여 헝겊에 펴서 환부에 붙이면 동통이 사라지고 치료가 빨라진다. 이것은 염좌에도 쓰인다.

| 황백가루 · 치자가루 · 지렁쿠나무 |

 황백가루 · 치자가루 · 지렁쿠나무의 껍질을 태운 가루, 밀가루를 같은 비율로 섞어 계란흰자위로 반죽하여 헝겊에 펴서 아침저녁 2번씩 새 것을 갈아 붙인다. 염좌, 요통, 가벼운 류머티즘에도 효험이 있다.

| 식초 |

 허리 부분의 타박으로 꼼짝 못 하는 경우에는 밀가루를 식초로 찐득찐득하게 반죽하여 한지 등에 발라 환부에 붙이고 건조하면서 바꿔 붙이되 몇 차례 반복하면 효과가 있다.

골절

증상 및 처방

뼈가 부분적 또는 완전히 이단(離斷)된 상태를 말한다.
골절의 진단은, 뼈의 고정성의 소실, 이상 위치, 움직일 때에 나는 이상음 등에 의하여 분명해질 때도 있으나, 골절단의 이개(離開)가 없을 때에는 이러한 증세를 나타내지 않는다. 특히 운동기에 속하지 않는 편평관 등에서는 골절에 의한 증세가 나타나기 어렵다.

| 버드나무 가지 |

버드나무 가지를 두 움큼 정도 잘라서 100㎖의 물로 물이 반쯤 줄 때까지 달인 물에 가재에 적셔 환부에 붙인다.

| 당귀 · 택사 · 천궁 등 |

당귀, 택사 각각 25g, 천궁 · 홍화 · 도인 · 단피 각각 15g, 소목 10g에 술과 물을 각각 1그릇씩을 붓고 모두 1/2이 되게 달여서 하루에 2번 먹는다. 머리를 다쳤을 때에는 고본 5g, 손을 상하였을 때에는 계지 5g, 허리를 다쳤을 때에는 두충 5g, 옆구리를 다쳤을 때에는 백개자 5g, 발을 다쳤을 때에는 우슬 5g을 더 넣는다.

| 도인 |

도인 · 속단 · 적작약 · 보골쇄 각 15g을 하루 1첩씩 물에 달여 2회에 나누어 먹는다.

| 유향 |

도인 · 유향 · 속단 · 소목 각 15g을 한데 섞어 하루 1첩씩 물에 달여 아침저녁으로 나누어 먹는다.

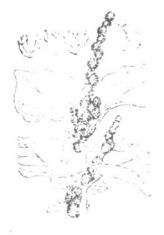 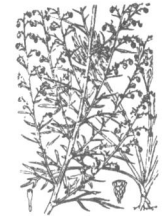 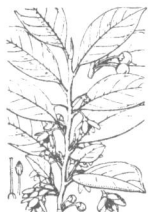

비름   비쑥   비쭈기나무

| 대추 |

대추를 태워 가루로 만들어 돌나물을 찧을 때 함께 넣어 찧는다. 이것을 하루에 1~2회씩 환부에 붙인다.

| 오이 |

오이씨 10g을 노랗게 볶아 가루 내어 더운물에 먹는다.

| 선인장 |

선인장에 칼집을 살짝 내면 즙이 나온다. 그 즙을 깨끗한 헝겊이나 거즈에 적셔서 환부에 붙이면 놀라운 효과가 있다.

| 골담초 |

골담초 뿌리 껍질 5~6g을 1회분 기준으로 달여서 1일 2~3회씩 1주일 정도 복용한다.

| 두릅나무 |

두릅나무 잔가지 또는 뿌리 12~15g을 1회분 기준으로 달여서 2~3회씩 10일 정도 복용한다.

| 소나무 |

소나무 솔방울 3~4g을 1회분 기준으로 달여서 1일 2~3회씩 1주일 정도 복용한다.

어혈

증상 및 처방

다리를 삐거나 타박상으로 인히여 피가 잘 순환하지를 못 하고 한곳에 머물러 있어 시퍼렇게 멍이 든 경우, 즉 체내의 혈액이 일정한 자리에 정체되어 노폐물이 쌓여서 생기는 병증을 말한다.

| 쇠무릎 |

쇠무릎 뿌리 8~10g을 1회분 기준으로 달여서 1일 2~3회씩 4~5회 복용하면서 그 물로 환부를 자주 씻는다. 술에 담가서 복용한다.

| 당귀 |

당귀 뿌리 6~8g을 1회분 기준으로 달여서 1일 2~3회씩 1주일 이상 복용하면서 그 물을 환부에 자주 발라준다.

| 대황 |

대황 뿌리 5~6g을 1회분 기준으로 달여서 1일 2~3회씩 1주일 이상 복용하면서 그 물을 환부에 자주 바른다.

| 사시나무 |

사시나무 껍질 15~29g을 1회분 기준으로 달여서 1일 2~3회씩 4~5일 복용하면서 그 물에 4~5회 환부를 담근다.

| 머위 |

온 포기잎·줄기·뿌리 5~6g 또는 뿌리 껍질 12~15g을 1회분 기준으로 달여서 1일 2~3회씩 4~5일 복용하면서 그 물을 환부에 자주 바른다.

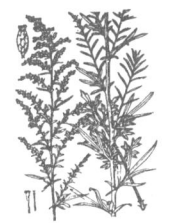 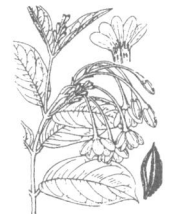 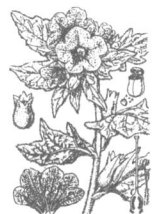

뺑대쑥　　　　　사군자　　　　　사리풀

| 할미꽃 뿌리 |

할미꽃 뿌리를 햇볕에 말렸다가 가루를 낸 뒤 1회에 3~4g씩 하루 2번 술에 타서 빈속에 먹는다.

| 오가피나무 껍질 |

오가피나무의 껍질을 벗겨서 잘 찢어 상처에 붙이고 불돌을 달구어 그 위에 댄다. 불돌이 식지 않도록 자주 갈아 댄다.
돌을 더운물에 넣었다가 자주 찜질해도 좋다.

| 버드나무좀똥 · 식초 |

오래 묵은 버드나무가 좀이 먹으면 나무껍질에 자황색을 띤 좀똥이 생긴다. 이것을 채취하여 식초에 개어 고약처럼 만들어서 상처에 바른다. 하루에 1번씩 갈아 붙이는 것이 좋다.

| 생지황즙 · 술 |

생지황즙 100g에 술 5㎖를 타서 1회에 10㎖씩 하루 2번 약간 데워서 먹으면 잘 낫는다.

| 사시나무 껍질 |

어혈로 부종이 심하고 걷기 힘든 때 사시나무 껍질 1Kg에 물 2ℓ를 넣고 절반이 되게 달인다.
이것으로 매일 아픈 부위를 씻으면 좋다.

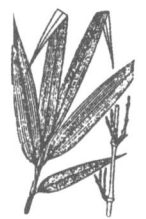 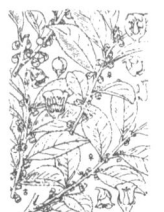 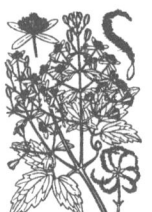

사방죽　　　　　사스레피나무　　　　사위질빵

| 개열 |

개열 반 개를 따뜻한 술에 타서 자기 전에 먹는데 술량은 350cc를 넘지 말아야 한다. 약 10일 정도 쓰면 아주 좋다. 한편 개열을 바르기도 한다.

| 계란 |

날계란을 불에 따뜻하게 쪼여서 어혈진 곳에 굴리면서 문지른다. 이렇게 몇 번하면 곧 낫는다.

| 벚나무 껍질 |

벚나무 속껍질을 달여서 먹는데 젖은 껍질은 1회에 20~30g, 마른 껍질은 5~8g씩 달여 하루에 3번, 식전 30분에 먹는다.

| 수세미오이 |

햇볕에 말린 수세미오이 1개를 보드랍게 가루를 낸 후 이를 2~3g씩 소주에 타서 먹는다.

| 구름나무 껍질 |

구름나무 속껍질을 적당히 길이로 썰어서 물을 붓고 2시간 이상 끓인 후 껍질은 버리고 그 물을 졸여서 고약처럼 만들어 붙인다.

골수염

증상 및 처방

골수의 결체질에 있는 적색 혹은 황색의 연한 조직체에 화농균이 침입하여 생기는 염증이다. 골수염이란 바꿔 말하면 뼈의 일부가 부패하는 질병이다. 경우에 따라서는 생명에 관계되는 무서운 질병이기도 하다.
주로 포도상구균이 병원체이기는 하지만 기타의 세균 때문에 발병하는 경우도 있다. 염증을 일으키기 시작하면 갑자기 한기가 나고 고열이 난다. 염증이 진행됨에 따라 침범된 부분의 뼈에 통증이 나타나기 시작하는데 그 통증은 매우 심하다. 무엇이 약간 스치기만 해도 대단히 심한 통증을 자각한다. 그리하여 국부와 그 부근이 열을 띠게 되면서 움직이는 것조차 곤란하게 된다.

| 삼백초 |
삼백초를 건조시킨 건초 10~20g을 물로 달여 차 대신 마신다.

| 콩 |
삶은 콩을 갈아 콩물을 짜서 마신다. 그 외에 여러 방법으로 조리하여 매일 먹는다.

| 밀나물 |
밀나물 줄기 또는 뿌리 4~6g을 1회분 기준으로 달여서 1일 2~3회씩 1주일 정도 복용한다.결핵성 골수염

| 세잎양지꽃 |
세잎양지꽃 온 포기 8~10g을 1회분 기준으로 달여서 1일 2~3회씩 1주일 정도 복용한다.결핵성 골수염

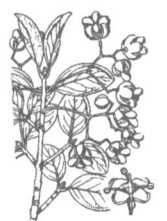 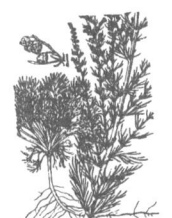 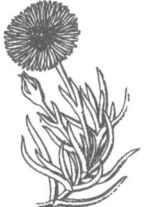

사철나무   사철쑥   사철채송화

| 혈갈 · 홍화 · 유향 |

혈갈 60g, 홍화 30g, 유향 30g, 몰약 20g을 함께 보드랍게 가루 내어 한번에 0.5g씩 하루 3회 더운물에 타서 먹는다.

| 자연동 · 속단 · 골쇄보 |

자연동 · 속단 · 골쇄보 각 10g, 지별충 5g을 함께 보드랍게 가루내어 한번에 3g씩 하루 2회 더운물에 먹는다.

| 당귀 · 백작약 · 속단 |

당귀 · 백작약 · 속단 · 황기 · 숙지황 · 자연동 · 토별충 각 15g, 골쇄보 · 위련선 · 모과 · 천화분 각 10g을 함께 하루 1첩씩 물에 달여 2회에 나누어 먹는다.

| 참외 꼭지 · 붉은팥 |

참외 꼭지 5g, 붉은팥 5g을 불에 약간 볶은 다음 가루 낸 뒤 3번에 나누어 더운물로 먹인다.

| 백반 · 참외 꼭지 |

백반 5g, 참외 꼭지 7개 가루를 내어 물로 달여서 먹으면 가래를 토하게 한다. 5일 후에 다시 1회 먹는다. 참외 꼭지는 독이 있기 때문에 복용량에 주의해야 한다.

임파선염

증상 및 처방

임파선에 세균이 침입하여 염증을 일으키는 병이다. 목이나 겨드랑이, 팔꿈치, 허벅다리 안쪽 등의 임파선에 발생하기 쉬우며 화농되는 것과 그렇지 않은 것이 있다. 딱딱하던 종기가 말랑말랑하게 되면서 발열과 함께 통증이 일고 때로는 두통·식욕부진 등이 수반된다.

| 꿀풀 |

꿀풀 온 포기 또는 열매 8~10g을 1회분 기준으로 달여서 1일 2~3회씩 4~5일 복용한다.

| 달팽이 |

달팽이 25~30g을 1회분 기준으로 달여 1일 2회씩 3~4일 복용한다.

| 대극 |

대극 뿌리 1g을 1회분 기준으로 달여서 1일 2회씩 3~4일 복용한다.

| 더덕 |

더덕 꽃 5~6g 또는 뿌리 8~10g을 1회분 기준으로 달여서 1일 2~3회씩 1주일 정도 복용한다.

| 도라지 |

백도라지꽃 또는 뿌리 8~10g을 1회분 기준으로 달여서 1일 2~3회씩 4~5일 복용한다.

| 미나리 |

미나리 20~25g을 1회분 기준으로 생즙을 내서 1일 2~3회씩 4~5일 복용한다.

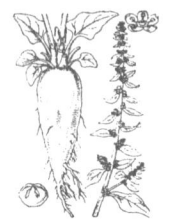 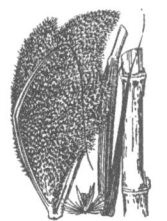 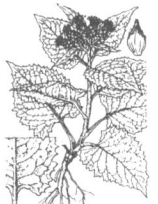

| 사탕무 | 사탕수수 | 산각시취 |

| 봉선화 |

봉선화씨 2~3g 또는 뿌리 4~5g을 1회분 기준으로 달여서 1일 2회씩 3~4일 복용한다.

| 수세미 |

수세미 열매 12~15g을 1회분 기준으로 달이거나 생즙을 내서 1일 2~3회씩 4~5일 복용한다.

| 알로에 |

알로에 온 포기잎·줄기·뿌리 25~30g을 1회분 기준으로 달이거나 생식으로 1일 2~3회씩 5~6일 복용한다.

| 어저귀 |

어저귀씨 7~9g을 1회분 기준으로 달여서 1일 2~3회씩 2~3일 복용한다.

| 자귀나무 |

자귀나무 껍질 5~6g을 1회분 기준으로 달여서 1일 2~3회 씩 4~5일 복용한다.

| 적하수오 |

적하수오 뿌리 5~6g을 1회분 기준으로 달여서 1일 2~3회씩 4~5일 복용한다.

치질

증상 및 처방

치핵은 항문부 정맥의 울혈과 확장으로 생긴 정맥류 때문에 생긴다. 치핵痔核의 주된 증상은 배변시의 출혈이다. 치핵이 생긴 장소에 따라 심한 통증이 있는 것과 없는 것으로 나누어진다. 장기간에 걸쳐 치핵이 낫지 않으면 심한 빈혈이 생길 수 있다. 또 중증이 되면 염증이 생겨 부어 오르고, 욱신욱신 쑤시고, 걷는 것도 어려워진다.
치루痔瘻는 별로 아프지는 않으나 항문이나 항문 주위에서 고름이 흘러나온다.

| 고삼 |

고삼·생지황·황백·차전자 각 15g을 함께 물에 달여 하루 2회에 나누어 먹는다. 항문이 타는 듯이 뜨거워지는 환자에게 알맞다.

| 곶감 |

치질로 하혈할 때는 곶감을 태워 가루로 하여 1회 7.5g씩 물로 복용하면 유효하다.

| 망초 |

망초草 5~10g을 뜨거운 물에 20분 동안 우려 낸 다음 그 물을 탈지면에 묻혀 항문에 바른다. 아침저녁으로 각각 한 번씩 며칠 바르면 낫는다.

| 담배 |

담배꽁초를 물에 촉촉하게 적셔 거즈에 싸서 취침 전 항문 환부에 끼우고 잔다. 또 담배 삶은 물에 환부를 씻거나 담배진을 환부에 발라 주면 좋다.

| 마늘 |

마늘을 재 속에 넣어 물렁해지면 가제로 싸서 항문에 끼워둔 채 잠

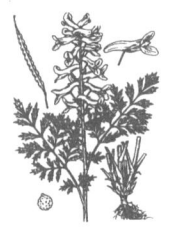 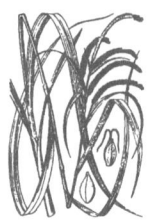 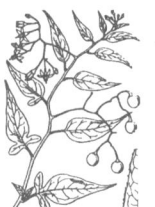

| 산괴불주머니 | 산꼬리사초 | 산꽈리 |

자리에 든다. 이튿날 아침이면 마늘의 수분이 완전히 흡수된다. 하루에 2~3번 바꾸어 준다.

| 계란 · 백반 · 파뿌리 |

먼저 계란에 구멍을 내고 백반 가루 2g을 넣어 약한 불에 올려놓아 익힌 다음 껍데기를 버리고 파 뿌리와 함께 찧어 환부에 바른다.

| 금은화 · 감초 |

금은화 40g, 감초 40g을 가루 낸 뒤 물로 반죽하여 오동나무 열매만한 환을 지어 1회에 8g씩 저녁 식사 전에 더운물로 먹는다.

| 생강 |

항문에서 피가 줄줄 흐르는 치질에는 엄지손가락 크기의 생강을 하루 1개 가량 씹어 먹으면 효과를 본다.

| 무화과잎 |

항문 주변이 찢어질 정도의 치질에는 무화과의 잎을 달여서 하루에 2~3번씩 환부를 씻거나 물수건으로 찜질한다.

| 만년청 뿌리 · 참기름 · 오배자 |

만년청의 뿌리를 진하게 달인 물로 환부를 씻고 참기름을 바른 다음 오배자 가루를 뿌린다.

| 하고초 · 감초 · 연교 |

하고초 400g, 감초 200g, 연교 200g씨를 뺀 것을 가루 낸 뒤 금은화 500g을 달인 물로 개어 환을 지어 1회에 15g씩 매일 아침 소금물로 먹는다.

탈항

증상 및 처방

치질의 한 병증으로 점막이 항문 밖으로 빠져 나와서 처지는 증상이다.
가벼운 탈항은 그대로 두어도 자연히 원상으로 회복되며, 손가락으로 밀어넣어도 간단히 들어간다. 그러나 탈항이 습관화되면 사소한 일에도 곧 나온다.
그러나 중증이 되면 손가락으로는 쉽게 들어가지 않는다. 나와 있는 부분이 항문 괄약근으로 조여지므로 울혈되어 붉게 부어 올라 격통 때문에 보행도 곤란해진다.

| 당삼 |
당삼·당귀 각 15g, 황기 20g, 승마·백작약·백출·진피각 10g, 감초 5g, 대추 7알을 함께 물에 달여 하루 2회에 나누어 먹는다.

| 갈대 |
갈대 뿌리 25~30g을 1회분 기준으로 달이거나 생즙을 내서 1일 2~3회씩 1주일 정도 복용한다.

| 고삼 |
고삼 뿌리 2~3g을 1회분 기준으로 1일 2~3회씩 1주일 정도 복용하면서 아울러 고삼 뿌리를 말려 가루 내어 항문에 바른다.

| 당근 |
당근을 많이 먹으면서 적당한 크기로 잘라 4~5회 빠져 나오지 않도록 항문에 밀어넣어 둔다.

| 만삼 |
만삼 뿌리 12~15g을 1회분 기준으로 달여서 1일 2~3회씩 1일 정도 복용한다.

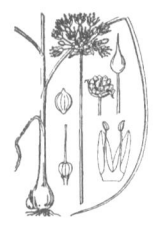
산달래

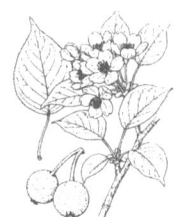
산돌배나무

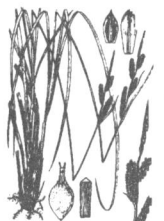
산둑사초

| 무궁화 |

무궁화 꽃봉오리 5~6g을 1회분 기준으로 달여서 1일 2~3회씩 1주일 정도 복용하면서 그 물을 헝겊에 적셔 항문 주위에 자주 바른다.

| 사상자 |

사상자씨 5~6g을 1회분 기준으로 달여서 1일 2~3회씩 1주일 정도 복용한다.

| 석류나무 |

석류나무 열매 석류껍질 6~8g을 1회분 기준으로 달여서 1일 2~3회씩 1주일 정도 복용한다.

| 속새 |

속새 온 포기 태운 재를 참기름에 개어 5~6회 얇은 헝겊에 싸서 빠져 나오지 않도록 항문에 밀어넣어 둔다.

| 약모밀 |

약모밀 뿌리 8~10g을 1회분 기준으로 달여서 1일 2~3회씩 1주일 정도 복용한다.

| 연꽃 |

뿌리를 1일 2~3회씩 1주일 정도 생식하면서 아울러 적당한 크기로 잘라 5~6회 항문에 밀어넣어 둔다.

| 인동 |

인동잎 또는 줄기 12~15g을 1회분 기준으로 달여서 1일 2~3회씩 1주일 정도 복용한다.

제3장 산부인과 질환 민간요법

냉증

증상 및 처방

한방에서 말하는 대하라 함은 여성 성기의 분비물을 총칭한 것이다. 일반적으로 말하는 냉 대하는 성기 분비물이 증가하여 질 외부로 유출되어 외음부 또는 그 부근을 축축하게 오염시키는 상태를 지칭하는 것이다. 생리적 대하와 병적인 대하로 구별할 수 있다. 일반적으로 여성들은 냉이라고 말하며, 이것을 병적인 대하라고 말할 수 있다.

| 마늘 |
생마늘을 달여 마신다. 마늘을 꿀에 담가 먹거나 마늘주를 매일 조금씩 마신다.

| 생강 |
생강 30g, 설탕 600g을 술소주 1ℓ 에 넣어 한 달 동안 두었다가 자주 마시면 좋다.

| 익모초 |
익모초를 물에 달여 찌꺼기를 짜 버리고 다시 진하게 졸여 팥알 크기의 알약을 만들어 한 번에 10알씩 하루 3번 먹는다.

| 인삼 |
인삼 20g을 물에 달여 하루 두 번에 나누어 아침 · 저녁 식사전에 먹으면 좋다.

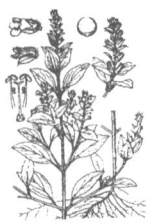 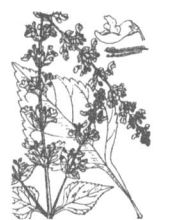 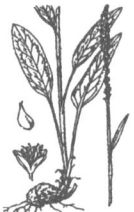

산들깨 　　　　산박하 　　　　산범꼬리

| 감국 |

 감국 온포기잎·줄기·뿌리 또는 꽃 5~6g을 1회분 기준으로 달여서 1일 2~3회씩 10일 정도 복용한다.

| 고추 |

 말린 고추 8~10g을 1회분 기준으로 달여서 1일 2~3회씩 3일 정도 복용한다. 냉복 통증에 효과가 있다.

| 구절초 |

 구절초 온포기잎·줄기·뿌리 3~4g을 1회분 기준으로 달여서 복용한다. 그 물로 엿을 고아 15일 이상 복용하면 부인들의 냉병에 아주 효험이 있다.

| 국화 |

 국화 온 포기 또는 꽃 4~6g을 1회분 기준으로 달여서 1일 2~3회씩 10일 정도 복용한다.

| 당귀 |

 당귀 뿌리 5~8g을 1회분 기준으로 달여서 1일 2~3회씩 1주일 이상 복용한다.

| 대추나무 |

 대추나무 말린 열매대추 15~20g을 1회분 기준으로 달여서 1일 2~3회씩 15일 이상 장복한다.

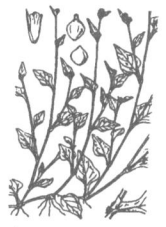 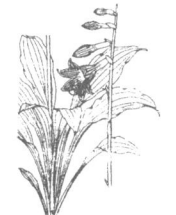 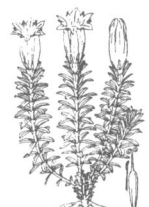

| 산여뀌 | 산옥잠화 | 산용담 |

| 삽주 |

　삽주 뿌리 4~5g을 1회분 기준으로 달여서 1일 2~3회씩 10일 정도 복용한다.

| 잇꽃 |

　잇꽃 5~7g을 1회분 기준으로 달여서 1일 2~3회씩 1주일 정도 복용한다.

| 할미꽃 |

　할미꽃 뿌리 5~8g을 1회분 기준으로 달여서 1일 2~3회씩 5~6주일 정도 복용한다.

| 황기 |

　황기 뿌리 15~20g을 1회분 기준으로 달여서 1일 2~3회씩 1주일 정도 복용한다.

| 회향 |

　회향 열매 5~7g을 1회분 기준으로 달여서 1일 2~3회씩 5~6일 정도 복용한다.

| 꿀 |

　꿀 10~12g을 1회분 기준으로 달여서 1일 2~3회씩 10일 정도 따뜻하게 해서 복용한다.

대하증

증상 및 처방

대하증은 여성 성기에서 흐르는 분비물이 지나치게 많은 경우를 말한다. 대하의 종류에는 다섯 가지가 있는데 백·황·적·청·흑색 등으로 구분되고 있다. 건강한 여성들의 경우에도 적은 양의 분비물은 있는데 이것은 병적이 아니다. 이때의 분비물은 맑고 묽은 액체이다.

| 찹쌀 |

찹쌀과 후추를 같은 비율로 가루를 내어 식초로 반죽을 한 다음 식초탕으로 해서 먹으면 효험이 있다.

| 쇠비름 |

꽃이 피는 시기에 쇠비름을 뜯어 매일 50~60g씩 물에 달여 먹으면 적대하증, 구역질 등에 효과가 좋다.

| 도라지·흰 접시꽃 |

백도라지와 흰접시꽃 뿌리를 같은 분량으로 하여 물 두 사발에 달여 반으로 줄어들면 하루 세 번 식전에 한 잔씩 마신다.

| 삼씨 |

삼씨 한 줌 가량을 500㎖의 물로 3분의 2양이 되게 달여 1일 2~3회 마신다.

| 애엽 |

애엽 10g, 달걀 한 개를 함께 물에 달여 달걀이 익으면 달걀과 약물을 다 먹는다. 하루에 한 번씩 7~10일 먹으면 효과를 본다.

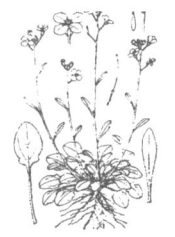
산장대

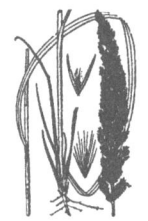
산조풀

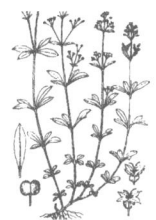
산쿼덩굴

| 당귀 |

당귀 300g과 쑥잎말린 것 300g, 육계 40g을 함께 가루로 만들어 녹두알 크기로 환약을 빚어 하루 세 번 식전에 복용하는데 한 번에 20알씩 술을 약간 탄 온수에 복용한다.

| 돌나물 · 흰국화잎 |

돌나물을 뜯어다 깨끗이 씻어 생즙을 내어 먹어도 좋으며, 흰국화 잎을 달여 먹어도 대하증에 좋다.

| 해바라기 |

해바라기 줄기를 칼로 겉껍질을 벗겨 버리고 잘게 썰어 말려 두었다가 사용한다. 사용시 해바라기 줄기 2g, 대추 10알에 물 500㎖를 두고 100㎖ 정도 되게 달여 아침저녁으로 나누어 먹는다. 연속 3~4일 먹으면 효과가 나타난다.

| 쑥잎 · 익모초 |

쑥잎말린 것 40g, 익모초말린 것 40g을 함께 물 두 되에 달여 한 되로 줄어들면 매일 식전 세 차례 한 컵씩 마신다. 따끈하게 해서 먹어야 하며 맛이 쓰기 때문에 먹기가 힘든 사람은 벌꿀을 가미하면 좋다. 물로 달여 먹기가 번거로우면 가루로 만들어서 벌꿀로 개어 환약을 빚어 복용하면 편리하다.

| 은행 |

껍질을 벗긴 은행 300g, 검정콩 300g을 볶아서 함께 가루로 만들어 벌꿀로 개어 환약을 만들어 먹으면 좋다.

월경이상

증상 및 처방

신체적으로 성숙해질 무렵의 무월경은 신체적으로나 정신적으로나 특별한 변화를 감지할 수 없으나, 성숙한 후의 무월경은 다소간의 이상을 감지하게 된다. 무월경은 원발성 무월경과 속발성 무월경으로 구분된다. 전자는 만 16세 이상이 되어도 초조가 없는 것을 말하고, 후자는 90일 이상 월경이 없는 상태가 계속되는 것을 말한다. 희발성 월경은 월경 주기가 38일 이상인 것, 빈발성 월경은 24일 이내인 것을 말한다.

| 부추 |

복통이 심할 때 신선한 부추를 20ℓ 정도 즙을 내서 흑설탕을 알맞게 넣고 따끈하게 데워 마신 다음 20분 가량 반듯이 누워 있으면 통증이 멎는다.

| 백출 |

월경기에 구토가 나면 정향, 건강 5g, 백출 10g을 함께 가루 내어 아침 식간에 죽물에 타서 먹는다.

| 봉선화 |

봉선화 300g에 흑설탕 600g을 넣고 계란을 삶아 노른자위만 빼낸 것 300g과 함께 잘 으깨어 병에 담아 둔다. 이것을 매일 세 차례 식간에 큰 숟가락으로 하나씩 끓인 물에 풀어서 복용한다.

| 소금 |

굵은 소금 500g, 파밑둥 300g, 생강 100g을 함께 볶아 헝겊 주머니에 넣어서 뜨끈할 때 아랫배를 찜질한다. 매일 15~20분씩 3~4일 되풀이하면 통증이 멎으면서 기타 증상도 없어진다.

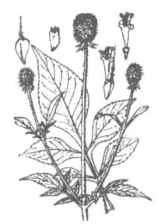 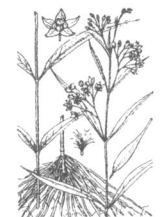 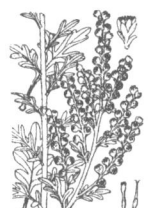

산토끼꽃 　　　　산해박 　　　　산흰쑥

| 생강 |

잘게 썰어 짓찧은 생강 25g을 흑설탕 250g에 고루 섞어서 그릇에 담아 솥에 쪄내면 마치 물엿 모양의 생강탕으로 된다. 이 생강탕을 월경이 오기 2~3일 전부터 월경이 마무리될 때까지 한 번에 한 숟가락씩 하루 2회 먹으면 통증이 멎는다.

| 당귀 |

월경통으로 아랫배가 아플 때 당귀·적작약·천궁·목단피·향부자·원호 각 15g, 생지황·홍화 각 10g, 도인 25g을 함께 물에 달여 2회에 나누어 먹으면 효과가 좋다.

| 백도라지 |

백도라지와 접시꽃 뿌리 20g씩을 오골계 한 마리에 넣고 푹 고아 그 국물과 고기를 먹으면 된다.

| 가물치 |

가물치는 여성의 부인병에 좋은 민물고기이다. 가물치 180g짜리 산 놈 한 마리를 뽕나무 뿌리 삶은 물에 고아서 먹는다.

| 해바라기 |

해바라기 꽃판 한 개를 검누렇게 태워서 가루를 만들어 1회에 3g씩 하루 3회 술에 타서 먹는다. 이 처방은 월경 과다로 오는 하혈에 효과가 좋다.

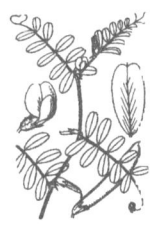
살갈퀴
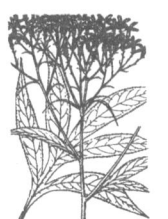
삼잎방망이
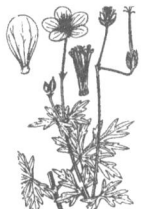
삼쥐손이

| 오미자 |

당귀·구기자 각 10g, 오미자 8g을 한데 섞어 물에 달여 먹는다. 이 처방은 월경의 주기가 불규칙하고 월경기에 번조불안·불면·현기증·두통 등을 동반하는 증세에 효과가 좋다.

| 수세미 |

말린 수세미를 구워 가루로 만들어 1회에 11.2g씩 하루 3회 술에 타서 마시면 효과가 있다.

| 건강·부추 뿌리 |

부추뿌리 120g, 건강 15g을 한데 섞어 물에 달여 먹는다. 이 처방은 월경의 주기가 불규칙한 증세에 효과가 신통하다.

| 황기 |

황기 50g, 당귀 15g, 우슬 25g을 물에 달여 먹되 매일 1첩씩 여러 날 먹으면 효과를 본다.

| 콩 |

검정콩 50g, 홍화 25g, 흑설탕 100g을 물에 달여 하루 2회에 나누어 먹는다.

| 월계화 |

월계화·익모초·단삼 각 25g을 한 컵 정도 달인 물에 소주한 잔을 타서 따끈하게 데워 먹는다.

자궁 출혈

증상 및 처방

자궁 출혈을 일종의 월경 현상으로 본다면 문제는 간단하다. 월경이 당연히 있어야 할 생리 현상이기 때문에 정상적인 주기로 오는 것이라면 마땅히 정상적 자궁 출혈이라 할 수 있으나 그것이 시도 때도 없이 일어나든가 그 양이 지나치게 많다고 한다면 그것은 반드시 이상이 있는 자궁 출혈이다.

| 연근 |

칼슘을 충분히 보급하는 한편 연근을 갈아 짠 즙으로 질 부위를 세척한다. 또 연근절이 있는 부분을 갈아서 즙을 내어 식초를 약간 가하여 작은 술잔 가득히 마시면 만성적인 출혈도 적어지면서 복용하고 있는 사이에 치유된다.

| 냉이 |

뿌리까지 달린 신선한 냉이 60g을 물 600㎖에 달여 하루 3번에 나누어 먹는다.

| 형개 |

형개를 약성이 남게 태워서 가루내 한 번에 8g씩 하루 2~3번 식후에 먹으면 좋다.

| 생지황 |

생지황을 짠 즙과 익모초에서 짜낸 즙 각각 10㎖에 술 5~6㎖를 넣고 약간 끓여 하루 2~3번에 나누어 먹으면 효과가 있다.

| 관중 |

관중 뿌리줄기 3~5g을 1회분 기준으로 달여서 5~6회 복용한다.

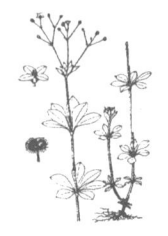 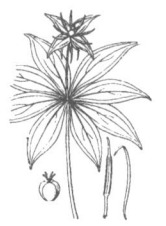 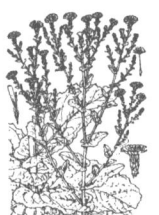

삼화갈퀴   삿갓풀   상추

| 당귀 |

당귀 뿌리 6~8g을 1회분 기준으로 달여서 1일 2~3회씩 1주일 정도 복용한다.

| 맨드라미 |

맨드라미 온포기잎·줄기·뿌리 8~10g 또는 5~7g을 1회분 기준으로 달여서 4~5일 복용한다.

| 복분자 딸기 |

복분자 딸기 덜 익은 열매 5~6g을 1회분 기준으로 달여서 1일 2~3회씩 5~6일 복용한다.

| 석류나무 |

석류나무 열매석류껍질 6~8g을 1회분 기준으로 달여서 1일 2~3회씩 3~4일 복용한다.

| 수세미외 |

수세미외 온 포기 12~15g을 1회분 기준으로 생즙을 내서 1일 2회씩 5~6일 복용한다.

| 신경초 |

신경초 뿌리 5~7g을 1회분 기준을 달여서 1일 2~3회씩 4~5일 복용한다.

| 쑥 |

쑥 온포기잎·줄기·뿌리 3~5g을 1회분 기준으로 달여서 1일 2~3회씩 4~5일 복용한다.

자궁암

증상 및 처방

부인의 암종 중에서 가장 많은 것이 자궁암이다. 자궁암도 생기는 부위에 따라 체부암, 경부암 등으로 나뉜다. 체부암은 주로 50대~60대의 폐경기 후에 제일 많이 생기며 30세~70세 사이에 주로 생긴다.

조기 증세로는 약간의 출혈이 있고 물 같은 대하가 흐르며 생리가 있는 사람은 복통이 따르는 수도 있다. 비정상적인 출혈은 비교적 늦게 나타나며 폐경이 된 수년 후에 생리가 다시 시작되는 것처럼 착각을 느끼게도 한다. 만기 증세로는 대하가 황색으로 되고 냄새가 나게 되며 출혈도 차츰 많아진다.

빈뇨와 배뇨 후 개운치 않은 기분을 느끼게 하지만 후에는 아예 소변이 나오지 아니하고 몸이 몹시 쇠약해지며 발열이 나는 수도 있다.

| 마름 · 번향 · 율무 · 현지초 · 결명자 |

마름 열매 5개, 번행 20g, 율무 20g, 현지초 20g, 결명자 20g을 900㎖의 물로 반이 되게 달여 1일 3회에 나눠서 식전에 마시면 효과가 있다.

| 맨드라미꽃 |

맨드라미꽃 10g을 하루 분량으로 해서 물로 달여 그 즙을 3번에 나누어 먹는다.

| 익모탕 |

익모탕은 익모초, 백출 각각 6g, 당귀 · 천궁 · 작약 · 숙지황 · 진피 · 향부자 · 아교 · 합분볶은 것 각각 4g, 현삼, 포황 각각 3g, 감초 2g을 달여 3번에 나누어 식전에 빈속에 먹는다.

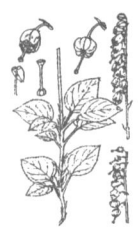 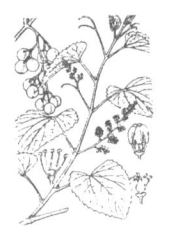 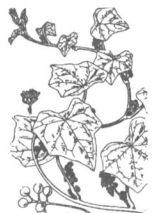

| 새끼노루발 | 새머루 | 새모래덩굴 |

| 백화사설초 |

　백화사설초 37.5g말린 것, 고교맥 37.5g을 함께 물로 달여 먹는다. 이 밖에 백영은 딴 약초와 함께 인후암·음경암·간암·폐암 등에 쓰인다.

| 패장 뿌리 |

　그늘에 말린 패장의 뿌리 6~10g에 물 200㎖를 붓고 달여 100㎖가 되면 짜서 하루에 3번 나누어 먹는다.

| 영양의 뿔 |

　영양의 뿔을 아주 곱게 가루 낸 뒤 1.5~3g을 하루 1회 물로 먹는다. 뿔가루는 날아갈 듯 보드러워야 한다.

| 모란 |

　모란꽃 또는 뿌리 껍질 5~6g을 1회분 기준으로 달여서 2~3회씩 1주일 정도 복용한다. 복용 중에 대황·패모·쇠붙이 도구를 금한다.

| 익모초 |

　익모초 온포기잎·줄기·뿌리 7~8g 또는 씨 3~5g을 1회분 기준으로 달이거나 생즙을 내어 1일 2~3회씩 5~7일 복용한다.

| 인삼 |

　인삼 뿌리 15~30g을 1회분 기준으로 달이거나 환제, 산제 또는 고제로 1일 2~3회씩 7~10일 복용한다. 복용 중에 복룡·쇠붙이 도구를 금한다. 고혈압 증세가 있으면 신중히 사용한다.

입덧

증상 및 처방

여성들은 임신을 하면 음식을 잘 먹지 못하고 음식 냄새만 맡아도 메스껍거나 구토가 나는 경우가 있는데 이것을 입덧이라고 하고 의학 용어로 '임신오저'라고 한다. 평소 위·장·간의 기능이 약한 사람이 특히 입덧이 심하다고 한다.

| 매화 |

그늘에 말린 매화꽃을 가루 내어 먹으면 끈질긴 구토에 효과적이다.

| 향유 |

그늘에 말린 경엽과 꽃을 하루 10~15g씩 300㎖의 물로 절반이 될 때까지 달여, 식으면 한 모금씩 여러 번에 나눠 마신다.

| 보생탕 |

인삼·백출·향부자·오약 8g, 감초 4g, 생강 3쪽에 물을 1ℓ 붓고 반으로 줄 때까지 20분 정도 달여 식혀서 입덧할 때마다 수시로 복용한다. 보생탕은 인삼·백출·감초·향부자·오약 등의 약재로 구성되어 있는 처방이다. 인삼은 임부의 정신을 편하게 해 주고 태아의 발육을 촉진시켜 주고 비위를 강하게 해서 원기를 북돋워 준다.

백출은 안태, 즉 태아를 편안하게 해 주는 으뜸 약재로 한방에서 쓰이고 있으며 비위를 튼튼하게 하여 밥맛을 좋게 하고 전신의 권태감을 없애 주는 약재이다. 이런 보생탕을 쓰면 경미한 임신오저에는 상당히 효험을 볼 것이다.

| 반하 |

반하 덩이 뿌리 5~6g을 1회분 기준으로 달여서 4~5회 복용한다.

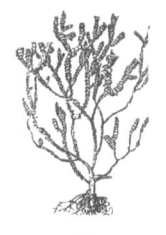 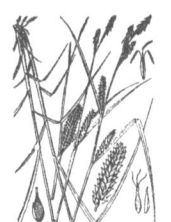 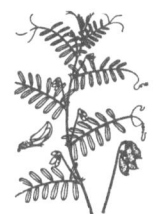

새발　　　　　새방울사초　　　　　새완두

| 생강 |

생강 덩이 뿌리 5~6g을 1회분 기준으로 달여서 4~5회 복용한다. 복용 중에 황련, 하눌타리를 금한다.

| 향부자 |

향부자 덩이 뿌리 7~9g을 1회분 기준으로 달여서 4~5회 복용한다.

| 흰참깨 |

흰참깨 60g에 소금을 약간 섞어 냄비에 넣고 향기가 날 때까지 볶아서 1일 2회에 나누어 먹는다. 이틀 동안 먹으면 효과를 볼 수 있다.

| 생호박씨 |

생호박씨 15~18g을 까서 속살만 취하여 짓찧은 후 뜨거운 물 한 컵에 20분 동안 우려서 모두 먹는다. 아침저녁 빈속에 각각 1회씩 우려서 먹는데 보통 3~5일 먹으면 효과를 볼 수 있다.

유산

증상 및 처방

자궁의 발육 부진, 또는 기형·위치 이상·만성 자궁내막염·당뇨·만성신장염·매독·과도한 성교·알코올 중독·니코틴 중독·정신불안·영양장애·허약체질 등에서 많이 일어난다. 유산을 피하려면 무거운 짐, 장거리 여행, 심한 운동을 피하고 정신적인 안정과 충분한 영양섭취를 해야 한다. 또한 유산의 기미가 있으면 안정을 취함과 동시에 전문의의 조치를 받도록 한다.

| 파 |

임신 중에 여러 가지 원인으로 유산할 우려가 있을 때, 혹은 임신 중에 아랫배가 아플 때 쓴다. 뿌리가 달린 채로 파 20대 정도를 10cm 길이로 잘라서 물 4ℓ 를 넣고 1.5ℓ 가 되게 달여서 찌꺼기는 버리고 그 물을 한번에 마신다. 만약 임신중에 아랫배가 조금씩 아프면 한 번에 50㎖ 정도씩 먹는다. 하혈이 있을 때는 약간 진하게 달여 먹는다. 그러면 뱃속에서 아이가 죽지 않았으면 곧 안태되고, 만약 이미 뱃속에서 아이가 죽었으면 곧 아이를 낳게 된다.

한 번에 효과를 보지 못하면 다시 한번 달여 먹는다.

| 향부자·차조기 |

임신부가 크게 놀랐거나 넘어져서 유산할 우려가 있을 때 쓴다.

향부자 뿌리의 잔털은 다듬어 버리고 잘게 썰어서 불에 노르스름하게 섞어서 가루 낸다. 이 가루를 한 번에 4~8g씩 차조기잎을 진하게 달인 물로 먹는다. 하루에 세 번씩 빈속에 먹는 것이 좋다. 향부자는 부인들의 붕루증과 대하증을 비롯하여 산전, 산후의 모든 병을 치료하는 약이다. 안태 순기하고 입덧에 쓰면 좋다.

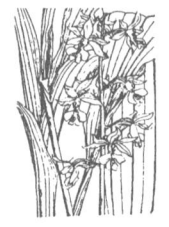
새우난초

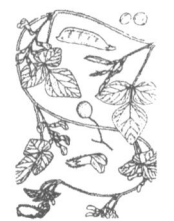
새콩

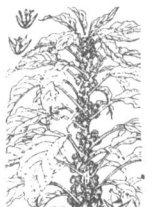
색비름

차조기는 지통 작용이 있으며 보중익기하고 안태한다.

| 포도나무 뿌리 |

포도나무 뿌리를 적당한 농도로 달여서 그 물을 한 번에 200㎖ 가량 하루에 세 번씩 3~4일간 계속 먹는다.

| 차조기잎 |

임산부의 놀란 정도가 가벼울 때는 차조기잎 한 가지만으로도 능히 안태시킬 수 있다.

차조기잎 한두 줌 정도에 물을 넣고 푹 달여서 그 물을 한번에 다 마신다. 하루에 두 번씩 3~4일간 계속한다.

| 해바라기꽃 |

넘어졌거나 다쳐서 유산할 우려가 있을 때 쓴다.

해바라기꽃 20g에 물을 적당히 넣고 달여서 한 번에 먹는데, 하루에 세 번씩 빈속에 먹는다.

| 닭·단너삼 |

단너삼에 꿀을 발라서 구운 것을 검은 수탉의 내장을 버리고 그 속에 넣는다. 이것을 다시 꿰매어 푹 삶아서 단너삼은 버리고 고기와 물을 먹는다. 한두 마리 정도 먹으면 좋다.

그 밖에도 오랜 기간 병으로 몸이 몹시 쇠약해졌을 때 이것을 만들어 먹으면 원기를 보하는 데 대단히 좋다.

난산

증상 및 처방

분만과정에서 이상이 발생하여 분만 시간이 길어지면 모체나 태아에게 여러 가지로 장애가 생길 우려가 있다. 또는 분만시 아이가 둔부나 무릎 또는 발부터 나오는 경우 등 자연분만이 어려운 난산이 된다.
순조롭지 못한 난산이나 분만시에 겪어야 하는 고통과 심한 진통에 대비하여 다음의 처방을 사전에 이용하면 좋은 효험을 볼 수 있다.

| 붉은팥 · 아교 |

붉은팥 400g에 물 1.8ℓ 를 넣고 달여서 쓴다. 팥을 달인 물에 센불에서 볶아 낸 황명교쇠가죽으로 만든 아교 45g을 넣고 약간 달여서 그 물을 한 번에 900㎖ 먹는데, 서너 번만 먹으면 기운을 얻고 곧 해산한다.

| 참기름 · 꿀 |

깨끗한 참기름에 꿀을 같은 양으로 섞어서 마신다.
해산하기 전에 피를 흘리면서 해산하지 못하고 고생할 때는 깨끗한 검은 참기름 25㎖ 정도에 좋은 꿀 40㎖를 넣고 여러 번 부풀어 오르게 끓여서 따뜻한 것을 먹는다. 그러면 태아가 곧 나온다.

| 봉선화씨 |

봉선화씨 8g을 가루 내어 물에 타서 한 번에 마신다.
· 봉선화씨는 약간 쓰면서 달고 따스한데 독이 조금 있다.

| 호박씨 |

잘 여문 호박 씨 한 줌을 겉껍질 채로 부스러뜨려 물을 적당히 넣고

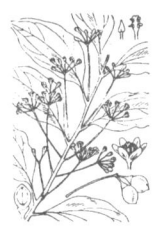
생달나무
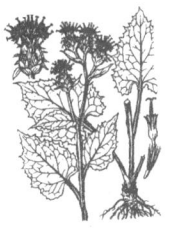
서덜취
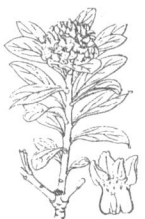
서향

달여서 한 번에 먹는다. 또는 호박씨를 짓찧어서 그대로 먹어도 좋다.

| 느릅나무 속껍질 |

느릅나무 속껍질을 보드랍게 가루 낸 것 4~5g을 물에 타서 한 번에 마시면 특효하다.

태아가 잘 나오게 하는 작용이 있으며, 태아가 뱃속에서 죽었을 때 쓴다.

| 아욱 |

난산뿐만 아니라 해산을 쉽게 하기 위하여 해산 직전에 쓸 수 있다. 아욱잎을 한 줌 달여서 한 번에 마신다. 혹은 아욱씨 12g을 달여서 두 번에 나누어 먹거나, 말려서 가루 내어 3g을 물에 타서 한 번에 먹는다.

- 아욱의 잎은 적과 기운이 막힌 것을 헤치고, 미끄럽게 만들어서 태아를 쉽게 해산하게 한다. 아욱씨는 달고 차며 따스하다고도 한다 독이 없다. 오줌을 잘 배설하게 하며 난산·포의불하·태사복중 등에 쓴다.

임신 중독

증상 및 처방

임신이 시작되면 임산부에게는 여러 가지 변화가 있다. 임신 1개월에서 3개월 사이에 입덧이 시작되면서 체내 호르몬 작용에 의해 월경이 멎게 되거나 식성의 변화를 갖게 마련이며, 정신적인 감정 변화와 자궁이 방광을 압박하여 소변량이 평소보다 많거나 잦고 분비물이 많아져서 변비 또는 냉이 많아지므로 피부염 기타 질병에 유의해야 한다.

| 다시마 |

다시마를 1회에 600g을 달여서 10~20일간 차처럼 마시면 효과가 있다. 특히 태아의 영양 섭취로 인한 갑상선호르몬 부족 현상을 막아주는 데 효과가 좋다.

| 땅두릅 |

땅두릅은 노근을 껍질을 벗기고 말린 다음 1일 1회에 1.5kg정도 달여서 한두 컵씩 3일 정도 복용하면 효과가 좋다. 특히 임산부의 산기에 더욱 좋다.

| 찹쌀 |

찹쌀 800g으로 죽을 쑤어서 지황 생즙 낸 것을 180㎖ 넣고 섞어서 먹으면 효과가 있다. 특히 태루가 심할 때 더욱 효과가 있다.

| 전복 |

전복 2~3개를 썰어 물 500㎖를 반이 되게 달여서 마시면 특효가 있다. 특히 임산부의 태동에 더욱 효과가 있다.

| 잣 |

잣을 까서 찧어 두고 1회에 1~2순갈씩 물로 마시면 효과가 좋다. 특히 산부의 오한에 먹는다.

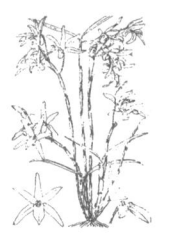
석골풀
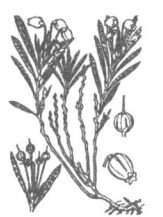
석남
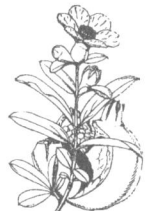
석류나무

| 맨드라미 |

맨드라미의 줄기·뿌리·잎을 말린것 1포기에 물 360㎖를반이 되게 달여서 1일 1회씩 1주일쯤 마시면 된다. 특히 임산부의 갈증과 허해질 때 더욱 효과가 있다.

| 녹각녹용 |

녹각녹용을 태워서 술에 담가 두었다가 1~2일 지나 꺼내서 다시 태워 가루로 만든 다음 술에 타서 3~4일 마시면 특효가 있다. 특히 임산부의 요통에도 좋으며 요도에 이상이 있을 때에 특효가 있다.

| 익모초 |

익모초를 적당한 양의 익모초를 짓찧어 즙을 내어 1회에 1잔씩 하루 3번 술을 약간 타서 데워서 먹는다.

| 현호색 |

적당한 양의 현호색을 가루 낸 뒤 1번에 4g씩 하루에 2번 따뜻한 약술에 타서 먹는다.

| 검은콩 |

검은콩을 까맣게 볶아 보드랍게 가루 낸 뒤 1회에 10g씩 하루 3번 따끈한 술로 먹는다.

| 생강 |

마른 생강을 까맣게 태운 가루를 1회에 7~10g씩 하루 3번 따뜻한 술에 풀어 먹는다.

산후증

증상 및 처방

산후증은 해산 후나 유산 뒤에 신경 기능 장애로 여러 가지 증상들이 나타나는 전신증후군을 말한다. 해산 할 때 피를 많이 흘리거나 찬바람을 맞을 때 찬물에 몸을 적시는 데서 흔히 온다.

| 인삼탕 |

인삼의 윗부분 7.5g을 360㎖의 물로 절반이 되게 달여서 아침저녁 2번에 나누어 먹으면 산후 출혈에 특효가 있다. 인삼은 젖 분비에 영향이 있으므로 출혈이 멎으면 계속 먹지 않도록 한다.

| 솔잎 · 쑥 |

솔잎과 쑥을 함께 달여 먹거나 익모초에 대추를 넣고 달여 먹어도 하혈이 치료된다.

| 뽕나무 속껍질 |

노랗게 볶은 뽕나무 속껍질 7g을 물 1그릇으로 반이 되게 달여 차 마시듯 자주 마신다.

| 당귀 · 천궁 |

당귀 25g, 천궁 15g을 물로 달여서 하루에 2번 데워 먹는다.

| 냉이 |

산후 출혈이 심할 때 신선한 냉이 50g을 물 3.6ℓ 에 달여 반으로 줄어든 것을 하루 2회에 나누어 먹으면 효과가 좋다. 매일 한 번씩 계속 며칠 동안 먹으면 출혈이 멎는다. 냉이 달임액은 폐출혈 · 자궁출혈 · 월경과다 등에도 지혈효과가 좋다.

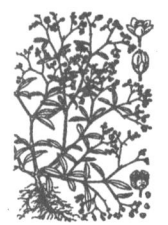
석류풀

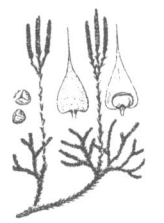
석송

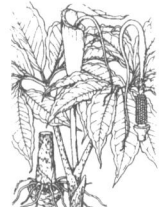
석청나섬

| 익모초 |

익모초 10g, 생지황 6g, 황주 200㎖를 함께 질그릇에 담아 물이 든 솥에 앉혀 푹 쪄 낸다. 그것을 1회에 50㎖씩 1일 2회 먹는다. 계속 며칠 먹으면 출혈이 멎는다.

| 창포 |

창포 15g, 40° 고량주 2잔에 물 500㎖ 를 넣고 반으로 줄어들게 달여 1일 3회에 나누어 먹는다.

| 산사 |

산사 10g, 애엽 10g, 몰약 10g을 함께 두 번 물에 달여 배가 아파질 때 한 번 먹고 통증이 멎지 않으면 또 한 번 먹는다.

| 접시꽃 |

출산 후 몸이 부어 그 부기가 오래 내리지 않을 때는 토종수탉 한 마리에 흰 접시꽃 뿌리를 넣고 달여 먹는다. 또 닭에다 해산초를 넣고 달여서 먹어도 좋다.

| 연근 |

출산 후 몸이 붓고 여러 날이 지나도 부기가 내리지 않을 때는 연근과 쑥으로 생즙을 내어 매일 아침저녁 커피잔으로 한 잔씩 먹는다.

불임증

증상 및 처방

불임의 원인은 남성에게 있어서는 성기 이상, 발기 부전, 무정충증, 비활동성 정충증 등이 있다. 여성의 불임에는 두 가지가 있다. 그중 하나는 원발성 불임증으로 전혀 임신이나 출산한 경력이 없는 것을 말하며, 또 하나는 속발성 불임증으로 임신이나 출산 경력이 있는데 더 이상 임신이 되지 않는 것을 말한다. 여성 불임의 원인은 성기 이상, 자궁후출 혹은 전굴, 배란 장애, 난관기형 혹은 막힘, 미성숙 자궁, 난소·자궁염증 등이 있다.

| 삼지구엽초 |

삼지구엽초의 잎·줄기·뿌리 전부를 그늘에서 말린 것 12g을 잘게 썰어서 달여 조석으로 90㎖씩 계속 복용한다.

| 이질풀 |

그늘에 말린 경엽 20g을 500~600㎖의 물로 절반이 될 때 까지 달여 하루 3회로 나눠 마신다. 위장도 강해지고 몸도 따뜻해져서 자궁내막염 등에 의한 불임증에 효과적이다.

| 익모초 |

익모초 10~20g을 물에 달여서 하루 3~4번 나누어 먹으면 효험이 있다.

| 약쑥 |

삼지구엽초, 약쑥을 각각 같은 양을 섞어서 물에 달여 찌꺼기를 다시 물엿처럼 되게 졸여 하루에 10~15g씩 하루 3번 식기 전에 먹는다.

| 대추나무 |

대추나무 말린 열매 대추 1말 정도를 적당량씩 나누어 달여서 1일

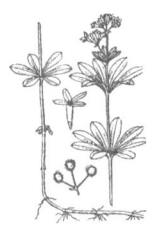 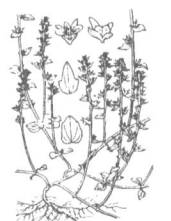 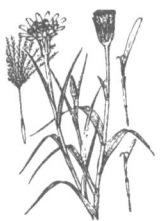

| 선갈퀴 | 선개불알꽃 | 선모 |

3~4g씩 20일 이상 공복에 복용한다.

| 둥굴레 |

둥굴레 뿌리 줄기 8~10g을 1회분 기준으로 달여서 1일 2~3회씩 20일 이상 복용한다.

| 만병초 |

만병초 4~6g을 1회분 기준으로 달여서 1일 2~3회씩 20일 이상 복용한다.

| 배롱나무 |

배롱나무 잔가지 5~6g을 1회분 기준으로 달여서 1일 2~3회씩 20일 이상 복용한다.

| 사상자 |

사상자씨 5~6g을 1회분 기준으로 달여서 1일 2~3회씩 15일 이상 복용한다.

| 새삼 |

새삼씨 2~3g을 1회분 기준으로 달여서 1일 2~3회씩 15일 이상 복용한다.

| 인삼 |

인삼 뿌리 1~2개를 1회분 기준으로 밥에 넣고 쪄서 1일 2~3회씩 밥과 함께 20일 이상 먹는다.

젖 부족증

증상 및 처방

아이를 분만하면 산모의 유두에서는 반드시 유즙이 나오기 마련이다. 또 아이를 키울 수 있을 만큼의 필요한 젖을 대개의 여성은 가지고 있다.

그러나 유선乳腺의 발육이 부전하거나, 유방에 질병이 있다든가, 모체 자체가 영양 부족으로 쇠약하거나, 강한 정신적 자극을 받았을 때에는 나와야 할 모유가 정지된다든가, 극히 적은 양밖에 나오지 않게 된다. 이것이 젖 부족증이다.

| 두부 |

두부 250g, 흑설탕 50g에 물 300㎖를 붓고 끓인 후 식초 50g을 섞어 한 번에 다 먹는다. 이렇게 2~3일 먹으면 효과가 나타난다.

| 땅콩 |

땅콩 90g과 돼지족발 앞쪽 한 쌍을 솥에 넣고 푹 고아 이틀동안 먹으면 젖이 잘 나온다.

| 돼지족발 |

돼지족발 한 쌍, 오징어 200g에 물 5.4ℓ 를 붓고 1.8ℓ 정도로 줄게 달인 다음 고기와 국물을 먹으면 효험을 볼 수 있다.

| 옥수수 |

옥수수 수염 30g을 물에 달여 한번에 마시되 2~3일 마시면 효과가 좋다.

| 새우 |

깨끗한 생새우 500g을 풀처럼 짓이겨 술 1.8ℓ 에 섞어 따끈하게 데워서 1일 3회에 나누어 다 먹는다. 그리고 나서 돼지족발을 끓여 낸 국물을 1일 2~3회 먹으면 젖이 샘처럼 나오게 된다.

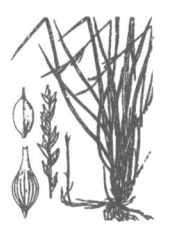 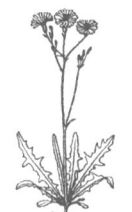 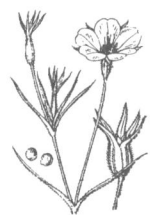

선사초　　　　　선씀바귀　　　　　선옹초

| 대황 |

　대황 6g, 우슬 15g, 맥아초 60g, 감초(볶은 것) 6g에 물 5.4ℓ를 넣고 반으로 줄어들게 달여 1일 2회에 나누어 먹는다. 연속 3~4일 달여 먹으면 젖이 많아진다.

| 참깨 |

　흰참깨 60g에 소금을 약간 섞어 냄비에 넣고 향기가 날 때까지 볶아서 1일 2회에 나누어 먹는다. 이틀 동안 먹으면 효과를 볼 수 있다.

| 대추 |

　대추와 녹두 각 50g에 흑설탕을 알맞게 넣고 국을 끓여 먹는다. 3일간만 해 먹으면 젖이 잘 나온다.

| 호박 |

　생호박씨 15~18g을 까서 속살만 취하여 짓찧은 후 뜨거운 물 한 컵에 20분 동안 우려서 먹는다. 5~7일 정도 계속하여 마시면 효과를 본다.

| 팥 |

　팥 60g을 물에 푹 삶아서 팥은 건져 내 버리고 죽물만 아침 저녁으로 나누어 먹는다. 이렇게 3일 동안만 먹으면 효과가 좋다.

| 녹두 |

　녹두 20g 정도를 1회분 기준으로 생즙을 내어 1일 2~3회씩 4~5일 복용한다.

| 더덕 |

　더덕 뿌리 8~10g을 1회분 기준으로 달여서 1일 2~3회씩 1주일 정

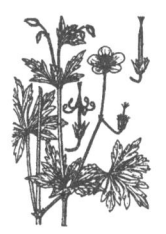 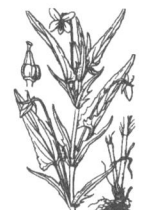 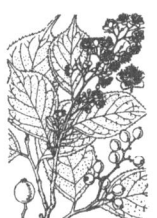

선이질풀   선제비꽃   섬노린재나무

도 복용한다.

| 맥문동 |
맥문동 덩이 뿌리 8~10g을 1회분 기준으로 달여서 1일 2~3회씩 4~5일 복용한다.

| 민들레 |
민들레잎 또는 뿌리 12~15g을 1회분 기준으로 달이거나 생즙을 내어 1일 2~3회씩 1주일 정도 복용한다.

| 보리 |
겉보리 12~15g을 1회분 기준으로 달여서 1일 2~3회씩 1주일 정도 복용한다.

| 상추 |
상추 온 포기 15~20g을 1회분 기준으로 생즙을 내어 1일 2~3회씩 1주일 정도 복용한다.

| 아욱 |
아욱씨 8~10g을 1회분 기준으로 달여서 1일 2~3회씩 1주일 정도 복용한다. 또는 잎으로 죽을 쑤어 4~5일 매끼 먹는다.

| 꿀 |
꿀 5~6g을 1회분 기준으로 달여서 1일 2~3회씩 1주일 정도 복용한다.

| 땅콩 |
땅콩 25~30g을 1회분 기준으로 달여 1일 2회씩 4~5일 복용한다.

유선염 젖망울

증상 및 처방

유두, 즉 젖꼭지는 극히 부드러운 상피로 싸여 있다. 그래서 수유할 때 세게 빨리거나 깨물리면 상처가 생기기 쉬울 뿐만 아니라, 그 이후의 수유시 상처가 생긴 부분에 통증이 있게 되어 수유하는 것을 피하게 된다. 이것은 그 부분에 모유가 울적鬱積되는 결과가 된다. 이러한 경우, 유두의 소독이나 청결법이 불량하면 그 상처로부터 화농균이 침입하여 유선乳腺에 염증을 일으키게 된다.

| 맥아 |
모유의 양이 과다하여 유선염이 될 때에는 맥아 약 12g을 300㎖의 물로 150㎖가 되게 약한 불로 달여 1일분으로 1회에 복용한다. 다만 이 맥아는 반드시 새것을 사용한다.

| 생강 |
유방이 붉게 부어 오르고 통증이 있을 때는 생강을 잘게 썰어 소금을 소량 섞어서 물로 진하게 달인 뜨거운 즙으로 자주 찜질한다.

| 토란 |
상당히 염증이 진행된 경우에는 토란 간 것, 소맥, 소맥의 10분의 1 정도의 생강즙을 섞어 절구에 전부 넣고, 잘 찧어 으깨서 환부에 붙이되 자주 갈아 준다.

| 구릿대뿌리 |
젖멍울이 있고 유방염으로 통증이 있을 때 구릿대 뿌리를 찧어 붙이면 치유된다.

| 마름 뿌리 |
유종에 마름 뿌리를 삶아 그 물에 환부를 담그고 있으면 효과가 있고 치유되며, 열매를 2~6g 달여 마시면 산후 복통에도 효과가 있다.

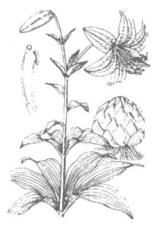
섬말나리

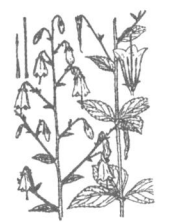
섬잔대

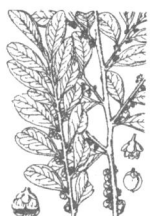
섬쥐똥나무

| 민들레 |

유방이 아플 때 민들레 3~7g을 절구에 찧어 인동겨우살이풀과 함께 달인 즙을 술에 타 마시면 곧 졸음이 오고, 자고나면 효과가 있다. 또 젖이 적게 나올 때에는 탱자와 함께 달여 마시면 젖이 많이 나온다.

| 뽕나무잎 |

젖앓이에는 뽕나무의 어린 잎을 찧어 쌀밥에 섞어 환부에 붙이면 치유된다.

| 금불초 |

금불초 꽃 5~6g을 1회분 기준으로 달여서 1일 2~3회씩 3~4일 복용한다. 급성 유선염에 효과가 있다.

| 더덕 |

더덕꽃 4~5g 또는 뿌리 8~10g을 1회분 기준으로 달여서 1일 2~3회씩 5~6일 복용한다.

| 선인장 |

선인장 생즙 25~30g을 1회분 기준으로 1일 2~3회씩 4~5일 복용한다.

| 수양버들 |

수양버들 잔가지 12~15g을 1회분 기준으로 달여서 1일 2~3회씩 1주일 정도 복용한다.

불감증

증상 및 처방

여성 쪽에 원인이 있기도 하고, 남성 쪽에 원인이 있는 경우도 있다. 여성이 정상적인 성교 능력을 가진 남성과의 성교에 있어서 쾌감을 느끼지 못하는 상태 혹은 처음부터 성욕이 결여된 상태를 불감증이라고 한다. 특정 남성에 대해서만 불감인 것을 상대적 또는 비교적 불감증이라 하고 모든 남성에 대해 불감인 것을 절대적 불감증이라 한다. 절대적 불감증은 흔히 기질적 장애신체의 이상에 원인이 많다. 당뇨병·영양 실조·뇌 하수체 질환·갑상선질환·난소 질환·뇌 및 척수 손상은 성욕의 결여 및 성적 만족감의 상실을 초래한다. 그러나 불감증의 원인은 무의식중의 정신적 억제에 있을 수가 많다. 지나친 정숙교육이 몸에 밴 정신적 편견을 가지고 있는 부인, 또는 어렸을 때 종교에 의해 강박되어 성에 대해 혐오를 갖고 있는 사람에게서도 많이 본다.

| 삼구지엽초 |
건조시킨 경엽을 하루 10~15g씩 500~600㎖의 물로 절반이 될때까지 달여 3회로 나누어 마신다.

| 오갈피나무 |
건조시킨 근피를 소주에 담궈 오갈피주를 만들어 매일밤 조금씩 마시면 좋다.

| 월계수나무 |
월계수나무의 잎사귀를 성교하기 12시간 전에 한 잎 정도 씹어 먹으면 매우 효과가 있다.

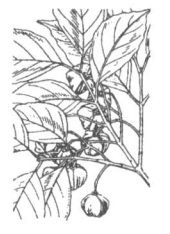
섬회나무
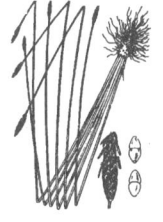
성냥골
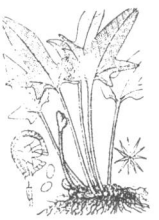
세뿔석위

| 메꽃의 잎 |

메꽃의 잎, 줄기 15~20g을1일량 물 1ℓ 정도로 달여서 차 마시듯 1주일정도 마시면 효과가 좋다. 특히 여자의 정력감퇴 또는 불감증에는 특효가 있다.

| 셀러리 |

잎을 떼어 낸 셀러리 1~2줄기를 믹서에 갈아서 주스를 만드는데 이때 계란노른자위 1개와 우유 90㎖를 같이 잘 섞고 포도주를 약간 넣은 다음 꿀로 가미하여 잠자기 1시간 전에 먹는다.

| 음양곽 · 인삼 |

음양과의 뿌리 · 줄기 · 잎을 함께 그늘에 말려 잘게 썬 것 11g과 인삼 4g을 300㎖의 물로 절반이 되게 달여서 아침저녁 2번에 나누어 먹는다.

| 부추씨 · 복분자 · 토사자 |

부추씨 50g, 복분자 25g, 토사자 35g을 불에 볶아 가루 낸 뒤 대추살과 함께 짓찧어 환을 지어 1회에 5g씩 하루에 3번 먹는다.

갱년기 장애

증상 및 처방

갱년기란 난소의 기능이나 임신 기능력이 쇠약하여 월경이 폐지되고, 노년기로 진행하는 기간을 말한다. 여성 갱년기는 평균적으로 48세가 되는데 개인의 체질이나 생활 환경에 따라 상당한 차이가 있다.

빠른 사람은 42~43세에 이미 갱년기 장애를 일으키고, 느린 사람은 55~56세까지도 월경이 있는 사람이 있다. 빨리 갱년기를 맞이하는 사람은 대개 신체가 약하다.

| 차조기잎 |

칡뿌리·차조기잎 각 10g을 물에 달여 2번에 나누어 식후에 먹는다.

| 형개이삭 |

형개이삭을 약간 볶아서 가루 내어 한 번에 8~12g씩 하루 2~3번에 술에 타서 먹는다.

| 녹용사슴 |

녹용 3~4g을 1회분 기준으로 달여 1일 1~2회씩 3~4일 복용한다.

| 민들레 |

민들레 온 포기잎·줄기·뿌리 또는 뿌리 12~15g을 1회분 기준으로 달이거나 생즙을 내서 1일 2~3회씩 10일 이상 복용한다.

| 적하수오 |

적하수오 뿌리 4g, 지황 8g을 1회분 기준으로 달여서 1일 2~3회씩 1주일 이상 복용한다.

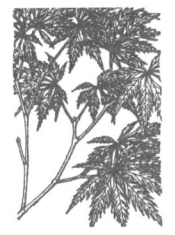 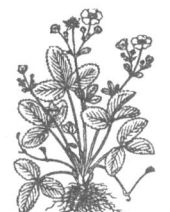 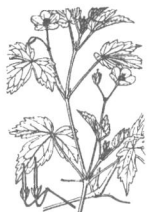

| 세열단풍나무 | 세잎양지꽃 | 세잎쥐손이 |

| 지모 |

 지모 뿌리 4~5g을 기준으로 달여서 1일 2~3회씩 1주일 이상 복용한다.

| 음양곽 |

 음양곽삼지구엽풀을 말려서 1일에 10~20g을 물 3홉으로 달여서 3~6회로 나누어 공복기에 마시면 특효가 있다. 또한 생강과 감초를 조금씩 넣어서 장기간 복용하면 효과가 크다.

| 뽕나무 · 이질풀 · 결명자 |

 뽕나무가지 말린 것 10g, 이질풀 말린 것 10g과 결명자 씨 5g을 물 1.8ℓ로 달여서 따뜻한 차 대신 마시면 효과가 좋다.

| 대추 · 당감초 · 소맥 |

 큰 대추 10개, 당감초 8g, 소맥 1그릇을 7그릇 정도의 물에 끓여 자주 마시면 낫는다. 또는 큰 대추 10개를 태워 가루로 만든 다음, 10g정도를 술과 마셔도 좋다.

제4장 소아과 질환 민간 요법

홍역

증상 및 처방

1~2세에서 7, 8세의 아이가 가장 감염이 잘 되고, 잠복기간은 약 10일이다. 초기 증상은 감기와 비슷하여 기침·재채기·콧물이 나오고 37~38℃의 열이 난다. 발병 후 2, 3일 무렵부터 입 안을 들여다보면 뺨 안쪽 점막에 지름 1㎜ 정도의 작고 하얀 반점이 여러 개 보인다. 이것을 '코플릭반'이라 하는데, 홍역의 대표적인 증상이다.

| 무 |

강판에 갈아 즙을 내어 큰 숟갈 하나에, 묵은 생강을 즙을 낸 것, 그리고 간장, 설탕을 조금씩 쳐서 끓는 물로 묽게 하여 먹인다. 발진이 빨리 들어가 회복이 촉진되고 목마름을 해소시키며, 열을 식히는 효과도 있다.

| 찹쌀 |

찹쌀 죽을 쑤어 먹인다. 홍역 초기에 먹이면 경과가 좋아진다. 무와 우엉을 첨가시키면 더욱 효과적이다.

| 잇꽃 |

건조시킨 꽃 1g을 청주찬 것이 좋다 한 잔에 담가 물을 부어 희석시켜 먹이면 발진이 빨리 진행되고 경과가 좋아진다.

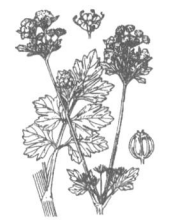
셀러리

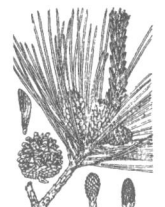
소나무

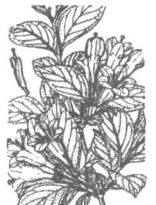
소염도리나무

| 금귤 |

금귤 열매 5, 6개와 백설탕 작은 숟갈 두 개와 수세미물를 넣고 달인 액을 조금씩 먹인다. 홍역 초기부터 먹이면 경증으로 끝난다.

| 갈대 |

갈대 뿌리 25~30g을 1회분 기준으로 달이거나 생즙을 내어 1일 2~3회씩 4~5일 복용한다.

| 부추 |

부추 온 포기 25~30g 또는 뿌리 15~20g을 1회분 기준으로 달여서 2~3회씩 4~5일 복용한다.

| 생강 |

생강 5~6g을 1회분 기준으로 달여서 2~3회씩 4~5일 복용한다. 복용 중에 황련, 하눌타리를 금한다.

| 우엉 |

우엉잎 또는 씨 5~7g을 1회분 기준으로 달이거나 가루로 만들어 1일 2~3회씩 4~5일 복용한다.

| 작약 |

작약 뿌리 5~7g을 1회분 기준으로 달이거나 알약 또는 가루로 만들어 1일 2~3회씩 4~5일 복용한다.

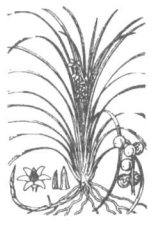 소엽맥문동
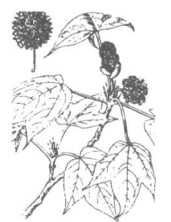 소합향
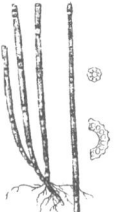 속새

| 지치 |

　지치 싹 또는 뿌리 6~8g을 1회분 기준으로 달이거나 가루로 만들어 1일 2~3회씩 4~5일 복용한다.

| 칡 |

　칡 뿌리 35~40g을 1회분 기준으로 달이거나 생즙을 내어 1일 2~3회씩 4~5일 복용한다. 복용 중에 살구씨를 금한다.

| 호박 |

　늙은 호박을 통째로 삶아서 1일 2~3회씩 1주일 정도 호박 속에 고인 물과 함께 양껏 먹는다.

| 매실고 |

　매실을 짓찧어 즙을 짜서 질그릇에 넣고 끓인다. 자주 휘저으면서 수분을 증발시키면 끈끈해지는데 이것을 병에 넣어 두고 조금씩 먹이면 홍진은 물론 이질에도 효과가 있다.

| 관중 |

　적당한 양의 관중을 가루 내어 6개월부터 세 살 되는 어린아이에게 한 번에 0.5g씩 하루 2번 계속 3일간 먹이고 1개월 후에 다시 위와 같이 먹인다.

백일해

증상 및 처방

처음에는 감기 기침과 아무런 차이가 없다. 그러나 이 기침이 1주일 이상 경과해도 낫지 않고, 특히 야간에 많이 나타나게 되는데 이러할 때에는 일단 백일해를 의심해 볼 필요가 있다. 때로는 구토도 있고 고통스러운 특유의 기침으로 호흡도 할 수 없어 실신하는 일도 있다. 기침의 발작이 멎어 겨우 숨을 들이마실 때는 인두에서 휴우하는 피리 소리가 들린다. 참으로 숨이 막힐 정도의 고통스러운 기침이다.

| 차전초 질경이 |

차전초의 씨, 씨가 없을 때는 건조한 질경이 12g과 앵속 껍질 12g, 까치콩 10개, 감초나 설탕 2g을 물 540㎖으로 달여, 이것을 1일분으로 수회에 나누어 복용하면 대개는 완고한 기침이라도 점차 치유된다.

| 진피 |

그늘에서 말린 진피 소량과 곶감 1개를 물에 달여 먹으면 어떤 중증이라도 7~8회 음용하는 사이에 경쾌해진다.

| 현각 |

현각작은 조개껍질을 건조시켜 곱게 빻은 것을 1회 2~4g씩 오블라토전분으로 만든 얇은 박편로 싸서 1일 3회 복용하는 것도 좋다.

| 곰취 |

곰취 뿌리 4~6g을 1회분 기준으로 달여서 1일 2~3회씩 1주일 정도 복용한다.

| 귤나무 |

덜 익은 열매 껍질청귤피 12g, 곶감 2개를 1회분 기준으로 달여서 1

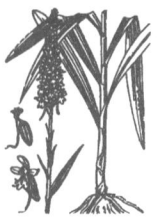 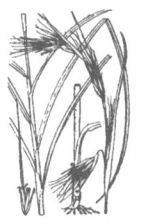 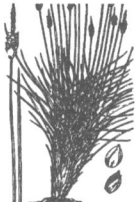

| 손바닥난초 | 솔새 | 솔잎사초 |

일 2회씩 3~4일 정도 복용한다.

| 무 |

무 생즙 80~100g을 1회분 기준으로 달여서 1일 1~2회씩 3~4일 공복에 복용한다.

| 오미자나무 |

오미자나무 열매 5~7g을 1회분 기준으로 달여서 1일 3~4회씩 5일 정도 복용한다.

| 해바라기 |

해바라기씨 25~30g을 1회분 기준으로 달여서 1일 2~3회씩 1주일 정도 복용한다.

| 호두나무 |

호두나무씨 껍질을 벗겨 알맹이 20~25g을 1회분 기준으로 달여서 1일 2~3회씩 4~5일 복용한다.

| 호박 |

호박 볶은씨 25~30g을 1회분 기준으로 껍질째 씹어먹거나 산제로 하여 1일 4~5회 4~5일 복용한다.

소화 불량증

증상 및 처방

소화·불량이 되면 자주 젖을 토하게 되고, 대변도 설사 쪽으로 되어 횟수가 많아진다. 변은 녹색을 띠고, 그 속에는 좁쌀 같은 것과 점액이 섞여 있다. 보편적으로 열은 없지만 때로는 가벼운 열이 있다. 발열을 수반하는 것은 단순한 소화·불량이 아닐지도 모르므로 특히 주의해야 한다.

| 사과 |

사과를 절반이 되게 쪼개어 속을 파 버리고 즙을 내 한 번에 50~100㎖씩 하루 3~4번 먹이면 배 아파서 설사가 계속되고 목말라 할 때 좋다.

| 산사 |

산사山査 10g을 물에 달여 하루 3~5번에 나누어 먹일 때는 소화를 돕고 입맛이 나게 하며 설사를 멈추게 한다.

| 도토리 |

도토리를 약한 불에 볶아서 부드럽게 가루 내어 1~2살 아이에게 한 번에 5~6g씩 여러 번 나누어 먹인다. 소화 불량으로 설사를 하는 데 좋다.

| 한삼 덩굴 |

한삼덩굴율초 옹근풀 100g에 물을 적당히 넣고 달여서 찌꺼기를 짜 버리고 다시 100㎖ 되게 달여 1살 전 아이는 한 번에 5~10㎖ 하루 2번, 1살 이상 아이는 10~20㎖씩 하루 3번 먹인다. 열이 나면서 설사를 하고 소변을 누지 못하는 데 효험이 있다.

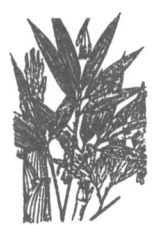
솜대

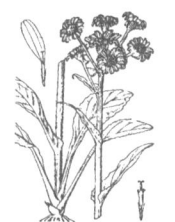
솜방망이

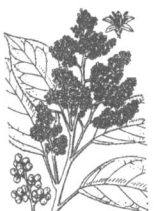
송양나무

| 쑥잎 |

쑥잎을 부드럽게 짓찧어 넣고 만든 복대를 아이의 배에 감싸 찜질해 주면 효험이 있다.

| 파 |

파에 소금을 조금 넣고 짓찧어서 따뜻하게 데운 다음 천에 얄팍하게 펴서 싸 배꼽을 중심으로 1~2시간 동안 대고 찜질해 주어도 효과가 있다.

| 대추 · 생강 · 쑥 · 인삼 |

대추 · 생강 · 쑥 · 인삼을 등분하여 3.6ℓ 의 물이 반 정도로 줄어들 때까지 달여 하루 세 번 식전에 찻잔으로 한 잔씩 복용한다.

| 매실 · 엽차잎 |

마른 매실 20개, 물 1.8ℓ 에 엽차잎을 넣어 30분~1시간 정도 약한 불로 걸쭉하게 끓여 그 물을 매일 식전 식후에 차 대신 마셔도 좋다.

| 대추 · 황기 |

대추 실한 것으로 15개, 한약재인 황기 4g에 물 1.8ℓ 를 붓고 달여 반 정도가 되면 보관해 두고 수시로 차 대신 마시면 궤양도 치료하고 위의 기능을 강화하는 보약 구실도 한다.

경련

증상 및 처방

6개월에서 3세 정도 사이에서 경련이 많이 생기는데, 초등학교에 들어갈 무렵이 되면 가라앉는 것이 보통이다. 경련이 일어난 어린이는 몸의 근육이 딱딱해지고, 이를 악물며, 눈을 치켜뜨고 몸을 뒤로 젖히거나 의식을 잃는다.
그리고 몸을 작게 떨거나 크게 떨고, 마지막으로 몸의 힘이 빠져나간 후 축 늘어졌다가 의식을 회복하거나 잠이 들게 된다. 이 과정이 2-5분 정도이다.

| 범의귀 |

범의귀의 잎 10장을 소금을 조금 넣고 으깨어서 그 즙을 내어 입에 넣어 준다. 이 풀은 우물가나 돌담벽·못가·습지 등에 나며 잎은 크고 두꺼우며 표면에 털이 나 있다.

| 제비꽃 |

제비꽃 꽃잎夏枯草에 갈근탕을 부어 달인 액을 마신다. 경련으로 인해 일시적으로 호흡이 멈춰진 경우에 사용하면 효과가 좋다.

| 천축황·구등 |

천축황 10g, 구등 15g을 물로 달여서 하루에 3번 먹인다.

| 사피 |

적당한 양의 사피를 약성이 남게 불에 태워 낸 가루를 한 번에 1g씩 젖에 풀어 하루 3번 먹인다.

| 유황·백경구인 |

유황 2g을 백경구인과 함께 짓찧어 삼씨만한 환을 지어 한 번에

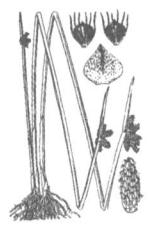 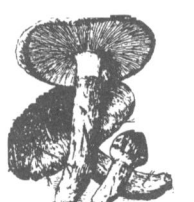 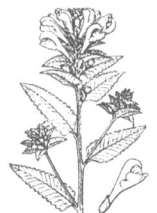

송이고랭이　　　　송이버섯　　　　송이풀

7~15알씩 파 흰 대궁 끓인 물로 먹인다.

| 부추즙 |

부추의 생즙을 내서 조금씩 입을 벌리고 삼키게 하면 발작이 멎는다. 열이 나는 경풍에 잘 듣는다.

| 온수탕 |

경련을 일으키자마자 즉시 체온과 같은 따뜻한 물을 목까지 잠기게 하고 찬물에 적신 수건을 머리에 얹는다. 15분 후에 몸을 따뜻한 담요에 싸서 눕힌다.

| 사삼 · 파 · 엿기름 |

사삼 · 파 · 엿기름을 적당량 물에 달이는데 처음 부은 물이 반으로 줄어들 때까지 가열한다. 이렇게 뜨겁게한 물을 발작을 일으킬 때 스푼으로 입 안에 흘려 넣는다.

| 상추 |

상추 줄기를 불에 태워서 그 재를 꿀이나 젖에 타서 먹인다.

| 사삼 · 맥문동 · 산수유 |

사삼 · 맥문동 · 산수유 각 10g을 하루 1첩씩 물에 달여 3회에 나누어 먹는다.

소아마비

증상 및 처방

소아 마비는 유행성 바이러스에 의한 급성 전염병이다. 특히 어린아이들이 가장 많이 걸린다. 유행시기는 대체로 6월~9월 사이다.

감염되고부터 균의 잠복기는 대개 1주일 이내이며, 그 기간이 경과하면 갑자기 39℃ 내외의 고열이 나고, 이것이 수일간 계속된다. 발열이 시작되면 1~2일 사이에 마비가 오는데 주로 다리 부분의 근육이 마비되나 손이 마비되기도 한다. 마비가 오면 갑자기 그 부분이 축 늘어져 움직일 수 없게 되며, 2~3주 경과하면 척수중추脊髓中樞에 속하는 근육에 마비가 남게 된다. 회복이 잘못되면 다리가 구부러지든가 등이 옆으로 구부러지는 기형이 되는 질병이다. 양약이나 한약이나 한약으로도 완치는 어렵다.

| 광대싸리 |

광대싸리 잎이나 잔가지 또는 뿌리 7~9g을 1회분 기준으로 달여서 1일 2~3회씩 5~7일 복용한다.

| 삼지구엽초 |

삼지구엽초 온 포기잎·줄기·뿌리 6~8g을 1회분 기준으로 달여서 1일 2~3회씩 1주일 정도 복용한다.

| 쇠무릎 |

쇠무릎 뿌리 8~10g을 1회분 기준으로 달여서 1일 2~3회씩 1주일 정도 복용한다.

| 애기똥풀 |

애기똥풀 온포기잎·줄기·뿌리 2~3g을 1회분 기준으로 달이거나 생즙을 내어 1일 2~3회씩 1주일 정도 복용한다.

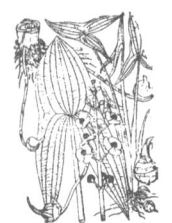 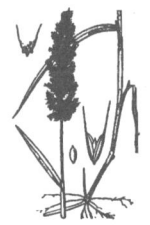 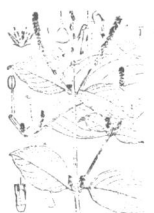

쇠귀나물   쇠돌피   쇠무릅

| 오갈피나무 |

오갈피나무 잔가지 또는 뿌리 6~8g을 1회분 기준으로 달여서 1일 2~3회씩 1주일 정도 복용한다.

| 작약 |

작약 뿌리 5~7g을 1회분 기준으로 달여서 1일 2~3회씩 1주일 정도 복용한다.

| 칡 |

칡꽃 또는 씨 15~20g을 1회분 기준으로 달여서 1일 2~3회씩 1주일 정도 복용한다.

| 계지탕 · 십전대보탕 |

계지탕 · 십전대보탕 등인데 계지탕은 열이 내리고 난 뒤 소아성 마비가 생기고 위축을 나타낼 때 효과적이다.

십전대보탕은 결과가 길며 빈혈이 있고 마비된 다리가 싸늘하게 차질 때 부자를 약간 가미하여 쓰면 효과적이라 할 수 있다. 가벼운 소아 마비는 침으로도 가능하다.

소아 여윔증

증상 및 처방

소아 여윔증은 3살이 안 된 어린이가 몸이 여위는 것을 말하는데, 먹는 음식물의 양이나 영양가의 부족, 소화기 질병과 급성 및 만성병을 앓는 때, 수면 부족, 운동 부족, 비위생적인 생활 등이 원인이 될 수 있다.

증상으로는 몸이 여위며 몸무게가 늘지 않거나 줄고, 심하면 키도 크지 않는다. 피부는 창백하고 마르며 탄력성이 낮아지고, 입술, 입 안 점막이 발져되고 건조하며 쉽게 염증이 생긴다. 또 입맛이 떨어지고 설사를 자주 한다. 뿐만 아니라 칭얼거리고 잘 자지 않으며 운동 기능 발달이 떨어진다.

| 꿀 |

꿀 100g에 왕벌젖(로열젤리) 1g을 넣고 고루 섞어 한 번에 3~4g씩 하루 3~4번에 나누어 아침·점심·저녁 사이에 먹으면 효험이 있다.

- 꿀·왕벌젖은 아미노산·비타민·미량 원소가 많이 들어 있어 강장 작용, 영양 작용을 하며 병에 견디는 힘과 더위나 추위, 산소 부족에 견디는 힘이 강해지게 한다.

| 호박씨·땅콩·호두살 |

호박씨, 땅콩(낙화생), 호두살을 각각 같은 양을 짓찧어 꿀을 넣고 잘 섞어 한 번에 10~15g씩 하루 3번 식후에 먹이면 효과가 좋다.

- 여기에는 아미노산·비타민·지방·단백질 등이 들어 있다. 영양 작용, 강장 작용이 있어 몸이 여윈 데 쓰면 튼튼해진다.

| 멥쌀죽 |

멥쌀죽을 절반 익을 정도로 쑨 다음 쌀의 1/4 양의 마산약 가루를 넣고 다시 푹 익힌 다음 식사 대신 먹이면 효험이 있다.

- 마는 소화장애가 있으면서 몸이 여윈 데 특히 좋다.

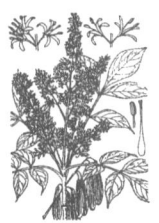 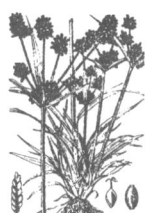 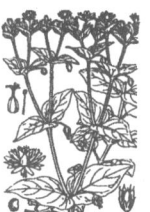

쇠물푸레나무 　　　　쇠방동사니 　　　　쇠별꽃

| 산약 |

산약 10g, 구기자 10g, 감초 5g의 재료를 넣고 물을 충분히 부어 산약이 풀어질 때까지 달여 찻잔으로 반 잔씩 하루 두 번 복용시킨다.

| 구기자잎 |

구기자잎이 파릇파릇할 때 차처럼 달여서 장기간 마시면 특효약이 된다.

| 의이인율무 |

의이인율무을 분말로 해서 현미와 적당한 죽을 만들어 먹으면 특효가 있다.

| 대추씨산조인 |

대추씨산조인에 약간의 감초를 넣어 서서히 달여서 매일 2~3회로 장기 복용하면 특효가 있다.

| 연의 열매 |

연의 열매의 딱딱한 과피 벗긴 것 15개를 볶아서 1회 3~4 개씩 나누어 먹으면 된다. 어린 싹이면 더 좋다.

| 홍당무 · 사과 |

홍당무 1개와 사과 1개를 주서기에 갈거나 강판에 갈아서 얇은 헝겊으로 걸러 물만 짜낸다. 이것을 식성에 맞게 꿀을 가미하여 아침에 한 잔씩 장기간 마시면 더 이상 약이 없다.

어린아이가 밤에 보챌 때

증상 및 처방

아주 작은 소리만 나도 깜짝 놀라고, 칭얼거리거나 보채며, 신경질을 내면서 물건을 내던지기도 한다. 콧날에 푸른 기운이 감돌고, 머리털이 곤두서거나, 푸른 똥을 싸기도 한다. 이것이 바로 짜증병이다.

| 골풀속살 |

골풀속살등심초 3g을 물에 달여 하루 3번에 나누어 식후에 먹이면 좋다.

| 황련 |

황련黃連, 백복령白茯苓 각각 8g을 물에 달여 하루 3번에 나누어 젖을 먹인 뒤에 먹인다.

| 약쑥 |

특히, 밤에 배가 차서 발과 허리를 꼬부리고 우는 아이에게 약쑥艾葉 3g을 물에 달여 자주 먹이면 효과가 있다.

| 쇠비름 |

쇠비름잎·줄기·뿌리 8~10g을 1회분 기준으로 달여서 1일 2~3회씩 10일 정도 복용한다.

| 용담 |

용담 뿌리 1~1.5g을 1회분 기준으로 달여서 1일 2~3회씩 1주일 정도 복용한다.

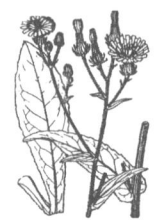 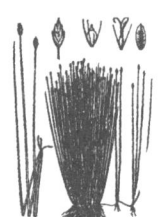 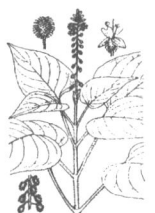

쇠서나물　　　　　쇠털골　　　　　쇠털이슬

| 잔대 |

　잔대 뿌리 12~15g을 1회분 기준으로 달여서 1일 2~3회씩 10일 정도 복용한다.

| 제비꽃 |

　제비꽃 온포기잎·줄기·뿌리 10~15g을 1회분 기준으로 달여서 1일 2~3회씩 1주일 정도 복용한다.

| 창포 |

　창포 뿌리 4~6g을 1회분 기준으로 달여서 1일 2~3회씩 1주일 정도 복용한다.

| 파 |

　파 비늘 줄기 5~7g을 1회분 기준으로 달여서 1일 2~3회씩 1주일 이상 복용한다. 복용 중에 모란은 금한다.

| 꿀 |

　꿀 10~12g을 1회분 기준으로 달여서 1일 2~3회씩 1주일 정도 복용한다.

| 벌집 |

　땅벌집 12~15g을 1회분 기준으로 달여서 1일 2~3회씩 4~5일 정도 복용한다.

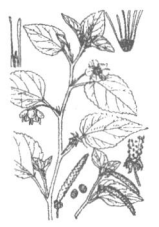 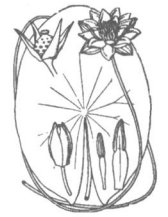 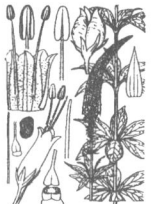

| 수까치깨 | 수련 | 수뤼나물 |

| 만삼 |

　만삼 6년 이상 된 뿌리 12~15g을 1회분 기준으로 달여서 1일 2~3회씩 1주일 정도 복용한다.

| 모과나무 |

　모과나무 열매모과 15~20g을 1회분 기준으로 달여서 1일 2~3회씩 10일 정도 복용한다.

| 무 |

　무 생즙 80~100g을 1회분 기준으로 1일 2~3회씩 10일 정도 복용한다.

| 뽕나무 |

　뽕나무 잔가지 또는 뿌리 6~8g을 1회분 기준으로 달여서 2~3회씩 1주일 정도 복용한다.

| 산뽕나무 |

　산뽕나무 뿌리 껍질 5~7g을 1회분 기준으로 달여서 1일 2~3회씩 1주일 정도 복용한다.

| 상추 |

　상추 온 포기잎·줄기·뿌리 15~20g을 1회분 기준으로 생즙을 내서 1일 2~3회씩 10일 이상 복용한다.

허약 체질

증상 및 처방

허약 체질에도 두 가지가 있다. 비대하여 건강하게 보이지만, 그 비대한 것이 이른바 물살인 것과 수약하여 보기에도 약해 보이는 형이 있다.
어느 것이든 피부나 점막의 저항력이 보통보다 약하기 때문에 경미한 증상에서도 피부가 헐거나 짓무르기 쉬우며, 두드러기도 일어나기 쉽다.
눈에는 눈동자에 이상한 것이 생기고, 혀에는 지도 모양의 반문이 생긴다. 편도선염이나 폐렴·기관지 카타르·장 카타르 등에도 걸리기 쉬운 체질이다.

| 구기자나무 |

구기자나무 잔가지나 뿌리 6~8g 또는 열매 4~6g을 1회분 기준으로 달이거나 알약으로 만들거나 또는 가루로 만들어 1일 2~3회씩 1주일 정도 복용한다.

| 당귀 |

당귀 뿌리 6~8g을 1회분 기준으로 달이거나 알약으로 만들거나 또는 가루로 만들어 1일 2~3회씩 10일 이상 복용한다.

| 대추나무 |

대추 15~20g을 1회분 기준으로 달여서 1일 2~3회씩 1개월 정도 복용한다.

| 둥굴레 |

둥굴레 뿌리 줄기 8~10g을 1회분 기준으로 달이거나 또는 가루로 만들어 1일 2~3회씩 10일 이상 복용한다.

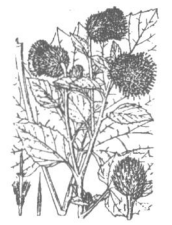
수리취

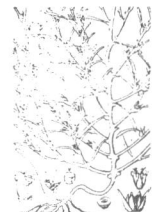
수송나물

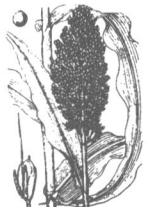
수수

| 맥문동 |

맥문동 덩이 뿌리 8~10g을 1회분 기준으로 달이거나 또는 가루로 만들어 1일 2~3회씩 1주일 이상 복용한다.

| 민들레 |

민들레 온 포기 또는 뿌리 12~15g을 1회분 기준으로 달이거나 또는 가루로 만들어 1일 2~3회씩 1주일 이상 복용한다.

| 연꽃 |

연꽃 뿌리 30~35g을 1회분 기준으로 죽같이 졸이거나 생으로 갈아서 1일 2~3회씩 10일 이상 복용한다.

| 인삼 뿌리 |

인삼 뿌리 25~30g을 1회분 기준으로 달이거나 환제 또는 가루로 만들어 1일 2~3회씩 1주일 정도 복용한다.
복용 중에는 복령, 쇠붙이 도구를 금한다. 고혈압 증세가 있으면 신중히 사용한다.

| 잣나무 |

잣 12~15g을 1회분 기준으로 쌀을 적당히 넣고 죽을 쑤어 1일 2~3회씩 1주일 이상 먹는다.

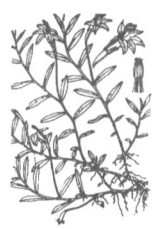 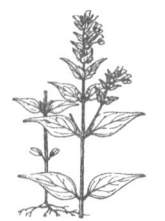 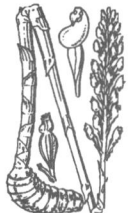

수염가래꽃　　　　　수염며느리밥풀　　　　수자해좃

| 마 |
　산마 뿌리 줄기 8~12g을 1회분 기준으로 생으로 갈거나 환제 또는 가루로 만들어 1일 2~3회씩 10일 이상 공복에 복용한다.

| 참깨 |
　참기름 15~20g을 1회분 기준으로 1일 2~3회씩 1주일 이상 공복에 생식한다. 또는 소주 반 잔과 같은 양의 참기름을 섞어서 복용한다.

| 천문동 |
　천문동 뿌리 8~10g을 1회분 기준으로 달이거나 기준으로 달여서 또는 가루로 만들어 1일 2~3회씩 1주일 이상 복용한다.

| 포도나무 |
　포도나무 뿌리 4~5g 또는 포도 열매 50~60g을 1회분 기준으로 달여서 1일 2~3회씩 15일 이상 복용한다.

| 표고버섯 |
　표고버섯 10~15g을 1회분 기준으로 달여서 1일 2~3회씩 10일 이상 복용한다.

| 황기 |
　황기 뿌리 15~20g을 1회분 기준으로 달이거나 환제 또는 산제로

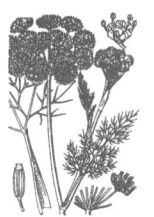 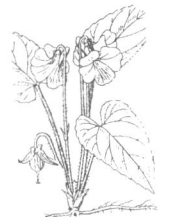 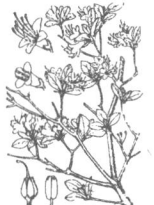

흰항풍　　　　흰털제비꽃　　　　흰참꽃나무

하여 1일 2~3회씩 1주일 이상 복용한다. 복용 중에 방풍, 살구씨를 금한다.

| 흑염소 |

1마리를 잡아서 고기는 볶아 먹고 뼈는 고아서 복용한다. 1년에 2회봄, 가을정도 복용하면 좋다. 뼈를 고아서 먹을 때 건강 한약재를 넣으면 더욱 효험이 있다.

중독증

증상 및 처방

어린이의 자가 중독증에는 세 가지 형이 있다. 즉 급성 위장 카타르형과 잠행형, 주기성 구토형이다. 이 중에서 가장 많은 것이 급성위장염이다. 급성위장 카타르형은 주로 상한 음식에 원인이 된다. 잠행형은 대체로 2, 3일 식욕이 없고 변비가 계속되다가 컨디션이 이상하다는 생각이 드는 사이에 위의 증상이 나타난다.

주기성 구토형은 위의 두 가지형 중 어느 것이나 일단 치유된 후에도 한 달에 한 번, 3개월에 한 번, 혹은 주기적으로 발병하는 것을 말한다.

| 갈대 |

갈대 뿌리 20~30g을 1회분 기준으로 달이거나 생즙을 내서 4~5회 복용한다.

| 감나무 |

감꼭지 6개 또는 잎 5~6개를 1회분 기준으로 달여서 5회 정도 복용한다.

| 겨자 |

겨자씨 2~3g을 1회분 기준으로 달여서 4~5회 복용한다.

| 귤나무귤 |

귤나무 열매껍질 10~12g을 1회분 기준으로 달여 5~6회 복용한다.

| 매실나무 |

덜 익은 열매청매실 8~10개를 1회분 기준으로 달여서 5~6회 복용한다.

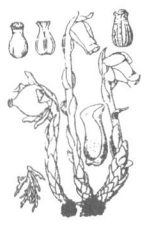 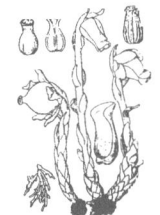 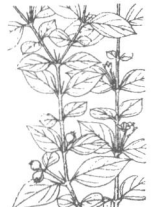

수정난풀　　　　　수정란풀　　　　　수정목

| 반하 |
반하 덩이 뿌리 4~6g을 1회분 기준으로 달여서 4~5회 복용한다.

| 생강 |
생강 덩이 뿌리 생강 4~6g을 1회분 기준으로 달여 4~5회 복용한다.

| 연꽃 |
연꽃 뿌리 30~35g을 1회분 기준으로 푹 고아서 5~6회 그 물과 함께 복용한다.

| 오수유 |
오수유 나무 껍질 또는 열매 4~5g을 1회분 기준으로 달여서 4~5회 복용한다.

| 익모초 |
익모초 온 포기잎·줄기·뿌리 8~9g 또는 씨 4~5g을 1회분 기준으로 달이거나 생즙을 내서 5회 복용한다.

| 인삼 |
인삼 뿌리 25~30g을 1회분 기준으로 달여서 5~6회 복용한다. 고혈압이 있으면 신중히 사용한다.

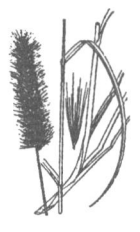 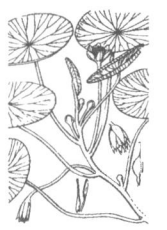 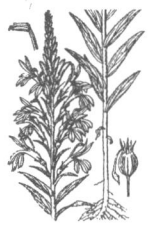

수크령   순채   숯잔대

| 참외 |

참외꼭지 2~3g을 1회분 기준으로 달여서 2~3회 복용한다.

| 천문동 |

천문동 뿌리 8~10g을 1회분 기준으로 달여서 4~5회 복용한다.

| 칡 |

칡꽃 또는 뿌리 30~40g을 1회분 기준으로 달이거나 생즙을 내어 4~5회 복용한다.

| 표고버섯 |

표고버섯 10~15g을 1회분 기준으로 달여서 4~5회 복용한다.

| 호두나무 |

호두나무씨 껍질을 벗긴 호두 알맹이 20~25g을 1회분 기준으로 달여서 4~5회 복용한다.

야뇨증

증상 및 처방

유아幼兒들의 방광은 소변이 가득히 차면 자연히 수축되어서 요도로부터 소변이 나오게 된다. 그러나 성장하면 방광에 소변이 찰 경우에 먼저 이것이 뇌에 전달되어서 배뇨를 통제하는 것인데 뇌의 그 통제력이 약하면 무의식중에 소변을 보게 된다. 이것은 야간수면 중에 많이 있다야뇨증.

그러나 주간에도 더러 흘러나오는 수가 있다. 또한 외요도구 부근의 염증이나 기생충 등의 자극에 의한 것 등 원인이 분명한 것도 간혹 있다. 또 소변을 보려는 생각과 동시에 배뇨가 시작되는 것은 유아들이나 기능이 노쇠한 노인들에서는 흔히 보지만 일반 성인들도 방광이나 전립선이 심한 염증이 있든지 또 신경증의 경우에도 그런 것을 흔히 볼 수가 있는 것이다.

| 오약 · 익지인 |

같은 양의 오약, 익지인을 적당하게 달여서 한 번에 반 잔씩 하루 3번 밥 먹기 전에 먹는다.

| 토복령 |

허리가 시리고 저리면서 아프고, 오줌을 참지 못하며 밤에는 오줌 나오는 줄을 모르고 자리에 싸는 것을 치료한다. 뿌리 12g을 달여서 세 번에 나누어 자기 전에 한 번씩 3일간 먹는다.
- 토복령의 성미는 쓰고 평하며 독이 없다. 허리와 등이 아프고 관절이 저리며 아프고, 오줌 누는 횟수가 잦으며 백탁이 섞여 나오는 것을 치료한다.

| 우슬 |

우슬 뿌리 40g을 달여서 하루 세 번에 나누어 빈속에 먹는다. 1주일간 계속 먹으면 효과가 좋다.

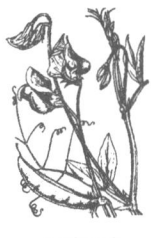
스위트피

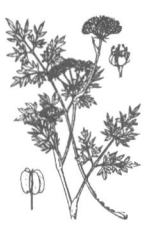
승검초

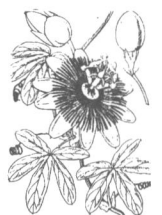
시계꽃

| 율무쌀 |

잘 여문 율무쌀에 소금물을 뿌려서 약간 볶아서 익힌 다음 물을 적당히 넣고 달여서 소변이 나올 때까지 수시로 먹는다.

| 고사리 |

늦은 봄에 고사리가 쇠기 전에 뜯어다가 적당하게 달여서 한 번에 반 잔씩 하루에 세 번, 밥 먹기 전에 먹는다. 1주일간 계속 먹는다.

| 지모 · 황경피나무 껍질 |

줄기 끝이 흰색, 혹은 담자색이고 유연한 것이 좋으며 가볍거나, 소금물에 약간 익힌 다음 쓴다.

지모에 황경피나무 껍질을 같은 양으로 술에 담가 두었다가 노랗게 약간 볶아서 익힌 다음 보드랍게 가루 내어 물에 반죽한 후 콩알 크기로 알약을 만든다. 먹기 전날 저녁에 밥을 먹지 말고 이튿날 아침 빈속에 10알을 미음에 먹는다. 약을 먹은 후 묽은 흰죽을 먹으면 더 좋다. 한 번에 나을 수도 있다.

- 지모의 성미는 쓰고 차며 독이 없다. 신수腎水를 더해 주고 부족한 것을 보하며 기운을 도와주고 이뇨시키는 효능이 있다.

어린이 변비

증상 및 처방

변비는 대변이 보통보다 굳고 건조하여 대변을 보려고 해도 잘 나오지 않는 증상이다. 변비가 생기면 숙변이 내장 속에 머물러 있어 불쾌감을 주고 여러 가지 생리적인 장애를 일으킨다. 특히 어린이의 경우 어른보다 더 민감하게 작용하므로 제때에 치료해 주어야 한다.

| 인삼뿌리 · 쌀 |

인삼 뿌리 40g, 쌀 1홉을 함께 볶아 가루로 만들어 두고 꿀물에 개어 조금씩 먹인다.

| 송홧가루 |

늦은 봄 송홧가루를 채집하여 보관해 두었다가 벌꿀에 개어 먹인다.

| 민들레 · 옹근풀 |

민들레 옹근풀 혹은 말린 것 60~90g에 물을 넣고 달이되 날 것은 20분 동안, 말린 것은 30분 동안 달여 달임액 50~100㎖로 만든 다음 설탕을 조금 타서 하루 2~3회에 나누어 먹인다.

1세 이하는 4~5회에 나누어 먹인다. 중증일 경우 대변이 정상으로 회복되었다 하더라도 계속 3~5일 더 달여 먹여야 한다.

| 인삼 · 대추 |

인삼 8g, 대추 4g을 넣고 물 1사발에 달여 반이 되면 1회에 한 숟가락씩 복용시킨다.

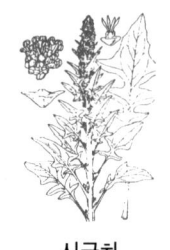
시금치
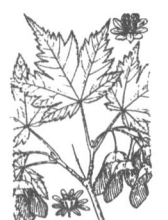
시닥나무
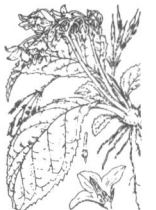
시화

| 마사지 |

어린이 변비는 하복부의 냉증이 원인이 될 수도 있다. 따라서 아랫배를 따뜻하게 해 주고 손바닥으로 마사지를 해 주면 좋다.

| 참깨 · 호두씨 |

참깨 20g, 호두씨 40g을 함께 곱게 가루내어 한 번에 반 숟가락씩 하루 3회 식전에 먹인다. 1세 이하의 어린이는 1/4 숟가락씩 젖에 개어 먹인다.

| 나복자 |

나복자 100g을 냄비에 넣고 노랗게 볶아 가루를 만든다. 거기에 설탕을 알맞게 넣고 고루 섞어 하루 3회에 나누어 먹인다.

제5장 피부과 질환 민간요법

피부 소양증

증상 및 처방

피부의 일부나 전신에 급속히 소양이 일어나는 질병이다. 피부에 상처를 일으키지 않는 한, 피부 자체에는 부스럼 같은 것은 생기지 않는다. 그러나 가려움에 못 견디어 무의식중에 긁게 되어 습진이나 농가진, 모낭염 등을 일으키기 쉽다.

| 마늘 |
대하 등으로 인한 음부 소양증에 마늘을 달여 그 액으로 씻는다.

| 질경이 |
음부 가려움에 잎과 열매를 달여 마신다. 달인 액으로 음부를 씻어도 좋다.

| 복숭아 |
음부 가려움에 잎을 달인 액으로 씻는다. 목욕제로 사용해도 좋다.

| 개구리밥 |
개구리밥 · 도꼬마리열매 · 대싸리열매 각각 8g씩에 물 1ℓ 를 붓고 30~40분 정도 달여 목욕하기 알맞은 온도로 식혀서 몸에 1개월 정도 바른다.

| 개오동나무 |
개오동나무껍질 또는 열매 6~8g을 1회분 기준으로 달이거나 가루

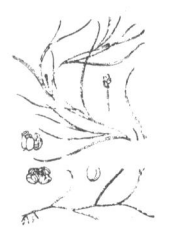 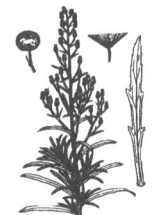 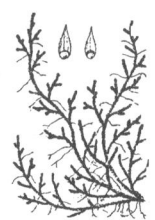

| 실말 | 실망초 | 실사리 |

를 만들어 4~5회 복용한다.

| 갯방풍 |
갯방풍 열매 또는 뿌리 5~6g을 1회분 기준으로 달여서 4~5회 복용한다.

| 백양선 |
백양선 뿌리 5~6g을 1회분 기준으로 달여서 4~5회 복용한다.

| 벚나무 |
벚나무 나무 껍질 6~8g을 1회분 기준으로 달여 4~5회 복용한다.

| 비늘고사리 |
비늘고사리 온 포기 또는 뿌리 8~10g을 1회분 기준으로 달이거나 가루를 만들어 4~5회 복용한다.

| 사상자 |
사상자씨 5~6g을 1회분 기준으로 달이거나 알약으로 만들어 4~5회 복용한다.

| 우엉 |
우엉잎 또는 씨 5~7g을 1회분 기준으로 달이거나 알약으로 만들어 또는 가루로 만들어 4~5회 복용한다.

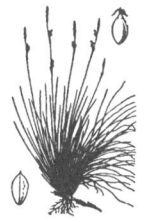 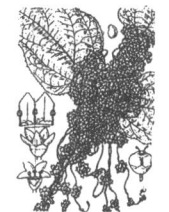 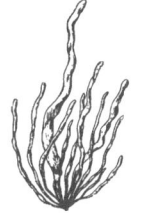

| 실사초 | 실새삼 | 싱경이 |

| 칡 |
칡 뿌리 30~40g을 1회분 기준으로 달이거나 생즙을 내어 4~5회 복용한다.

| 파 |
파 비늘 줄기 2~3개를 1회분 기준으로 달여서 5~6회 복용한다.

| 방풍 · 선퇴 · 고삼 |
방풍, 선퇴 각각 10g, 고삼, 지부자 각각 15g을 물로 달여 하루에 2번 먹는다.

| 사상자 · 약쑥 |
사상자 25g, 약쑥 15g을 물로 달여 자기 전에 환부를 씻는다.

| 도꼬마리 |
도꼬마리의 뿌리와 잎을 잘게 썰어서 물로 걸쭉하게 달여 뜨거운 상태로 환부를 씻는다.

| 오이풀 |
피부가 가렵고 부을 때 오이풀 온 포기를 물에 진하게 달여 하루에 여러 번씩 가려운 데를 씻어 주면서 생것을 짓찧어 붙인다.

습진

증상 및 처방

습진의 원인은 매우 복잡하다. 더러운 손톱으로 긁는다든가 혁대나 양말, 고무줄 등으로 압박하고 있는 등의 외격 원인에 의한 것도 있고, 머리 염색약이나 유해 안료, 옻나무 등의 독성 등이 원인이 된 것도 있다. 또 비만형의 사람이나 부인병에 시달리는 사람의 화농 등으로 피부가 진물러 발생되는 경우 등 매우 다양하다.

| 고삼 뿌리 · 도꼬마리잎 |

고삼 뿌리와 도꼬마리잎에 같은 양의 물을 넉넉히 넣고 적당히 달인 약물로 습진이 생긴 부위를 하루에 세 번씩 씻는데, 5일 이상 계속한다.

| 가래나무 껍질 |

가래나무 껍질을 벗겨 겉껍질의 더러운 것은 씻어 버리고 잘게 썰어서 물을 넉넉히 넣고 빛이 간장 빛보다 더 검도록 달인다. 이 물에 습진 부위를 하루에 한 번씩 30~40분간 담그거나 바른다. 여러 날 계속해야 효과가 있다. 가래나무잎도 같은 방법으로 쓸 수 있다.

| 꽈리 |

꽈리풀 온 포기를 짓찧어서 즙을 내어 습진으로 진물이 흐르고 가려운 부위에 수시로 바르면서, 한편 달여 먹기도 한다. 또는 햇볕에 말렸다가 보드랍게 가루 내서 기름에 개어 바르기도 한다. 기름은 아무 기름이나 관계없다.

| 지치 뿌리 · 삼씨 |

지치 뿌리를 물에 살짝 씻어서 흙을 털어 버리고 물기를 뺀 것 40g

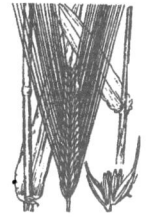 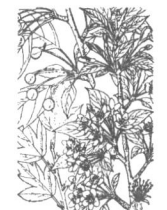 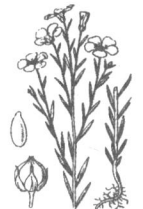

| 쌀보리 | 아그배나무 | 아마 |

을 짓찧은 다음, 여기에 삼씨 기름 12g을 넣고 개어서 여러 번에 나누어 붙인다.
- 지치 뿌리의 성미는 쓰고 차며 독이 없다. 피부 가려움증과 부스럼에 쓰인다.

| 장군풀 뿌리 |

장군풀 뿌리를 캐다가 흙을 씻어 버린 다음 물기를 없애고, 채판에 무를 갈 듯이 잘 갈아서 식초를 조금 넣어 두었다가 식초가 장군풀 뿌리에 젖어들었다고 생각될 때 습진 부위에 바른다. 며칠간 계속해야 한다.

| 무 |

생무를 씻어 둥글납작하게 썰어서 습진이 생긴 곳을 문지른다. 여러 날 계속해야 한다.

| 나팔꽃 |

나팔꽃의 잎과 덜 여물지도 않고 다 여물어 굳어지지도 않은 씨를 솥에 한 번 살짝 찐 것을 짓찧어 습진이 생긴 곳에 바른다. 며칠간 계속하면 효과가 있다.
- 나팔꽃의 성미는 쓰고 차며 독이 있다. 열독을 제거하며 살충하는 효능이 대단히 강하다.

| 도꼬마리씨 |

가을에 다 익은 도꼬마리씨를 따다가 섞어서 절구에 짓찧어 가시는 버리고 가루 낸다. 이 가루를 아무 기름에나 개서 습진이 생긴 곳에 바

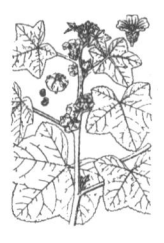
아욱

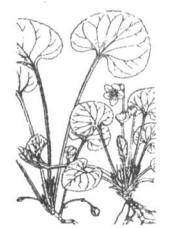
아욱제비꽃

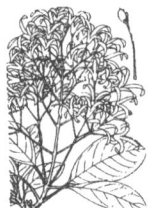
아팝나무

르거나, 혹은 도고마리씨를 달인 물로 습진 부위를 씻기도 한다.

| 호박 덩굴 |

호박덩굴 40g에 물을 세 잔 정도 넣고 두 잔 정도가 되게 달여서 한 번에 한 잔씩 하루에 세 번 빈속에 먹는다. 동시에 외용약을 함께 쓰는 것이 좋다.

| 미나리 |

미나리를 적당히 달여서 한 번에 한 잔씩 하루에 세 번 빈속에 먹고, 한편 미나리를 짓찧어 즙을 내서 습진 부위에 바른다.

| 지치 뿌리 |

지치 뿌리를 깨끗하게 씻어서 햇볕에 말려 두고 쓴다.
지치 뿌리를 잘게 썬 다음 적당량의 물을 넣고 달여서 찌꺼기는 짜 버리고, 그 물을 하루에 한두 번씩 상처에 바른다.

| 창포 |

흙을 깨끗하게 씻어 낸 창포 뿌리 약 500g에 적당량을 물에 넣고 오래 달여서 찌꺼기는 짜 버리고, 다시 계속 달여서 걸쭉하게 되면 습진이 생긴 부위에 하루에 한두 번씩 바른다.
- 풍한 습비증을 치료하며 만성적인 피부 질환에 효과적이다.

주부 습진

증상 및 처방

진행성 지장각피증이라 한다. 엄지손가락에서 집게손가락, 가운뎃손가락 끝이 조금 빨개지고 딱딱해지면서 작은 금이 간다.
더 진행하면 손가락이 붙은 데나 손바닥의 피부가 딱딱하고 두꺼워지고 지문이 없어지며 나중에는 손가락을 마음대로 폈다 오므렸다 할 수 없게 된다.

| 생강 |
생강을 엷게 썰어서 붙여 주면 낫는다.

| 꿀 |
꿀을 물에 진하게 타서 3~4회 발라 주면 낫는다.

| 쑥잎 |
쑥잎 줄기와 고추를 태워 가루로 만들어 참기름으로 개어서 3~6회 바르면 특효가 있다.

| 감 |
감 생것을 엷게 썰어서 3~4회 붙이면 특효가 있다.

| 오배자 |
오배자 40g, 애엽 40g, 백반 10g을 넣고 물을 두 대접 정도 부은 다음 충분히 달여 낸다.

| 복숭아나무잎 |
복숭아나무 생잎을 진하게 달여 환부에 바르거나 생잎을 목욕물에 넣고 목욕을 해도 잘 듣는다. 또는 황백가루를 냄비에 넣어 볶아서

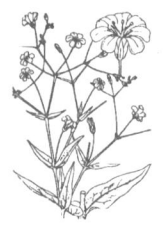 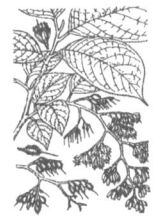 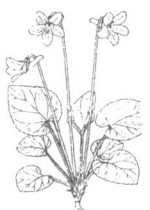

| 안개꽃 | 안식향 | 알록제비꽃 |

참기름으로 개어 바른다.

| 뽕나무잎 |

　뽕나무잎 1kg에 물을 100㎖를 붓고 절반이 될 때까지 달여 그 물을 하루 3번씩 습진이 생긴 곳에 바른다.

| 지치 뿌리 · 삼씨 기름 |

　지치 뿌리 40g을 삼씨 기름 120g으로 개어 4시간 동안 볶은 다음 짜서 환부에 바른다.

| 알로에즙 |

　알로에 생즙을 바르는 한편 그 생즙을 술잔 1잔 정도를 매일 3번 식전에 마신다.

| 삼백초, 무잎 |

　삼백초의 뿌리 중에서 흰 부분을 5~6cm 정도 잘라서 물에 담근다. 이것을 무잎으로 싸서 뜨거운 재 속에 묻어 두었다가 물렁해진 다음 끄집어 낸다. 이것을 밥풀과 함께 으깨어 풀처럼 반죽하여 환부에 바른다. 혹은 잎을 따서 소금으로 비벼서 나온 즙액을 환부에 발라도 좋다.

| 고백반 · 웅황 · 경분 |

　고백반 10g, 웅황 5g, 경분 2.5g을 가루 낸 뒤 바셀린 60g으로 개어 하루에 1번씩 환부에 바른다.

두드러기

증상 및 처방

부패된 음식을 먹고 식중독으로 붉은 반점 등이 생기는데 심하면 발열과 가려움이 있고 잠을 못 이루며 갈증이 나기도 한다. 또는 화분꽃가루·약물중독 등의 원인이 되기도 한다.

| 사철쑥 · 고삼 |

온 몸에 두드러기가 생겼을 때 쓴다.

사철쑥과 고삼 각각 200g에 물 10ℓ 를 넣고 4ℓ 가 되게 달여 서 찌꺼기는 버리고, 달인 물을 약 20℃ 가량 식힌 다음 솜에 적셔서 두드러기가 생긴 곳에 자주 바른다. 5~7회 하면 효과가 있다.

| 미나리 |

미나리의 생즙을 내어 1회에 1컵씩 2~3회 마시면 효과가 있다. 특히 마진홍역에 좋다.

| 호두 |

호두의 푸른 껍질에 찧어서 약간의 유황가루에 개어서 바르면 신통하게 낫는다.

| 꿀 · 술 |

온 몸에 두드러기가 나고 가려울 때 쓴다.

꿀 180g을 술 360㎖에 넣고 따뜻하게 데워서 하루에 세 번에 나누어 먹는다.

| 고삼 |

고삼 뿌리 200g을 보드랍게 가루 낸 다음, 여기에 졸여서 거품을

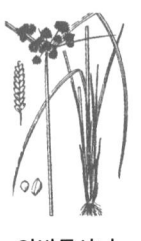 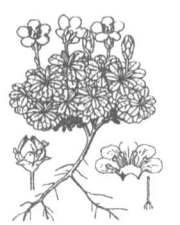 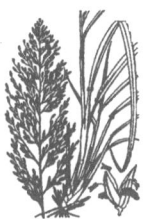

| 알방동사니 | 암매 | 암크령 |

제거한 꿀을 적당히 섞어서 팥알만하게 알약을 만들어 두고 한 번에 30알씩 하루에 세 번, 더운물에 타서 먹는다.

| 소금 |

소금을 5~7% 농도로 물에 타서 가려운 곳을 자주 씻거나, 또는 소금을 보드랍게 가루 내어 두드러기가 생긴 곳에 뿌리고 문지른다.

| 상추 |

상추잎을 잘 씻은 다음 여기에 네 배의 물을 넣고 푹 삶아서 찌꺼기는 버리고 그 물을 한 잔 마신다. 동시에 두드러기가 생긴 곳을 씻는다. 반드시 상추 삶은 물을 한 잔 마신 후에, 그 물로 앓는 부위를 씻어야 한다.

| 쇠무릎 뿌리 |

쇠무릎 뿌리를 8월~10월에 뿌리를 캐서 그늘에 말렸다가 보드랍게 가루를 내어 한 번에 3~4g씩 하루에 세 번 먹는다.

| 순무씨 |

온 몸에 두드러기가 나고 몸이 무거워지면서 혀가 마르고 뻣뻣해질 때 쓰면 좋다.

순무씨 120g을 보드랍게 가루 내어 한 번에 4g씩 하루에 세 번, 더운 술 한 잔에 타서 먹는다.

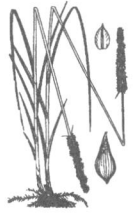
애괭이사초

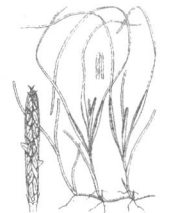
애기거머리말

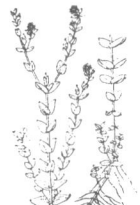
애기고추나물

| 구릿대 뿌리와 잎 |

구릿대 뿌리와 잎을 세 배의 물을 넣고 달여서 그 물로 앓는 부위를 씻는다. 또는 구릿대 뿌리와 잎을 햇볕에 말려서 태워 보드랍게 가루 내어 한 번에 6g씩 하루에 세 번, 더운 술 한 잔에 타서 먹는다.

| 구기자나무 뿌리 껍질 · 백양나무 껍질 · 소금 · 백반 |

찬바람을 쏘이면 두드러기가 생기는 데 쓴다. 구기자나무 뿌리 껍질 300g, 백양나무 껍질 160g, 소금 80g, 백반가루 10g을 모두 보드랍게 가루 내어 물 5ℓ를 넣고 달이다가 절반이 되면 짜서, 그 물을 다시 절반이 되게 달여 두고 상처에 자주 바르고 문지른다.

- 백양나무 껍질의 성미는 차며 독이 없다. 독기가 피부에서 이동하는 것, 바람을 쏘이면 피부가 가려우면서 붓는 것을 치료하며 두드러기를 사라지게 한다.

| 백반 · 식초 |

생선이나 채소를 먹으면 두드러기가 돋을 때 쓴다.
백반 30g에 식초 1㎖를 넣고 약간 달여서, 그 물을 아침저녁으로 두 번씩 발라 준다.

백전풍

증상 및 처방

후천성 색소 감소증의 하나. 즉 피부의 멜라닌 색소 생산이 국소적으로 정지되어 표피 세포가 색소를 잃고 하얗게 되는 것이다. 모발의 멜라닌을 만드는 세포의 기능이 손상되었을 때는 백발이 된다. 백납이라고도 한다.
초기에는 피부가 차츰 하얗게 되다가 나중에는 경계가 뚜렷한 새하얀 얼굴로 변한다.

| 가지잎 · 유황 |

가지잎을 따서 그늘에 말렸다가 보드랍게 가루를 만든다.
여기에 유황을 1/3 정도 넣고 잘 섞어서 하루에 한 번씩 바른다.

| 오이 |

잘 익은 오이를 따서 물로 깨끗이 씻은 다음 반으로 쪼갠다.
오이는 씨만 대강 버리고 거기에 유황 가루를 1mm 두께로 고루 뿌린 다음, 다시 오이를 붙이고 실로 여러 곳을 동여 맨다.
이것을 사발에 담아서 아랫목에 하룻밤 놓아 두면 누런물이 우러나는데 그 물을 하루에 두 번씩 바른다. 오이를 천에 싸서 잘 짜면 누런 물이 나오는데 그것을 발라도 좋다.

| 오이풀 뿌리 · 주엽나무 가시 |

오이풀 뿌리 50g과 주엽나무 가시 50개에 물 500㎖를 넣고 3~6시간 서서히 달여서 찌꺼기를 짜 버리고, 다시 달이면 물엿처럼 된다. 이것을 하루에 두 번씩 바른다.

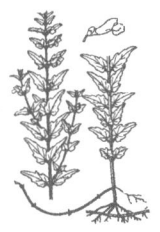 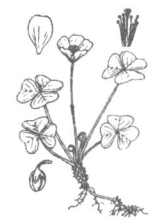 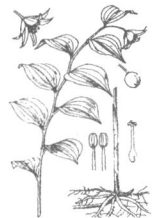

| 애기골무꽃 | 애기괭이밥 | 애기나리 |

| 배나무 속껍질 · 식초 |

봄에 배나무 속껍질을 벗겨서 말렸다가 보드랍게 가루 내어 식초를 적당히 넣고 고약처럼 만들어 하루에 두 번씩 바른다.
- 배나무 속껍질은 매독 · 옴 · 문둥병을 치료하는 데 좋은 약이다. 식초는 옹종을 삭히고 진피, 굳은 적 등을 치료한다.

| 가래나무 속껍질 |

가래나무 속껍질을 벗겨서 즉시 잘게 썰어서 베로 짜면 즙이 나오는데, 그 즙을 하루에 한 번씩 바르면 효과가 있다. 가래나무 속껍질에 물을 적당히 넣고 진하게 달여서 발라도 된다. 또는 가래나무 뿌리를 진하게 달여서 그 물로 하루에 두 번씩 상처를 씻기도 한다.

| 우유 · 오이 껍질 · 유황 |

우유 500㎖에 오이 껍질을 우유에 잠길 정도로 넣고 여기에 유황 20g을 넣은 다음, 놋그릇에 담아서 1주일간 파묻어 두었다가 꺼내 보면 걸쭉한 물이 된다. 이것을 가장 먼저 생긴 백전풍 부위부터 바른다. 하루에 한 번씩 바르면 20일이면 효과를 본다.

무좀

증상 및 처방

진균성 피부 질환의 하나로 발이 짓무르는 무좀, 발바닥이 갈라지는 무좀, 허물이 벗겨지는 무좀 등 주로 발에 그 증상이 나타나는데, 때에 따라서는 손바닥에 생기는 경우도 있다. 이러한 진균의 곰팡이는 고온 다습한 곳에서 잘 성장하며 전염 경로는 목욕탕, 수영장, 환자가 사용하는 양말 등이다.

| 대추나무잎 |

대추나무잎을 짓찧어서 나온 즙을 자주 바르거나 대추나무잎을 신발 바닥에 깔고 동시에 발가락 사이에 끼우고 다니면 좋다.

| 소루쟁이 뿌리 |

소루쟁이 뿌리를 짓찧어서 나온 즙을 내서 아침저녁으로 발을 깨끗이 씻고 바른다.

| 가지 |

가지대줄기를 진하게 달여서 그 물에 1회에 20분씩 3~4회 환부를 담근다.

| 감나무 |

땡감 5개, 마늘땡감의 절반 분량을 달여서 그 물에 3~4회 환부를 담근다.

| 봉선화 |

봉선화 온 포기잎·줄기·뿌리를 진하게 달여서 그 물에 4~5회 환부를 담근다.

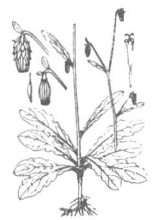 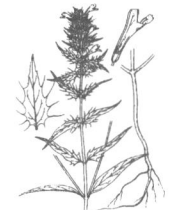 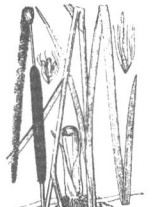

애기담배풀　　　　　애기며느리밥풀　　　　　애기부들

| 삼 |
　삼 온 포기잎·줄기·뿌리를 진하게 달여서 그 물에 5~6회 환부를 담근다.

| 쇠비름 |
　쇠비름 온 포기잎·줄기·뿌리를 달이거나 생즙을 내서 그 물에 5~6회 환부를 담근다.

| 영지버섯 |
　영지버섯을 물에 진하게 우려내서 그 물에 4~5회 환부를 담근다.

| 치자나무 |
　치자나무 열매를 달여서 그 물에 1회에 20~30분씩 3~5회 환부를 담근다.

| 식초 |
　사과산 식초에다 정로환 10알을 으깨어 넣고 20분 정도 환부를 담근 후 그 식초물을 버리지 말고 두었다가 이튿날 다시 정로환 10개를 으깨어 넣고 20분 정도 담근다. 셋째날에도 그 식초물에 다시 정로환 10알을 으깨어 넣고 20분 정도 담근다. 이렇게 하면 효과를 보게 되고 무좀이 낫게 되며 재발되지 않는다.

거칠어진 피부

증상 및 처방

흔히 피부는 햇볕이나 바람 등에 장시간 노출되면 거칠어지기 쉽고, 또 나이가 많아지면서 피부에도 노화 현상이 일어나게 된다.
피부는 자신의 건강과 젊음을 체크할 수 있는 좋은 척도가 된다. 그러므로 항상 피부특히 얼굴피부를 주의 깊게 관찰할 필요가 있다.

| 국화 |

국화 온 포기잎·줄기·뿌리 또는 꽃 20~30g을 푹 삶아서 그 물로 1일 3~5회씩 4~5일 얼굴을 씻는다. 그 물로 머리를 감으면 비듬도 없어진다.

| 들깨 |

들깨 25~30g을 1회분 기준으로 1일 2~3회씩 10일 이상 식후에 생식한다.

| 복숭아나무 |

복숭아나무 씨 껍질을 벗긴 알맹이를 곱게 갈아서 물로 갠 다음 1일 1~2회씩 4~5일 마사지한다.

| 뽕나무 |

뽕나무 잔가지를 푹 달여서 그 물로 1일 2~3회씩 1주일 정도 얼굴에 바른다.

| 수세미 |

수세미 온 포기잎·줄기·뿌리를 달이거나 생즙을 내서 그 물로 1일

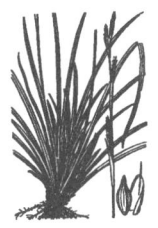 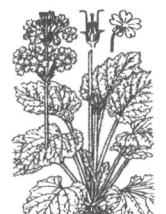 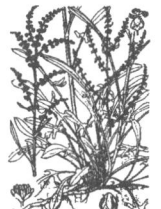

| 애기사초 | 애기석류나무 | 애기수영 |

2~3회씩 10일 이상 얼굴에 바른다. 또는 가을에 줄기를 잘라 줄기에서 나오는 유즙을 받아 냉장고에 넣어 두고 수시로 얼굴에 바르면 아주 효험이 있다.

| 오미자나무 |

오미자나무 열매 5~7g을 1회분 기준으로 달여서 1일 2~3회씩 1주일 정도 복용하면서 그 물을 얼굴에 바른다.

| 오이 |

오이 씨 15g 정도를 1회분 기준으로 달여서 1일 2~3회씩 1주일 정도 복용하면서 아울러 생오이를 얇게 썰어서 얼굴에 붙인다.

| 인동 |

인동잎 또는 줄기 12~15g을 1회분 기준으로 달여서 1일 2~3회씩 1주일 정도 복용하면서 그 물을 얼굴에 바른다.

| 하눌타리 |

하눌타리 뿌리 8~10g을 1회분 기준으로 달여서 1일 2~3회씩 1주일 이상 복용하면서 그 물을 얼굴에 바른다.

| 다시마 |

다시마 40~50g을 1회분 기준으로 달여서 1일 2~3회씩 1주일 이상 복용하면서 아울러 잎을 펴서 1일 2회씩 1주일 정도 얼굴에 붙인다.

기미 · 주근깨

증상 및 처방

간장 장애나 난소 · 자궁의 기능 부전, 호르몬의 분비 이상, 임신, 피임약의 복용, 정신적 · 육체적 피로, 자외선 · 화장품 · 목욕 타월의 지나친 문지름, 여드름의 악화, 습진의 화농, 피부의 노화 등이 기미 · 주근깨의 원인이다.

| 한방 마사지 |

속수자 2스푼, 반하 2스푼, 토사자 1스푼, 쑥 1스푼, 치자 1스푼에 거품 낸 계란흰자위 1개를 섞는다.

- 1~2일에 한 번씩 환부에 바르고 마사지한다. 위의 재료들은 모두 보강제로 간장을 보호함으로써 피부 미용에 상당히 좋은 효과를 볼 수 있다. 그 중에서도 쑥은 기미에 무척 좋다. 또한 치자는 손상된 피부를 되살려 주기도 한다. 반하는 보강제로서 기미에 아주 좋으나 여기에는 약간의 독소가 있어 피부가 약한 사람은 1차 시험을 해 보고 사용하는 것이 바람직하다.

| 둥글레 |

둥굴레 줄기나 잎에서 나온 즙을 바른다. 햇볕에 말린 근경 5~10g을 500~600㎖의 물로 절반이 될 때까지 달여서 하루 3회로 나누어 마시면 좋다.

| 계란 |

생계란을 껍질째 3, 4일 정도 식초에 담갔다가 초란 마시면 좋다. 초란을 만드는 법은 다음과 같다.

- 계란 껍질도 먹으면 깨끗이 씻는다.
- 계란이 깨지지 않게 컵에 넣고 식초를 7할 가량 넣는다.

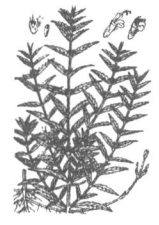
애기쉽싸리

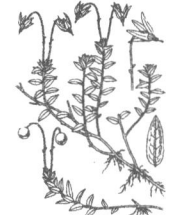
애기월귤

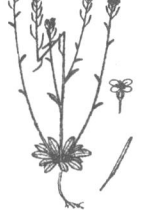
애기장대

- 뚜껑을 덮고 3~4일 놔두면 껍질이 녹아 말랑말랑해진다.
- 껍질채 뒤섞어 식후 3회로 나누어 마신다.
- 벌꿀을 넣고, 물로 묽게 하면 마시기 쉽다.

| 귤나무 |

귤나무 열매 껍질 8~10g을 1회분 기준으로 달여서 5~6회 복용하면서 아울러 생즙을 내어 얼굴에 계속 마사지를 한다.

| 율무 |

율무씨 25~30g을 1회분 기준으로 달여서 5~6회 복용하면 아울러 씨를 곱게 갈아 그 물을 10회 이상 얼굴에 펴 바른다.

| 창포 |

창포 뿌리를 생즙을 내어 10회 이상 얼굴에 마사지하듯 바른다.

| 복숭아나무 |

복숭아나무잎 또는 껍질을 벗긴 알맹이를 달여서 그 물로 10회 이상 얼굴을 씻는다.

| 오이 |

오이씨를 곱게 짓이겨 그 물로 10회 정도 얼굴을 마사지를 한다.

심마진

증상과 처방

심마진은 불규칙적인 원형 또는 지도형으로 피부면에 평평하게 그리고 유백색으로 부풀고, 다른 피부면과는 확실한 경계선이 나타난다.
전신에 나타날 때와 국부에 한정되어 나타나는 것이 있으며, 이것이 나타나면 몹시 가렵지만 시간이 경과하면 자연히 소멸된다.
식중독 때문에 일어나는 심마진은 식도나 기관 등의 점막이 부어 올라 호흡 곤란을 가져오는 경우도 있으므로 심마진을 방심해서는 안 된다.

| 강아지풀 |

강아지풀 온 포기 10~12g을 1회분 기준으로 달여서 1일 2회씩 2~3일 복용한다. 복용 중에 영양제 2알을 1회분 기준으로 1일 3회씩 10일 이상 함께 복용한다.

| 결명차 |

결명차 잎 또는 볶은씨 5~6g을 1회분 기준으로 달여서 1일 2~3회씩 1주일 이상 복용한다.

| 알로에 |

알로에 온 포기 25~30g을 1회분 기준으로 생즙을 내어 1일 2~3회씩 3일 이상 복용한다.

| 파 |

파 비늘 줄기 3개와 뿌리 3g을 1회분 기준으로 달여서 1일 2회씩 4~5일 복용한다.

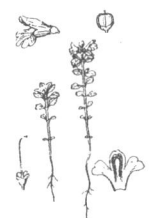 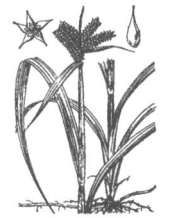 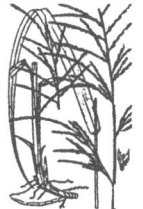

애기좁쌀풀　　　　애기흰사초　　　　야고초

| 흰국화 · 길경 · 감초 |

흰국화 100g, 길경 50g, 감초 25g, 포공영 100g을 물로 달여 하루에 2번 먹는다.

| 오배자 · 백지 · 석고 |

오배자구운 것 50g, 백지 25g, 석고구운 것 50g, 동청 25g을 가루 낸 뒤 참기름에 개어 환부에 바른다.

| 천궁 · 백지 · 오령지 |

천궁, 백지, 오령지 각각 같은 양을 가루 낸 뒤 참기름에 개어 환부에 바른다.

| 대추 · 고백반 |

대추거무스레하게 구운 것 50g, 고백반 10g을 가루 낸 뒤 진물이 있으면 마른 가루를 뿌리고 마르면 참기름에 개어 환부에 바른다.

| 오징어뼈 · 고백반 · 황백 |

오징어뼈 · 고백반 · 황백 각각 같은 양을 가루 낸 뒤 환부에 바른다.

| 황백 · 대추 |

황백 25g을 가루 내고 대추 25g을 불에 구워 가루 낸 다음 같이 참기름에 개어 환부에 바른다.

농가진

증상 및 처방

포도구균, 연쇄구균 등 화농균의 감염으로 생긴다. 농가진에는 수포형, 가피딱지형, 모낭형의 세 타입이 있다. 일반적으로 농가진이라는 것은 수포형인데, 이것은 주로 유·소아에게 많이 발생하고 여름에 유행하는 것이다. 수포형 농가진의 초기 증상은 여름에 갑자기 얼굴이나 손발에 아주 작은 빨간 입자粒子가 생기는 것이다. 이 입자는 바로 물집, 즉 수포가 되고, 점점 커져서 3, 4일째는 새끼손가락 머리 정도에서 엄지손가락 머리만큼 커진다. 그 중에는 계란만큼 커지는 것도 있다.

| 감자 |

감자 껍질을 깐 후 강판에 갈아 물기를 짜 낸 다음 가제에 두껍게 발라 환부에 붙인다. 마르면 교환한다.

| 우엉 |

우엉 뿌리를 진하게 달인 후 액을 환부에 바른다. 이 액을 가제에 묻혀 환부에 붙여도 좋다.

| 벌꿀 |

벌꿀에 아연화 분말약국에서 판매을 조금 섞어 잘 갠 다음 환부에 겹쳐 바른다. 벌꿀에 민들레, 파를 갈아 으깬 것을 섞어 발라도 효과가 있다.

| 수양버들 |

수양버들 잔가지를 삶아서 그 물로 5~6회 환부를 닦는다.

| 자리공 |

자리공 뿌리를 달여서 그 물로 2~3회 환부를 닦는다.

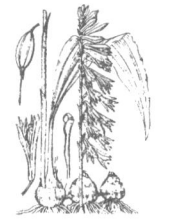 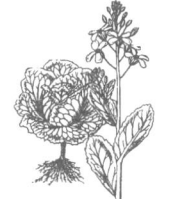 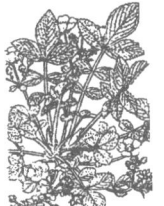

| 약난초 | 양배추 | 양지꽃 |

| 잔대 |
잔대 뿌리 또는 온 포기잎·줄기·뿌리를 삶아서 그 물로 2~3회 환부를 닦는다.

| 창포 |
창포 뿌리를 삶아서 그 물로 5~6회 환부를 닦는다.

| 표고 |
표고버섯을 삶아서 그 물로 5~6회 환부를 닦는다.

| 피나물 |
피나물 온 포기잎·줄기·뿌리를 달여 그 물로 3~4회 환부를 닦는다.

| 향부자 |
향부자 덩이 뿌리를 달여서 그 물로 2~3회 환부를 닦는다.

| 형개 |
형개 잎을 삶아서 그 물로 5~6회 환부를 닦는다.

| 환삼 덩굴 |
환삼덩굴 온 포기잎·줄기·뿌리 또는 뿌리를 삶아서 그 물로 5~6회 환부를 닦는다.

종기

증상 및 처방

포도구균이 털구멍을 감염시켜 염증이 피부 깊은 곳까지 미친다. 우선 털구멍 위로 좁쌀 같은 것이 불쑥불쑥 생긴다. 점차 화농하여 빨갛게 부어오르고 열감과 함께 강한 통증이 나타난다. 그 후에 종기가 터져 속에 있던 고름이 나오면 부기도 아픔도 없어져 자연히 낫지만 흉터는 남는다.

| 가시오갈피 |

가시오갈피 뿌리 껍질 또는 나무 껍질 5~8g을 1회분 기준으로 달여서 4~5회 복용한다.

| 개나리 |

개나리 열매나 잎을 진하게 달여서 그 물을 환부에 자주 바른다.

| 국화 |

국화 온 포기잎 · 줄기 · 뿌리 4~6g을 1회분 기준으로 달여서 4~5회 복용하면서 그 물을 환부에 바른다.

| 나팔꽃 |

나팔꽃씨 5~6g을 1회분 기준으로 달여서 4~5회 복용하면서 그 물을 환부에 바른다.

| 도라지 |

도라지 뿌리 또는 꽃 20g 정도를 달여서 그 물을 5회 이상 환부에 바른다.

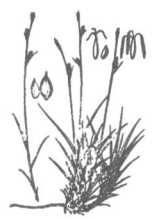
양지사초
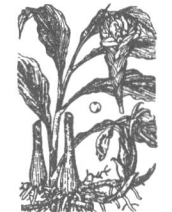
양하
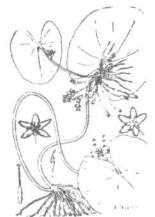
어린연꽃

| 맥문동 |

맥문동 덩이 뿌리 7~10g을 1회분 기준으로 달여서 4~5회 복용하면서 그 물을 환부에 바른다.

| 모란 |

모란 뿌리 껍질 4~6g을 1회분 기준으로 달여서 4~5회 복용하면서 그 물을 환부에 바른다.

| 무화과나무 |

무화과나무잎 20g 정도를 달여서 그 물을 환부에 바른다.

| 민들레 |

민들레 온 포기 또는 뿌리 12~15g을 1회분 기준으로 달여서 4~5회 복용하면서 그 물을 환부에 바른다.

| 수양버들 |

수양버들 잔가지 12~15g을 1회분 기준으로 달여서 4~5회 복용하면서 그 물을 환부에 바른다.

| 오동나무 |

오동나무 껍질 또는 뿌리 20g 정도를 달여서 그 물을 5회 이상 환부에 바른다.

| 오이풀 |

오이풀 싹 5~8g 또는 뿌리 2g 정도를 1회분 기준으로 달여서 4~5

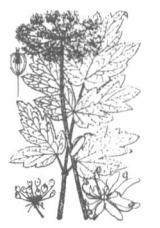 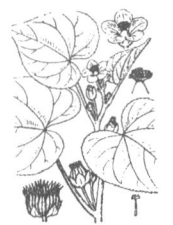 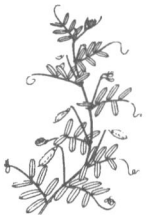

| 어수리 | 어저귀 | 얼치기완두 |

회 복용한다.

| 용담 |

용담 뿌리 1~1.5g을 1회분 기준으로 달여서 4~5회 복용한다.

| 우엉 |

우엉잎 또는 씨 4~7g을 1회분 기준으로 달여서 4~5회 복용하면서 그 물을 환부에 바른다.

| 은행나무 |

은행나무잎 또는 햇순을 달여서 그 물을 5회 이상 환부에 바른다.

| 익모초 |

익모초 온포기잎·줄기·뿌리 7~8g을 1회분 기준으로 달여서 4~5회 복용하면서 그 물을 환부에 바른다.

| 인동 |

인동 잎 또는 줄기 12~15g을 1회분 기준으로 달여서 4~5회 복용하면서 그 물을 환부에 바른다.

| 자귀나무 |

자귀나무 나무 껍질 5~6g을 1회분 기준으로 달여서 4~5회 복용하면서 그 물을 환부에 바른다.

| 향나무 |

향나무 잔가지를 달여서 그 물을 10회 이상 환부에 바른다.

화상

증상 및 처방

화상은 그 정도에 따라 몇 가지 단계가 있다. 가벼운 화상은 그 부위의 피부가 붉다는 정도로 소위 물집은 생기지 아니하나 중 정도의 화상이 되면 수포가 생긴다. 물론 화상 특유의 통증도 있다. 이 수포가 뭉개지지 않게 치료하면 흔적을 남기는 일은 없으나, 뭉개버리면 화농을 일으켜 화상의 흔적이 남게 된다.

| 된장 |

손가락에 입은 약간의 화상이라면 된장 속에 그 손가락을 집어넣는다. 상당히 고통스럽지만 5분 정도 참고 견디면 수포도 생기는 일 없이 치유된다.

| 감자 |

화상에는 대체로 감자류가 유효하다. 식물유를 바른 후에 토란·고구마·감자 등을 으깨어 흑설탕이나 참기름 또는 소금을 섞어 붙이는 것도 좋다.

| 기름소금 |

수포가 생겼을 때에는 수포 위에 기름소금을 붙이고 하룻밤 경과한 후, 수포가 엷은 노란색을 띠게 되었을 때 소독한 바늘로 껍질을 조금 찔러, 그 속에 있는 물을 압출하고, 다시 기름소금을 붙인다. 몇 차례 반복하면 치유된다.

| 마 |

마산약의 생뿌리를 갈아서 동상·화상·젖앓이 등에 붙이면 아주

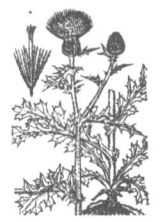
엉겅퀴

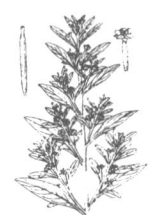
여뀌바늘

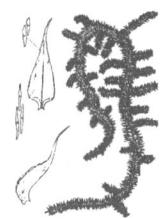
여라

좋은 효과가 있다.

| 무즙 |
가벼운 화상에는 응급 처치로 무즙을 바르는 것이 효과적이다.

| 밤나무 |
생밤을 입으로 씹어서 5회 이상 환부에 갈아 붙인다.

| 오이풀 |
 오이풀 싹 5~8g을 또는 뿌리 2g 정도를 1회분 기준으로 달여서 4~5회 복용하면서 그 물로 환부를 자주 씻는다.

| 인동 |
 인동잎 또는 줄기 12~15g을 1회분 기준으로 달여서 4~5회 복용하면서 그 물로 5회 이상 환부를 씻는다.

| 하눌타리 |
 하눌타리 온 포기잎·줄기·뿌리 또는 뿌리를 삶아서 그 물에 5회 이상 환부를 담근다.

동상

증상 및 처방

동상에는 손이나 발가락, 귀 등이 붉어지고 가려운 정도의 것으로부터 전신의 동상으로 사망하게 되는 여러 단계의 정도가 있다. 또 국부적인 동상이라도 이것이 소위 붕괴되는 것은 가려운 시기를 경과하고 통증의 시기로 접어든 것으로 대단히 고통이 심한 것도 있다.

제3도 동상이 되면 피부뿐 아니라 손가락이 떨어진다던가 골격에 이르러 조직이 괴사하는 일도 드문 일은 아니다.

| 생강 |

동상으로 부어 올라 통증을 호소하는 경우에는 생강을 잘게 썰어 놓은 것 75g을 물 1.8ℓ로 360㎖ 정도가 되게 달인 것을 환부에 담근다.

| 가지 |

가지 꼭지, 또는 잔가지, 뿌리를 잘게 썰어 음건한 것 3kg을 물 3.6ℓ로 360㎖이 되게 달인 액을 세면기 같은 것에 담아 다소 뜨거운 정도로 하여 환부를 담그고 액이 식으면 다시 따뜻하게 하여 담근다. 이렇게 1일 5~6회 계속하면 가벼운 것은 2~3일, 심한 것은 1주일 경과하면 치유한다.

| 표고버섯 |

표고버섯 여러 송이를 물로 달여서 그 뜨거운 열기가 있는 물로 환부를 자주 찜질하면 빨리 치유된다.

| 냉수 |

아직 터지지 않은 상태로 상당히 부어 있는 것은 환부를 잘 보온한

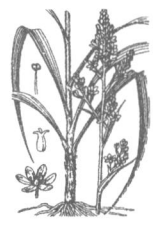 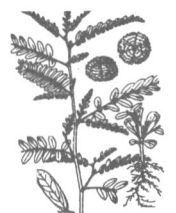 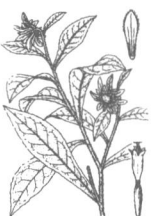

여로   여우구슬   여우오줌풀

후에 급히 냉수를 느낄 정도로 냉하게 하면 모르는 사이에 치유된다. 터지기 전후의 상태에 있는 것도 이것을 반복하는 것이 좋다.

| 토복령 · 생강 · 식초 |

토복령 7.5g, 생강 4g을 잘게 썰어서 명주 주머니에 넣고 식초에 담가 데워서 매일 2~3번씩 환부를 찜질한다. 가벼운 동상은 2~3일, 어지간한 동상이라도 1주일이면 효과가 있다.

| 구기자 · 청주 · 감즙 |

구기자 한 줌을 청주에 담가 두면 구기자가 물러지면서 불그스레한 액이 나오는데 이 액을 붓으로 찍어 환부에 바른다. 함지박에 물을 가득 담고 감즙 900㎖를 섞은 다음 발을 담그고서 불에 얹는다. 물이 차츰 뜨거워지면 부기가 사라지면서 효과가 있다.

| 고구마 |

고구마의 앞뒤 끝을 잘라 버리고 남은 부분을 삶아서 뜨거울 때 환부에 붙인다. 환부를 충분히 찜질한 다음 물기가 남지 않게 깨끗이 닦아 낸다. 아침저녁으로 하루에 2번씩 며칠 계속 찜질을 한다.

| 가지 꼭지 · 소금 |

그늘에 말린 가지 꼭지 한 줌을 1ℓ 정도의 물로 삶아서 소금을 약간 탄다. 되도록 뜨겁게 하여 환부를 담그고 찜질한다.

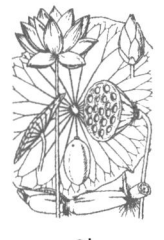 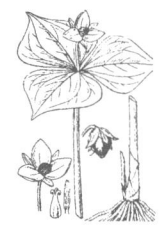 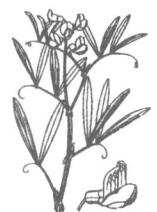

| 연 | 연령초 | 연리초 |

| 감꼭지 · 감즙 · 곶감 |

떫은 감즙을 동상 부위에 바르면 낫는다. 또 감꼭지를 달인 물로 환부를 씻으면 좋다. 곶감이나 감을 술에 달여 환부에 발라도 좋다.

| 토란 껍질 |

흠집이 없는 토란을 골라 아궁이의 재 속에 묻고 불을 지핀다. 토란이 익으면 꺼내서 껍질은 벗기고 밥풀과 함께 으깨어 환부에 붙이고 붕대를 감아 두었다가 이튿날 아침 더운물로 씻어 낸다.

| 알로에 |

알로에잎을 가시를 따 버리고 깨끗이 씻어 강판에 갈아 그즙을 환부에 바르고 잘 문질러 준다. 마르면 다시 바른다. 자주 바를수록 빨리 낫는다.

| 참외 꼭지 |

참외 꼭지를 그늘에서 말려 두었다가 동상을 입으면 망치로 두드려 가루를 낸다. 이것을 물로 반죽하여 헝겊에 펴서 환부에 붙인다. 동상뿐만 아니라, 손등 · 발등이 튼 데도 좋다.

사마귀

증상과 처방

선천적인 원인으로 피부에 생기는 흑갈색의 작은 반점을 말한다. 그대로 놔두면 자연적으로 없어지는 것이 상례이나 보기에 흉하다고 해서 자꾸 쥐어뜯으면 심한 경우 피부에 염증을 일으켜 번지면서 고생을 하게 되는 경우도 있다.

| 싸리 기름 |

사마귀 꼭대기를 약간 긁어 내고 싸리 기름을 매일 바르면 사마귀가 없어진다.

| 목화꽃 |

사마귀 꼭대기를 피가 나지 않을 정도로 긁어 내고 목화꽃으로 한 번에 3~5분간씩 하루에 10회 정도 문지른다.

| 대마 전초 |

대마 온 포기를 썰어 적당한 농도로 달여서 하루에 한 번씩 사마귀를 씻어 준다. 1주일간만 반복하면 저절로 없어진다.

| 뜸 |

제일 큰 사마귀의 뿌리를 실로 동여매고 그 위에다 뜸을 세장 뜨고 실은 풀어 버린다. 상처는 1주일 이내에 나으며 작은 사마귀들은 저절로 없어진다.

| 애기똥풀 |

사마귀 꼭대기를 긁어 내고 그 자리에 애기똥풀을 짓찧어 얻은 즙을 매일 두세 번씩 바르면 낫는다.

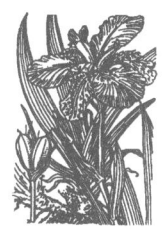 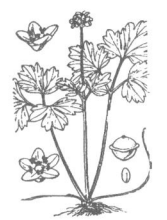 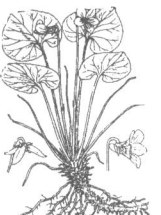

| 연미붓꽃 | 연복초 | 엷은잎제비꽃 |

| 밤나무 껍질 |

밤나무 껍질을 찧어서 하루에 한 번씩, 나을 때까지 갈아 붙인다.

| 참깻잎 |

참깻잎을 뜯어다가 짓찧어서 즙을 내어 하루에 한 번씩 상처에 바른다.

| 솔잎 |

솔잎을 뜯어다가 물을 많이 넣고 달여서 그 물을 하루에 한 번씩 목욕하면서 5일 안에 효과가 있다.

| 계란 |

옷 피부염으로 가렵고 진물이 나오며 고름이 나는 데 쓴다. 계란을 까서 흰자위와 노른자위를 잘 섞어 하루에 한 번씩 상처에 바른다.

| 생강즙 · 식초 |

생강즙에 좋은 식초를 타서 자주 바르면 3일 안에 뿌리가 빠진다.

| 송진 · 측백나무 진 |

송진과 측백나무 진측백나무에서 송진처럼 흘러내리는 진을 받아서 고루 섞이도록 잘 저어서 바르면 하룻밤 사이에 없어진다.

여드름

증상 및 처방

여드름은 체질에 따라 생기는 사람과 전혀 생기지 않는 사람이 있다. 대체로 사춘기에서 청년기에 걸쳐 많이 생긴다. 이 무렵은 일생에서 가장 많은 피지皮脂가 분비되는 시기이다.

그 분비량이 과다하다든지 피부면이 청결하지 못하면 개지선에서 피지가 나올 수 없어 막히게 된다. 이 때문에 외부로 나오려고 하는 피지가 뭉쳐서 여드름이 된다.

| 복숭아 · 동아 |

절반쯤 벌어진 복숭아 흰꽃과 동아 종자 가루 낸 것을 같은 양씩 서로 으깨어 즙을 짜 환부에 바른다. 동아가 없을 때는 복숭아의 흰꽃만 즙을 짜도 좋다.

| 녹두 |

녹두 가루와 계란흰자위를 섞어서 5~6회 얼굴에 바른다.

| 봉선화 |

봉선화 꽃의 생즙을 내어 그 물을 10회 이상 얼굴에 바른다.

| 분꽃 |

분꽃 온 포기잎 · 줄기 · 뿌리의 생즙을 내어 그 물을 10회 이상 얼굴에 바른다.

| 뽕나무 |

뽕나무 뿌리 껍질을 달여서 그 물을 10회 이상 얼굴에 바른다.

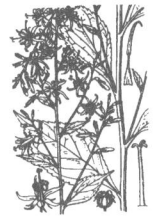	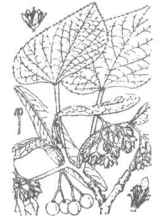	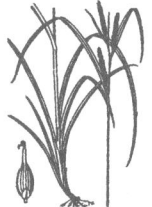
염아자	염주나무	염주사초

| 오이 |

오이씨를 달여서 그 물을 10회 이상 얼굴에 바른다.

| 칠엽수 |

칠엽수잎의 생즙을 내어 그 물을 10회 이상 얼굴에 바른다.

| 목단피 |

여드름으로 고민하는 사람들의 경우 음식물 섭취에 신경 쓰는 것은 물론 지나친 지방질 성분 섭취를 피하는 것이 좋고 특히 세안에 남다른 신경을 써야 한다. 이때는 목단피가 좋다.

| 녹두 · 계란 |

녹두와 계란흰자위로 만든 팩은 해열·해독 작용이 있어서, 위의 열로 인해서 여드름이 날 때는 많은 도움을 얻을 수 있고 지방질을 제거하므로 기미·주근깨·여드름에 치료 효과를 볼 수 있다.

원형탈모증

증상 및 처방

원형탈모증은 갑자기 머리카락이 원형 또는 타원형으로 빠지는 것을 말하는데 그 원인이 스트레스와 세균에 의한 것으로 밝혀져 있다.

원형탈모증에도 여러 가지 종류가 있지만, 가장 많이 볼 수 있는 것은 원형으로 털이 빠지는 것이다. 빠지는 곳은 한 곳인 경우도 있고, 여러 곳이 한꺼번에 생기는 경우도 있으며, 초기에는 둘레의 털이 잘 빠지고, 빠지는 머리털이 늘어 간다. 탈모 부분의 피부에는 이상이 없다.

| 무청 |

말린 무청에 생강을 잘게 썰어 삶은 뜨거운 물로 닦아 내고 그 다음에 미강유나 달걀 기름, 혹은 호마유를 바른다.

| 간수 |

두부 집에서 사용하고 있는 간수를 1일 수회 바른다.

| 생강즙 |

생강즙을 간장과 섞어서 문질러 스며들게 한다.

| 고추 |

고추 10g을 적당히 썰어 약용 알코올 100㎖에 담그고, 1주일 정도 지난 후에 머리에 바르고 맛사지 한다.

| 마늘 |

생마늘을 갈아 즙을 만들어 환부를 따끈한 수건으로 두들긴 후 바르면 효과적이다.

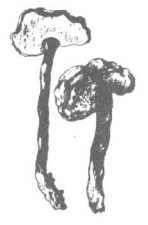 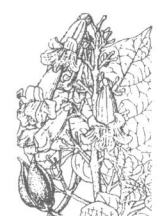 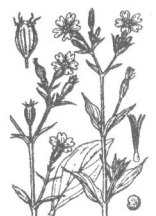

영지   오동나무   오랑캐장구채

| 무궁화 |

　무궁화 꽃봉오리 5~6개를 1회분 기준으로 달여서 1일 2~3회씩 1~2일 복용하면서 그 물을 10회 이상 환부에 자주 바른다.

| 뽕나무 |

　뽕나무 잔가지를 태운 재를 참기름에 개어서 환부에 자주 바른다.

| 뽕나무잎 · 대마잎 |

　뽕나무잎, 대마잎을 마른 것으로 각 8g씩 물 3.6ℓ에 삶는데 물이 1.8ℓ로 줄어들 때까지 가열한다. 이 물에 아침저녁 1회씩 머리를 감아 준다. 장기간 계속하면 탈모가 예방되고 머리 비듬도 없어진다. 또 오디뽕나무열매 잘 익은 것으로 즙을 만들어 아침 · 저녁 · 두피에 발라도 효과가 있다.

| 계지 · 건강 · 단삼 |

　계지, 건강, 단삼 각 12g, 반묘, 온 포기 각 3g을 함께 보드랍게 가루 내어 75% 알콜 200g이 든 병에 넣고 밀봉하여 7일 동안 저장하여 둔다. 사용시 탈지면에 적셔 하루에 2회씩 환부에 바른다.

| 옥수수기름 |

　매일 아침 · 저녁으로 옥수수 기름 한 숟가락씩을 1~2개월간 복용하면 머리카락 빠지는 것이 방지될 뿐 아니라 머리털도 광택이 난다.

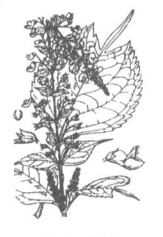 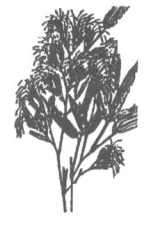 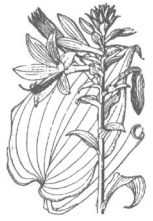

오리방풀　　　　　　　오죽　　　　　　　옥잠화

| 달걀노른자위 |

　달걀노른자위 기름을 머리에 바르면서 매일 식사 전 검정 참깨를 볶아 큰 숟가락으로 한 숟갈씩 먹는다.

| 생강 |

　껍질을 벗겨 버린 생강 덩어리로 매번 10분 정도, 하루 3~4회 머리가 빠진 곳을 문지르면 모발의 재생을 자극, 촉진 할 수 있다.

| 뽕나무 뿌리 |

　뽕나무 뿌리의 껍질을 벗겨 내고 잘게 썰어 100㎖의 물에 15g가량 넣고 절반이 되게 서서히 달여 그 즙을 모근에 문지르고 바르면 탈모를 막을 수 있다.

| 검은참깨 |

　검은참깨로 기름을 짜서 한 되쯤 준비하고 마른 뽕나무잎 300g을 장만한다. 먼저 참기름 한 되를 끓이면서 뽕나무잎을 넣고 튀겨 뽕나무잎은 건져 내고 그 기름을 보관해 두고 매일 1~2회씩 머리에 고루 바른다.

음부가 가려울 때

증상 및 처방
여성의 음부에 나는 부스럼으로 땀띠와 같이 오돌도돌하게 돌기가 생기면서 물집으로 변해 주위로 번져가는 증세이다. 매우 가렵고 증세가 심하면 따가워진다. 전염성이 강하다.

| 마늘 |
음창이 생기면서 가려울 때, 마늘 한 홉을 잘게 썰어서 물 두 사발을 넣고 달인 물로 음부를 씻어 주면 효과가 좋다.

| 우엉 뿌리 |
우엉 뿌리를 깨끗이 씻어서 푹 달인 물로 음부를 씻어 주면 음창도 낫고 가려운 것도 낫는다.

| 들국화 |
음창으로 인해 음부가 붓고 가려울 때는 들국화의 꽃, 줄기, 잎 전체를 달인 물로 음부를 씻는다.
- 뿌리·줄기·잎, 꽃은 맛이 쓰고 매우면서 약간 따스하고 독이 조금 있다. 옹종을 치료하고 헌데의 독을 풀어준다. 그 외에도 나력과 눈에 군살이 나는 것을 치료한다.

| 질경이씨 |
음부가 가려우면서 아플 때는 질경이 씻은 물을 달여서 그 물로 음부를 자주 씻는다.

| 오배자 |
오배자를 달여서 음부를 씻고 동시에 오배자를 재가 되지 않을 정도로 누렇게 태워서 하루에 세 번씩 음부에 뿌려 준다.

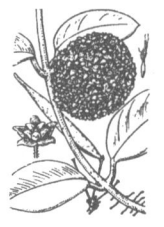 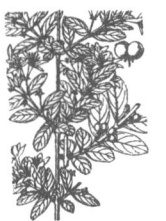 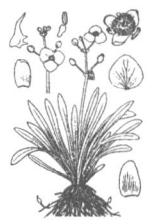

옥첩매   올괴불나무   올미

| 부들꽃 |

부들꽃을 보드랍게 가루 내어 하루에 서너 번씩 음부에 뿌려 준다.

| 유황 |

부인들의 습창에 좋다. 특히 질염에 대단히 좋은 약이다.

유황을 보드랍게 가루 내어 하루에 세 번 정도 음부에 뿌려 준다.

| 고백반 |

고백반을 한 번에 한 술잔씩 술에 개어 빈속에 먹는다. 하루에 두세 번씩 2~3일간 계속하면 효과를 볼 수 있다.

| 살구씨 |

살구 씨의 속살을 엷은 껍질과 뾰족한 끝, 두 알짜리는 버리고 재가 되지 않을 정도로 누렇게 태워서 가루를 내어 음부에 바른다. 질염에도 솜에 묻혀서 질강 안에 넣어 주면 효과가 좋다.

| 오동나무잎과 줄기 |

오동나무는 네 가지가 있는데 씨가 없는 청릉, 껍질이 희고 잎이 푸르고 씨가 있는 오동, 꽃과 씨가 다 있고 악기를 만드는 백릉, 백릉과 비슷하면서 씨가 없는 강릉이 있다. 약으로 백릉을 쓴다. 오동나무 가지와 잎을 전부 달여서 그 물로 음부를 자주 씻는다.

| 쑥 · 대싸리 |

쑥잎과 대싸리를 달여서 단지 같은 용기에 넣고 그 위에 앉아서 증기를 쏘인다.

제6장 비뇨기과 질환 민간 요법

방광염

증상 및 처방

방광염은 요도 질환 중 가장 많은 질병이다. 이는 대부분 세균 감염에 의해 발생한다. 감염 경로는 상행성, 하행성·임파행성·혈행성 등이 있는데 요도로부터 상행 감염하는 경우가 가장 많고 비세균성의 원인에 의하여 생기는 경우도 있다.
방광염에도 급성과 만성이 있으며 요도가 짧은 여성에게 자주 발생한다.

| 제비꽃 |

제비꽃 5~10g을 하루 분으로 해서 달여 마시면 소변이 잘 나온다. 제비꽃을 한방에서는 하고초라 하는데 이뇨 작용이 강하기 때문에 옛날부터 방광염의 특효약으로 쓰여 왔다.

| 월귤나무잎 |

월귤나무잎 8~10g을 물에 달여 하루 2~3번에 나누어 아침·점심·저녁 사이에 먹어도 효험이 있다. 월귤나무잎의 주성분인 아르브티는 몸 안에서 분해되어 살균 작용을 가진 히드로키논으로 되면서 오줌으로 나가기 때문에 요도에 대한 소독 작용을 한다.

| 꿀풀 |

꿀풀 10~20g을 물에 달여 하루 3번에 나누어 식전에 먹으면 효능이 있다.

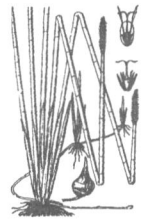 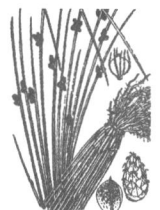 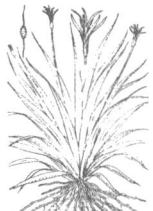

올방개 　　　　　 올챙이고랭이 　　　　　 올챙이자리

| 옥수수 수염 · 지부자 · 내복자 |

　옥수수 수염 10g, 지부자10g, 내복자 10g을 물 50㎖를 절반 되게 달여서 하루에 3번, 밥 먹기 30분 전에 먹는다.

| 파 |

　오슬오슬 추우면서 열이 나고, 오줌을 제때에 누지 못하거나 잘 나오지 않으면서 묵직하고 방광 부위가 아플 때는 파온 포기잎 · 줄기 · 뿌리를 깨끗이 씻은 다음 썰어서 찧어 가제나 엷은 천에 싸서 아랫배 아픈 곳에 찜질한다. 1회에 4시간씩 하루 2번 정도 하는 것이 좋다.

| 구렁싱아 |

　열이 나고 속이 답다하며 갈증이 있고 오줌을 잘 누지 못할 때 쓴다. 신선한 구렁싱아 한 줌, 말린 것은 10~12g에 물을 적당히 넣고 달여서 절반이 되면 그 물을 하루 세 번에 나누어 밥 먹은 후에 먹는다.

| 측백나무잎 |

　측백나무잎을 말려서 가루 내어 꿀을 넣고 콩알 크기로 알약을 만들어 한 번에 10~15알씩 하루에 세 번, 밥 먹기 30분 전에 먹는다. 또는 신선한 잎을 달여 먹기도 하는데, 한 번에 15~20g 정도가 적당하다.

요통

증상 및 처방

배뇨 중에나 배뇨가 끝난 후 요도에 동통을 느낄 때가 있다. 이것을 배뇨통이라고 하는데, 심할 때에는 요도 내에 젓가락을 밀어 넣은 것 같은 격통을 느낀다. 또 경할 때에는 느낌이 드는 수가 있다. 또 통증의 자극으로 배뇨가 몇 번씩이나 중단되기도 하고 배뇨를 원활하지 못하는 수도 있다. 이 통증은 보통 방광이나 요도 및 이것에 관련된 전립선, 그외에 질환에 특유한 것인데 상부 요도의 질환과 부인과 질환 때문에 일어나는 수도 있다. 또 배뇨통이 있을 때에는 빈뇨를 동반하는 것이 보통이다.

| 솔잎 · 술 |

술 500㎖에 신선한 솔잎 150~200g을 넣고 밀봉하였다가 2주일 후에 찌꺼기는 버리고 한 번에 한 술잔씩 하루에 세 번, 밥 먹기 전에 먹는다. 혹은 솔잎을 깨끗이 짓찧어 즙을 내서 그 즙 1ℓ에 소주 3ℓ를 넣고 마개를 막아 7일간 두었다가 한 번에 한 잔 정도씩 하루에 세 번 먹는다. 또는 소나무잎에 쌀을 섞어서 술을 만들어 먹어도 좋다.

| 수박 껍질 |

수박의 껍질을 그늘진 곳에서 말렸다가 가루 내서 한 번에 10g씩 술에 타 먹든가 꿀물에 타 먹는다.

| 수세미 오이 |

수세미 오이가 다 여물면 그 씨를 받아서 햇볕에 말렸다가 약간 볶아서 익힌 다음 가루 내어 한 번에 5~8 g씩 하루에 세 번, 밥 먹기 전에 술에 타서 먹는다. 한편 허리가 아픈 곳에 수세미 오이속으로 덥게 찜질한다. 또 다른 방법으로는 수세미 오이 뿌리를 캐어 흙을

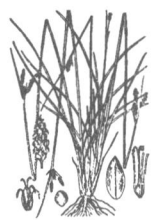 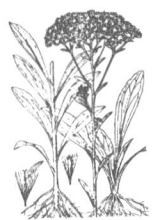 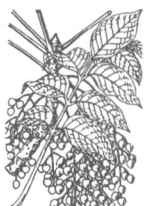

올챙이하늘지기   옹굿나물   옻나무

씻어 버리고 1~2cm 길이로 썰어서 햇볕에 말렸다가 익혀서 가루 내어 한 번에 5~8g씩 술에 타 먹는다. 술에 타 먹을 수 없으면 꿀물에 타 먹어도 좋다.

| 오가피나무 뿌리 껍질 |

오가피나무 껍질을 벗겨 말려서 보드랍게 가루 내어 약 냄새가 나가지 않도록 뚜껑이 잘 맞는 그릇에 넣어 두고 한번에 3g씩 하루에 세 번, 밥 먹고 30분 있다가 먹는다.

| 솔잎 |

솔잎에 물을 조금 넣고 삶아서 짓찧든가 그대로 짓찧어 엷은 천에 싸서 따뜻하게 데워 허리에 찜질하면 시원해지면서 점차 아픈 것이 멎는다. 식으면 다시 데워서 찜질하되 하루에 한두 시간씩 진행한다. 다시 계속할 때는 새 솔잎을 쓴다.

| 천남성 |

천남성 뿌리를 1~2mm 두께로 잘게 썰어서 10%의 백반물에 3일간 담가 두었다가 다시 햇볕에 말려서 가루 내어 한 번에 3g씩 더운물에 타서 밥 먹고 30분 후에 먹는다.

천남성은 독이 있으므로 독을 빼기 위해 백반물에 담그는 외에 숯불에 파묻어 구워서 쓰기도 한다. 혹은 생강과 함께 끓여서 쓰기도 한다.

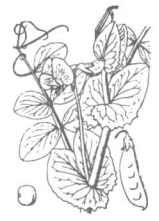
완두

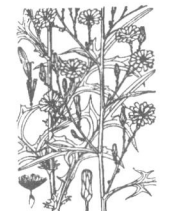
왕고들빼기

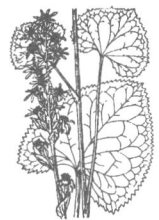
왕곰취

| 고삼 뿌리 |

가을과 봄철에 고삼 뿌리를 캐어 흙을 씻어 버리고 그대로 짓찧어서 허리의 아픈 부위에 대고 찜질한다.

| 고삼 뿌리 · 속껍질 |

고삼 뿌리 가루 2에 천남성 뿌리 가루 1의 비율로 섞은 다음, 꿀을 적당히 넣고 콩알만큼씩 알약을 만들어 한 번에 5~10알씩 밥 먹고 30분 있다가 먹는다.

| 황경피나무 속껍질 · 무릇 |

황경피나무 속껍질 가루에 뿌리와 싹을 다듬어 버린 무릇을 생것으로 적당량 넣고 절구에 짓찧으면 무릇에서 즙이 나와 떡처럼 반죽이 잘 된다. 이것을 얇은 천으로 만든 조그마한 자루에 넣어서 따뜻하게 데워 허리 아픈 부위에 대고 찜질한다.

• 무릇의 성미는 차고 쓰며 독이 없다. 석림을 내리고 옹종을 치료하며 태반이 나오지 않는 것을 낫게 한다.

| 찹쌀 · 고추 |

찹쌀 한 되로 죽을 쑤어 식힌 다음에 엿기름을 적당히 넣고 달게 하는데 한 시간이면 된다. 이것을 단지에 넣고 붉은 고추 10~15개와 밀누룩을 500g 이상 넣고 단지 입구를 비닐천으로 싸매어 1주일간 방 안에 놓아 두면 술이 된다. 이것을 체에 밭아서 한 번에 한 잔씩 하루에 세 번 빈속에 먹고 땀을 낸다. 찌꺼기는 그냥 버리지 말고 허

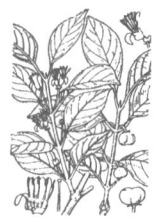
왕괴불나무
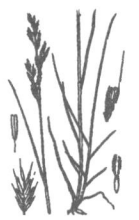
왕김의털
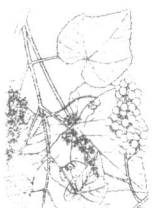
왕머루

리에 5~10분간 찜질한다.

| 가지 |
　가지 꼭지와 가지잎을 말려서 재가 되지 않을 정도로 까맣게 불에 태워서 가루 내어 한 번에 7~8g씩 술 한 잔에 타서 먹는다. 하루에 두세 번씩 밥 먹기 30분 전에 먹는다.

| 전나무잎 |
　전나무잎을 적당히 채취하여 생것으로 쓰거나, 또는 삶아서 절구에 짓찧어 물을 짜서 적당량 마시고 찌꺼기는 덥게 하여 허리 아픈 부위에 찜질한다. 매일 새것으로 갈아 붙이되 언제나 데워서 찜질해야 한다.
- 전나무잎은 소염제로서 요도염 · 임병 · 폐렴 등에 쓰인다.

| 갓씨 · 꿀 |
　갓씨를 불에 약간 볶아서 익히고 짓찧은 다음, 여기에 꿀을 적당히 넣고 고약처럼 만들어 기름 종이나 천에 발라서 허리에 하루에 한 번씩 갈아 붙인다.

| 수수쌀겨 |
　수수쌀겨 한 되 가량에 소금물을 골고루 뿌려서 눅눅하게 적신 다음, 솥에 넣고 덥게 하여 얇은 천으로 만든 주머니에 넣어 찜질한다.

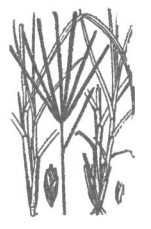
왕바랭이

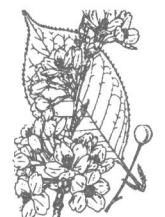
왕벚나무

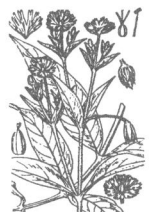
왕별꽃

식으면 다시 데워서 붙인다.

| 쑥 · 승검초 뿌리 |

여성들의 아랫배가 냉하여 허리가 아픈 데 쓴다.

쑥을 오래 달여 엿처럼 만든 다음 승검초 뿌리 가루를 적당히 섞어서 콩알 크기의 알약을 만들어 먹는다. 하루에 세 번, 밥 먹기 30분 전에 10~20알씩 더운물에 먹는다.

| 가시연꽃 열매 |

완전히 익은 가시연꽃 열매를 따다가 충분히 쪄서 다시 햇볕에 말려 가루 낸다. 이것을 한 번에 4~5g씩 하루에 세 번, 죽과 타서 먹는다. 또는 신선한 열매를 달여 먹기도 한다.

- 가시연꽃 열매의 성미는 달고 평하며 깔깔하고 독이 없다. 비를 보하며 신을 도와주고 정기를 도와 의지를 강하게 한다. 자양, 강장 및 수렴 작용이 있다. 요통과 사지 관절통 · 유정 · 만성 설사 등에 쓰인다.

| 광대수염 |

광대수염 뿌리 6g에 물 150mL를 넣고 달여서 한 번에 먹는다. 하루에 세 번씩 밥 먹기 30분 전에 먹는다.

- 광대수염은 성미가 쓰고 매우며 따스하다. 간과 신을 보하며 근골을 강하게 하고 혈맥을 통하게 한다. 또한 관절을 부드럽게 하며 진통 작용이 있다. 어혈과 풍한습으로 인한 요통에도 쓴다.

요로결석

증상 및 처방

결석이란 병은 콩팥이나, 방광, 요로에 돌이 생기는 병이다. 요로결석의 원인은 여러 가지다. 운동 부족이 원인이 되기도 하고, 수분 섭취가 적어서 혹은 수분의 소질로 소변량이 감소하면서 오기도 한다. 기타 내분비 이상이라든지, 감염·교요산증·고칼슘 등에 의해서도 결석 증상이 나타난다.

한의학에서는 신장에 열이 생겼을 때, 오장·육부의 음양평형이 깨졌을 때, 음식물의 편식과 선천적인 기형 등을 원인으로 본다. 증상을 보면 신결석은 주로 허리 부위에 통증이 오고, 한쪽에 결석이 있을 때는 한쪽 허리 부위에 갑자기 심한 통증이 생긴 뒤 허리 부위에서 생식기 쪽으로 뻗치면서 아프고 수분 내지 수십 분 동안 지속된다. 심할 때는 속이 메스껍고 구토 증상도 같이 나타난다. 결석이 크면 보통 때도 허리 주위에 통증을 느끼며 염증과 동반했을 때는 더웠다 추웠다 한다.

소변 볼 때 먼저 통증을 느끼면서 피가 섞여 나오기도 하는데, 증상이 가벼울 때는 소변에 피가 섞여 있는 것을 보지 못한다. 평소 소변볼 때 허리가 아프면서 생식기 쪽으로 뻗치듯 아프다든지 혹은 가끔씩 소변에 피가 섞여 나올 때는 검사를 받는 것이 좋다.

| 마제초 |

마제초 온 포기잎·줄기·뿌리 10g을 500~600㎖의 물로 절반이 될 때까지 달여 하루 3회로 나누어 식전에 마신다.

| 활석 |

분말로 만들어 1회 5g씩 하루 3회 먹으면 소변이 부드럽게 나오게 된다. 부들꽃가루를 섞어 마시면 더 효과적이다.

| 곤약 |

통증이 심할 때 뜨거운 물로 데운 곤약을 헝겊으로 싸서 환부에 댄다.

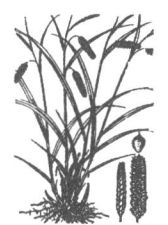
왕비늘사초

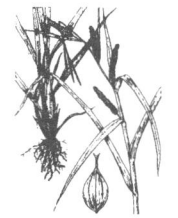
왕삿갓사초

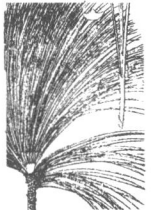
왕솔나무

| 옥수수 수염 |

옥수수 수염 40~50g을 물에 달여 하루 2~3번에 나누어 식후에 먹는다.
- 옥수수 수염은 이뇨 작용, 신우, 신장에 있는 결석을 녹이는 작용, 요도길에 있는 진득진득한 물질들을 씻어 내는 작용 등이 있다.

| 병꽃풀 |

병꽃풀 10~20g을 물에 달여 하루 3번 나누어 먹어도 효험이 있다.

| 호두살 |

호두살 200g을 콩기름에 튀겨 설탕을 넣고 갈아서 1~2일에 먹으면 효험이 있다.
- 호두살은 신우, 신장에 있는 결석을 녹여 소변으로 나오게 하는 작용 등이 있다.

| 호두살·참기름·빈랑가루 |

호두살 300g을 참기름 200㎖에 튀긴 후 가루 낸 뒤 빈랑가루 200g에 섞어서 끓는 물에 풀어서 1회에 10~15g씩 1~2일에 1회 먹는다.

| 복숭아나무 진 |

복숭아나무에서 나온 진을 대추알만한 크기로 빚어서 봄과 여름에는 찬물로 식전에 먹고, 가을과 겨울에는 온수로 먹는다. 뽕나무 가

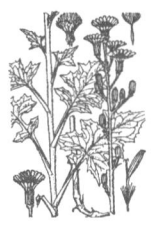 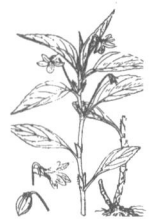 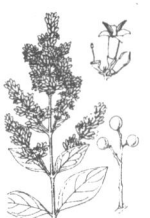

왕씀배 　　　　　왕제비꽃 　　　　　왕쥐똥나무

지를 태운 재에 6시간 가량 묻었다가 꺼내어 햇볕에 말린 후 먹는다.

| 차전초 · 도인 · 목적 |
　차전초 50g, 도인 10알, 목적 25g을 물로 달여서 하루에 2번 먹는다.

| 도인 · 참기름 · 얼음사탕 |
　도인 25g을 참기름에 넣어 볶은 다음 꺼내 얼음사탕정제설탕 200g과 함께 가루 낸 뒤 참기름 300㎖를 넣고 고루 섞어 4시간마다 한 숟가락씩 먹는다.

| 대회향 · 소회향 · 대황 |
　대회향 75g, 소회향 75g, 대황 10g나중에 넣는다., 금정초 30g, 편축 50g을 물로 달여 하루에 2번 먹는다. 약을 먹은 다음 콩을 삶은 물을 마시면 약효를 높일 수 있다.

| 간유 |
　간유도 효험이 있어 한 번에 10g씩 먹으면 좋다. 간유는 대구 · 명태 · 상어 등의 간에서 뽑아낸 기름으로, 간유에 들어 있는 풍부한 양의 비타민 A는 신장결석을 예방할 뿐 아니라 결석을 녹여서 쉽게 빠져 나오게 하는 작용 등이 있다.

만성신장염

증상 및 처방

만성신장염은 그 증세가 서서히 나타나므로 자신이 빨리 발견할 수는 없지만 초기에는 몸이 부어 오르는 경우에만 알 수 있다. 심해지면 혈압이 오르거나 안색이 나쁘며 숨이 가빠지고 밤중에 소변을 자주 보게 된다. 그리고 위축신은 오줌량이 평소보다 많이 배출되게 하는 증세이다.

또한 급성신장염과 마찬가지로 부종·단백뇨·고혈압 등이 있는데, 신장증형·고혈압형·혼합형으로 나뉜다. 신장증형일 때에는 몸이 붓고 단백뇨가 나오는데 혈압은 정상이고, 고혈압형일 때는 혈압이 오르며 변화가 생기는데, 부종과 단백뇨는 심하지 않다.

| 팥접골목 |

만성신장염은 심신이 조금만 과로해도 손발이 붓는다든지 또는 몸이 무거운 증상이다. 이때 팥은 단백질·지방·사포닌 성분을 가지고 있어 상초·중초·하초에 수분 대사를 원활히 해 주며 아울러 기순환도 잘 해 준다.

접골목 역시 이뇨 작용과 소염 작용이 있으며 택사는 콩팥 안에 있는 사구체의 기능을 도와서 몸 안에 있는 혈액, 호르몬 그 외의 각종 체액을 끌어다가 정화 작용을 해서 맑고 깨끗한 체액 조절을 해 준다. 그러므로 만성신장염에 좋은 효과를 볼 수 있다.

| 율무 |

율무쌀가루, 멥쌀가루 각각 50g을 한 번 양으로 하여 하루 3번 죽을 쑤어 먹으면 효험이 좋다.
- 율무쌀, 멥쌀은 강한 소염 작용, 이뇨 작용 등이 있어 신장염을 비롯한 소변을 잘 누지 못하는 데 등에 쓴다.

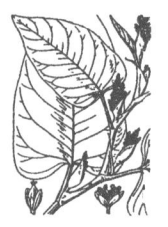 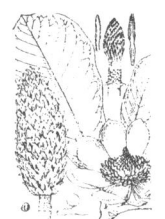 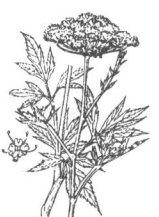

| 왕호장 | 왕후박나무 | 왜당귀 |

| 옥수수 수염 |

옥수수 수염 10g, 뽕나무 뿌리 껍질상백피 20g을 물에 달여 하루 3번에 나누어 먹으면 소변량이 적고 몸이 부은 데 좋다.

- 옥수수 수염은 이뇨작용을 하는데, 뽕나무 뿌리 껍질을 함께 쓰면 작용이 더 강해진다.

| 수박 껍질 · 띠 뿌리 |

수박 껍질 40g, 띠뿌리 60g을 물에 달여 하루 3번에 나누어 먹으면 좋다.

- 수박 껍질 · 띠뿌리는 강한 이뇨 작용과 혈압을 낮추는 작용 등이 있다.

| 복령 |

복령 20~30g을 물에 달여 하루 2~3번에 나누어 먹어도 소변이 잘 나오지 않고 몸이 부었을 때 좋다.

급성신장염

증상 및 처방

급성신장염은 신장 사구체와 세뇨관에 급성 염증이 일어나는 것이다.
주로 편도염이나 감기를 앓고 난 다음 1~6주 정도 지나서 증상이 나타나는데, 중이염·화농성 피부염·류머티즘 등을 앓은 다음에도 온다.
증상으로는 얼굴 특히 눈꺼풀이 붓고, 숨이 차며, 허리 통증, 소변량이 적어지면서 혈뇨, 단백뇨가 있으며, 혈압도 오른다. 급성신장염은 안정하면서 늘 몸을 덥게 하는 것이 좋다.

| 비파잎 |

부종을 제거하기 위해 비파의 잎 5~6잎을 540㎖의 물에 삶아서 이것을 1일분으로 복용한다. 지나치게 삶으면 마시기가 쉽지 않으므로 데치는 정도로 한다.

| 옥수수 |

옥수수는 신장병의 특효약이다. 이것을 다방면으로 식용하는 것이 좋으며, 달여서 차 대신 마시는 것도 좋다. 낱알에 붙어 있는 수염을 달인 것은 특히 효과가 있다.

| 무 |

부종이 심할 때에는 약간 큰 그릇에 껍질째로 무즙을 내어 놓고 여기에 수건을 담갔다가 짠 후에 이 수건으로 아침·저녁으로 2~3회 전신을 문지른다. 냉한시에는 감기를 조심하고 발부터 복부를 차례로 문지르면 된다. 무 삶은 물로 목욕을 해도 좋다.

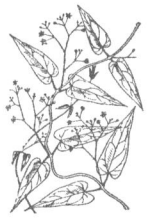 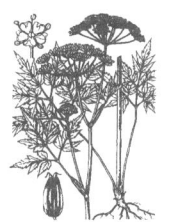 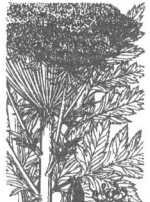

왜박주가리　　　　왜방풍　　　　왜우산풀

| 녹두 |
녹두묵·녹두죽·녹두로 만든 빈대떡, 숙주나물 등은 위에도 좋고 부종에도 좋다.

| 수박 |
수박은 급·만성 신장염에 특효가 있다. 수박물을 마시거나 씨를 달여 복용한다.

| 팥 |
설탕이나 소금을 넣지 말고 팥만 물에 삶아서 밥 대신에 먹는다. 며칠이면 소변량이 늘고 부기가 빠진다.

| 오이 |
오이를 두 쪽으로 갈라 씨를 빼고 이것을 말려 1회 1개씩 달여서 차 대신 1~2주쯤 마시면 특효가 있다.

| 홍당무 |
홍당무씨 6~12g을 물 360㎖ 달여서 1일 3회로 나누어 1~2주일 마시면 효과가 좋다.

요도염

증상 및 처방

주로 임균淋菌·대장균·포도상구균 등의 세균잔염細菌殘炎 또는 오줌의 성분 중에 있는 염류가 가라앉아서 신우나 요관尿管, 방광 안에서 일으키는 염증의 증세이다. 오줌을 눌 적마다 통증이 오며 오줌이 자연스럽지 못하다.

| 개오동나무 |

개오동나무 껍질 또는 열매 6~8g을 1회분 기준으로 달여서 1일 2~3회씩 5~6일 복용한다.

| 노루발풀 |

노루발풀 온 포기 6~8g을 1회분 기준으로 달여서 1일 2~3회씩 1주일 정도 복용한다.

| 댕댕이 덩굴 |

댕댕이덩굴 줄기 또는 뿌리 6~8g을 1회분 기준으로 달여서 1일 2~3회씩 5~6일 복용한다.

| 모감주나무 |

모감주나무꽃 5~6g을 1회분 기준으로 달여서 1일 2~3회씩 1주일 정도 복용한다.

| 비늘고사리 |

비늘고사리 온 포기 또는 뿌리 8~10g을 1회분 기준으로 달여서 1일 2~3회씩 1주일 정도 복용한다.

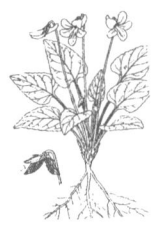 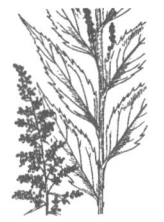 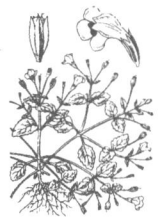

왜제비꽃　　　　　외잎쑥　　　　　외풀

| 쇠비름 |

쇠비름 온 포기 8~10g을 1회분 기준으로 달여서 1일 2~3회씩 5~6일 복용한다.

| 약모밀 |

약모밀 뿌리 8~10g을 1회분 기준으로 달여서 1일 2~3회씩 4~5일 복용한다.

| 용담 |

용담 뿌리 1~1.5g을 1회분 기준으로 달여서 1일 2~3회씩 4~5일 복용한다.

| 호박 · 꿀 |

늙은 호박의 꼭지를 따고 속을 파낸 다음 꿀 한 그릇를 넣고 다시 꼭지를 제자리에 덮어 증기에 쪄서 짜면 걸쭉한 물이 나오는데 이것을 1회에 300㎖씩 하루에 3번 먹는다.

| 국화 뿌리 · 술 |

흰국화뿌리 한 줌을 찧어 술에 담갔다가 짜서 찌꺼기를 버리고 그 술을 따뜻이 하여 하루에 3번 먹는다.

| 구맥 · 도라지씨 · 지부자 |

구맥 · 도라지씨 · 지부자 각각 한 줌을 물로 달여서 하루에 2번 나누어 아침저녁으로 빈속에 먹는다.

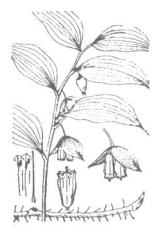 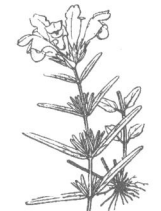 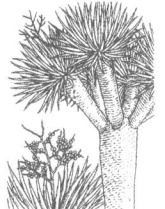

| 용둥굴레 | 용머리 | 용혈수 |

| 등심 · 차천자 · 옥수수수염 |

등심 한 줌 · 차전차 10g, 옥수수수염 한 줌을 물로 달여서 하루에 2번 먹는다.

| 백반 · 파 |

백반을 보드랍게 가루 낸 뒤 배꼽 위에 더운물을 떨어 뜨린다. 백반이 녹게 되면 소변이 통한다. 또는 백반 50g과 적당한 양의 파를 함께 찧어 배꼽에 붙이면 소변이 통한다.

| 부추씨 |

부추씨를 볶아서 가루 낸 것을 1회에 12g씩 매일 3번 식전에 먹는다. 어린이는 1회에 6g씩 먹인다.

| 차전자 · 편축 · 활석 |

차전자 10g, 편축 15g, 구맥 10g을 물로 달여서 하루에 2번 먹는다.

| 마늘 · 소금 · 치자 |

마늘 한 통과 소금 100g, 치자 10g을 찧어 배꼽에 서너 시간 붙인다. 그래도 소변이 통하지 않으면 음낭에 붙인다. 그러면 소변이 금방 나온다.

| 육계 · 복령피 |

육계 10g, 복령피 20g을 물로 달여서 하루에 2번 데워 먹는다.

전립선비대

증상 및 처방

10대 성인병 가운데 하나인 전립선 질환은 남성들만이 겪는 최대의 고민거리이다. 전립선은 요도를 둘러싸고 있는 밤알 크기의 생식기관으로 정상적인 무게는 12g 정도인데 나이가 들어 남성 호르몬의 분비가 줄어들면서 전립선이 점차 커져 계란만하게 되는 증상이 전립선 비대증 또는 전립선 염증이다.

| 옥수수 |
옥수수 수염 25~30g을 1회분 기준으로 달여서 1일 2~3회씩 1주일 이상 복용한다.

| 비파 |
비파의 잎 5~6잎을 600㎖의 물에 삶아서 이것을 1일분으로 복용한다. 지나치게 삶아 졸이면 마시기가 나쁘므로 데치는 정도로 한다.

| 무즙 |
약간 큰 그릇에 껍질째로 무즙을 내어놓고, 여기에 수건을 담그었다가 짠 후에 이 수건으로 아침저녁으로 2~3회 전신을 문지른다. 냉한 시에는 감기를 조심을 하고 발부터 복부의 차례로 문지르면 된다.

| 수박 |
수박물을 마시거나 씨를 달여 복용한다.

| 자리공나무 |
자리공 나무 뿌리 2g 정도를 물에 달여 복용하면 효험이 있다.

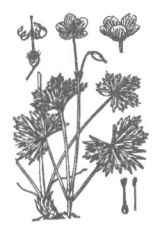 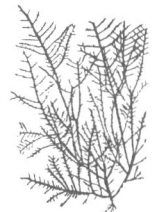 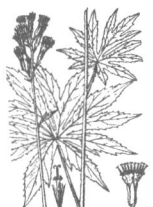

| 우단쥐손잎풀 | 우뭇가사리 | 우산나물 |

| 마전자 |

마전자 20g을 겉면에 빽빽히 덮인 솜털을 긁어 버리고 은근한 불에 불룩하게 불어날 때까지 볶은 다음 부드럽게 가루 내어 1회에 1g씩 하루 3회 먹는다.

| 황련 · 지모 |

황련 지모 각 10g, 황백 15g, 부자 3g을 하루 1첩씩 물에 달여 2회에 나누어 먹는다.

| 백출 · 승마 · 통초 · 당귀 |

아랫배가 묵직하게 부풀고 소변을 보려 해도 힘에 부쳐 보지 할 때는 백출 · 승마 · 통초 · 당귀 각 15g, 황기 20g, 육계 5g을 하루 1첩씩 2회 달여 아침저녁으로 나누어 먹는다.

| 차전자 · 모근 |

차전자 25g, 모근 20g을 하루 1첩씩 물에 달여 2회에 나누어 먹는다.

소변 불통

증상 및 처방

방광에 소변이 고이면 자연히 배뇨를 하고 싶은 느낌이 일어나게 된다. 그러나 실제로 배뇨를 하려고 하면 잘 나오지 않는 경우가 있다.
① 배뇨의 자세를 취한 후 실지로 나오기 시작할 때까지의 시간이 걸린다(**배뇨개시의 지연**).
② 나오기 시작해서 그칠 때까지의 시간이 상당히 길다(배뇨 시간의 연장)는 두가지 경우가 있다.

| 마디풀 |

그늘에 말린 것 300g에 물을 800㎖ 정도 넣고 절반이 되도록 달여서 찌꺼기는 짜 버리고 설탕이나 꿀을 단맛이 날 정도로 적당히 타서 하루에 세 번씩 먹는다. 또는 생것을 짓찧어 즙을 내어 먹어도 된다.

- 마디풀은 대소변을 잘 누지 못하는 것 외에도 가려움증, 옹저 · 치질 · 옴을 치료하며 삼충을 죽이고 여성들의 음부염이나 임질 등에도 쓰인다.

| 두나무 속껍질 |

두나무 속껍질 40g 정도에 물 한 사발을 넣고 한 잔이 될 때 까지 달여서 하루에 세 번씩 밥 먹고 두 시간 있다가 먹는다.

| 은행 |

껍질을 벗긴 은행의 속살 14개를 절반 익고 절반은 설게하여 한 번에 먹는데 하루에 세 번씩 아무 때나 먹어도 좋으나, 대체로 밥 먹기 전에 먹는 것이 좋다.

| 살구씨 |

살구 씨는 갑자기 오줌을 누지 못할 때 쓰면 좋은 효과를 본다.

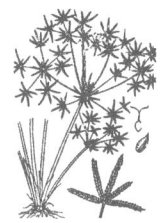
우산방동사니

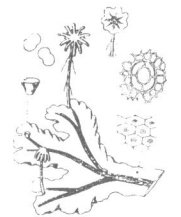
우산이끼

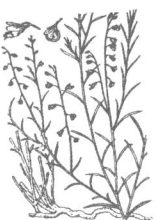
원지

살구씨의 뾰족한 끝과 엷은 속껍질, 두 알짜리는 버리고 속살 40g을 보드랍게 가루 내어 죽이나 미음을 타서 하루에 세번씩 먹는다.
- 살구씨는 오줌이 갑자기 나오지 않을 때만 쓰는 것이 아니라, 체내의 물을 내보내는 작용이 있기 때문에 일반 부종에도 쓸 수 있다.

| 느릅나무 껍질·옥수수 수염 |

느릅나무 껍질과 옥수수 수염을 각각 한 줌씩 섞은 데다 물을 두 사발 정도 넣고 달여서 찌꺼기는 짜 버리고 그 물을 마신다. 어른은 한 번에 50~200㎖씩 하루에 5~10회, 어린 아이는 한 번에 30~50㎖씩 하루에 3~5회 먹는다.

| 괭이밥풀 |

괭이밥풀 한 줌에 물을 적당히 넣고 달여서 한 번에 30㎖정도씩 마신다.
- 괭이밥풀은 찬 성분이며 맛이 시고 독이 없다. 사설림·혈림·제림·적통 등의 여러 가지 임병에 좋은 효과를 보는 약이다. 또한 대소변 불통에도 대단히 좋다. 그 밖에 적백대하·탈홍·알창에 쓰이며 살충 작용도 있다.

| 역삼씨 |

역삼씨의 껍질을 벗기고 망에 갈아 죽을 쑤어서 한 번에 8~10g씩 하루에 서너 번 빈속에 먹는다. 많이 먹으면 오히려 부작용이 생길 수 있으므로 용량을 초과해서는 안된다.

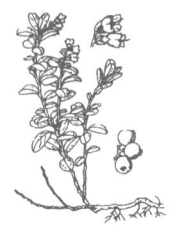 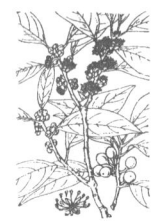 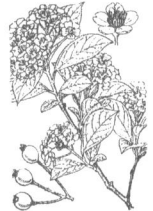

월귤나무　　　　　육박나무　　　　　윤노리나무

- 역삼씨는 소변을 잘 배설하게 하는 작용이 있으므로 오줌이 잘 배설되지 않을 때 쓰면 대단히 좋다. 그 밖에도 중풍에 땀을 내게 하며 살충 작용이 있고, 뭉친 피를 흩어지게 하며 몸을 보호해 주고, 오래 먹으면 늙지 않는다고 한다.

| 살구씨 · 장군풀 뿌리 |

　살구씨 20g과 장군풀 뿌리 12g에 적당량의 물을 넣고 달여서 한 번에 먹거나, 두 번에 나누어 먹는다.

| 흰 복숭아 꽃 |

　흰복숭아꽃의 성미는 평하면서 쓰고 독이 없다. 부은 것을 내리게 하며, 완하 작용이 있으므로 오줌을 잘 배설하게 하고, 그 밖에 삼충을 제거하는 작용을 한다.

| 수박 껍질 |

　잘 익은 수박 껍질 20~40g에 물 300㎖를 넣고 달여서 찌꺼기는 버리고 물을 하루에 세 번씩 밥 먹은 후 30분 안에 먹는다.

| 느릅나무 뿌리 속껍질 · 밀가루 |

　부종이 있을 때 잘게 썬 느릅나무 뿌리 속껍질 40g에 물 한 사발을 넣고 달여서 찌꺼기는 버리고 그 물에 밀가루 떡을 삶아서 물과 떡을 빈속에 먹는데, 적당히 나누어서 하루에 다 먹는다. 느릅나무 속껍질을 이용해도 무방하다.

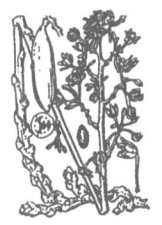
으름난초

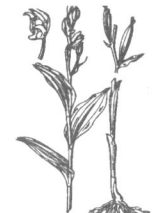
은난초

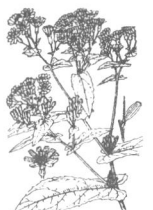
이고들빼기

| 깽깽이풀 뿌리 · 꿀 |

　깽깽이풀 뿌리를 가루 내어 꿀을 적당히 넣고 콩알 크기로 알약을 만들어 한 번에 세 알씩 하루에 세 번, 밥 먹고 한 시간 있다가 먹는다.

| 망초 뿌리 |

　노두를 떼어 버린 망초 뿌리 한 줌에 물을 적당히 넣고 약한 불에서 30분~1시간 정도 달여서 찌꺼기는 짜 버리고 하루 두 번에 나누어 밥 먹기 전에 먹는다.

- 망초 뿌리는 성미가 평하고 약간 따스하며 맵고 독이 없다. 풍한, 습비와 주독을 풀어주고 대소변을 잘 통하게 한다.

| 옥수수 수염 · 붉은팥 |

　오줌이 적게 나가고 온몸이 부었을 때 쓴다.
　말린 옥수수 수염 100g에 물 1ℓ를 넣고 달여서 찌꺼기는 짜 버리고, 그 물에 붉은팥 300g을 삶아서 물과 함께 팥을 하루에 두세 번으로 나누어 빈속에 먹는다.

| 호박 · 꿀 |

　늙은 호박의 꼭지를 따고 속을 파낸 다음 꿀 한 사발을 넣어서 다시 꼭지를 제자리에 덮고 용기에 쪄서 짜면 걸쭉한 물이 나오는데, 이것을 한 번에 300㎖씩 하루에 세 번 먹는다.

혈뇨

증상 및 처방

소변에 피가 섞여 있다 해도 소변을 유리컵에 받아서 볼 때에 육안으로는 색조를 잘 볼 수 없고 현미경을 사용함으로써 알아낼 수 있는 것에서부터 피의 덩어리응혈〈凝血〉로 까지 나타나는 것도 있다. 이와 같은 혈액량의 다소는 그 출혈 장소의 병변의 정도와 위치에 따라서 다르다 가끔 출혈을 하지만 그 사이사이에 출혈을 그치는 수도 있는 경우에는 방광이나 신장의 종양을 의심한다. 또 몸을 움직인 후에 출혈량이 많은 것은 방광 내에 있는 결석과 이물 · 유주신遊走腎 등에 의할 때가 많다.

| 질경이 · 백상초 |

신선한 질경이의 잎과 줄기 500g을 짓찧어 낸 즙 20~30mℓ에 백초상 한 숟가락을 타서 빈속에 마시면 곧 혈뇨가 멎고 편안해진다.

| 측백나무 잎 · 꿀 |

측백나무잎을 말려서 보드랍게 가루 내어 체에 쳐서 꿀을 적당히 넣고 콩알만하게 알약을 만들어 한 번에 두세 알씩 하루에 세 번, 빈속에 먹는다.

| 맨드라미꽃 |

맨드라미꽃이 피어 씨가 잘 여물면 채취하여 쓴다. 맨드라미씨 생것 30g에 물 200mℓ, 말린 것은 5g에 물 200mℓ를 넣고 달여서 절반 정도 졸인 다음 하루 세 번에 나누어 빈속에 먹는다.

| 차전초 |

적당한 양의 차전초를 찧어 즙을 내어 1회에 한 숟가락씩 하루에 3

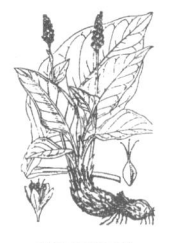 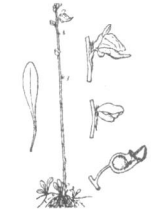 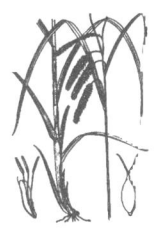

이른범꼬리 　　　이삭귀개 　　　이삭사초

번 빈속에 먹는다.

| 측백엽 |

작당한 양의 측백엽을 가루 낸 뒤 꿀로 반죽하여 도토리알만한 환을 지어 1회에 1~2알씩 하루에 3번 먹는다.

| 용골 · 포황 |

용골 50g, 포황 25g을 가루 낸 뒤 1회에 5g씩 하루에 3번 먹는다.

| 지부자 · 부추씨 |

지부자 25g 부추씨 15g을 물로 달여서 하루에 2번 데워 먹는다. 약을 먹는 동안은 날것과 찬것을 먹지 말아야 한다.

| 계란 껍데기 · 구맥 · 황주 |

계란 껍데기 15g을 불에 태워 가루 내고 구맥 15g을 가루 낸 뒤 함께 섞어 하루에 2번 술에 타서 빈속에 먹는다.

유정

증상 및 처방

자신도 모르게 정액이 흘러나오는 증세, 주로 잠자는 동안에 정액이 유출되는 경우이며 결석신경계缺席神徑系의 질환·기생충·신경쇠약·요도임질·치질·포경包莖, 기타의 병 등으로 일어나는 경향이 많다.

약물의 과다 복용·남용 등으로 남자의 성욕이 이상적으로 항진되어 교접 직전에 사정하는 현상으로 몸이 여위고 정액이 저절로 나온다.

| 은조롱 |

은조롱 뿌리를 캐어 물에 씻지 않고 깨끗한 천으로 흙을 닦은 다음, 쌀뜨물에 하룻밤 담가 두었다가 2~3mm 두께로 썰어 용기에 쪄서 햇볕에 말리는 것을 7~9회 반복한다. 찔 때 검정콩을 섞어서 도토리알 크기의 알약을 만들어 두고 한 번에 5~10알씩 하루에 세 번 빈속에 먹는다. 달여 먹을 수도 있는데 한 번에 12~20g을 서너 잔의 물에 넣고 절반이 될 때까지 달여 먹는다.

- 은조롱 뿌리의 성미는 쓰고 약간 덥고 독이 없다. 간과 신을 보하며 정기를 굳건히 해 준다. 강장제로 많이 쓰이며 간과 신이 음허하여 생기는 유정을 치료한다. 주의할 것은 약을 취급할 때 금속으로 만든 그릇은 쓰지 말아야 한다.

| 새삼씨 |

새삼씨를 깨끗이 씻어서 햇볕에 말렸다가 약간 볶아서 익힌 다음 보드랍게 가루를 낸다. 여기에 꿀을 적당히 넣고 콩알 크기의 알약을 만들어 한 번에 10알씩 하루에 세 번, 밥 먹기 전에 먹는다. 꿀 대신에 참새알을 까 넣고 알약을 만들어 먹기도 한다.

- 새삼씨의 성미는 맵고 달며 평하고 독이 없다. 간과 신을 보하며 정수를 보한

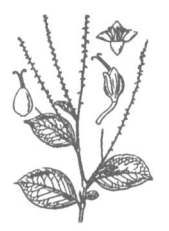 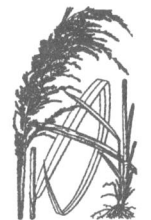 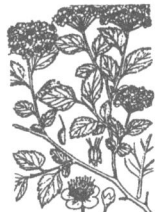

| 이삭여뀌 | 이삭조 | 인가목조팝나무 |

다. 강장, 수렴약으로 쓰이며 유정 몽설을 치료한다.

| 패랭이꽃 |

씨가 여물어 땅에 떨어지기 전에 이삭을 베어서 그늘진 곳에 말렸다가 쓸 때마다 물을 적시고 썰어서 쓴다. 한 번에 6~12g을 물 400㎖에 넣고 200㎖될 때까지 달여서 밥 먹기 전에 먹는다.
- 패랭이꽃은 이뇨 작용이 있고 습열을 내린다. 신을 양하며 신음을 보하므로 신허하고 음허한 원인으로 오는 유정을 치료한다. 주의할 것은 습열이 없거나 산전 산후에는 쓰지 말아야 한다.

| 오배자 |

오배자를 볶아서 익힌 다음 말려서 가루 내어 한 번에 5~10g씩 빈속에 소금물과 같이 먹는다. 또는 오배자 가루 15g 정도에 식초를 넣고 반죽하여 배꼽에 붙이기도 한다.
- 오배자의 성미는 시고 평하며 독이 없다. 수렴 작용, 지혈 작용이 있다. 신허, 신기 부족, 및 진양이 견고하지 못하여 생기는 유정에 쓰면 효과가 있다.

| 서리 맞은 뽕잎 |

서리 맞은 뽕잎을 따서 그늘에 말렸다가 보드랍게 가루 내서 꿀을 넣고 도토리알 크기의 알약을 만들어 한 번에 4~6알 씩 하루에 세 번 빈속에 먹는다. 또는 뽕잎을 가루 내어 한 번에 10~15g씩 솥에서 밥이 끓을 때 생기는 물에 타서 먹기도 한다.

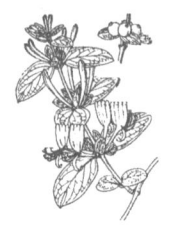 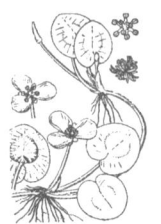 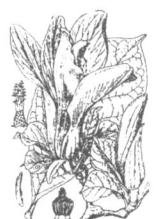

인동덩굴   자라풀   자목련

- 서리가 내린 후 뽕나무에서 1/3~1/2 정도 뽕잎이 떨어진 다음까지 나무에 남아 있는 것이 더 좋다. 즉 서리를 여러 번 맞은 것일수록 약효가 더 난다. 성미는 쓰고 달며 차고 독이 약간 있다. 거풍, 청열하는 작용이 있으며 열이 울체되어 생긴 유정을 치료한다.

| 부추씨 · 호두씨 |

부추씨는 증기에 쪄서 말린 다음, 껍질을 벗기고 노랗게 약간 볶아서 익힌다음 쓴다.

부추씨 8g과 호두씨 한 개를 물 200㎖에 넣고 달여서 빈속에 먹는다. 또는 부추 씨만 한 번에 12~20g씩 달여 먹을 수도 있으며, 생호두씨를 하루에 80g씩 4~5일간 먹어도 효과를 본다. 그러나 음이 허하고 화가 성한 데는 쓰지 말아야 한다.

| 복령 |

몸이 쇠약하고 유정 몽설이 있을 때 쓴다.

백복령과 적복령을 각각 같은 양씩 가루 내어 물에 여러 번 담가 내고 거품 나는 것을 없앤 다음, 다시 건져서 말렸다가 생강즙을 넣고 밤알 크기로 알약을 빚어서 한 번에 한두 알씩 하루에 세 번, 밥 먹기 30분 전에 먹는다.

- 복령은 성미가 달고 평하며 독이 없다. 강장약으로서 몸이 쇠약해진 데 쓰이며, 신장 기능을 높여 주기 때문에 이뇨 작용도 한다.

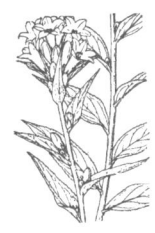 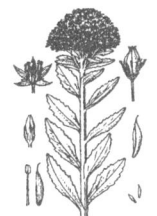 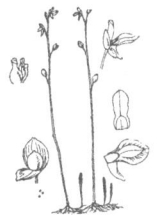

| 자주꽃망이 | 자주꿩의비름 | 자주땅귀개 |

| 호자나무 뿌리 · 구기자 |

호자나무 뿌리 200g과 구기자나무 열매 120g을 보드랍게 가루 내서 꿀에 개어 도토리알 크기로 알약을 만들어 놓고 한 번에 두세 알씩 하루에 세 번 빈속에 먹는다.

- 호자나무 뿌리는 성미가 맵고 달며 약간 따스하고 독이 없다. 신을 덥게 하며 정기를 더해 준다. 몽설과 음위증을 치료하며 바람을 쫓고 습을 치료하므로 강장제로 쓰인다.
- 구기자는 간, 신을 보하며 정기를 더해 주므로 강장제로 많이 쓰인다.

| 옥수수 뿌리 |

옥수수 뿌리를 땅에 묻히지 않은 부분만 따서 한 번에 한 줌씩 달여 먹는다. 하루에 한두 번씩 1개월간 계속한다.

- 옥수수 뿌리는 유정, 몽설에 효과가 있다고 한다.

임포텐츠 · 조루

증상 및 처방

조루증은 남성의 말 못하는 고민중 하나다. 남녀 교접시 사정이 너무 빠른 현상을 지칭하는 것으로 특징은 삽입도 하기 전에 걷잡을 수 없이 사정되거나 삽입하는 즉시 사정되는 것이다. 대체로 남자의 50~60%는 조루증을 갖고 있다. 조루는 발기 중추의 협동 작용이 잘 되지 않아서 온다고 할 수 있다. 조루증을 갖고 있는 사람은 성교할 때 근심과 성교 실패에 대한 공포를 갖게 되며 이 심리 작용, 즉 공포와 수치심이 더해 가면서 조루증도 더욱 악화된다. 조루증이 되는 병인은 신경 계통의 장애, 성기의 병변, 내분비선의 장애, 정신적 장애 등으로 크게 나눌 수 있다.

장기간의 금욕 생활에서 오는 조루는, 오랫동안 성관계를 갖지 못해서 오는 증상이며, 첫 번 성교 후 두 번째 재시도 때 조루 증상이 없으면 정상이라 할 수 있고, 두 번째 때도 역시 빠른 사정이 오면 조루증이라 할 수 있다.

| 가시오갈피 |

가시오갈피 나무 껍질 또는 뿌리 껍질 6~8g을 1회분 기준으로 달여서 1일 2~3회씩 10일 정도 복용한다.

| 갯방풍 |

갯방풍 열매 또는 뿌리 5~6g을 1회분 기준으로 달여서 1일 2~3회씩 10일 이상 복용한다.

| 광대싸리 |

광대싸리 잔가지나 잎 또는 뿌리 7~8g을 1회분 기준으로 달여서 1일 2~3회씩 10일 이상 복용한다.

| 산수유나무 |

산수유나무 말린 과육 6~8g을 1회분 기준으로 달여서 1일 2~3회씩 1주일 이상 복용한다.

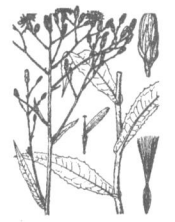 자주방가지똥　　　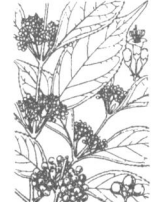 작살나무　　　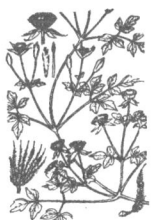 작은사위질빵

| 삽주 |

 삽주 뿌리 5~6g을 1회분 기준으로 달여서 1일 2~3회씩 15일 이상 복용한다.

| 상표초 |

 상표초 알집을 쪄서 말린 가루 3~4g을 1회분 기준으로 1일 2회씩 4~5일 이상 따뜻한 물로 복용하다.

| 새삼 |

 새삼 온 포기 5~6g 또는 씨 2~3g을 1회분 기준으로 달여서 1일 2~3회씩 1주일 이상 복용한다.

| 오갈피나무 |

 오갈피나무 껍질 또는 뿌리 껍질 6~8g을 1회분 기준으로 달여서 1일 2~3회씩 1주일 이상 복용한다.

| 오미자나무 |

 오미자나무 말린 과육 5~7g을 1회분 기준으로 달이거나 알약으로 만들거나 또는 가루로 만들어 1일 2~3회씩 7~10일 복용한다.

| 인삼 |

 인삼 뿌리 15~30g을 1회분 기준으로 달아거나 환제, 가루로 만들고 또는 고제로 하여 1일 2~3회씩 1주일 이상 계속 복용한다. 고혈압 증상이 있으면 신중히 사용한다.

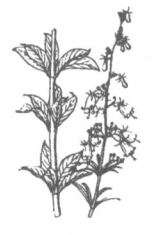 잔대　　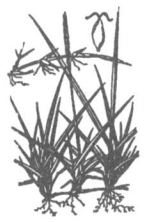 잔디　　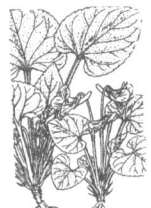 잔털제비꽃

| 지황 |

지황 뿌리 10~15g을 1회분 기준으로 달여서 1일 2~3회씩 7~10일 복용한다.

| 찔레나무 |

찔레나무 덜 익은 열매 6~8g을 1회분 기준으로 달여서 1일 2~3회씩 1주일 이상 복용한다.

| 천궁 |

천궁 뿌리 5~7g을 1회분 기준으로 달여서 1일 2~3회씩 1주일 이상 복용한다.

| 연밥 · 백봉령 |

껍질과 속을 빼버린 연밥과 같은 양의 백봉령을 함께 삶아 익힌 다음 말려 가루를 내어 온수, 밥물쌀뜨물 또는 술과 꿀을 반반 섞은 것으로 환을 지어 5g씩 장기 복용한다.

| 오배자 |

오배자를 가마에 넣고 물을 부은 다음 약한 불로 반 시간 가량 달인다. 귀두를 이 물로 자주 씻으면 효과를 본다.

| 부추씨 · 백룡골 |

부추씨 80g백룡골 45g을 섞어 곱게 가루 낸 뒤 1번에 5g씩 하루 3번 빈속에 따끈한 술로 먹으면 심한 조루에 효과가 있다.

발기 부전

증상 및 처방

현대 사회가 지니고 있는 성 구성 요소 속에 포함된 정보가 너무 많아 보잘것없는 성지식이 발기 부전을 유발하고 있으며, 공해 오염으로 인하여 대기 중에 산재된 호흡기 질환 요소가 급증하여 환자 자신이 자신도 모르게 성적 감정을 잃어버리는 경우가 있다.

| 산조인 |
산조인 생것을 침실에 들기 전에 1~2알 씹어 먹으면 효과가 좋다.

| 구기자잎 |
구기자잎을 생식하거나 잎사귀를 응달에 말려 홍차처럼 달여서 구기자차를 만들어 장기 복용하면 특효가 있다.

| 구기 열매 |
구기 열매 생것을 찧어서 소주와 같이 넣고 흑설탕을 약간 넣어 밀폐해서 냉암소서늘하고 어두운 곳에 2~3주일 두었다가 매일 소주잔으로 1~2잔씩 마시면 특효가 있다.

| 마늘 |
마늘 200g, 소주 1.8ℓ, 설탕 200g을 넣고 밀폐해서 3~4개월 두면 마늘주가 되는데 잠들기 전 매일 소주잔으로 1~2잔씩 마시면 특효가 있다.

| 참깨 |
참깨를 볶거나 생것을 가루를 내어 따끈한 물에 타서 1일2~3회에

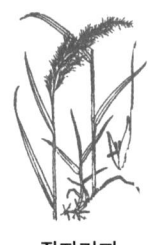
잠자리피

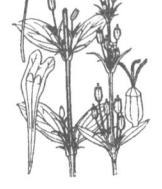
장구채

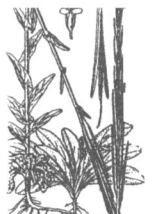
장대나물

1회 1컵씩 장기 복용하면 매우 효과가 좋다. 특히 발기 부전인 남녀에게 더욱 효과가 있다.

| 로열젤리 |

침실에 들기 전에 로얄제리를 딱근한 물로 1순갈씩 복용하면 매우 효과가 좋다.

| 셀러리 |

셀러리 1~2줄기를잎은 뗀다 믹서에 갈아 놓고, 계란노른자위에 포도주를 약간 넣고 셀러리 갈아 놓은 것과 합하고 꿀로 설탕을 대신 넣어도 무방 가미하여 취침 전 1시간 전에 한 잔씩 마신다. 또한 일상식에 셀러리나물을 만들어 먹는 것도 좋다.

임질

증상 및 처방

임균에 의해서 요도 점막에 염증이 생겨 불쾌감이 오고 통증이 있으나 무통증인 경우도 있다. 남녀의 생식기 구조에 따라 병의 구조나 증세가 다르게 나타난다.

| 차전초질경이 |

차전초와 쑥을 2:1의 비율로 넣고 감초 소량을 더 넣은 다음 달여서 차 마시듯 하면 효과가 좋다.

| 으름덩굴목통 |

으름덩굴을 말려서 태워 가루를 만들어넣고 매일 차 숟가락으로 1숟가락씩 1주일 정도 복용하면 특효가있다.

| 다시마 |

다시마 600g을 달여서 1회량 10~20일간 차처럼 마신다.

| 맨드라미꽃 |

하얀 맨드라미꽃 말린 것 한 줌을 물 360㎖로 반이 되게 달여서 1일 3회로 나누어 2~3일 복용하면 효과가 있다.

| 실고사리 |

실고사리의 씨포자 말란 것을 1회 1~2g씩 1일 3회 보리차 물로 복용하면 효과가 있다.

| 인동인동 덩굴 |

인동말린 것 20~30g을 달여서 1일 3회로 3일간만 마시면 낫는다.

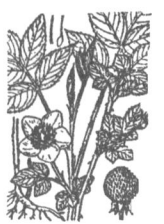
장딸기

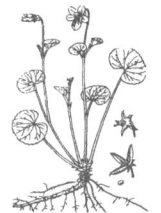
장백제비꽃

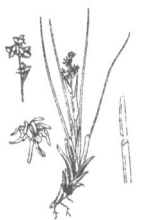
장지채

| 겨자 |

겨자를 1일량 1g, 물 1~2홉으로 달여서 2~3일 식전에 복용하면 효과가 있다.

| 오이 |

오이를 두 쪽으로 갈라 씨를 빼내고 말린 것을 1회 1개씩 달여서 차 마시듯 4~5일 마시면 특효가 있다.

| 산앵두나무 |

산앵두나무 씨 껍질을 벗긴 알맹이 5~6g을 1회분 기준으로 달이거나 산제로 하여 1일 2~3회씩 3~4일 복용한다.

| 패랭이꽃 |

패랭이꽃 온 포기 6~8g또는 씨 4~6g을 1회분 기준으로 달여서 1일 2~3회씩 4~5일 복용한다. 단, 임신부는 신중히 사용한다.

| 녹두 |

녹두 15~20g을 1회분 기준으로 생즙을 내서 1일 2~3회씩 4~5일 복용한다. 복용 중에 지황은 금한다.

| 오동나무 |

오동나무 껍질이나 뿌리 또는 열매 8~10g을 1회분 기준으로 달여서 1일 2~3회씩 4~5일 복용한다.

제7장 이비인후과 질환 민간요법

비염

증상 및 처방

비염은 보통 코감기라는 말로 표현되고 있다.
열은 전혀 없는 경우와 경미한 발열을 볼 수 있는 경우가 있으나 코는 뇌에 직결되어 있으므로 두통이 있고 몸이 나른하다든가, 충분한 숙면을 취할 수 없을 때가 있다.
코가 막혀서 냄새를 분별할 수 없으며 콧물과 재채기가 자주 나온다. 이 콧물은 처음에는 물과 같으나 갈수록 진해져 농 모양이 되어 약간의 냄새를 풍기게 된다.

| 비염죽 |

비염죽에 쓰이는 황기나 백출은 소화기 계통과 호흡기 계통을 강화해 치유 능력을 길러 주는 약재로 감기에 자주 걸리거나 소화기 계통이 약한 사람에게 잘 듣는다. 불린 쌀 20g을 넣고 물을 두 컵 정도 부어 쌀이 퍼질 때까지 끓인 다음 황기 2 스푼, 백출 1 스푼, 방풍 1 스푼, 길경 1 스푼, 감초 1 스푼 등의 재료를 넣고 저어 주며 5분 정도 더 끓여 준다. 하루 두 번 꾸준히 장복하면 좋다.

| 생강 |

재채기가 그치지 않을 때는 생강 즙을 몇 방울 떨어뜨린 미지근한 물을 코로 빨아들여 입으로 뱉는 코 헹구기를 한다.

| 엽차 |

엽차를 진하게 달인 후 찌꺼기를 걸러내고, 식힌 엽차에 소금을 탄

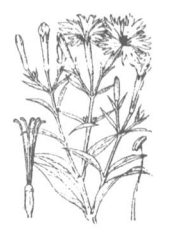 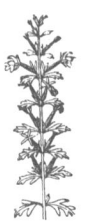 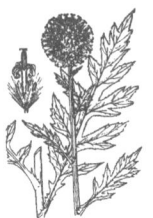

전추라   절국대   절굿대

다음, 탈지면에 액을 묻혀 콧구멍에 넣어 둔다. 이 액으로 코를 헹구어도 좋다.

| 감초 |

　감초 뿌리 5~6g을 1회분 기준으로 달여서 1일 2~3회씩 4~5일 복용한다.

| 대추나무 |

　말린 열매대추를 달여서 1일 3~5회씩 1주일 정도 복용한다.

| 도라지 |

　백도라지 뿌리 8~10g을 1회분 기준으로 달여서 1일 2~3회씩 4~5일 복용한다.

| 삼백초 |

　삼백초 온 포기잎·줄기·뿌리 8~10g을 1회분 기준으로 달여서 1일 2~3회씩 4~5일 복용한다.

| 현삼 |

　현삼 뿌리 8~10g을 1회분 기준으로 달여서 1일 2~3회씩 3~5일 복용한다.

축농증

증상 및 처방

비염을 잘못 치료하다가 축농증이 되는 경우가 많다. 기억력이 나빠진다. 급성의 축농증에서는 다소의 열과 두통, 권태, 식욕 부진 등이 있으며 볼을 누르든가 살짝 쳐도 통증이 있다. 또 신경통과 같은 아픔이나 치통으로 나타나는 일도 있다. 콧물을 보통 물 모양인 것에서 점액질이 되고 최후에는 농 모양을 나타낸다.

| 박새풀 |

박새풀을 깨끗하게 씻어서 그늘에 말린 다음 보드랍게 가루 내어 콩알 크기로 솜에 싸서 콧구멍을 막는다. 하루에 두 번식 갈아 넣는다.

- 박새풀의 성미는 쓰며 맵고 차며 독이 있다. 머리가 허는데, 옴·악창·버짐을 치료하며 굳은 살을 없애고 여러 가지 벌레를 죽인다.

| 솔잎·뽕잎 |

황이 든 뽕나무 잎 한 줌에 물을 500㎖가량 넣고 달여서 절반이 되면 찌꺼기는 버린다. 한편 솔잎 두 줌을 짓찧어 낸 즙을 뽕잎 달인 물에 섞은 다음 깨끗한 천에 다시 받아서 한 번에 서너 방울씩 아침저녁으로 귀에 넣는다.

| 꿀풀 |

말린 꿀풀 온 포기잎·줄기·뿌리반 줌에 물 500㎖를 넣고 달여서 절반이 되면 찌꺼기를 버리고 아침저녁으로 매번 두세 방울씩 귀 안에 넣어 준다.

| 오미자 |

오미자를 짓찧어 낸 즙을 귀에 한 방울씩 넣어 주면 잘 낫는다.

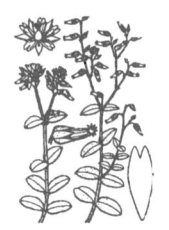 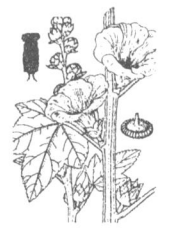 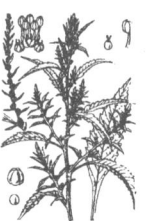

| 점나도나물 | 접시꽃 | 정가 |

| 생은행 |

 생은행의 껍데기를 벗기고 짓찧어 가제나 배에 짜서 즙을 낸다. 귀 안을 깨끗이 씻어 내고, 이 즙을 하루에 한 두번씩 귀안에 넣어 준다.

| 무궁화 |

 무궁화 꽃봉오리 4~6g을 1회분 기준으로 달여서 1일 2~3회씩 4~5일 복용한다.

| 뽕나무 |

 뽕나무 잔가지 5~8g을 1회분 기준으로 달이거나 환제 또는 산제로 하여 1일 2~3회씩 4~5일 복용한다.

| 씀바귀 |

 씀바귀 온 포기 또는 뿌리 3~4g을 1회분 기준으로 생즙을 내거나 산제로 하여 1일 2~3회씩 4~5일 복용한다.

| 오이 |

 오이꼭지 3개 정도를 말려 가루 내어 달이거나 가루로 만들어 1일 1~2회씩 3~4일 복용한다.

코피

증상 및 처방

주로 코에서 피가 나오는 경우를 말한다. 육혈이라고도 한다.
강한 흥분을 한다든가, 콧등을 맞아 혈관이 갑자기 터져 코피가 흐르는 경우가 대부분 인데, 정신적인 질병·전염병·순환계 질환·혈액 질환·간장 질환·중독증·비종양·두개골 상해·뇌저혈관의 장애·감기·결핵·콧속의 염증·성 질환·기압의 저하·피로가 겹쳤을 경우 등에 출혈이 있게 된다.

| 연 뿌리 |
연 뿌리의 생것을 강판에 갈아 생즙을 낸 다음 1일 2~3잔씩 1~2 주일 복용하면 특효가 있다.

| 무즙 |
무즙을 탈지면에 묻혀 코 안에 바르면 효과가 있다. 또한 무즙에 술을 조금 넣고 덥게 하여 마셔도 좋다.

| 쑥잎 |
쑥잎을 응달에 말린 것 3g을 물 540㎖가 반이 되게 달여서 1~2주일 차처럼 마시면 특효가 있다. 예방약으로도 좋다.

| 질경이 |
질경이를 찧어서 즙을 내어 1일 1~2회씩 찻숟갈로 먹으면 특효가 있다. 특히 소아가 코피를 흘릴 때 특효가 있다.

| 부추 |
부추를 찧어서 생즙을 짜내어 1컵 정도 덥게 해서 마시면 효과가 있고 또는 잎을 잘 짓이겨 콧구멍에 넣어도 낫는다.

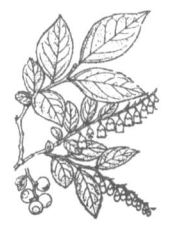 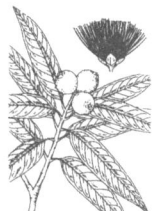 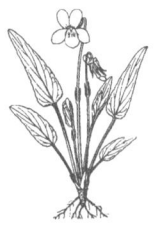

정금나무　　　　　정향나무　　　　　제비꽃

| 호두 알맹이 |

　호두 알맹이를 찧어 솜으로 엷게 싸서 콧속에 넣으면 효과가 좋다.

| 마늘 |

　마늘을 찧어서 발바닥에 붙이고 붕대로 싸매면 특효가 있다.

| 냉이 |

　냉이 뿌리 말린 가루 10~12g을 1회분 기준으로 5~6회 복용한다. 평소에 냉이국을 많이 먹는 것도 효험이 있다.

| 동백나무 |

　동백나무 잔가지 또는 열매 4~6g을 1회분 기준으로 달여서 1일 2~3회씩 4~5일 복용한다.

| 띠 |

　띠 뿌리 줄기 8~10g을 1회분 기준으로 달여서 1일 2~3회씩 4~5일 복용한다.

| 무 |

　무씨 5~6g을 1회분 기준으로 달여서 1일 2~3회씩 3~4일 복용한다. 또는 생즙 80~100g을 1회분 기준으로 1일 2~3회씩 4~5일 공복에 복용한다.

편도선염

증상 및 처방

편도선은 고열이 나는 것이 특징이나 의식은 확실한 것이 보통이다. 열 때문에 두통·식욕 부진·수면 장애·요통 등을 자각하게 되며 환부에도 통증이 있다. 심할 때에는 귀에까지 통증이 미칠 때도 있다.
편도선은 붉게 부어 올라서 음식을 삼키는 데도 곤란을 겪는다. 혀에도 설태가 생긴다. 순조롭게 경과하면 수일 안에 치유되는 질병이다.

| 끼무릇반하 |

끼무릇 구근을 건조시켜 분말로 만들고 쌀가루로 반죽한 것을 좌우 발바닥 장심에 붙이고 자면 편도선 부은 것과 통증이 없어진다.

| 치자나무 |

건치자나무를 건조시킨 열매를 달인 액으로 목을 헹구면서 한 모금씩 마신다.

| 석류 |

석류 열매 1개를 500~600㎖의 물로 절반이 될 때까지 달인 액을 식혀서 목을 헹군다. 열매 대신 잎을 사용해도 좋다.

| 토란 |

껍질을 벗긴 토란을 강판에 갈아 같은 분량의 밀가루와 3분의 1분량의 묵은 생강갈은 것을 잘 개어 헝겊에 1cm 두께로 발라 염증이 있는 쪽의 목에 붙인다. 마르면 바꿔 붙인다.

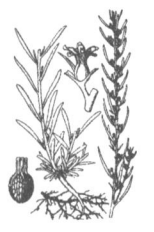 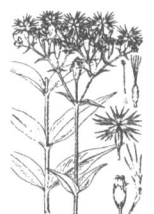 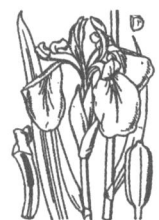

제비꽃　　　　　　제비동자꽃　　　　　　제비붓꽃

| 자두 |

자두 열매를 소금에 절인 후 검게 구어 질그릇에 열매를 넣고 뚜껑을 잘 덮은 후 약한 불로 연기가 나지 않을 때까지 구은 뒤, 식혀서 가루로 만든다 목구멍에 뿌린다. 열매를 찜구이해서 먹어도 좋다.

| 파 |

파 흰 부분을 썰어 끓는 물에 넣고 식으면 목을 헹구어 낸다.

| 더덕 |

더덕꽃 4~5g을 또는 뿌리 8~10g을 1회분 기준으로 1일 2~3회씩 4~5일, 꽃은 달여서 복용하고 뿌리는 생식한다.

| 도라지 |

백도라지꽃 뿌리 8~10g을 1회분 기준으로 달이거나 알약을 만들거나 또는 가루로 만들어 1일 2~3g회씩 3~4일 복용한다.
건조시킨 뿌리를 달여 액으로 목을 헹구면 좋다.

| 복숭아나무 |

복숭아씨 껍질을 벗긴 알맹이 3~4g을 1회분 기준으로 달이거나 알약을 만들거나 또는 가루로 만들어 1일 2~3회씩 3~4일 복용한다.

| 쑥 |

쑥 온 포기잎·줄기·뿌리 8~10g을 1회분 기준으로 달이거나 생즙

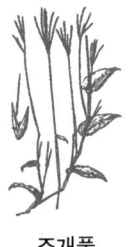
조개풀

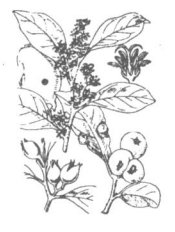
조롱나무

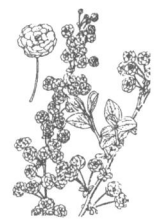
조팝나무

을 내어 1일 2~3회씩 3~4일 복용한다.

| 연꽃 |

연꽃 뿌리 30~35g을 1회분 기준으로 달이거나 생즙 또는 생식으로 1일 2~3회씩 3~4일 복용한다.

| 인삼 |

인삼 뿌리 25~30g을 1회분 기준으로 달이거나 알약을 만들거나 또는 가루로 만들어 1일 2~3회씩 3~4일 복용한다. 고혈압 증세가 있으면 신중히 사용한다.

| 도라지 |

도라지 말린 것 2~3 뿌리, 행인살구씨의 알 4개, 감초 2g을 물 180㎖로 달여서 1일 1회 1컵씩 3회로 나누어 마시면 특효가 있다.

| 버섯 |

버섯송이버섯을 가루를 내어 목구멍에 한 줌씩 삼키든지 불어넣으면 매우 효과가 있다.

| 우엉씨 · 감초 |

우엉씨 반 홉, 감초 반 홉을 물 720㎖로 달여 두고 소주잔 1잔씩 마시면 효과가 좋다.

인두염 · 후두염

증상 및 처방

인두염에 걸리게 되면 다소의 열은 있으나 염려할 것은 없다. 약간의 두통이나 두중이 있는 정도이다. 인두보다 더욱 깊은 곳, 보이지 않는 부분성문옆에 있는 것이 후두인데, 급성 후두염에 걸리면 목이 쉬거나 심할 경우 목소리가 거의 나오지 않게 된다. 기침과 가래가 나오고 가래에 피가 섞이기도 하며, 미열이 생기기도 한다.

| 매실 |
매실주를 헝겊에 적셔 목에 바르면 목의 통증에 효과가 있다.

| 감자 |
감자 껍질을 벗겨 강판에 간 다음, 같은 분량의 밀가루를 넣고 식초를 친 후, 잘 개어 헝겊으로 싸서 목에 붙인다. 마르면 갈아 붙인다.

| 질경이 |
질경이 뿌리를 캐어 씻은 후 생채로 짓찧어 짠 다음, 즙으로 목을 헹구면 아픔에 효과가 있다.

| 쑥 |
목이 붓고 아플 때 쑥의 생잎과 줄기의 즙을 마신다. 햇볕에 말린 잎과 줄기를 달여 양치질을 해도 좋다.

| 검은콩 |
목이 아프고 목이 쉬며, 기침, 가래에 검은 콩과 남천촉南天燭의 잎, 소나무잎을 섞어 달인 액을 마신다.

| 가지 |
가지 뿌리 5~6g을 1회분 기준으로 달여서 1일 2~3회씩 3~4일

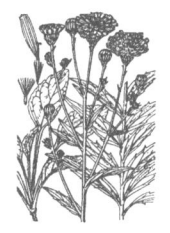 조팝나물 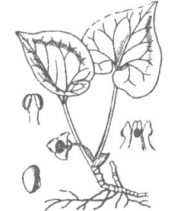 족두리풀 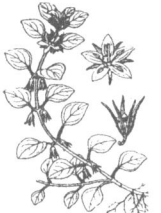 좀가지풀

복용한다.

| 감초 |
　감초 뿌리 5~6g을 1회분 기준으로 달여서 1일 2~3회씩 3~4일 복용한다.

| 대추나무 |
　대추말린 열매대추 15~20g을 1회분 기준으로 달여서 1일 2~3회씩 3~4일 복용한다.

| 더덕 |
　더덕 꽃 5~6g 또는 뿌리 8~10g을 1회분 기준으로 달여서 1일 2~3회씩 4~5일 복용한다.

| 도라지 |
　백도라지꽃 또는 뿌리 8~10g을 1회분 기준으로 달여서 1일 2~3회씩 3~4일 복용한다. 복용 중에 산수유를 금한다.

| 무궁화 |
　무궁화 꽃봉오리 5~6g을 1회분 기준으로 달여서 1일 2~3회씩 3~5일 복용한다.

| 무화과나무 |
　무화과나무잎 4~5g 또는 열매 12~15g을 1회분 기준으로 1일 2~3회씩 4~5일, 복용하는데 잎은 달여서 복용하고 익은 열매는 생

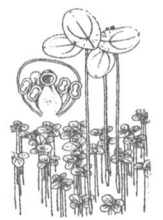
좀개구리밥
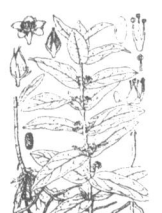
좀고추나물
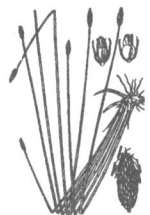
좀네모골

식한다.

| 민들레 |

민들레잎 또는 뿌리 12~15g을 기준으로 달이거나 생즙을 내서 1일 2~3회씩 3~4일 복용한다.

| 살구나무 |

살구나무씨 껍질을 벗긴 알맹이 3~4g을 1회분 기준으로 달여서 1일 2~3회씩 3~4일 복용한다.

| 석류나무 |

석류나무 열매석류껍질 6~8g을 1회분 기준으로 달여서 1일 2~3회씩 3~4일 복용한다.

| 천문동 |

천문동 뿌리 8~10g을 1회분 기준으로 다려서 1일 2~3회씩 3~4일 복용한다.

| 현삼 |

현삼 뿌리 8~10g을 1회분 기준으로 달여서 1일 2~3회씩 3~4일 복용한다.

| 누에 |

말린 백강잠 4~5g을 1회분 기준으로 달여서 1일 2~3회씩 2~3일 복용한다.

편도선 비대증

증상 및 처방

비강의 깊숙한 곳 인두의 후상부에 있는 편도선이 병적으로 크게 되는 것을 아데노이드라한다. 이 편도는 5~6세경부터 생장하기 시작하여 12세 전후가 제일 많다.
아데노이드로 이관耳管이 압박되어 고막의 작용이 차단되면 중청重聽이 나타나게 된다. 비대한 것이 크면 클수록 중청의 정도도 강해진다.
또 이 때문에 만성의 중이염이나 이관염을 일으키는 경우도 있다.

| 석류 |
석류 열매를 쌀 속에 넣어 두었다가 꺼내어 즙을 내 먹으면 효과가 있다.

| 호박 |
호박씨 1홉에 물 360㎖를 부어 180㎖가 되도록 달여 마시면 편도선염이 거뜬하게 치유된다.

| 삼백초 |
삼백초잎과 줄기를 말려 달여 마신다.

| 상추 |
상추잎, 줄기 뿌리를 씻어 검게 구워질그릇에 재료를 넣고 약한 불로 연기가 나지 않을 때까지 구워 식혀서 가루로 만든 것 목에 뿌린다.

| 길경탕 |
도라지 9g, 감초 19g을 500㎖의 물로 달여서 절반 정도로 줄면 하루 3번에 나누어 먹는다.

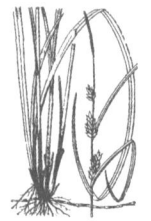
좀도깨비사초
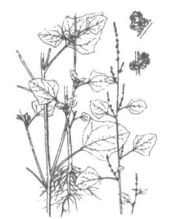
좀명아주
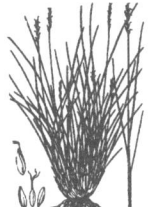
좀바늘사초

| 다시마 · 콩 |

다시마를 적당한 길이로 콩 한 줌과 함께 삶는다. 간장으로 적당한 간을 하여 밥반찬으로 먹거나 차 대신 계속하여 마신다.

| 감초 |

감초 26g을 500㎖의 물로 달여서 절반 정도 되면 하루에 3번 나누어 마시는 데 2일간 계속한다.

| 우방자 · 다시마 · 해조 |

우방자 15g, 다시마 10g, 해조 15g을 물로 달여 하루에 2번 먹는다.

| 생강 찜질 |

생강을 강판에 끓는 물에 넣고 이 물에 수건을 적셔 목에 감는다. 3시간에 1번씩 수건을 바꾼다.

| 파뿌리 · 백반 |

파 5~6개의 수염 뿌리를 백반 약간과 함께 갈아서 3번에 나누어 뜨거운 물로 먹는다.

| 감나무잎 |

그늘에서 말린 감나무잎 200g을 잘게 썰어 3.6ℓ 의 끓는 물에 넣고 10분간 끓인다. 그 다음 곧 불에서 내려 완전히 식혀 헝겊으로 거른 뒤 하루 30g씩 마신다. 감나무잎의 엽맥은 빼버린다.

중이염

증상 및 처방

처음에는 귀가 무지근한 압박감을 느낀다. 그러다가 심한 통증을 가져와서 진행에 따라 몹시 아프게 된다. 특히 인플루엔자균에 의한 통증은 격심하다. 이 통증으로 38℃ 전후의 발열·편두통·식욕부진·불면·구토증 등이 있다.

| 범의귀 |

생잎을 몇 장 갈아서 즙을 낸 뒤 면봉으로 찍어 귓속을 닦아낸 다음, 즙 한두 방울을 귓속에 흘려 넣고 탈지면을 넣어 둔다. 속명 '귀고름풀'이라 해서 옛날부터 귓병에 효과가 좋은 민간약으로 유명하다.

| 무즙 |

귀의 세척용으로써는 껍질째로 짠 무즙을 탈지면에 스며들게 한 후에 농을 닦아내는 것도 좋고 점이點耳用으로도 좋다.

| 백합 |

귀에 통증이 있을 때에는 건조한 백합근분 8~12g을 물로 복용한다.

| 살구씨 |

귀가 아프고 농이 나올 때 살구씨를 가루로 만들어, 파 짓찧은 것과 섞어 거즈에 싸서 하루 3회 갈아 넣으면 경증에는 효과가 있다.

| 개나리 |

개나리 열매 5~6g을 1회분 기준으로 달여서 1일 2~3회씩 4일 복

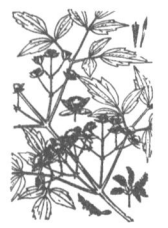 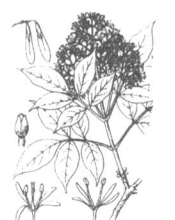 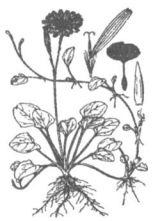

좀사위질빵 　　　　좀쇠 　　　　좀씀바귀

용한다.

| 작약 |

작약 뿌리 5~7g을 1회분 기준으로 달여서 1일 2~3회씩 3~4일 복용한다.

| 참깨 |

참기름을 솜에 적셔 5~6회 환부에 갈아가며 끼워 넣는다.

| 창포 |

참포 뿌리 5~6g을 1회분 기준으로 달여서 1일 2~3회씩 2~3일 복용한다.

| 토란 |

토란 생즙을 솜에 적셔 5~6회 환부에 갈아가며 끼워 넣는다.

| 북어 |

북어 대가리 2~3개를 1회분 기준으로 달여서 4~5회 복용한다.

외이도염

증상 및 처방

외이도外耳道란 한 마디로 이공耳孔을 말한다. 염증이 일어나기 시작하면 이공耳孔이 때때로 따끔거리고 통증이 있을 정도이다. 염증이 진행되면 격심한 통증이 온다. 이 통증은 외이도뿐만이 아니고 두부에까지 미쳐서 외이도가 붉게 부어 오르고 귓구멍이 막혀진 것 같이 소리를 듣기도 힘이 든다.

| 우엉 |
우엉 뿌리를 갈아 짠 즙을 환부에 바르거나 탈지면을 집어 넣어 둔다.

| 참기름 |
환부에 참기름을 묻힌 탈지면을 넣어두면 부기가 빨리 빠진다.

| 국화 |
국화꽃 또는 잎의 즙을 짜서 한잔쯤 마신다.

| 비파 |
비파 잎사귀를 달인 액으로 온습포를 한다.

| 범부채 |
범부채 뿌리 3~4g을 1회분 기준으로 달여서 1일 2~3회씩 1주일 정도 복용한다.

| 범부채 뿌리·꿀 |
귀지를 파내다가 귀 안을 다쳤거나 다른 원인 때문에 귀 안이 부으

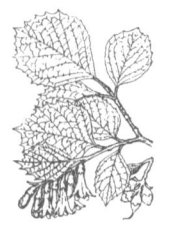 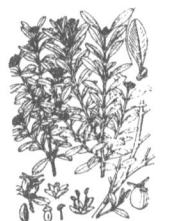 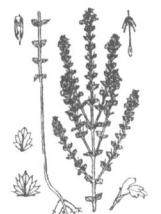

| 좀쪽동백 | 좀회양목 | 좁쌀풀 |

면서 열이 몹시 날 때 범부채 뿌리를 말려 태워서 그 재를 꿀에 개어 귀 안에 바른다.

| 쇠무릎 뿌리 |

귀 안이 붓고 아프며 진물이 나올 때 쇠무릎 뿌리 생것을 짓찧어 즙을 내서 하루에 2~3번 귀 안에 바른다.

| 피마자 |

귀앓이로 귀가 붓고 아플 때 피마자를 짓찧어서 귀에 넣어 준다.

| 황경피나무 속껍질 · 쇠비름 |

외이도염으로 귓구멍이 붓고 아프며 진물이 흐르거나 고름이 나올 때 황경피나무 속껍질과 쇠비름을 말려 각각 같은 양을 섞어서 보드랍게 가루 내어 매일 한 번씩 귀 안에 뿌려넣는다.

| 뽕잎 · 참기름 |

외이도에 염증이 생겨서 붓고 진물이 흐르면서 아플 때 뽕잎을 까맣게 태워서 참기름에 개어 하루에 한 번씩 귀 안에 발라 준다.

귀울림 이명증

증상 및 처방

평상시에는 잘 느끼지 못하다가 갑자기 귀에서 귀울림 소리가 들리면서 귀에 돌이 들어 있는 것 같기도 하고 멍멍한 기분이 든다.

낮에는 증상이 거의 없지만 밤에 좀처럼 잠을 자지 못할 때의 귀울림이나, 높은 곳에 올라갔을 때의 일시적인 귀울림은 별로 걱정할 필요가 없다.

| 밤 |

군밤, 삶은 밤을 먹는다. 또는 생밤을 햇볕에 말려 건조시킨 뒤 물로 달여서 공복시에 마신다.

| 산수유 |

산수유 생열매를 소주에 넣어 과실주를 만들어 매일 취침 전에 한 잔씩 마신다.

| 골담초 |

골담초 뿌리 껍질 5~6g을 1회분 기준으로 달여서 1일 2~3회씩 1주일 이상 복용한다.

| 바위취 |

바위취 온 포기잎·줄기·뿌리 10~12g을 1일 2~3회씩 10일 정도 복용한다.

| 오미자나무 |

오미자나무 열매 5~7g을 1일 2~3회씩 1주일 이상 복용한다.

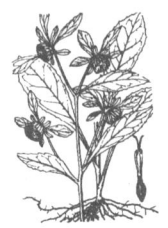 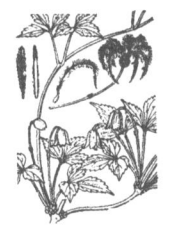 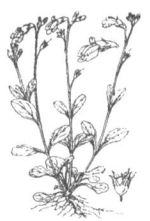

| 종담배풀 | 종덩굴 | 주름잎풀 |

| 으름 덩굴 |
으름 덩굴 줄기 5~7g을 1일 2~3회씩 1주일 이상 복용한다.

| 쑥 |
귀에서 소리가 나고 잘 들리지 않으면서 머리가 아플 때 쓴다. 잘 말린 쑥 온 포기를 잘게 썰어서 베개에 넣어 베고 잔다. 약 1개월간 계속하면 효과를 볼 수 있다.

| 잣 · 오미자 |
신기가 허약하여 귀에서 소리가 나고 앉았다 일어서면 앞이 잘 보이지 않고 어지러운 증상이 있을 때 쓴다. 잣 60알 정도를 짓찧어서 오미자 달인 물로 하루에 세 번씩 먹는다.
- 잣의 성미는 달고 조금 따스하며 독이 없다. 습열을 제거하고 오림을 치료하며 진정 작용과 이수 작용이 있다.

난청

증상 및 처방

전음성傳音性 난청바깥 귀에서 가운데 귀까지의 장애인 경우에는 그 장애가 바깥 귀外耳에서 가운데 귀中耳까지가 고작이어서, 증상이 비교적 가볍거나 중간 정도이므로 거의 알아채지 못하고 방치되는 경우가 많다.

감음성感音性 난청속귀에서 뇌까지의 장애의 경우도 그 정도는 여러 가지이지만, 특히 신경을 써야 하는 것은 날 때부터 귀가 들리지 않거나 듣기 어려운 아이들의 경우이다.

| 산수유 |

산수유 4g, 오미자 4g, 파고지 4g을 넣고 물을 충분히 부어 끓인 후, 약한 불로 오랫동안 달여 하루에 한 잔씩 두 번 복용한다.

| 검은콩 |

검은콩을 삶아서 식사 때마다 먹으면 좋다. 밥할 때 같이 해도 좋다.

| 국화 |

국화 꽃과 만형자순비기나무의 열매를 섞어 만든 베개를 만들어 베고 잔다. 두통과 불면 경향이 있는 난청에 좋다.

| 엉겅퀴 |

엉겅퀴 뿌리를 캐내어 생채로 갈아서 즙을 낸 다음 가제에 묻혀 귓속에 넣는다.

| 구리때 |

구리때 뿌리를 캐내어 참기름에 담가 두고, 귀 속에 그 기름을 한

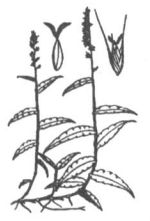 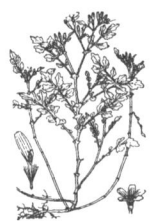 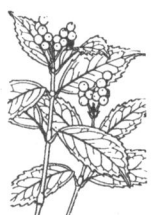

주름조개풀　　　　죽대아재비　　　　죽절초

두 방울 넣는다.

| 냉초 |

　냉초 온 포기잎·줄기·뿌리 4~6g을 1회분 기준으로 달여서 1일 2~3회씩 1주일 정도 복용한다.

| 시호 |

　시호 뿌리 5~6g을 1회분 기준으로 달여서 1일 2~3회씩 4~5일 복용한다.

| 어저귀 |

　어저귀씨 7~9g을 1회분 기준으로 달여서 1일 2~3회씩 4~5일 복용한다.

| 칡 |

　칡꽃이나 또는 뿌리 30~40g을 1회분 기준으로 달여서 1일 2~3회씩 1주일 정도 복용한다. 복용 중에 살구씨를 금한다.

제8장 치과·구강 질환 민간 요법

구내염

증상 및 처방

구내염에는 카타르성 구내염과 아프테성 구내염이 있다.
일반적으로 구내염의 증상은 입 안의 점막이 거칠어지고 빨갛게 부어 오르며, 아프고 턱 아래의 임파절도 부으면서 열이 난다.
카타르성 구내염은 입 속의 점막이 거칠어지고 빨갛게 부어 얼얼하면서 아프고, 뜨끈해진다. 아프테성 구내염은 입안의 점막에 작고 둥근 궤양이 많이 생긴다.

| 황백 |

내피황백피를 진하게 달여 식힌 후 입에 머금어 헹구어 낸다. 또는 내피의 분말을 직접 입 안의 점막이나 혀에 바르면 통증이 완화되고 입 안도 살균된다. 위염으로 인한 구내염인 경우 내피 10~15g을 500~600㎖의 물로 절반이 될 때까지 달여서, 하루 3회로 나누어 식후에 따뜻하게 데워서 복용하면 좋다.

| 치자 |

치자 열매 5~10g을 500~600㎖의 물로 절반이 되도록 달인 후, 식혀서 하루 3~4회로 나누어 입에 머금어 입 속을 헹구어 낸다. 한 모금씩 마셔도 좋다.

| 연꽃 |

연꽃잎을 검게 구워 가제로 싼 다음, 물을 적셔 입 안에 넣는다.

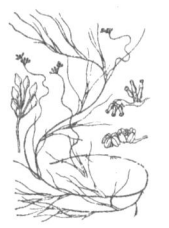 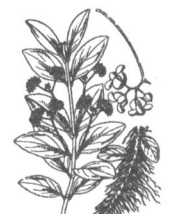 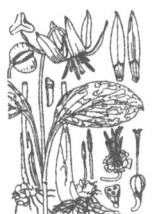

| 줄말 | 줄사철나무 | 중나리 |

| 다시마 |

다시마를 검게 구워 분말을 만든 뒤, 입 안에 바르면 궤양과 혀의 짓무름이 회복된다.

| 매실 |

매실 짱아찌를 검게 구워 가루를 낸 다음, 입 안에 바르면 부기가 빠지고 거칠어진 곳이 아물게 된다.

| 결명자 |

결명자 생씨앗을 짙은 홍갈색의 끈끈한 액이 될 때까지 달인 다음 식혀서 입 안을 헹구어 낸다.

| 구기자 |

구기자 뿌리를 씻은 뒤 껍질을 벗겨 말린 다음, 달여 낸 액으로 입 안을 헹구어 내면 입 안의 거칠어진 부위와 짓무른 곳이 낫는다.

| 무 |

무를 갈아 입으로 물고 있으면 아픔이 진정된다.

| 석류 |

석류 열매 한 두개를 부수어 뜨거운 물에 담그거나 가볍게 달인다. 식혀서 그 즙으로 입안을 헹구어 낸다.

치은염

증상 및 처방

잇몸에 염증이 발생한 경우이다.
잇몸에서 피가 나는 것은 일반적으로 치은염이 심하거나 치조농루가 있기 때문이다. 그러나 드물게 자반병이나 혈우병, 백혈병 등 혈액의 병으로 잇몸에서 피가 나는 경우도 있으며, 이러한 병으로 피가 날 때는 자극이 없었는데도 조금씩 피가 나면서 좀처럼 그치지 않고, 잇몸의 색이 보라색으로 변하며 입 냄새가 심한 증상을 동반한다.

| 생지황 |

생지황 20g, 황련 4g, 치자 4g 등의 재료를 넣고 물을 충분히 부어 30분 이상 은근한 불에 달인 후 하루 두 번 찻잔으로 한 잔씩 복용한다.
- 생지황은 염증성 질환으로 인한 부종이나 염증을 소실시키는 청혈, 해독 작용이 탁월한 약재이다. 여기에 식물성 항생제라 불리우는 황련과 배농 해독 소염 작용이 있는 치자를 합방해서 쓰면 잇몸 질환을 퇴치할 수 있다.

| 가지 |

가지 뿌리 5~6g을 1회분 기준으로 달이거나 산제로 하여 1일 2~3회씩 4~5일 복용한다.

| 녹두 |

녹두 20g 정도를 1회분 기준으로 생즙을 내서 1일 2~3회씩 3~4일 복용한다.

| 마늘 |

구운 마늘 15~20개를 1회분 기준으로 1일 2~3회씩 3~4일 먹는다.

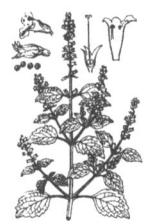 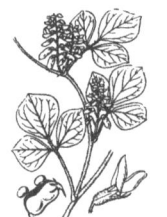 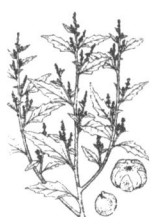

쥐깨풀　　　　　　쥐눈이콩　　　　　　쥐명아주

| 벚나무 |

　벚나무 껍질 6~8g 또는 익은 열매 3~4g을 1회분 기준으로 달이거나 환제 또는 산제로 하여 1일 2~3회씩 4~5일 복용한다.

| 소나무 |

　솔잎 3~4g을 1회분 기준으로 달이거나 가루로 만들어 먹거나 또는 생즙을 내어 1일 2~3회씩 4~5일 복용한다.

| 아주까리 |

　아주까리씨 1~1.2g을 1회분 기준으로 1일 2~3회씩 4~5일 생식한다. 복용 중에 쇠붙이 도구를 쓰면 안 된다.

| 은행나무 |

　은행나무잎 5~6g을 1회분 기준으로 달여서 1일 2~3회씩 4~5일 복용한다.

충치

증상 및 처방

벌레 먹은 치아의 뜻으로 벌레가 먹은 것 같이 치아의 경조직이 침식되어 결손하는 증세이다. 음식물의 찌꺼기가 부착하기 쉬운 상악의 구치의 표면에 있는 홈이나 쑥 들어간 곳, 인접 면이나 치아에 가까운 곳 등이 발생하기 쉬운 부위이며, 우선 제1 표층에 있는 법랑질이 침식당한다.

| 소금 |
짙은 소금물로 양치질을 한다. 또는 아픈 이로 소금을 깨문다.

| 매실 |
매실 짱아찌의 과육을 아픈 쪽 볼에 붙인다. 매실 짱아찌를 검게 구워 아픈 이에 문지른다.

| 감 |
감이 익기 전의 땡감을 으깨어 즙을 낸 후 물을 타서 입안을 헹구면 치통에 효과가 있다. 곶감을 검게 구워 잇몸이 붓거나 아픈 곳에 붙인다.

| 개오동나무 |
개오동나무 열매를 진하게 달인 액을 입에 머금는다. 열매를 깨어 아픈 이로 꽉 깨문다.

| 우엉 |
생우엉을 갈아, 소금을 조금 치고, 걸쭉해질 때까지 달인 것을 아픈 이뿌리에 바른다. 우엉씨 달인 액을 입에 머금어도 효과가 있다.

| 산초 |
산초 과피를 달인 액으로 입 안을 헹구어 내면 치통에 좋다.

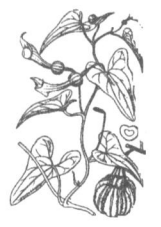 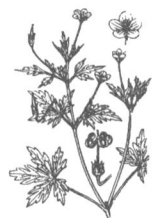 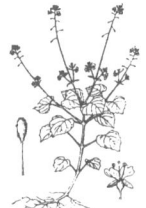

쥐방울덩굴　　　　쥐손이풀　　　　쥐털이슬

| 수선화 |
수선화 생뿌리를 갈아서 밀가루, 식초를 넣은 다음 잘개어 종이에 발라 아픈 쪽 뺨에 붙인다.

| 무 |
무를 잘 갈아서 아픈이와 뺨 사이에 듬뿍 쌓아 둔다. 동시에 볼에 붙여 두면 더욱 효과적이다. 무즙으로 입 안을 헹구어도 효과가 있다.

| 가지 |
가지 절임을 아픈 이로 깨물고 있는다. 가지꼭지를 검게구워 소금을 묻힌 다음 아픈 이나 잇몸에 붙인다.

| 파 |
파 하얀 부분을 아픈 이로 깨물고 있으면 치통이 없어진다.

| 연꽃 |
연꽃 잎을 검게 구워 분말로 만든 뒤 아픈 잇몸에 바른다.

| 참마 |
참마를 갈아서 고춧가루를 조금 쳐서 갠 다음, 종이에 발라 아픈 쪽 뺨에 붙인다.

| 토란 |
토란 껍질을 벗겨 잘 갈아 낸 다음, 종이에 발라 아픈 쪽 뺨에 붙인다.

| 삼백초 |
삼백초를 문질러 잇몸이 쑤시고 아플 때 환부에 바르면 효과를 보인다. 주로 꽃잎을 쓰는데 지혈 작용이 있어 잇몸에서 피가 날 때도 좋다.

치조농루

증상 및 처방

치주 조직의 만성 진행성 질환으로 치은염 단계에서는 아직 그다지 아프지 않으며, 잇몸의 테두리가 빨갛게 붓고, 이를 닦거나 사과를 깨물면 피가 묻어나는 정도지만, 점차 심해져서 치조농루가 된다.

치조농루가 되면 잇몸이 이에서 떨어져 이와 잇몸 사이에 틈이 생기고, 그곳에서 노란 고름이 나오기 때문에 그 때마다 입맛이 쓰고, 입 냄새가 심하게 난다. 이가 흔들흔들 움직이기도 하고, 딱딱한 것을 씹을 수 없다.

| 명아주 |

명아주 말린 잎과 다시마를 각각 검게 구워서 질그릇에 재료를 넣고 약한 불로 연기가 나오지 않을 정도로 구운 다음, 식혀서 뚜껑을 벗기고 재료를 분말로 만듦. 같은 분량 씩 섞어 잇몸에 바르고 마사지를 한다. 양치질할 때 사용해도 좋다.

| 사초 |

사초 열매를 후라이팬으로 볶아서 가루로 만들고, 소금을 섞어 잇몸을 맛사지 하면, 잇몸사이가 뜨고 아픈 것이 완화되고 잇몸출혈을 막는다.

| 삼백초 |

삼백초 잎을 깨끗하게 씻은후 소금물에 담갔다가 약간 으깨서 취침전에 잇몸과 볼 사이에 끼워놓고 잔다.

| 박하 |

박하 생잎을 손으로 잘 비벼서 아픈 이에 물고 있으면 효과가 있다.

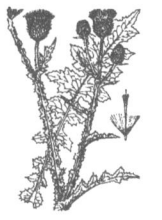 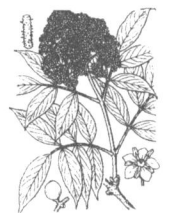 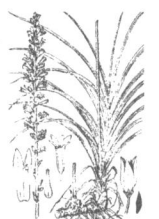

지느러미엉겅퀴   지렁이나무   지모

| 삼지구엽초 |

마른 삼지구엽초를 달여, 그 즙을 입에 물고 있으면 잇뿌리(치근)가 들떠서 흔들리는 치통에 유효하다.

| 질경이 |

질경이 생잎에 소금을 약간 넣고 으깨어 아픈 이로 지그시 물고 있으면 통증이 가라앉는다. 몇 번 되풀이 한다.

| 국화 |

국화생잎에 소금을 약간 넣고 짓찧어, 그 즙을 아픈 이와 그 언저리 잇몸에 바르면 통증이 가라앉는다.

| 소금 |

소금을 밥으로 반죽하여 한지에 편 다음, 아픈 쪽 볼에 붙인다.

| 검은콩 |

검은콩을 물로 삶아 그 즙을 입에 물고 있으면 통증이 가라 앉는다.

| 마 |

마를 강판에 갈아 고춧가루를 약간 넣고 잘 혼합한 다음, 한지에 펴서 아픈쪽 볼에 붙인다.

치통

증상 및 처방

일반적으로는 치아 그 자체의 통증뿐만 아니라, 치아를 악골에 보지하고 있는 치주 조직의 통증도 포함된다. 충치의 초기를 비롯하여 칫솔로 수평으로 세게 문질려 치아의 치은 근처가 쐐기 모양을 팬 마모증 등에서는 치은을 밀거나 치아를 교합해도 아프지는 않으나 찬 공기나 물에 닿으면 통증을 느낀다. 이 밖에 치아가 들떠서 음식을 씹으면 아픈 치근막이나 치조골염 등의 치주염, 치조농루의 급성 발작 등이 있다.

| 고삼 |

고삼 뿌리 1~3g을 1회분 기준으로 환제 또는 산제로 하여 1일 2회씩 2~4일 복용한다 복용 중에 신경초 인삼을 금한다. 임산부 · 허약 체질인 사람은 신중히 사용한다.

| 구기자나무 |

구기자나무 뿌리 6~8g 또는 열매 4~6g을 1회분 기준으로 달여서 4~5회 복용한다.

| 당귀 |

당귀 뿌리 6~8g을 1회분 기준으로 달여서 4~5회 복용한다.

| 대극 |

대극 뿌리 1g을 1회분 기준으로 달이거나 알약으로 만들거나 또는 가루로 만들어 3~4회 복용한다.

| 도꼬마리 |

도꼬마리 온 포기잎 · 줄기 · 뿌리 또는 씨 4~5g을 1회분 기준으로 달여서 4~5회 복용한다.

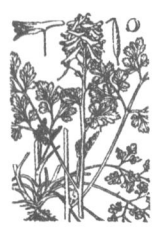 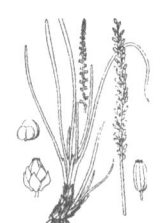 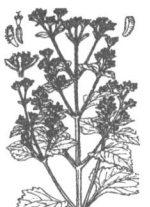

| 지주괴북주머니 | 지채 | 진득찰 |

| 삼백초 |

  삼백초 온포기잎·줄기·뿌리 7~9g을 1회분 기준으로 달여서 4~5회 복용한다.

| 석류나무 |

  석류나무 열매 껍질 6~8g을 1회분 기준으로 달여 4~5회 복용한다.

| 소나무 |

  소나무잎 3~4g을 1회분 기준으로 달이거나 생즙을 내서 4~5회 복용한다.

| 수세미외 |

  수세미외 어린 열매 또는 온 포기잎·줄기·뿌리 10~15g을 1회분 기준으로 달이거나 생즙을 내어 1일 2~3회씩 3~4일 복용한다.

| 수양버들 |

  수양버들 잔가지 12~15g을 1회분 기준으로 달여 7~8회 복용한다.

| 오수유 |

  오수유나무 껍질 또는 열매 4~5g을 1회분 기준으로 달여서 4~5회 복용한다.

| 찔레나무 |

  덜 익은 열매 7~8g을 1회분 기준으로 달여서 4~5회 복용한다. 단, 기준량을 초과하면 설사의 위험이 따른다.

풍치

증상 및 처방

풍증風症으로 일어나는 치통의 경련성 병증이다. 심하면 잇몸이 붓고 나았다가도 다시 악화되는 경우가 많다. 고름집이 생겨 터지기를 여러 번 거듭하다가 결국엔 이가 흔들려 빼야 되는 결과가 온다.

| 가지 |
가지 뿌리 4~6g을 1회분 기준으로 달이거나 알약으로 만들거나 또는 가루로 만들어서 1일 2~3회씩 1주일 이상 복용한다.

| 개구리밥 |
개구리밥 온 포기잎·줄기·뿌리 20~25g을 1회분 기준으로 달이거나 가루로 만들어서 1일 2~3회씩 1주일 정도 복용한다.

| 수세미외 |
어린 열매 또는 연한 잎 달린 줄기 10~15g을 1회분 기준으로 달이거나 생즙을 내어 1일 2~3회씩 4~5일 복용한다.

| 엄나무 |
엄나무 잔가지 또는 뿌 8~10g을 1회분 기준으로 달여 1일 2~3회씩 1주일 정도 복용하다.

| 패랭이꽃 |
패랭이꽃잎이나 꽃 6~8g 또는 씨 4~6g을 1회분 기준으로 달이거나 알약으로 만들거나 또는 가루로 만들어서 1일 2~3회씩 4~5일 복용한다.

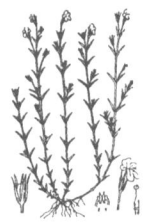 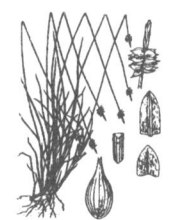 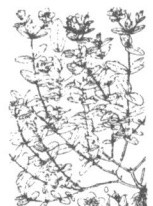

진땅고추풀   진솔잎사초   진주고추나물

| 벌집 |
　땅벌집 12~15g을 1회분 기준으로 달여서 1일 2~3회씩 4~5일 복용한다.

| 밀가루 · 소주 |
　밀가루를 소주로 반죽하여 종이나 헝겊에 3cm 정도 두께로 펴서 아픈 이빨 쪽 볼에 붙인다. 굳어지면 새 것으로 바꾸어준다.

| 마늘 · 경분 |
　손목의 맥 보는 곳과 엄지손가락과 집게손가락 사이의 오목한 곳에 마늘을 짓찧어 경분을 섞어 두텁게 붙인다. 얼마간 있으면 물집이 생긴다. 남자는 왼쪽에 여자는 오른쪽에 붙인다.

| 부추 · 오리알 · 소금 |
　부추 두 움큼에 오리알 두 개를 깨 넣고 소금을 조금 넣어 물 세 대접으로 끓인다 물이 한 대접 반이 되면 3등분하여 하루 3번 밥 먹은 후에 먹는다.

| 버드나무가지 |
　풍치로 고통이 심할 때는 잘게 썬 버드나무 가지 두 줌을 술 한 대접으로 반이 되게 달여 그 물을 입에 물었다가 뱉기를 여러 번 한다.

제9장 안과 질환 민간요법

결막염

증상 및 처방

이 질환은 급성과 만성이 있다. 주로 전염은 세균에 의한다. 안구 안의 병이 아니므로 시력 등에 직접 영향을 미치는 일은 거의 없다. 대부분 폐렴상구균, 포도상구균 등이 안결막을 침범하여 일어난다. 처음에는 눈에 무엇이 굴러다니는 듯한 이물감이 있고 가려움증이 있으며, 눈곱이 끼고 결막이 붉게 충혈되며 종창을 일으킨다.

| 지치 뿌리 |
지치 뿌리를 적당한 양의 물에 달여서 그 물로 앓는 눈을 하루에 두 번씩 씻는다.

| 살구나무잎 |
살구나무잎 한 줌에 물 한 사발을 넣고 달여서 찌꺼기는 버리고 그 물로 눈을 하루에 두 세 번씩 씻는다.

| 콩까지 |
콩깍지를 달여서 더운 김을 쏘인다. 한 번에 30분 가량 하루에 한 번씩 쏘이는데 3~5회 반복한다.

| 황경피나무 속껍질 · 깽깽이풀 뿌리 |
황경피나무 속껍질과 깽깽이풀 뿌리 각각 10g에 물 500㎖를 넣고 달여서 절반이 되면 찌꺼기를 짜 버리고, 그 약물로 하루에 여러 번 눈을 씻는다.

| 미나리 |
미나리 온 포기잎 · 줄기 · 뿌리를 짓찧어 가제나 엷은 천에 싸서 자

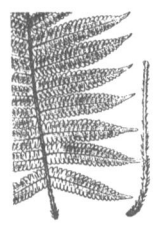 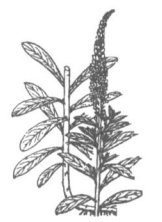 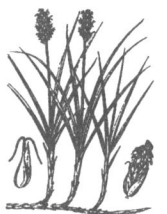

진퍼리고사리　　　　진퍼리까치수영　　　　진퍼리사초

기 전에 눈에 올려놓고 잔다.

| 고백반 · 대추 |
　대추의 씨를 빼고 그 속에 고백반을 구워서 가루 낸다. 이것을 끓여서 식힌 물에 10% 정도 되게 타서 눈을 씻는다.

| 감국 |
　감국 온 포기잎 · 줄기 · 뿌리 또는 꽃 4~6g을 1회분 기준으로 달여서 1일 2~3회씩 1~3일 복용한다.

| 결명차 |
　결명차잎 또는 씨 6g을 달여서 그 물로 4~5회 환부를 닦아 준다.

| 명반 · 황련 · 홍화 |
　구운 명반 · 황련 · 홍화 각각 1g을 300㎖로 200㎖ 정도 되게 달인 다음 이 물로 눈을 씻으면 낫는다.

| 살구나무잎 |
　살구나무잎 한 줌을 물 한 대접을 넣고 달여서 그 물로 눈을 하루에 2~3번씩 씻는다.

| 물푸레나무 껍질 · 목적 · 황백 |
　물푸레나무 껍질 · 목적 · 황백 15g을 물로 달여서 하루에 2번 먹거나 또는 물푸레나무 껍질을 달인 물로 눈을 자주 씻는다.

| 황련 · 적작 · 당귀 |
　적당한 양의 황련 · 적작 · 당귀를 물로 달일 때 나오는 김으로 눈을 쏘이는 한편 약물로 자주 씻는다.

백내장

증상 및 처방

증상의 진행과 정도는 개인 차가 무척 심하다. 일상 생활에 전혀 불편이 없는 사례에서부터 실명에 이르는 사례까지 여러 가지다.

한편 당뇨병으로 인한 백내장은 나이에 상관없이 발생한다. 수정체가 혼탁해져서 물건이 확실히 보이지 않게 되고 눈 앞에 안개가 낀 것처럼 된다. 시야가 좁아지고 시력이 떨어진다. 노인성 백내장보다 병상의 진행이 빠르고 합병증이 생길 수도 있다.

| 청목향 |

청목향 4g, 황금 4g, 황련 4g에 큰 대접으로 한 대접 물을 붓고 중간 불로 30분 정도 달여 하루에 차 마시듯이 수시로 5~6개월 정도 장복한다.

| 익모초 |

익모초 종자 2~6g을 500~600㎖의 물에 넣어 절반이 될 때까지 달여서 하루 3회씩 나누어 마신다.

| 익모초씨 |

익모초씨를 하루에 5~8g씩 진하게 달여 먹는다. 흔히 익모초는 잎을 많이 쓰고 있으나 그 씨도 아주 좋은 약이다.

| 쑥씨 |

쑥의 씨는 백내장에 특효하다. 하루에 5~8g을 달여 먹는다. 좀 오래 계속 먹어야 한다.

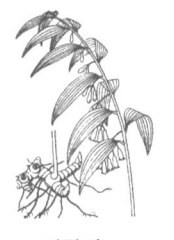 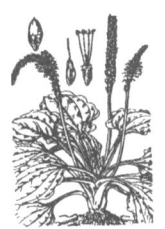 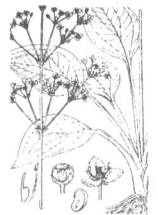

| 진황정 | 질경이 | 질경이택사 |

| 머위 뿌리 |

머위 뿌리의 붉은 줄기를 검게 태워서 매일 복용한다.

| 꿀풀 |

꿀풀 찧은 것 20g을 360㎖의 물로 반쯤되게 달여서 1일 3회 마신다.

| 백남초전 |

백남초전씨 5g 가량을 1일 복용량으로 하여 물로 달여서 차마시듯 매일 마시면 효과가 크다.

| 행인 |

행인 몇 알을 가루로 만들어 젖에 개어서 하루에 세 번 1방울씩 떨어뜨리면 눈에 군살이 생길 때 효과가 크다.

녹내장

증상 및 처방

녹내장이란 각막이 혼탁하여 그 바닥이 녹색으로 보이게 되는 데서 붙여진 이름이다. 이것은 안압眼壓이 높아져서 일어나는 것이다.
눈에서 얼굴과 이마에 걸쳐 격통, 구역질, 구토를 동반하는 발작이 일어나고, 흰자위가 빨갛게 충혈되고, 검은 자위는 흐려지며, 동공이 커지고, 안압이 비정상적으로 높아진다. 시력이 갑자기 떨어져 방치하면 때로는 하루 사이에 실명하는 경우도 있을 정도다.

| 결명차 |

결명차씨 또는 온포기 6~8g을 1회분 기준으로 달여서 1일 2~3회씩 3~4일 복용하면서 그 물로 자주 환부를 씻어 준다.

| 고삼 |

고삼씨 2~3g을 1회분 기준으로 볶은 뒤 달여서 2~3회 복용하면서 그 물로 3~4회 환부를 씻어 준다.

| 꿀풀 |

꿀풀 온 포기잎 · 줄기 · 뿌리 또는 열매 8~10g을 1회분 기준으로 달여서 1일 2~3회씩 3~4일 복용하면서 그 물로 자주 환부를 씻어준다.

| 익모초 |

익모초 씨 4~5g을 1회분 기준으로 달여서 1일 2~3회씩 2~3일 복용하면서 그 물로 환부를 씻어 준다.

| 하고초 · 감초 · 향부자 |

하고초 100g, 감초 20g, 향부자 100g을 가루 내어 한 번에 5g씩

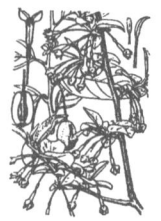
집보리수나무

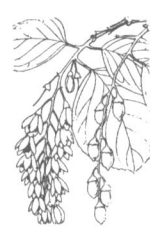
쪽동백

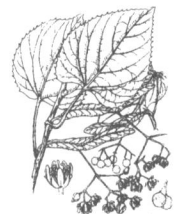
찰피나무

하루 2번 찬물로 먹는다.

| 당귀 · 천궁 · 적작약 |

당귀 15g, 천궁 25g, 적작 15g 국화 15g을 물로 달여서 하루에 2번 먹는다.

| 황련 · 숙지 · 초결명 |

먼저 황련 50g과 초결명 50g을 가루 내고 숙지 100g을 짜서 양간과 함께 짓찧은 다음 약가루와 한데 버무려 15g씩 되게 환을 짓는다. 한 번에 한 알씩 하루에 3번 식후에 찻물로 먹는다.

| 백반 |

기장쌀알 크기의 백반 덩어리를 눈 안 구석에 넣으면 눈물을 많이 흘리게 된다. 이를 매일 한 번씩 4~5일 계속하면 낫는다.

| 민들레 뿌리 |

민들레 뿌리를 10개 가량 캐서 물을 약간 넣고 짓찧어 즙을 낸다. 이 즙으로 눈을 씻는다. 매일 한 번씩 나을 때까지 반복한다.

| 살구씨 |

살구씨를 적당한 양 짓찧어서 즙을 내어 눈에 자주 넣어 주면 가려운 감과 깔깔한 느낌이 없어지면서 낫는다.

누낭염

증상 및 처방

누낭이란 눈시울 부근에 있는 것으로 글자 그대로 눈물을 모아 두고 있는 주머니이다. 이곳에서 필요에 따라 눈물이 흘러나온다.
또한, 염증이 생기면 눈물이 하염없이 흘러나온다. 누낭 부분은 물론 볼 부분에까지 미쳐 붉게 부풀고 상당한 통증을 자각한다. 발열도 있고, 통증과 눈물 때문에 밤잠도 설치게 된다. 그리고 곧 화농이 되어 환부가 말랑말랑해지면 통증은 약해진다.

| 강활 |

강활 뿌리 5~7g을 1회분 기준으로 달여서 1일 2~3회씩 4~5일 복용한다.

| 금불초 |

금불초 꽃 5~6g을 1회분 기준으로 달여서 1일 2~3회씩 4~5일 복용한다.

| 뚝갈 |

뚝갈 온 포기잎·줄기·뿌리 또는 뿌리 4~6g을 1회분 기준으로 달여서 1일 2~3회씩 5~6일 복용한다.

| 맨드라미 |

맨드라미 온 포기잎·줄기·뿌리 8~10g 또는 씨 5~7g을 1회분 기준으로 달여서 1일 2~3회씩 4~5일 복용한다.

| 뽕나무 |

뽕나무 뿌리 껍질 4~6g을 1회분 기준으로 달여서 1일 2~3회씩 4

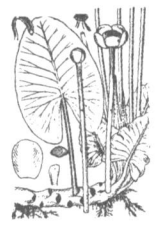
참개연꽃

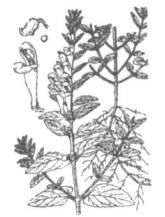
참골무꽃

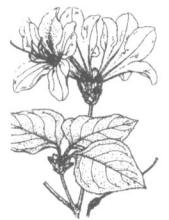
참꽃나무

~5일 복용한다.

| 새삼 |

새삼 온 포기잎·줄기·뿌리 4~6g 또는 씨 2~3g을 1회분 기준으로 달여서 3~4일 복용한다.

| 익모초 |

익모초씨 3~5g을 1회분 기준으로 달이거나 가루로 만들어 1일 2~3회씩 5~6일 복용한다.

| 제비쑥 |

제비쑥 온 포기잎·줄기·뿌리 4~6g을 1회분 기준으로 달여서 1일 2~3회씩 4~5일 복용한다.

| 천궁 |

천궁 뿌리 5~7g을 1회분 기준으로 달여서 1일 2~3회씩 4~5일 복용한다.

| 패랭이꽃 |

패랭이꽃씨 6~7g을 1회분 기준으로 달이거나 산제로 하여 1일 2~3회씩 4~5일 복용한다.

트라코마

증상 및 처방

트라코마 병원체는 분명히 밝혀지지 않았으나, 처음에는 결막의 원개부가 붉게 충혈되어 부어 오르고 유두가 나타나 울룩불룩한 과립이 생긴다.
흰자위 부분도 붉게 충혈되고, 과립의 수도 점점 많아진다. 눈이 부셔서 뜨고 있을 수 없으며 눈곱이 계속 나오고, 통증이 있다.

| 모유 |

세안한 후에 모유를 직접 짜서 넣는다. 모유가 없을 때에는 청정하고 순량한 참기름을 점안해도 좋다.

| 꿀풀 |

꿀풀 온 포기잎·줄기·뿌리 또는 열매 8~10g을 1회분 기준으로 달여서 1일 2~3회씩 1주일 정도 복용한다.

| 살구나무 |

살구나무씨 껍질을 벗긴 알맹이 3~4g을 1회분 기준으로 달여서 1일 2~3회씩 4~5일 복용한다. 복용 중에 칡·황기·황금·쇠붙이 도구를 금한다.

| 삽주 |

삽주 뿌리 4~5g을 1회분 기준으로 달이거나 알약을 만들어 1일 2~3회씩 4~5일 복용한다.

| 질경이 |

질경이 온 포기잎·줄기·뿌리 또는 씨 6~8g을 1회분 기준으로 달

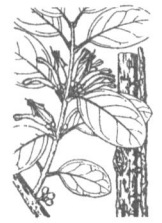 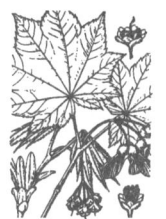 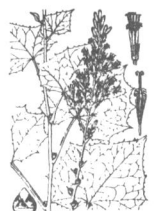

참나무겨우살이   참단풍나무   참박쥐나물

이거나 알약을 만들거나 또는 가루로 만들어 1일 2~3회씩 1주일 정도 복용한다.

| 참깨 |
참기름 15~20g을 1회분 기준으로 1일 2~3회씩 4~5일 복용하면서 아울러 6~8회 환부에 바른다.

| 치자나무 |
치자나무 열매 4~5개를 1회분 기준으로 달여서 1일 2회씩 3~4일 복용한다.

| 차전초 · 설탕 |
차천초 줄기나 잎 한 줌을 깨끗이 씻어 설탕 한 숟가락을 넣고 물 200㎖로 달여서 가제로 짜서 천에 묻혀서 눈을 씻는다.

| 하고초 |
하고초 한 줌을 물로 달여서 하루에 2~3번 먹는다. 하고초 가루는 한 번에 6g씩 하루에 2~3번 먹는다.

명목

증상 및 처방

원시나 노안·근시·난시·사시·결막염·각막염·녹내장 질환을 가진 사람의 눈의 혹사로 생긴다.
눈의 심芯이 아프거나 눈꺼풀이 무거우며, 밝은 곳으로 나오면 부셔서 눈을 뜰 수 없고, 문자가 희미하여 어렴풋하게 보이는 증상이 있다. 또 목과 어깨결림·두통·구역질 같은 전신 증상이 나타나기도 하는데 사람에 따라 여러 가지다.

| 가래나무 |
가래나무씨 4~6g을 1회분 기준으로 달여서 1일 2회씩 10일 정도 복용한다.

| 감국 |
감국 온 포기 또는 꽃 4~6g을 1회분 기준으로 달여서 1일 2~3회씩 1주일 정도 복용한다.

| 개암나무 |
개암나무씨 껍질을 벗긴 알맹이 20개 정도를 1회분 기준으로 달여서 1일 2~3회씩 10일 정도 생식한다.

| 결명차 |
결명차 열매 5~6g을 1회분 기준으로 1일 2~3회씩 10일 정도 생식한다.

| 고삼 |
고삼씨 2~3g을 1회분 기준으로 달여서 1일 2~3회씩 1개월 정도 복용한다.

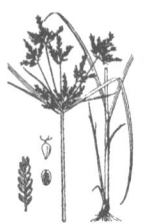 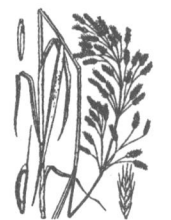 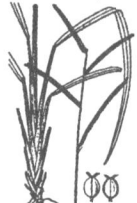

참방동사니 참새귀리 참새피

| 구기자나무 |

구기자나무씨 3~5g을 1회분 기준으로 볶아서 가루 내어 1일 2~3회씩 15일 정도 복용한다.

| 냉이 |

냉이 뿌리 말린 가루 10~12g을 1회분 기준으로 달여서 1일 2~3회씩 1주일 정도 복용한다.

| 도꼬마리 |

도꼬마리씨 4~5g을 1회분 기준으로 달여서 1일 2~3회씩 1주일 정도 복용한다.

| 둥글레 |

둥글레 뿌리 줄기 8~10g을 1회분 기준으로 달여서 1일 2~3회씩 10일 정도 복용한다.

| 맥문동 |

맥문동 덩이 뿌리 8~10g을 1회분 기준으로 달여서 1일 2~3회씩 1주일 정도 복용한다.

| 맨드라미 |

맨드라미씨 5~7g을 1회분 기준으로 볶아서 가루 내어 1일 2~3회씩 1주일 정도 복용한다.

야맹증

증상 및 처방

야맹증은 선천적인 체질을 이어받은 사람이 걸리는 경우와 영양 실조에서 오는 경우가 있다. 야맹증이란 어두워지면 앞이 보이지 않는 병이다. 이 점에서는 참새나 까마귀와 같다고 하여 새눈이라고도 한다. 야맹증이 걸리면 낮에도 어두운 곳에서는 물체가 보이지 않으며, 석양이나 새벽의 어슴푸레한 때에도 보이지 않는다.

| 결명차 |

결명차잎 또는 씨 5~6g을 1회분 기준으로 달여서 1일 2~3회씩 10일 정도 복용한다.

| 나팔꽃 |

나팔꽃씨 4~6g을 1회분 기준으로 달여서 1일 2~3회씩 1주일 정도 복용한다.

| 당근 |

당근 25~30g을 1회분 기준으로 생즙을 내거나 생식으로 1일 2~3회씩 20일 정도 복용한다.

| 무 |

무 500g 이상을 쪄서 말려 가루 내어 10~15g을 1회분 기준으로 하여 장복한다.

| 토마토 |

평소에 토마토를 양껏 장복한다.

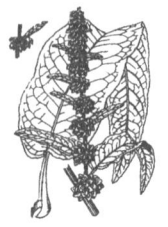 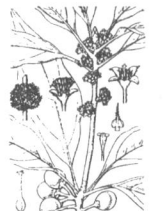 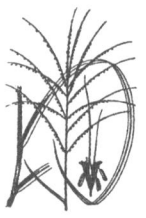

| 참소주쟁이 | 참식나무 | 참억새 |

| 호박 |

평소에 반찬으로 호박나물을 매일 장복한다.

| 지부자 |

지부자를 하루 5g씩 달여 먹는다. 소변도 잘 통하고 정력도 좋아진다.

| 결명자 · 대싸리씨 |

결명자 80g, 대싸리씨 40g을 보드랍게 가루 내어 매 끼니마다 밥 먹은 후에 4g씩 묽은 미음에 타서 먹는다.

| 솔잎 |

솔잎을 뜯어서 깨끗이 씻은 하루 동안 물에 담가 두었다가 솔잎은 건져 버리고 그 물을 먹는다. 한 번에 100~150㎖씩 하루에 세 번 빈속에 먹는다.

《 제4부 》

건강 만병민약 목초비방

원래 한의약은 정신적인 처방 이외에도 구전口傳되어 온 민간의 비방秘方이 허다하게 많으며, 대수롭지 않게 여기던 초목이나 열매·꽃·낙엽 등이 사람의 아픔을 제거하고, 병을 낫게 해 주고, 위급함에서 구함을 주는 사례가 많다.

이 편에서는 민간에 흩어져 있는 여러 가지의 식품 비방을 한데 모아, 과학적인 확고한 근거는 없어도 정밀하고 효과가 있는 처방법을 알아서, 다급하고 필요한 경우에 사용할 수 있도록 하는 데 그 목적이 있다.

그러나 모든 재료가 옛날보다는 현저히 다른 환경 속에서 자라기 때문에 처방의 효과가 감소 되는 것 같다.

옛날에는 거의 자연에 의존해서 생장되었던 것이, 지금에는 인공재배가 성행하는 것이 많은 영향을 끼치는 것 같다.

그러나 여기에서 소개되는 모든 식품의 비방은, 아직은 상당한 효과를 기대하기에 충분할 것이다.

가지

가지과에 딸린 1년생풀로서 줄기의 높이는 1m 정도이고, 줄기와 잎의 색깔은 검은 자줏빛이다. 잎은 어긋나며 달걀 모양인데 가시가 돋쳐 있고, 잎의 겨드랑에서 엷은 자줏빛의 통꽃이 피며, 열매는 긴 원통형이다.

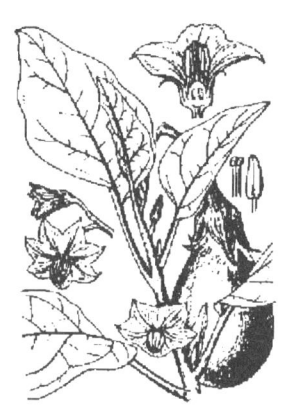

(가지)

- 오래된 설사나 이질에는 가지 뿌리를 태워 3.75g을 만들고, 여기에다 석류 3.75g을 섞어서 술이나 설탕물로, 매일 2~3회 복용하면 효과가 있다.
- 자궁의 하수下垂로 인해서 음호陰戶가 돌출하였을 경우에는, 가지 뿌리를 태워 재를 만든 다음에 참기름에다 개어가지고, 탈지면에 발라 음부 안에 삽입시키면 금방 낫는다.
- 충치에는 신선한 뿌리를 찧어서 즙을 만들어 바른다. 또는 뿌리를 태운 재를 발라도 좋다.
- 입 안이 헐고 잇몸이 부었을 경우에는, 가지 껍질을 태워 그것을 꿀에 개어서 바르면 좋다.
- 음부의 가려움증은 자색의 가지 한 개를 불에 태운 가루를 만들어서 참기름에 갠 다음에, 소량의 탈지면에 묻혀 음부 속에 삽입시키면 좋다.
- 어류로 인한 식중독에는 날가지의 즙을 내어서 마시면 금방 낫는다.
- 여자의 유두파열乳頭破裂에는 가을에 묵은 가지 쪼개진 것을 썰어 그늘에 말린 후, 이것을 태워 만든 가루를 물에 풀어 마시거나, 태운 재를 참기름에 개어서 발라도 좋다.
- 피임을 위해서는 만개하지 않은 가지꽃 14개를 채취하여 말린 후에, 기와에

놓고 노랗게 구워 가루로 만들어서, 월경 후 1~7일 내에 매일 공복으로 청주와 함께 복용한다.
- 고혈압에는 가지를 되도록 많이 먹도록 한다. 그렇게 되면 모세 혈관이 파열되어 출혈하는 일이 없다.
- 부인의 만성적인 자궁 출혈에는, 가지를 참대칼로 썰어서 그늘에 말린 후 가루를 만든다. 이 가루로 매일 식전에 1/2씩 복용하는데, 계속하면 확실한 효과가 있다.
- 파상풍에는 마른 가지의 꼭지와 가짓대 및 뿌리를 파 뿌리와 같이 삶아서 자주 씻으면 좋다.
- 만성이질로 신약이 듣지 않을 때에는, 뿌리와 석류 껍질을 같은 양으로 말려 가루로 만든 다음, 설탕을 넣고 매일 3회씩 식전마다 물로 3.75g씩 복용한다.

감과 곶감

감나무는 낙엽 교목으로서 그 키는 10cm 가량이다.
초여름에는 담황색의 꽃이 피고, 열매인 감은 가을에 등황색 또는 붉은빛으로 여물어 식용이나 약용에 두루 쓰인다.

- 이질과 설사에는 쌀밥 한 그릇에 감이나 곶감 5개를 넣어 죽을 쑤어 먹되, 만약 효과가 없으면 반복해서 복용한다.
- 딸꾹질이 심하면 곶감 4개를 삶아, 그 물을 천천히 마시면 곧 멎는다.

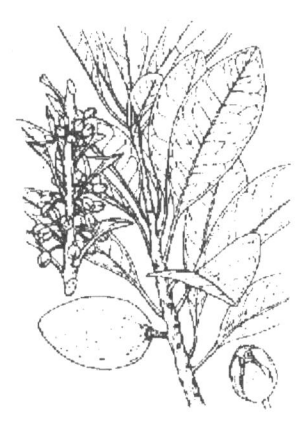

(감나무)

- 고혈압의 치료와 예방에는 갓 돋은 감잎을 따서, 한 번 찐 다음에 말려서 매 차례 약 10g 정도를 삶아, 설탕을 타서 마신다.
- 객혈에는 곶감 1개를 썰어 청대 3.75g씩에 무쳐서 잠자기 전에 천천히 씹으면 좋다. 만약 효과가 없으면, 계속적인 복용이 필요하다.
- 소변에 피가 섞여 나올 때는 곶감 3개를 구워 가루를 만들어서 밥물로 복용하면 좋다.
- 소변시 따갑고 통증이 있으면 곶감 1개와 등심초 7g을 물로 달여 복용한다.
- 구역질이 심하고 속이 뒤집힐 때는 감꼭지 7개를 태운 가루를 3.75g씩 술에 풀어 복용한다. 매일 3회씩 식사 후 1시간 뒤에 복용하면 좋다.
- 소아의 혓바늘이나 목이 아플 때는 곶감에 묻어 있는 흰 가루를 자주 바르거나 고백반을 같은 비율로 섞어서 바르면 좋다.
- 위장의 하혈에는 곶감을 태운 재 7g을 밥물과 함께 매일 3차례 복용한다.

감국

들국화·국화·가을국화 생약명·감국화甘菊化·고의苦意·들국화꽃 등으로 불리는 국화과의 여러해살이풀이다.

전국의 산야와 인가 부근의 울타리, 밭둑 등에 흔히 자란다. 30 내지 100센티미터의 높이로 10월에 황색의 꽃이 핀다.

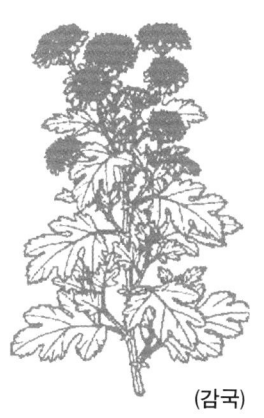
(감국)

- 한방에서 두통, 풍열 등에 사용하면 안과용 약으로도 사용한다.
- 꽃은 약으로 쓰이고 어린 순은 데쳐서 나물로 먹는다.
- 감국의 꽃은 주로 두통약으로 쓰고 있다.

- 햇볕에 말린 감국꽃을 달여 먹으면 감기의 두통, 어지러움증을 다스리며, 생잎으로 즙을 내어 독충에 물린 데, 치통 등에 바르면 좋다. 또한 즙에 식초를 섞어 두창·습진·기타 종기에 바르면 유효하다.
- 두통이나 눈이 아플 때에 1일 5g의 꽃을 달여 마신다.
- 눈을 밝게 하고 귀를 잘 들리게 하는 데 효험이 있는데, 꽃을 좋은 술에 담가 마신다.
- 머리털이 빠질 때 잎을 달인 즙으로 머리를 감고 머리 밑을 잘 문지르면 빠지지 않는다.
- 술로 몸을 해친 사람은 꽃을 달인 즙을 계속 마신다.
- 마른 꽃이나 생꽃 모두 눈 치료 약으로 옛날부터 그냥 먹거나 달여서 마셨다.
- 감국은 장과 위를 편하게 한다. 오장을 보호하고 사지를 튼튼하게 한다. 풍현風眩, 두통을 다스리고 시력을 좋게 하며 눈물을 거두게 한다. 또한 눈을 맑게 하며 풍한습비風寒濕痺를 다스린다.
- 머리 속이 윙윙거릴 때 감국 꽃을 진하게 달여 마시면 유효하다.
- 악종惡腫에 감국꽃과 줄기를 짓찧어 술에 타서 열복熱服한 후 땀을 내고 찌꺼기를 환부에 붙이면 즉시 효과가 있다.
- 부인유종婦人乳腫에 감국, 온 포기를 함께 짓찧어 술에 타서 마시고 찌꺼기를 환부에 붙이면 즉시 효과가 있다.
- 부인음종婦人陰腫에 감국 싹을 삶아서 뜨거운 탕의 김을 쐬고 나서 그 탕으로 씻으면 효험이 있다.
- 비창鼻瘡에 감국꽃을 말려 가루로 만들어서 하루에 18.75g을 복용하면 효과가 있다.
- 소변 불통에 감국을 달여 마신다.
- 종기의 근根을 뺄 때 감국을 짓찧어 소금을 조금 넣어 개어 환부에 붙이면 근이 빠진다.

겨자

겨자과에 속하는 1~2년생 풀로서 키는 약 1m 정도이다. 잎은 무잎과 비슷하지만 가장자리가 톱니와 같다.

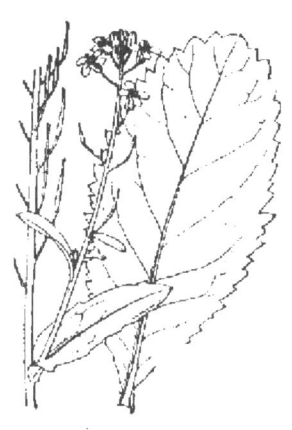
(겨자)

- 국부가 차거나 아랫배가 아플 때는, 겨자씨를 찧어서 배꼽 위에 붙이고 자주 바꾸어 주면 좋다.
- 모든 종류의 종기가 부었을 때는, 겨자씨를 갈아 식초와 섞어 바른다. 종기가 이미 곪아 터졌다면, 계란흰자위와 겨자씨 분말을 섞어 종기와 그 주변에 자주 발라 주면 효력이 있다.
- 부인의 월경이 나오지 않으면, 겨자씨를 노랗게 볶아 가루로 만들어서, 하루 3회씩 식전마다 청주로 약 7g씩 복용하면 통하게 된다.
- 치질이 심해서 피고름이 나오고 아플 때는 겨자씨의 가루를 꿀로 개어서 바른다.
- 위가 뒤집혀 음식물을 토할 경우에는, 뜨거운 술에 겨자씨를 갈아 넣어 1일 3회씩 식간에 복용하면 좋다.
- 이 뿌리가 썩어서 부어 오르거나 냄새가 나면, 겨자를 태워 염증의 부위에 발라 주면 금방 낫는다.
- 목이 부어 음식물을 먹지 못하면, 겨자씨 가루를 물에 개어 헝겊에다 두텁게 싸서 목 뒤에 바른다. 이것이 마르게 되면 바꾸어 준다. 계속하면 효과가 있다.

결명자決明子

하부초 · 결명초 · 결명차 · 하부차 · 결명자決明子 등으로 불리는 콩과의 한해살이풀이다. 원래 미국 중부가 원산지인데 대만, 중국 쪽에서 유입되었으며 농가에서도 심는 식물이다. 1.5미터 높이로 자라며 7, 8월에 황색의 꽃이 피고 10월에 종자가 익는다.

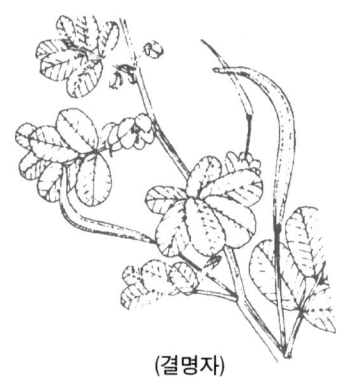
(결명자)

- 결명자의 온 포기를 욕탕에 넣고 목욕하면 혈액 순환이 잘 되고 정신이 맑아진다고 한다.
- 종자는 완하 강장제로 달여 쓰며 차의 재료로도 쓰인다.
- 결명決明이란 말이 눈을 밝게 한다는 뜻이어서 그런지 결명자를 장기간 복용하면 확실히 시력이 좋아진다.
- 결명자차는 이뇨 · 소화불량 · 위장병 등에 응용한다.
- 초결명은 청맹淸盲과 적안赤眼의 동통과 적백막赤白膜을 다스린다.
- 간기肝氣를 돋우고 정수精液를 늘리며 두통과 비혈痺血을 다스린다. 종자는 베개 속에 넣어 베면 두통을 다스리고 눈을 밝게 한다.
- 잎은 나물로 하여 먹으면 오장을 보호한다.
- 결명자는 풍열風熱을 없애고 모든 눈병을 다스리므로 결명決明이라 칭한다. 또 결명자는 신정新精, 정력을 증강시킨다.
- 이가 쑤실 때 결명자로 달인 물을 입에 물고 있으면 즉시 그친다.
- 홍안紅眼: 눈알이 붉어지는 눈병에 결명자를 볶아 가루로 만들어 차에 개어 양쪽 태양혈太陽穴에 번갈아 붙이면 낫는다.

고사리

고사리나물·고사리밥·층층고사리, 궐분蕨粉, 생약명 등으로 불리는 고사리과의 여러해살이풀이다. 전국의 산야의 음지에 흔히 자란다. 30센티미터에서 크게는 1.5미터의 높이로 자란다. 5, 6월에 포자가 생기고 8월에 포자가 녹황색으로 열린다.

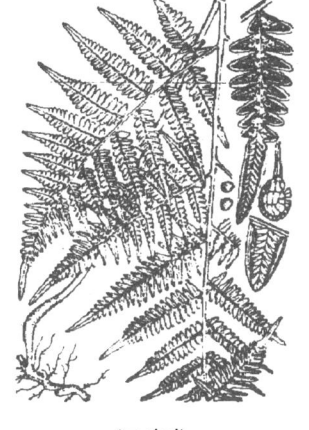
(고사리)

- 지하경에는 전분이 많이 함유되어 있어 가을에 이 뿌리에서 전분을 채취하여 고사리분을 만드는데, 고사리분으로 만든 떡은 칡가루떡과 비슷하나 끈기가 더 있다. 그 가루는 과자, 풀 등의 원료로 쓰인다.
- 고사리 성분 가운데는 석회질이 많아서 이것을 먹으면 이나 뼈가 튼튼해진다고 한다.
- 산촌에서는 칼슘원이 적으므로 고사리는 몸에 좋은 산채라 할 수 있다.
- 고사리의 생약명은 궐분이며, 가을에 잎이 떨어지면 뿌리를 캐어 물에 깨끗이 씻어 가루로 만든다. 이 가루는 자양, 강장제도 되며 해열의 효과도 크다고 한다.
- 이질에 고사리분을 열탕에 타서 복용하고, 어린 잎은 정신 흥분제가 되고 탈항脫肛을 다스리며, 잎을 달여 마시면 이뇨, 해열에 효과가 있다.
- 고사리는 냄새가 향긋하고 맛이 좋으나 오랫동안 먹으면 양기를 덜고, 다리가 약해지며, 눈이 어두워지고 배가 팽팽해진다.

고추

가지과에 속하는 1년생 풀이고 키는 60~90cm 가량이다. 나무의 가지가 많이 갈라지고, 잎은 타원형으로 끝이 뾰족하다. 다섯 갈래로 엷게 찢어진 흰통 꽃이 여름에 피고, 열매는 타원형으로 짙은 녹색이나 점차로 익으면서 붉어지고 몹시 맵다.

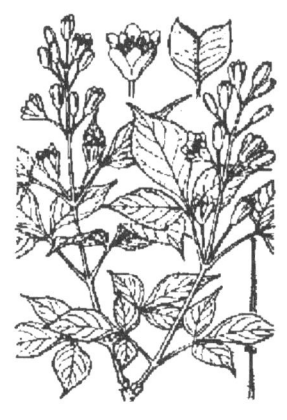

(고추나무)

- 학질에는 고춧가루 3.75g에 뜨겁게 끓인 물을 약간 섞어서, 매일 3회를 마시게 되면 효과가 크다. 그러나 이것을 마신 후에는 필히 1컵의 우유 또는 밥물을 마셔서 위의 심한 자극을 막아야 한다.
- 개에 물려 상처 난 곳에는 고춧가루 3.75g에 뜨겁게 끓인 물을 약간 섞어서, 매일 3회를 마시게 되면 효과가 크다. 그러나 이것을 마신 후에는 필히 1컵의 우유 또는 밥물을 마셔서 위의 심한 자극을 막아야 한다.
- 감기에는 고추·기름 한 숟가락, 흰파 1 뿌리, 작은 생강 1개를 한데 넣어서 찧은 후, 끓인 물을 복용하면 땀이 나고 곧 낫는다.
- 수박의 중독에 빨간 고추 3개를 잘게 썰어서 끓인 물을 식혀서 천천히 마시면 효과가 좋다.
- 위한胃寒이나 위통에는 고춧가루 3.75g에 식초 두세 방울을 떨어뜨린 다음, 끓인 물에다 개어서 마신다. 위궤양이나 십이지장 궤양이 있는 사람은 금한다.
- 동창凍瘡에는 붉은 고추의 껍질을 소주에 찍어 바르거나, 고춧가루를 소주에 개어서 발라 주면, 벌겋게 부어 아픈 것이 낫는다. 껍질을 사용할 경우에는

불에다 약간 굽는 것이 훨씬 좋다.
- 식욕 부진이 심할 때는 고춧잎 크게 한 줌, 생강 7조각, 달걀 1개를 물 3사발에 넣고 달여서 그 물이 반으로 줄면 복용한다. 2~3회로 효력을 보는데 이때 달걀을 깨어서 넣고 저어야 한다.
- 겨울의 등산이나 여행으로 춥거나 눈 위에 오래 서 있을 경우의 동상 예방에는, 양말이나 구두 속에 고춧가루를 조금 넣으면 곧 열이 나면서 추위를 막는다. 그러나 너무 많이 넣게 되면 두통頭痛이 생길지도 모르니 주의해야 한다.

귤

운향과 귤나무류에 속하는 상록 작은 교목으로서 키는 3~5m이다. 광귤나무·귤나무·어름귤나무·오주귤나무 등이 이에 속한다. 따뜻한 지방에서 과수果樹 또는 관상용으로 널리 가꾸는데, 열매는 둥글납작한 액과液果로 물이 많고, 맛은 시면서도 달콤하다.

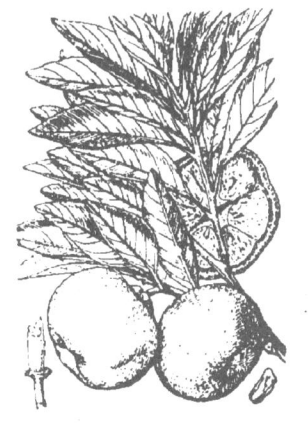

(귤나무)

- 식후 소화가 안 되고 헛배가 부르거나 가슴이 답답하면, 귤 껍질흰 것을 벗긴 것 600g을 말리고, 당감초 껍질 볶은 것 15g과 소금을 살짝 볶은 것 15g정도에 물 5사발을 부어 은근한 불에 졸인다. 완전히 졸아서 건조되면 가루로 만들어, 1회 10g정도로 매일 3회 식간마다 끓인 물로 복용한다. 이는 변비와 식체의 치료에도 좋은 효과가 있다.
- 감기·몸살·두통·기침 등의 증세에는 귤 껍질 3.75g에 14조각의 생강을

넣고 삶아서, 한 그릇을 마신 후 땀을 내면 잘 낫는다.
- 술이나 음식을 토하거나 입 안이 마를 때는, 껍질 속의 흰 것을 구워서 끓인 물로 마신다.
- 요통에는 귤씨와 원두충을 각각 7g씩 볶아서 노란 가루로 만들어, 따끈한 술에 풀어 소금을 넣고 1일 3회 식간마다 복용하면 좋다.
- 입술이 부르텄거나 부스럼에는 푸른 귤 껍질을 태워 재로 만들고, 이것을 돼지기름에 개어서 바른다.
- 변비나 굳은 변에는 귤 껍질을 배갈에 삶아 건져 낸 후 태우거나 말려서 가루로 만들고, 매일 식전에 더운 물이나 밥물로 7g씩 복용하면 된다.
- 유방이 뭉치거나 부울 때 또는 유방의 종기가 터지지 않거니 터져서 아플 때는, 귤 껍질을 물에 불려 속의 흰 부분을 벗겨 버리고, 약간의 밀가루와 함께 구워서 노란 가루로 만들어, 7g을 사향 2g과 따끈한 술로 복용하면 된다. 1일에 2회의 복용으로 효과가 좋다.
- 배가 차고 속이 뭉칠 때는 귤 껍질 100g을 깨끗이 씻어 말린 것과, 껍질 벗긴 살구씨 200g을 노랗게 구워 가루 내어서, 꿀에 개어 녹두알 크기의 환약을 만든다. 꿀이 없으면 밀가루 풀의 대용도 좋다. 이것을 매일 3차례 식전마다 30알 정도 복용하면 좋다.
- 구토와 멀미 사계절의 잡병에는 귤 껍질 15g과 생강 3.75g을 삶아 그 물을 자주 마시면, 방역약防疫藥도 되고 음료수로서도 일품이다.

깨 · 참기름

참깨과에 속하는 1년생풀로서 키는 60~120cm 가량 된다. 밭에 심어 가꾸는 농작물로 온 몸에 짧은 털이 나고 향기가 있다.

- 폐병 · 다담농혈多痰膿血 · 입 안의 냄새 · 자한自汗 · 도한 등의 증세에는 20

장을 삶아 3회로 나누어 마시는데 소금이나 간장을 첨가하지 않아야 한다. 급할 경우에는 1일에 40장을 사용해도 좋지만, 만약에 부작용으로 복통이 나게 되면, 곧 끓인 물에 식초를 조금 타서 마시면 멎는다.

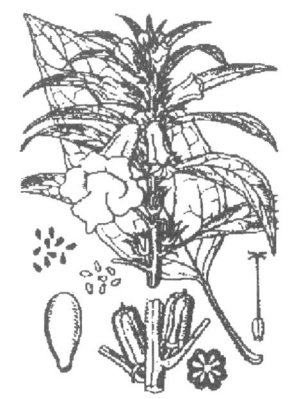

(참깨)

- 벌레나 독충에 물렸을 때는 즉시 검은깨나 참깨를 씹어, 그 부위에 발라 주면 된다.
- 갑자기 속이 쓰리고 위가 아플 경우에는 찻숟갈로 참기름을 1스푼을 마시면 효력이 있다. 아픔이 계속하면 1스푼 더 마신다. 설사를 하고 아픔이 곧 멎게 된다.
- 머리가 빠지거나 흰 머리칼이 생기면 검은깨의 기름 600g과 마른 뽕잎 300g을 같이 달인 후, 찌꺼기는 버리고 즙을 조석으로 머리의 피부에 발라 주면, 빠진 머리에서는 모발이 생기고 백발은 검어진다.
- 부인의 하혈이나 대·소변 하혈에는 검은깨 또는 참깨의 싹 한 줌을 찧어 즙을 내고, 이것을 1일 3회씩 식전에 찻숟갈로 하나씩 복용하면 상당한 효과가 있다.
- 뜨거운 물이나 불에 데인 데는, 명주를 태운 잿가루에 참기름을 개어서 발라 주면 되는데, 처음에 붙일 때는 끓여서 하루 3회 복용하면 경한 것은 2일, 중한 것에는 7일 이내로 치료된다.
- 산모産母가 젖이 모자란 경우에는 참깨나 검은깨를 볶아 잘 으깨서, 이것을 매일 3회씩 식후에는 숟갈 하나를 약간의 소금과 함께 뜨거운 물에 타서 마시면 좋다. 장기적인 복용이 효력 면에서 훨씬 좋다.
- 팔다리가 차갑고 저리며 아프면 검은깨 1되를 잘 볶아서 으깬 다음, 항아리에 담고 뜨거운 술 1.8ℓ를 부어서 1주일간 두었다가, 매일 식전이나 식후에 3차례씩 1~2잔 따끈히 데워서 마시면 효과가 있다.

꿀풀

꿀방망이 · 제비풀조개나물 · 가지골나물 · 두메꿀풀생약명 · 하고초 등으로 불리는 전국의 산야지 초원이나 길가 언덕에 흔히 자라는 풀이다. 30센티미터의 높이로 자라며 5, 6월에 자색이나 백색의 꽃이 피고 6월에 열매가 익는다.

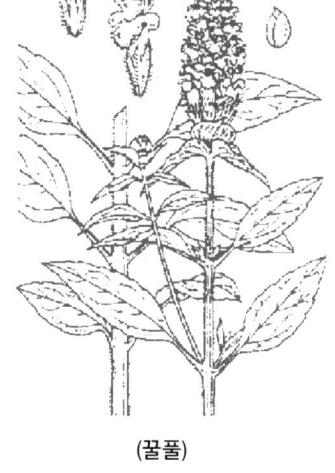

(꿀풀)

- 이 풀은 하지가 지나면 시든다. 해서 하고초란 이름이 붙여졌다고 한다.
- 옛날부터 이뇨약으로서 임질을 고치는 데 써 왔으며 이 밖에 자궁병 · 월경불순 · 방광 · 신장병 · 적리 · 건위 · 히스테리 · 폐병 · 늑막염 · 눈병 등에 사용되고 있다.
- 임질에는 하고초 20g을 물 720㎖로 그 반이 되게 달여 이것을 1일분으로 식후 3회에 나누어 마시면 좋다. 하고초와 결명자를 각각 20g씩 섞어 달여 마시면 더욱 효과가 있다.
- 눈병에는 달여서 마시든지 또는 달인 즙으로 씻든지 하면 효과가 있다.
- 약성은 맛이 적으며 약리작용은 나력癩歷 · 영류 · 파징가 · 산결散結 · 습비濕痺 등을 치료하는 데 특효약이며 자궁병 · 월경불순 · 안병 · 이뇨에 효과가 좋고 결핵이나 결핵성 질환에 약효가 매우 좋다.

냉이

겨자과에 속하는 2년생 풀로서 크키는 30cm 정도이다. 꽃줄기가 나와 5~6월에 흰 십자화十字花가 통상 꽃 아래로 핀다.

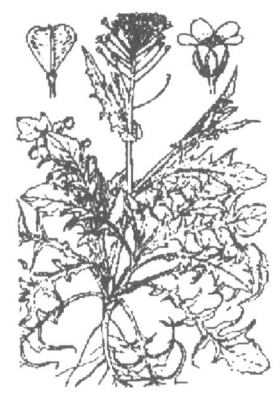
(냉이)

- 어린이의 이질에는 그늘에서 말린 냉이 꽃을 가루 내어, 대추 삶은 물로써 복용하면 된다. 갓난아기는 0.3g, 3~5세는 0.8g, 7~10세는 3.5g, 어른은 10g을 기준해서 복용한다.
- 바람을 쏘이면 눈물이 나오는 사람은, 냉이씨를 가루로 만들어 1일 3회로 식전마다 5g 정도 더운물로 복용하고 쌀알만한 크기의 가루를 눈에 넣으면 효과가 크다. 이것은 냉동·열풍·두통에도 좋다.
- 간장 쇠약·간염·간경화증에는 냉이의 뿌리·줄기·잎 전부를 씻어 그늘에 말려서 가루를 만든 다음, 매일 3회씩 식후에 복용하면 좋다. 1회의 복용량은 10g 내외로 사용한다.
  또한 이것은 간질·안질·위장염·잦은 설사에도 효력이 있다.
- 눈에 막이 끼어 눈동자를 가릴 때는, 냉이의 뿌리·줄기·잎 전부를 씻어 말린 다음에, 갈아서 가루로 만들어 하루 3회씩 물에 타 넣고 씻는다. 그리고 이 가루를 쌀알만하게 알약으로 만들어, 눈 속에 넣고 참으면 한참 후에 효력을 본다.
- 간경화증과 복막염에는 마른 냉이의 뿌리와 불에 볶은 두루미 냉이의 씨를 각각 300g씩 가루로 만들어, 꿀에 갠 다음 은행알 크기의 환약을 빚는다. 이 환약을 아침저녁으로 2개씩 귤 껍질 끓인 물로 복용하면 수일 이내로 효력이 발생한다. 또한 이것은 헛배 부를 때 부어서 물집이 생길 때, 사지가 심히

마를 때에도 효과가 있다.

대추

갈매나무과에 속하는 낙엽교목으로서 키는 5m 가량이다.

가지에는 무딘 가지가 듬성듬성 있고, 잎은 타원형이며 매끄럽고 앞뒤에 세 개의 잎맥이 뚜렷하다. 맛이 달고 성질이 따뜻한데, 영양營養 을 돕고 위胃 를 편하게 한다.

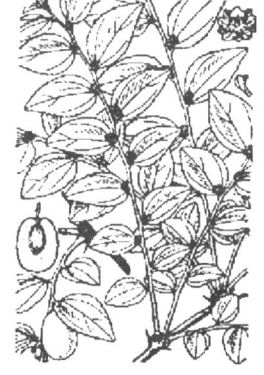

(대추나무)

- 고민으로 잠이 오지 않을 때는, 3사발의 물에 큰 대추 14개와 파 뿌리에서 흰 부분을 잘라 넣고 끓여서, 물이 1/3 정도 되면 마신다.
- 위경련·위카다르에는 껍질을 벗긴 대추 2개와 매실 1개에다 살구씨 7개를 찧어 복용한다. 남성은 온수에 여성은 몇 방울의 식초를 넣어 복용한다. 효력이 나지 않으면 다시 한번 복용하면 반드시 좋아질 것이다.
- 식욕 부진과 소화 불량시에는, 가루로 만들어 매일 식후에 큰 숟갈에 하나씩 복용하되, 끓인 물로 장기간 계속함이 좋다. 대추를 구울 때는 절대로 태워서 안 된다. 건강한 사람이 복용하면 혈기가 좋아진다.
- 만성이 된 대장 하혈에는 대추 10개와 황기 4g을 달여, 이것을 1회분으로 하여 차 마시듯 복용한다. 매우 심한 사람은 양을 배로 해서 복용하면 효력이 있다.
- 부인의 마음이 약해서 자주 놀라고 잠을 이루지 못하여 답답하고 불안해할 경우에는, 큰 대추 10개·당감초 8g·소맥 1사발 등을 7사발 정도의 물에

끓여 자주 마시면 좋다. 또는 큰 대추 10개를 태워 가루로 만든 다음, 10g 정도를 술에다 태워 마셔도 좋다.
- 갑자기 오한이나 더위로 인한 위복통이 일어났을 때, 마른 도라지 40g(생것이면 10뿌리 정도) 과 생강 5조각을 삶아 그 물을 자주 마시면 좋다.

댕댕이덩굴

댕강덩굴(경남 지방), 목방기(생약명) 등으로 불리는 방기과의 낙엽관목이다. 전국의 산지 수림이나 전석지, 인가 부근의 울타리 등에 자라는 덩굴 식품이다. 1 내지 3미터의 길이로 뻗으며 7월에 꽃이 피는데 꽃은 녹색이 도는 백색이나 황백색이다. 10월에 종자가 익으며 벽흑색碧黑色으로 포도송이처럼 익는다.

주요 성분인 트리로바민, 알카로이드의 시노메닌, 지시노메닌 등이 함유되어 있다.

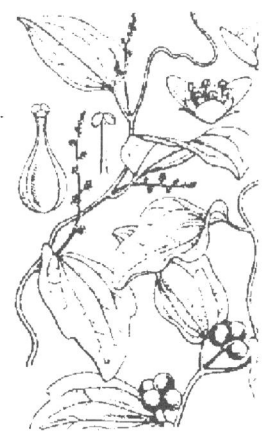

(댕댕이덩굴)

- 신경통·방광염·류머티즘·부황 등에는 5내지 8g을 물 0.8ℓ 에 넣고 달여서 1일 3회에 나누어 마시면 효과가 있다.
- 달인 즙은 중풍中風으로 손발이 마비되거나 통증을 느낄 때에도 효과가 있는 것으로 알려져 있다.
- 소화 불량을 돕고 변비를 통하게 하고, 부황, 임질 등에도 효과가 있다고 한다. 특히 방기는 이뇨제로서 해열 작용과 신경을 진정시키는 작용이 있다.

- 수종 각기 · 풍습성 · 관절통비 · 신경통 · 중풍 기육통 · 요산성 · 관절통 · 옹종 · 혈압강하 작용 등에 특효이며 한방기와 목방기는 공용하여도 된다고 씌어 있다.

더덕

산더덕생약명, 사삼, 더덕 뿌리 등으로 불리는 도라지과의 여러해살이덩굴풀이다. 전국 산지의 나무 밑 그늘에서 잘 자랐다. 1 내지 2미터 높이로 뻗으며 8, 9월에 꽃이 피며, 11월에 열매가 익는다. 식용으로는 뿌리를 양념을 하여 불에 쪄서 강장식으로 먹으며 식단에도 오른다. 화단이나 화분에 화초로도 심으며, 또 농가에서는 대량으로 재배도 한다.

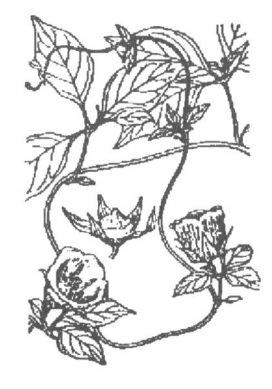
(더덕)

- 만삼과 같이 닭에 넣고 고아서 강장식으로 먹는다. 오래 묵은 뿌리를 만삼과 도라지처럼 술에 담가서 건강식으로도 사용한다. 효능은 도라지나 만삼과 거의 같다.
- 더덕은 한방에서 사삼이라 하여 건위, 거담약으로 쓰인다.
- 물에 체했을 때 더덕을 먹는다.
- 더덕은 거담약, 건위약으로 쓰인다. 또한 건위, 강장제로서 폐열을 없애고 폐기肺氣를 보하며 신腎과 비脾를 좋게 하는데, 하루 8g 정도 달여서 복용한다.
- 더덕은 위를 보하고 폐기를 보하며 산기疝氣를 다스린다. 고름과 종기를 없애고 오장의 풍기風氣를 고르게 한다. 뿌리가 희고 실한 것이 좋다.
- 더덕은 폐기를 보하고 폐를 맑게 하며, 간을 보하고 겸하여 비와 신을 좋게

한다.
- 인삼과 비슷하나 두께가 가늘다. 희고 실한 것이 좋다. 모래 땅에서 나는 것은 길고 크며, 진흙 땅에서 나는 것은 여위고 작다.
- 음부가 가려운 데에 더덕을 가루로 하여 물에 타서 마시면 효험이 있다.

 ## 도라지

초롱꽃과에 속하는 다년생풀로 뿌리는 살찌고 줄기는 한 대 또는 여러 개가 모여 나며 키는 60~100cm 가량이다. 잎은 타원형이며 끝이 뾰족한데 톱니가 있고 잎자루가 거의 없으며 어긋나게 나거나 돌려난다.

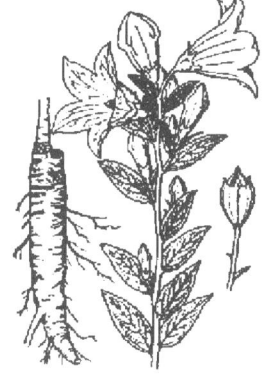

(도라지)

- 갑자기 오한이나 더위로 인한 위복통이 일어났을 때, 도라지 40g생것이면 10뿌리 정도과 생강 5조각을 삶아 그 물을 자주 마시면 좋다.
- 약한 천식이나 헛배가 불러 답답할 경우에는, 도라지 40g생것은 10뿌리·귤껍질 40g생것이면 5개 정도·생강 5조각에다 4사발의 물을 부어, 물이 반이 되도록 달여서 1일분으로 복용한다. 이 1일분은 3~5회로 적당히 복용한다.
- 코의 출혈에는 3~4사발의 물에 도라지 40g생것 10개을 넣고 끓여서, 물이 반으로 줄면 3회로 나누어 마신다. 장기적인 복용은 효력이 확실하고, 토혈吐血·하혈下血에도 좋은 처방이 된다.
- 폐병·심한 기침·담혈痰血 등에는, 도라지 40g생것은 10뿌리과 80g의 감초를 5.4ℓ의 물에 삶아서, 물이 1/3 정도로 줄면 식후에 한 번씩 복용한다. 차 마시듯 계속해서 복용하면 효과가 있다.

떡쑥

송곳풀, 서국초 등으로 불리는 국화과의 두해살이 및 여러해살이풀이다. 우리나라의 제주도나 본토의 야지, 초원에 다른 풀과 섞여서 자란다. 20 내지 60센티미터의 높이로 자라며 7월에서 10월 사이에 황색의 꽃이 핀다. 열매는 11월에 익는다.

주요 성분으로는 레온토포디움·히트스테논·루테오린·모노·글루코시드 등이 함유되어 있다.

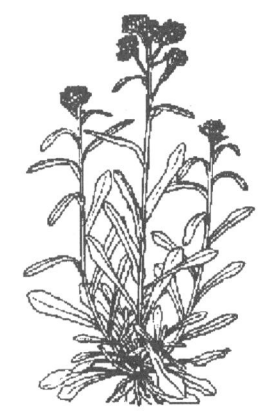

(떡쑥)

- 이 풀은 몸 전체에 흰 털이 있어 뿌옇게 보인다. 옛날에 이른 봄인 3월 3일에 이 풀을 뜯어서 떡을 빚어 모자母子가 먹었다고 하여 일명 모자떡이라고도 불렀다.
- 꽃이 필 때 풀 전체를 뽑아 그늘에 말려 1일 1을 달여서 마시면 천식이 치유되며 백일해에도 효험이 있다. 가래를 없애 주는 데는 1일 15g이 좋다.
- 풀떡은 생잎을 짓찧어 쌀가루로 버무려 단자團子로 만들어 쪄서 먹는데 그 맛은 비할 데 없다. 한방에서는 거담약 등으로 달여 마신다. 떡쑥꽃을 말려 담배의 대용으로 피우면 천식을 일으키는 일이 없다.
- 떡쑥은 옴이나 습진에 고추와 함께 태워서 재를 참기름에 개어 바른다.
- 떡쑥은 기침과 담을 다스리고 폐 속의 한사寒邪를 없앤다.

마

참마 · 산약생약명 · 생산약 등으로 불리는 마과의 여러해살이 덩굴 식물이다. 원산지가 중국이었던 것을 재식하였으나 야생 상태로 퍼져 흔히 자라고 있다. 1, 2미터의 길이로 뻗으며 6, 7월에 연한 녹백색의 꽃이 피고 10월에 종자가 익는다.

주요 성분으로는 점액 물질 · 단백질 · 뮤신 · 아르기닌 · 코닌 · 아란도인 · 아민류 · 아미노산 · 만난 · 디아스타제 등이 함유되어 있다.

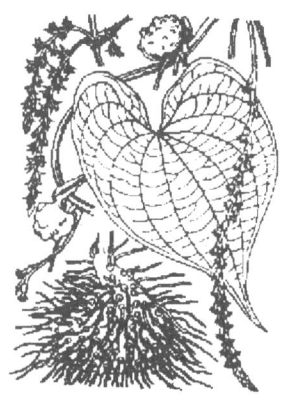
(둥근마)

- 마는 한방에서 자양 강장제로 쇠약증에 사용하며, 또한 거담에 효과가 있다.
- 유정 遺精, 야뇨 夜尿등의 증상에 1일 15g가량을 달여 마신다.
- 기타 생근을 강판에 갈아서 부스럼 · 동상 · 화상 · 뜸자리 · 유종 등에 밀가루로 반죽하여 종이에 발라 붙인다.
- 마는 허로 虛勞와 몸이 쇠약한 것을 보한다. 오장을 튼튼히 하며 기력을 증강시키고 근육과 뼈를 강하게 하며 정신을 편하게 한다. 2월 봄, 8월 가을에 뿌리를 캐어 긁어서 흰빛 나는 것이 좋으며 삶으면 식용으로 할 수 있으나 많이 먹으면 기가 체한다. 마를 말리는 방법은 비대한 것을 골라서 누런 껍질을 긁어 버리고 물에 담근 후 백반을 조금 넣은 다음 하룻밤을 재워 두면 연한 액이 없어지는데 이것을 불에 말려서 쓴다.
- 마의 색이 흰 것은 폐로 들어가고 단 丹것은 비 痺로 다스린다. 심기에 유익하고 건망증, 유정을 다스린다.

생근을 찧어 부스럼에 붙이면 종기가 사라져 버린다. 단계 丹係를 말하되 많은 양기를 보하고 생것은 종기를 없앤다.
- 천식에 생마를 짓찧은 즙 반 공기와 사탕수수즙 반 공기를 한데 끓여서 마시면 즉효가 있다.
- 설사에 마와 창출을 등분하여 가루로 만들어 밥으로 환을 지어 1회 3.75g씩 먹는다.

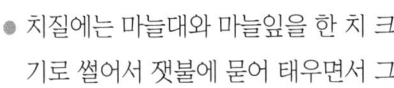

마늘

백합과에 속하는 다년생풀로서 땅속에 둥근 비닐 줄기를 가지며, 잎은 긴 선형이다. 여름에 잎 사이로부터 키 60~100cm의 속이 빈 원주형의 꽃줄기가 나와 그 끝에 담자색의 두상화頭狀花가 핀다. 잎·꽃·줄기·비닐 줄기에 독특한 냄새가 있어 양념과 반찬에 널리 쓰인다.

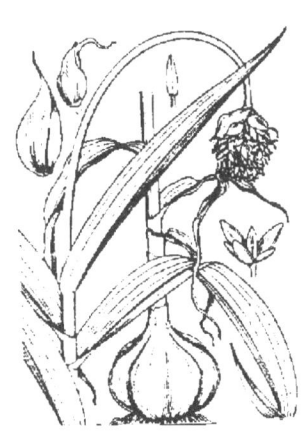
(마늘)

- 치질에는 마늘대와 마늘잎을 한 치 크기로 썰어서 잿불에 묻어 태우면서 그 연기에 쪼인다. 잿불을 담는 용기는 주둥이가 좁은 것을 택하고, 온도는 여기에 앉기가 적당해야 하며, 서너 차례의 반복이 필요하다.

  부인들의 음부가 붓고 가렵고 아프면, 마늘을 삶은 따뜻한 물에 그 부위를 자주 씻으면 된다.
- 이질이나 설사가 심하면 마늘 2쪽을 껍질을 벗기고 찐다. 이것을 둘로 나누어 두 발바닥 사이에 붙이는데, 미리 두꺼운 천을 사용해서 감아 두어야, 스며드는 마늘즙으로 인한 상처를 방지할 수가 있다.

- 코의 출혈이 있어 약을 써도 멎지 않을 때는, 앞의 이질과 설사에서 쓰는 방법을 취하되, 오른쪽 코의 출혈이면 왼쪽 발바닥, 왼쪽 코의 경우는 오른쪽 발바닥에 붙인다.
- 게의 식중독에는 껍질을 벗긴 큰 마늘을 삶아서 마시면 곧 해독의 효과가 있다.
- 발가락의 티눈이 아플 경우에는, 마늘의 껍질을 벗기고 찧어서 바르면 2~3번으로 듣는다.
- 남녀의 요실금일 때는 매일 아침·저녁의 공복을 이용해서, 7쪽의 마늘을 습지濕紙로 잘 싸서 잿불에 구워서 따뜻한 물로 복용하면 효과가 좋다.
- 악성 변비에는 3뿌리의 마늘을 껍질을 벗겨서, 참깨 100g을 볶아 찧은 다음에 저녁 먹을 때 다 먹는다. 며칠을 반복하면 효력이 좋다.
- 어린이의 백일해百日咳의 치료에는, 마늘 600g을 껍질을 벗긴 후 찧어서 끓인 물 3kg에 담가 10분 정도 젓는다. 그 다음에 12시간 정도를 재워 두었다가 베로 걸러서 복용하는데, 초기 증세는 3시간에 찻숟갈로 하나씩 복용하여 장기간 계속한다.
- 설사가 오래동안 낫지 않으면 마늘 1통을 구워 식전에 1쪽씩 복용하고, 듣지 않으면 2~3일 계속한다.
- 감기가 들면 대마늘 3뿌리와 대파 5뿌리·생강 5조각에 두 그릇의 물을 붓고 후추를 조금 쳐서 달인다. 물이 반으로 졸이면 다 마시고 땀을 내면 좋다. 서너 번이면 감기에 효력이 있다.
- 지네나 뱀 등에 물려서 독이 있을 때는 마늘을 찧어, 즙을 마시고 건더기는 상처에 발라 매어 준다. 하지만 이 방법은 일시적인 조치이므로, 속히 딴 조치를 취할 일이다.
- 충치나 풍치의 통증이 심하면 마늘 1쪽을 불에 뜨겁게 해서, 아픈 이에 꼭 물고 있으면 된다.

만삼

참더덕 · 삼성더덕 · 좀만삼 · 만삼_{생약명} 등으로 불리는 도라지과의 여러해살이 덩굴풀이다. 우리 나라 중부 지방, 북부 지방의 깊은 산 속 해발 1,000미터 이상의 수림 속에서 잘 자란다. 길이 1.5미터 정도 뻗어 나가며 7, 8월에 꽃이 피고 10월에 열매가 익는다.

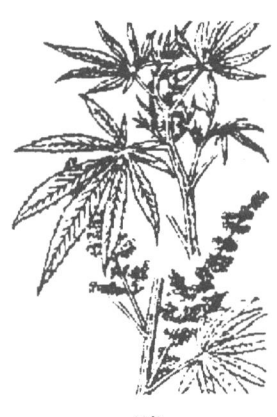
(삼)

- 만삼 뿌리 2개를 물에 씻어서 가늘게 자른다. 토종닭 1마리와 마늘과 대추를 각각 2쪽씩, 잣 · 은행 · 밤 · 호두를 각각 2알씩 넣고 물이 절반으로 줄어들 때까지 끓여서 먹으면 특히 남자에게는 보익, 강정식으로 좋다.
- 6년에서 8년 된 만삼 뿌리를 3 내지 5센티미터 정도로 잘라서 배갈이나 소주를 재료의 3분의 2정도 넣고 설탕을 3분의 1정도 넣는다.
- 약으로 할 경우 설탕을 넣지 않는 게 좋다.
- 3개월이 지나면 엷은 담황색으로 익는데 이 때쯤이면 먹을 수 있으며, 반주로 이용하면 좋다. 식욕 증진, 강장 등에 좋은 식품이다.

 ## 매화 _{매실}

앵도과에 속한 갈잎 중키 나무인데, 키는 4~5m이다. 잎은 달걀 모양으로 어긋나게 나며 잎 가장자리에는 가는 톱니가 있다. 꽃은 이른 봄에 잎보다 먼저 피는데, 대개 잎 겨드랑이에 1~3송이가 달린다. 꽃잎은 대부분 5장이고 향기가 좋으며, 열매는 핵과核果로서 3개월에 익는다.

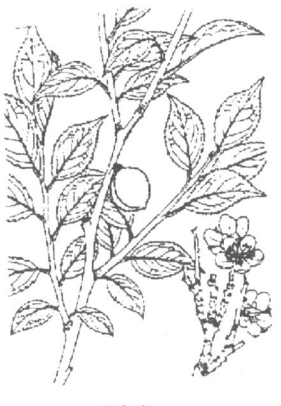
(매실)

- 구토와 설사에는 매실을 소금에 절였다가 삶아서 그 국물을 서서히 마시면 멎는다.
- 회충의 구제를 위해서는 불에 그을은 매실을 삶아 여러 차례 마신다.
- 여자의 월경이나 하혈下血이 멈추지 않을 경우는, 불에 구운 매실의 잎과 종려나무의 껍질을 같은 양으로 갈아서 가루로 만들고, 따끈한 술이나 물에 타서 1회 8g 정도를 식간에 복용한다. 이틀간 계속하면 효과가 있다.
- 타박상으로 인한 출혈에는 불에 그을린 매실을 태워, 재를 만들어 상처에 바르면 효과가 있다.
- 배가 붓고 아플 때는 매실 14개를 삶아, 그것이 국물을 천천히 마신다.
- 어린이의 두창에는 매실을 태워 재로 만들어서, 진물이 있으면 그대로 바르고, 없으면 참기름에 개어서 바른다.

 ## 모과

능금나무과에 속하는 낙엽군으로서 키는 6m 가량이다. 나무 껍질은 해마다 벗겨지는데, 줄기는 녹갈색의 구름 무늬가 있다. 열매는 타원형이고 큰 배와 비슷하나, 거죽이 약간 울퉁불퉁하다.

- 각종 창瘡에는 모과잎을 찧어서 발라 주면 효과가 있다.
- 기천氣喘에는 모과잎을 삶은 물을 여러 차례 마시면 곧 좋아진다.

- 신경통과 각기병에는 모과 1개를 썰어 편으로 만들어, 540㎖ 술에 달인 즙을 복용하면 좋다. 여기에 우유를 조금 타서 먹으면, 젖이 많이 나오게 한다.
- 배꼽 밑의 아랫배가 아프면 모과를 서너 조각 썰어서, 큰 대추 3개와 뽕잎 7장을 같이 넣고 삶아서 그 국물을 복용한다. 이때 무쇠로 된 칼로 썰면 안 되고, 1회 복용으로 효과가 없으면 재차 복용하면 반드시 낫는다.
- 손발의 뼈나 근육이 삐어서 아플 경우는, 모과를 썰어서 같은 양의 술에 넣어 삶은 다음에, 곱게 찧어서 따뜻하게 환부에 붙여 준다. 식으면 뜨거운 것으로 교체해 주고, 1일 3회를 붙이면 효력이 뛰어나다. 허리 삔 데의 처방으로도 상당히 좋다.

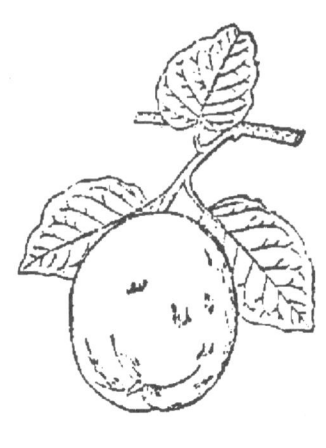

(모과)

무

겨자과에 속하는 일년생풀로서 키는 60~100cm 가량 자라고, 연한 보라색의 꽃을 피운다. 뿌리는 희고 살이 많으며 겉 모양의 잎이 뿌리에서 더부룩하게 뭉쳐 나며 잎과 함께 식용과 약용으로 쓰인다.

- 연탄가스의 중독에는 생무즙을 만들어 먹인다. 위장병이 있는 사람이면 생강즙을 조금 넣어서 먹인다. 그러나 이보다 먼저 통풍이 잘 되는 장소로 급히 이동시키며, 이불을 덮어 체온이 내려가지 않도록 해야 한다.
- 발의 악취나 낭습증에는 무를 듬성듬성 썰어서 물에 끓인 다음, 소금을 타서 몇 차례 씻으면 된다.

- 딸꾹질과 위산과다증에는 생무의 즙과 술을 각각 1컵씩 섞은 다음, 여기에 생강즙을 조금 타서 식후마다 복용하면 좋으며, 특히 장기적인 복용은 매우 효과가 크다.
- 노인의 해소나 천식 또는 소화 불량에, 무씨를 볶아 노랗게 가루를 만든 후에, 꿀에 개어서 녹두알 크기의 환약을 빚는다. 이것을 1회 30~50알씩 1일 3~5회 복용하되, 입에 넣어 녹여서 넘기는 것이 가장 좋다.

(무)

- 당뇨병으로 갈증이 심할 경우에, 생무로 즙을 내어 조금씩 자주 마시면 효력이 상당하다. 그러나 만약 이 즙을 마신 후에 위가 쓰리면, 속히 밥물이나 우유를 1컵 마신다.
- 음주로 인한 토혈吐血은 무즙 1그릇에 소금을 약간 쳐서 마시면 즉시 멎는다.
- 종아리 부분의 종기에는 흰 무를 껍질만 벗겨서 물에 삶아, 이것을 식힌 다음 환부에 붙이는데, 1일 4번 정도 교환해 주면 즉시 낫는다. 종기의 증상이 심하면 1주일 정도 계속한다.

미나리

미나리과에 속하는 다년생풀로서 키는 30~60cm이다. 잎은 어긋나게 붙었는데 깃꼴겹잎으로 갈라지고, 낱낱의 잎은 달걀 모양의 톱니가 있다.

- 각종 황달병에는 중국 미나리 300g의 즙을 1일 3회 식후마다 마시는데, 하루는 생즙, 하루는 끓여서 뜨겁게 하여 마신다. 물미나리도 사용할 수 있지만, 이 경우는 양을 배로 늘여야 한다.

- 월경이 미리 나오거나 빛깔이 자주색일 경우는, 중국 미나리 한 묶음을 썰어 넣고 2그릇의 물을 부어 삶는다. 물이 1/3로 줄어들면 1일에 3회씩 식전마다 누워서 마신다. 중국 미나리가 없으면 물미나리를 2배로 사용한다.
- 부인의 하혈下血 과 오색대하증五色帶下症 의 치료에는 미나리 삶은 물을 1일 3회로 식전에 1잔씩 마신다.
- 소변에 피가 나올 때는 미나리를 즙으로 만들어, 식간 1잔씩 3회 복용하면 효력이 있다.
- 음주 후에 열이 나고 머리가 아플 경우에는, 미나리와 생홍당무의 즙을 각각 반 잔씩 내어 같이 마시면 즉시 해열이 된다.
- 설사와 구토는 미나리 삶은 물을 수시로 마시면 멎는다.
- 고혈압·심장열방·위장병이 악화되었으면, 생미나리의 즙을 1회에 1잔씩 하루에 3~5회를 계속 복용한다.

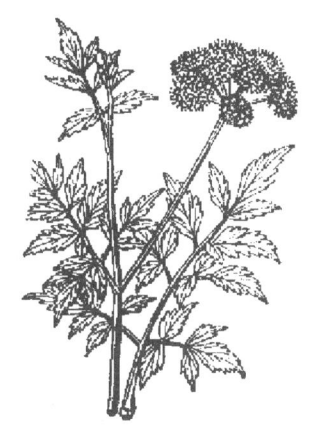

(미나리)

민들레

한방이나 민간에서 진성·유방염·강장·대하증·악창·건위·해열 등의 약재로 쓰인다.

주요 성분으로는 루틴을 포함한 몇 가지의 성분이 포함되어 있으며, 한방에서는 "약성이 미고味苦 하고 식중독을 제거하며 결핵結核 , 궤양潰瘍 , 옹종, 늑막염肋膜炎 등에 특효가 있다"라고 한다.

- 봄에 꽃이 피기 전에 뿌리의 잎, 꽃 등을 채취해서 잘 말려 둔다. 이것을 뿌리는 1회에 4 내지 8g, 잎은 7내지 10g쯤 달여서 식사 전에 마시면 건위에健胃劑 가 되고 강장·해열·침한·소화 불량·치질·부종·자궁병 등에 효과가 있다.

- 가을, 겨울에 걸쳐 굵어진 뿌리를 이른봄에 캐내어 잘 씻어서 1주일 정도 햇볕에 말린다. 보관할 때에는 습기를 피하는 게 좋다. 봄의 풀잎의 푸른 즙은 쓴맛은 있지만 건위제로 사용한다.

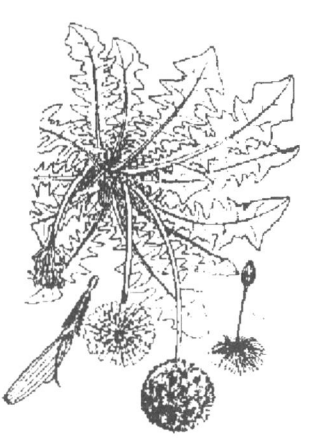

(민들레)

또한 해열, 발한發汗, 강장에도 효력이 있고, 담즙의 분비를 왕성하게 하며 통변을 잘하게 한다. 줄기와 잎의 유액은 종기나 손등에 사마귀 난 데 바르면 효험이 있다 한다.

- 민들레주蒲公英酒 만드는 법은 봄에 꽃이 한창 필 때, 꽃과 뿌리를 채취한다. 꽃은 활짝 피기 이전의 것이 더욱 좋다. 뿌리는 시기에 구애받지 않지만 풀잎이 있어야 채취하기 좋다. 꽃과 뿌리는 잘게 썰어서 꽃과 뿌리의 2, 3배 분량의 배갈이나 소주를 붓고 설탕은 전체 분량의 3분의 1정도 넣어서 1개월 후 쯤 먹으면 된다. 해열·천식·가래의 제거에 좋으며 이뇨 및 건위에는 효과가 있다고 한다. 술이 익어 가면 담황색으로 된다.

- 민들레는 겨울을 나기 위하여 가을부터 겨울에 이르기까지 뿌리에 영양분을 많이 저장하기 때문에 이른 봄에 뿌리를 캐내면 땅 속 깊이 뻗어 들어간 비대한 뿌리를 얻을 수 있다. 이 뿌리를 씻어서 적당히 토막을 내어 기름에 튀기면 더없는 영양 강장식품이 된다.

밀

포아풀과에 속하는 1년생봄밀, 또는 2년생가을밀풀이다.

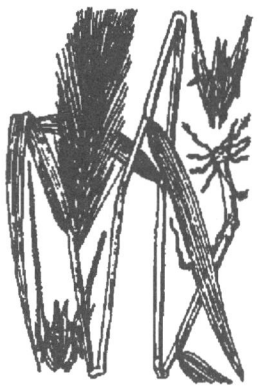
(호밀)

- 파상풍의 치료는 밀과 볶은 소금을 각각 1줌씩 섞어 가루로 낸 다음, 물로 개어서 바르면 매우 좋은 효과를 얻을 수 있다.
- 게의 식중독은 밀싹을 조금 삶아서, 그 물을 몇 차례 복용하면 풀린다.
- 대부분의 황달병에는 밀싹의 즙을 만들어, 1일에 3회씩 식간에 1잔을 장기적으로 마시면 좋은 효과를 얻는다.
- 발의 물집에는 밀을 잘 찧어서 물로 갠 다음, 두텁게 붙여 두면 없어진다.
- 여러 종류의 부스럼에는 밀을 태워 검은 가루를 낸 다음, 참기름에 개어서 바르면 좋다.
- 임질에는 밀 1되 통초通草 8g · 물 5.4ℓ 를 끓여서, 물이 1.8ℓ 정도가 되도록 삶는다. 이 약즙을 매일 3~5회 식전에 복용하면 효과가 있다.
- 식은땀이 계속해서 나면 물 위에 뜨는 밀을 100g 정도 볶아서 가루를 만들어 복용한다. 또 다른 처방은 밀껍질을 노랗게 볶은 다음, 밥물에다 10g씩 먹어도 효과가 좋다. 이러한 것은 유별나게 땀이 많은 사람에게도 좋다.
- 유방의 종기 또는 젖이 아프고 굳게 뭉쳤을 경우에 밀을 볶아 노란 가루를 내어 이것을 식초로 죽을 쑤어 두텁게 그 부위에 바르면 좋다.

밤

너도밤나무과에 속하는 낙엽교목으로서 키는 5~15m 가량이다. 가시가 난 송이에 싸여 있으며 겉 껍데기 안에 삼피渗皮인 속꺼풀이 있다.

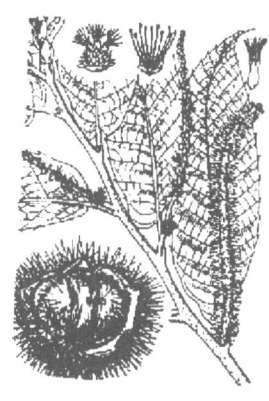
(밤)

- 하혈下血과 토혈吐血에는 밤의 겉껍질을 태워 잿가루로 만든 다음에, 밥물로 매일 3회 복용한다. 1회에 8g 정도씩 복용하되, 토혈은 식후, 하혈은 식전에 복용하도록 한다.
- 설사시에는 구운 밤을 20~35개 먹든지, 껍질을 벗긴 밤 7개와 백편두 한 숟갈찻숟갈로을 3그릇의 물에 넣고 달이다가 물이 반으로 줄었을 때, 몇 차례로 나누어서 복용하면 멎게 된다. 이때 설탕을 약간 넣어도 좋다.
- 신장이 약하고 허리와 다리에 힘이 없으면, 10개의 생밤을 장기 복용하여 효과를 얻도록 한다.
- 도끼나 칼 등의 연장에 의한 외상에는 생밤을 찧어 바르면 좋다.
- 고기의 뼈가 목구멍에 걸려서 내려가지 않으면, 밤의 속 껍질을 태워 연한 가루를 낸 다음, 볼펜대나 대나무 등으로 불어넣으면 얼마 후에 통한다.

 ## 배

능금나무과의 배나무속屬에 속하는 낙엽활엽교목으로서 키는 2~3m이다. 과목果木으로 널리 가꾸는데 식용으로 쓰인다. 목재는 가구를 만든다.

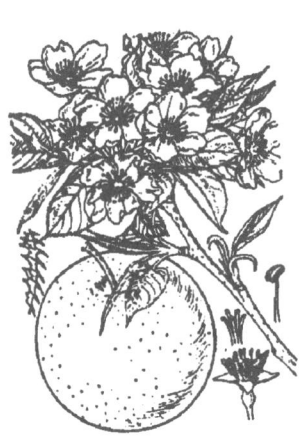
(배나무)

- 가래와 기침의 제거에는 배와 생강의 즙에 배갈 3잔과 흰 꿀 2잔을 약탕관에 넣어 달이다가, 이것이 끈끈하게 되었을 무렵에 인삼 5g · 패모 12g · 백출 5g을 넣어 저은 다음, 고약처럼 개어서 병에 담아 두고 1일 3회씩 끓인 물에 1숟갈 타서 복용하면 매우 좋은 효과를 얻는다.
- 목이 쉬어 소리가 나지 않으면, 배즙을 만들어 수차례 마시면 풀린다.
- 뜨거운 물이나 불에 데었을 경우에는, 배를 썰어서 붙이고 자주 바꾸어 주면 통증이 훨씬 적어진다.
- 어린이의 배가 냉하고 아플 때는, 배나무잎을 삶은 물을 마시게 한다.
- 풍열에서 오는 치통은 배의 씨와 내심을 파내고, 거기에다 빙당 氷糖을 채워 두 그릇의 물을 부어 달이는데, 물이 반으로 줄어들면 조금씩 수시로 복용한다. 이틀 이내로 효험이 있을 것이다.
- 요도의 염통 炎痛은 배잎 1묶음을 물 한 그릇으로 달여, 반으로 졸았을 때에 복용하되, 식전에 전부 다 마신다. 하루에 3회 복용하면 효과가 빠르다.

보 리

포아과에 속한 1~2년생 재배 식물로서 온대 지방에서 가꾼다. 봄 보리와 가을 보리가 있는데 줄기는 곧고 속이 비었으며 키는 1m 정도이다.

●각종 임질에는 12g 정도의 보리에 물 2그릇을 붓고 끓이다가, 물이 반으로 줄면 생강즙 1컵과 꿀 1숟갈을 타서 한꺼번에 모두 마시는데, 1일에 3회씩 식전에 복용하면 효과가 좋다.

●소변이 나오지 않을 때는 묵은 보리짚을 진하게 삶아, 그 물을 자주 마시게 되면 금방 통한다.

●식욕 부진과 위장의 허약 증세에는, 보리를 볶아 가루로 만들어서 따끈한 물 8g 정도를 복용한다. 1일 3회 매 시간에 복용하고, 장기적으로 계속하면 그 효과가 상당히 좋다.

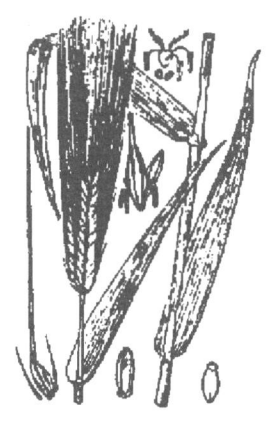

(보리)

●황달병으로 얼굴을 비롯해서 온 몸이 누런 사람은, 보리의 싹을 많이 찧어서 즙을 만들고, 1일 3회 시간마다 1잔씩 복용하면 좋다.

●대·소변시의 하혈 또는 자궁 하혈이 있는 사람은, 보리짚을 태워 생긴 잿가루 40g과 마른 매실 3개에 물 3 그릇을 부어 끓이다가, 물이 반으로 줄면 복용한다. 1일 3회 식전에 마신다.

●겨울철에 피부가 건조되고 얼굴과 수족이 틀 때는, 보리 싹을 삶아 그 물로 자주 씻으면 효과를 얻는다.

복숭아

앵도과에 속하는 낙엽관목 또는 소교목으로서 키는 3m 가량이다. 복숭아씨는 약용한다. 중요한 식용 과일이며, 일월도 日月桃 수밀도 水蜜桃 전십랑 傳十郞 등 품종이 많다.

- 부인의 오색대하五色帶下가 계속될 때는, 껍질 있는 복숭아 씨를 숯불에 태워 가루로 만들어 따끈한 물이나 술에 타서 1일 3회 식간마다 복용한다. 한번에 8g 정도이고, 이 처방은 월경이 맞지 않을 경우에도 좋다.
- 산후나 임신 중의 음부가 가려울 때는, 복숭아씨를 많이 찧어 참기름에 개어서 탈지면에 얇게 묻힌 다음, 음부 속에 삽입시켜 놓고 주야로 교환해 주면 좋은 효과를 얻는다.

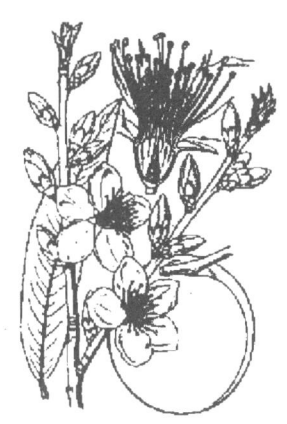

(복숭아)

- 비듬 제거에는 복숭아 꽃봉오리를 채취하여 그늘에 말린 것과 빨간 오디 말린 것을 반반씩 섞어 돼지기름에 개어 바르면 좋다. 또한 따뜻한 술로 하루에 한두 번 복용하면 더욱 효과를 얻게 되는데, 이 경우에 1회 5g 정도 복용한다.
- 치질에는 복숭아 가지를 삶아 그 물을 이용해서 자주 씻으면 좋다.
- 치통으로 볼이 부으면, 복숭아나무·뽕나무·버드나무의 백피白皮를 같은 비율로 넣어 삶은 다음, 여기에 약간의 술을 타서 몇 차례 양치질을 함과 동시에, 이 약물로 부어 있는 부위에 자주 바르면 효과가 있다.
- 버짐에는 잎으로 즙을 내어 바르던지, 껍질을 가루로 만들어 식초에 개어서 발라 주어도 좋다.
- 입술이 마르고 갈라지는 데는 복숭아 씨를 가루 내어, 돼지기름에 개어서 바르면 좋은 효과를 얻는다.
- 남자의 음경이 붓고 아프거나 가려울 때는, 껍질이 있는 복숭아씨를 노랗게 볶아 참기름에 개어서 부위에 발라 주면 된다. 습진에는 가루를 그대로 바르면 된다.
- 위경련 또는 갑자기 가슴이 아플 경우, 껍질을 벗긴 복숭아 씨 40g을 찧어서 쌀을 넣어 묽은 죽을 쑤어 먹으면 좋다.
- 발에 종기가 나면 복숭아꽃이나 잎을 찧어 대추알 정도로 해서 코에 넣으면

효과를 얻는다.
- 코 안이 헐어 아프면 복숭아 잎을 찧어 대추알 정도로 해서 코에 넣으면 효과를 얻는다.
- 대변이나 소변의 불통에는 복숭아 잎으로 즙을 만들어 1일 3회 반 잔씩 복용하면 통한다. 동절기에는 껍질을 삶아 그 국물을 복용하면 된다.

부들

좀부들·포황生藥名, 향포 등으로 불리는 부들과의 여러해살이풀이다. 제주도와 본토의 야지, 못가에 흔히 자라는 풀이다. 1.5미터의 높이로 자라며 7월에 꽃술만 보이는 황색의 꽃이 핀다. 10월에 열매가 익으면 식용·관상용·공업용·약용으로 쓰인다. 어린 싹은 생으로 먹으며 맛이 달고 술에 담가서 먹기도 한다.

주요 성분으로는 이소라므네틴알配當體·파지프아스태린·스태아린酸·파르미틴산 등이 함유되었다.

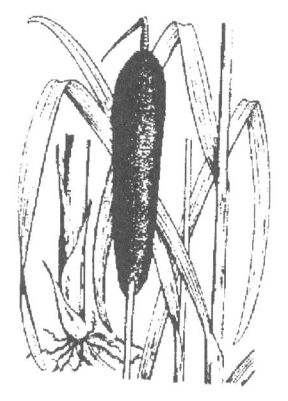
(부들)

부들은 민간약으로 많이 쓰이며, 한방에서는 화분꽃가루를 포황蒲黃이라 하여 지혈약으로 쓰인다.

- 꽃가루를 달여 쓰면 지혈·이뇨·보혈약으로써 효과가 있고 또한 발한과 천식 등에 유효하다. 기타 심복心腹 방광의 열을 없애고 자궁 출혈 등에 1일 14g 정도를 달여서 쓰면 효과가 있다. 환약丸藥의 옷을 입히는 데 우수하다.
- 부들은 출혈을 막고 어혈을 푼다. 혈리, 자궁 출혈을 다스린다.

- 종기를 파하는 데 생으로 쓰고, 혈을 보하고 출혈을 그치게 하는 데는 볶아서 쓴다.
- 부들의 어린 싹은 오장의 사기를 없애고, 치아를 강하게 하며 귀와 눈을 밝게 한다.
- 부들은 혈분의 약이다. 경맥을 통하고 소변을 고르게 하며 타박상이나 모든 종기를 다스린다.
- 볶아서 쓰면 모든 출혈과 자궁 출혈을 그치게 한다.
- 손, 발바닥이 갈라졌을 때 부들 꽃가루와 생강 가루를 섞어 뿌리면 효과가 있다.
- 천식에 부들 잎을 말려 가루를 내어 미음에 7g 정도씩 타서 마신다.
- 관절통에 부들 꽃가루 300g, 삶은 부자子 3.75g을 함께 가루로 만들어 매번 3.75g씩 냉수로 마신다.
- 출산하려 할 때 부들 꽃가루 7g을 더운 물에 타서 마시면 속히 출산한다.
- 난산難産 할 때 부들 꽃가루를 물에 씻어 불에 태운 지렁이, 진피陳皮, 묵은 귤 껍질을 등분하여 각 3.75g씩 볶아서 가루로 만들어 물에 타서 마시면 즉시 순산한다.
- 산후 악혈惡血 에 부들 꽃가루 70g을 물 4홉에 달여 반량으로 졸여 한번에 마시면 유효하다.
- 산후 복통에 부들 꽃가루 10g씩을 미음에 타서 마신다.
- 소아의 탈항에 부들 꽃가루 3.75g을 돼지기름 7g에 넣고 달여 고약을 만들어 붙이면 곧 낫는다.

뽕나무

뽕나무과에 속하는 낙엽 활엽교목으로는 키는 3~4m 가량 된다. 잎은 어긋나게 나며 끝이 뾰족한 모양이고 잎가엔 톱니가 있다.

암 수 한 그루로서 4월에 잎과 함께 엷은 황록색의 단성화(單性花) 가 이삭 모양으로 잎 겨드랑이에 피며, 열매는 오디라 하는데 갸름하고 도톨도톨하여 익으면 검은 자줏빛이 되어 맛이 달콤하다.

뽕의 성질은 차고 맛은 달며 독이 없다.

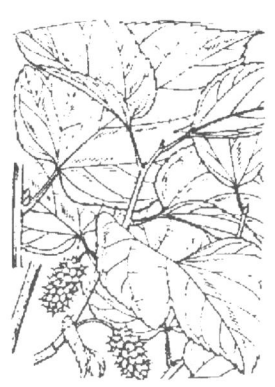
(뽕나무)

- 단독 몸에 난 붉은 점(點毒) 은, 뽕나무의 백피(白皮) 600g을 물 1되에 삶아 물이 반으로 줄면, 그 물을 자주 먹인다.
- 대머리의 예방과 치료는 오디의 즙을 내어 자주 바르면 좋다.
- 각종 피부병에는 서리가 내린후의 뽕잎 600g에 쑥잎 1/4을 섞어 삶고, 그 물에 전신을 담그고 목욕한다. 이 처방을 장기간 계속하면 풍을 없애고, 신경통도 치료할 수 있다.
- 산후의 하혈(下血) 에는 뽕나무 껍질 75g을 노랗게 볶아서 삶고, 이 물을 매일 차 마시듯 복용한다.
- 무좀에는 뽕잎 말린 것 8g을 2되의 물로 삶아 물이 3사발 정도가 되게 하여, 하루 3회를 복용하고 나머지 물로는 발을 씻는다. 물은 따뜻하게 해서 쓴다. 4일 정도를 이렇게 하면 효과를 얻게 된다.
- 몸이 붓고 소변의 배설이 좋지 않으면, 뽕나무 가지 600g을 채취하여 팥 1되와 같이 7되의 물에 넣고 삶는다. 그 후에 물이 3되 정도가 되면 퍼내서 자주 마신다.
- 변비증에는 오디 말린 것 100g(신선한 것은 40g) 을 삶아 놓고, 열매와 국물을 조석으로 복용한다. 장복(長服) 하면 묵은 변비증에도 효과가 좋다.
- 어린이의 몸에서 열이 나면 속히 싱싱한 뽕잎과 오디 및 뽕나무 껍질을 1.2kg~1.8kg을 채취하여, 많은 물을 부어 삶아서 이 물을 몇 차례 먹인다. 이 처방은 대변이 굳고 소변이 노란 경우와 불면증 등에도 잘 듣는다.

사과

장미과에 속하는 낙엽 활엽교목이다. 능금나무의 개량종改良種으로 잎은 어긋나게 나며 타원형 또는 달걀 모양에 톱니가 있다.

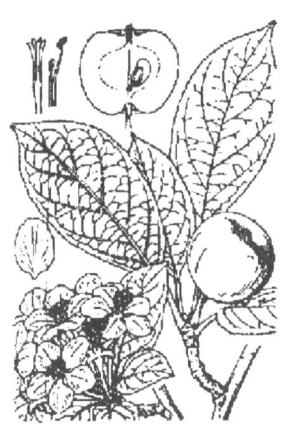
(사과나무)

- 가래톳에는 사과를 송두리째 으깨어 식초를 탄 후, 식간마다 바르면 좋다.
- 두통이나 불면증일 때는 사과 1개를 매 식후에 껍질째로 먹으면 된다. 장기적인 복용이 효력을 본다.
- 이질에는 완전히 익지 않은 사과 10개를 2되의 물에 삶아서 반으로 졸인 다음, 가능한 한 자주 마시면 좋다.
- 회충·요충·십이지장충의 구제에는, 동향東向한 사과나무 뿌리를 노랗게 볶아 가루로 만든 다음 어른은 8g을 술에 타서 복용하고, 아이는 4g을 물에 타서 복용한다. 단, 술과 물은 따끈해야 하고 식전에 복용해야 한다.
- 식체와 구토 및 설사에는 사과를 깨끗이 씻어 껍질째로 얇게 썬 다음, 20℃ 정도의 소금물에 7시간을 담가 두었다가 꺼내어 즙을 낸다. 이 즙을 수시로 1잔씩 마시면 효과가 좋다. 이 처방은 위장의 허약을 막고, 변비에도 또한 잘 듣는다.

살구

앵도과에 속하는 낙엽교목으로서 키는 5~7m 가량이다. 잎은 어긋나게 나며, 넓은 타원형 또는 달걀 모양에 잔톱니가 있다. 맛은 시고 달며 살은 식용하고 씨의 알맹이는 행인杏仁이라 하여 약재로 쓴다.

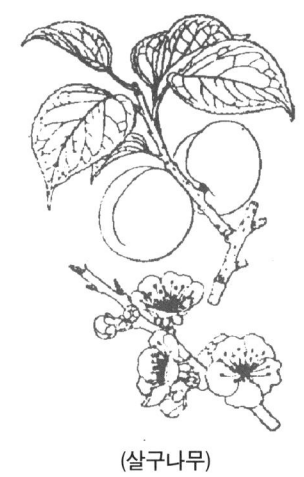

(살구나무)

- 기관지천식에는 살구씨와 복숭아씨를 각각 1되씩 준비하여 껍질을 벗긴 다음, 볶아서 가루로 만든다. 조금의 보릿가루를 함께 넣어 꿀에다 개어서 녹두알 정도의 환약을 빚고, 생강차에 꿀을 조금 탄 것으로 식후 20알씩 복용하면 효과가 크다.
- 음부의 부스럼에는 살구씨를 껍데기째로 태워 가루로 만들고, 이것을 참기름에 개어서 탈지면에 발라 삽입하며, 몇 차례로 갈아끼우면 낫는다.
- 어린이의 두창頭瘡에는 살구씨를 까맣게 태운 가루를 발라 주되, 진물이 있으면 가루를 그냥 바르고, 진물이 없으면 참기름에 개어서 바른다.
- 온 몸이 부었을 경우에는 살구잎을 많이 채취해서 진하게 삶아 하루에 서너 차례 씻고, 1잔씩 복용하면 효력을 얻게 된다.
- 코의 종기는 살구씨로 만든 가루를 사람의 젖에 개어서 바르면 낫는다.
- 개고기로 인한 식중독이나 급체에는, 껍질을 벗긴 살구씨 600g에 3kg의 물을 부어 끓이다가, 물이 1/3 정도로 줄었을 때 3회로 분복分服하면 좋다. 듣지 않으면 재복용이 필요하다.
- 천식으로 오는 수종水腫의 치료는 껍질을 벗긴 살구씨를 볶아 노란 가루를 내고, 이 가루와 쌀을 섞어 죽을 쑤어 먹는다. 섞는 비율은 가루 1에 쌀 2의

- 양이며, 복용은 아침과 저녁의 식전이 좋다.
- 개한테 물려 헌 데에는 살구씨를 입으로 씹어서 그대로 바르면 좋다.
- 안면 미용을 위해서는 살구꽃과 복숭아꽃을 말린 후에 가루로 만들고 1일 3회 식간에 8g씩 복용하면 얼굴이 아름다워진다. 또는 이 꽃가루 12g을 삶은 물을 사용해서 세수를 하면 얼굴이 깨끗하게 고와진다.

삼

삼과에 속하는 1년생풀로서 키는 1·2~3m 정도이다. 잎은 7~9 갈래로 째진 손꼴겹잎이고 작은 잎은 피침형에 잔톱니가 있으며, 잔털이 빽빽하게 난다. 씨는 삼씨라고 해서 식용·약용·제유 및 사료로 쓴다. 또 이것은 성질이 製油 따뜻하고 맛이 쓰며 독이 없다.

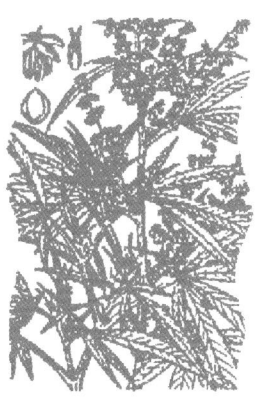
(삼)

- 심한 갈증에는 껍질 벗긴 삼씨를 삶아, 자주 마시면 좋다. 이 처방은 당뇨병의 예방과 치료에도 좋다.
- 3개월 이상된 월경 불순에는 껍질 벗긴 삼씨 2되와 복숭아씨 75g을 잘 으깨어서 뜨거운 술에 ❋매갈이나 소주 담가 하루 정도 두었다가, 이 술을 1일 3회 식전에 1잔씩 복용하면 효력이 좋다. 술을 하지 못하면 온수에 복용해도 무방하다.
- 요통과 사지 마비에는 동절기의 삼씨 300g을 곱게 으깨어서 2되의 물의 붓고 즙을 낸 다음, 이 즙에 적당량의 쌀을 넣어 죽을 쑤어 파와 후추가루 및 소금으로 양념을 하고 1일 3회 식간에 1그릇씩 복용하면 좋다. 풍습종창❋濕腫

脹 에도 이 처방의 장기 복용으로 좋은 효과를 얻을 수 있다.
- 위장 질환과 각종 신경통에는 내로익기환老益氣丸 을 만들어 복용하여 치료를 한다. 껍질 벗긴 삼씨와 검은콩을 2대 1의 비율로 섞어 은근한 불에 볶아서 고운 가루로 만들고, 이 가루를 꿀에 개어서 녹두알 정도의 환약을 만드는데 이것을 「내로익기환」이라 한다. 이 환약을 1일 3회 따끈한 물로 50알씩 장기 복용하면, 기력을 돋우고 대소변을 원활하게 하며 건강 장수에 효과가 있다.

상추

엉거시과에 속하는 1년생 또는 2년생 풀로서 키는 약 1m이다. 뿌리와 잎은 크고 타원형이며, 줄기잎은 어긋맞게 나고 잎자루가 없으며 줄기를 싼다.

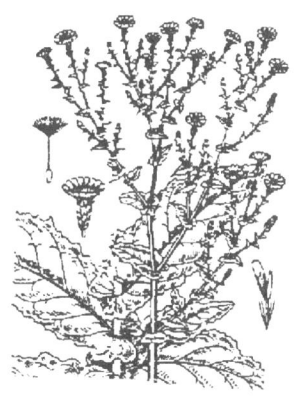
(상치)

- 남녀 음부의 종기에는 상추씨 1홉을 가루 내어 물 3홉을 부어 끓이다가, 물이 1홉 정도로 졸았을 때 복용하되 효과가 없으면 재복용한다. 또는 그 물로 부위를 씻어도 된다.
- 귀에 벌레가 들어가면 상추즙을 짜서 귓속에 떨어뜨리면 금방 나온다.
- 눈에 빨간 핏발이 서서 오래도록 풀리지 않을 경우는, 상추 잎으로 즙을 짜서 1회에 한 찻잔씩 3회 복용하면 풀린다. 설사중인 사람은 피한다.
- 술에 만취하여 빨리 깨어나지 못하면, 상추의 즙을 마시게 한다.
- 누런 치아를 희게 하려면 상추뿌리로 포함 를 말려 가루로 만들어 두고, 조석의

양치질할 때 치약과 같이 조금씩 사용하면 된다.

생강

녹나무과에 속하는 낙엽 작은 교목으로서 키는 3m 가량 된다. 잎은 어긋나게 나며 넓은 달걀 모양에 3갈래로 얕게 갈라진다.

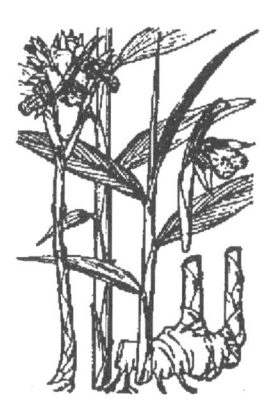
(생강)

- 산후의 혈체血滯와 하복통에는 생강으로 차를 달여 소주에 타서 마시면 효과가 있다.
- 육류나 어패류의 급체에는 생강잎을 삶은 물을 수시로 마시면 풀린다. 이때 설탕을 조금 넣어도 무방하다.
- 코의 출혈이 있을 경우는 마른 생강의 껍질을 벗긴 다음, 콧구멍에 맞게 만들어 불에 태워서 코에 넣어 주면 멎게 된다.
- 월경시의 복통이나 사지가 찬 여성은 매일 식전의 3회의 생강차 1잔씩을 마시면 효과가 크다.
- 구토증에는 생강 75g과 식초 2홉을 사기그릇에 넣어 끓인 후 자주 복용하면 좋다.
- 각종 식중독에는 생강의 즙을 내어 소금을 조금 넣어 1잔씩 자주 마시면 풀린다.
- 겨드랑의 냄새를 제거하려면 생강즙을 수시로 문지른다.
- 감기와 기침에는 생강즙 1.8ℓ에 꿀을 한 숟갈찻숟갈 넣고 약간 데워서 매일 5회 정도 복용하면 좋다.
- 일사병으로 쓰러진 사람에게는 속히 생강차에 약간의 소주를 타서 먹이면

효과가 있다.
- 남녀의 성교시 복통이 올 때는 소주에 생강차를 많이 타서 뜨겁게 데워 마시면 된다.
- 소아의 경기나 간질에는 큰 생강을 썰어 12g 정도의 명반에 샌드위치식으로 재어서 헝겊으로 꼭 묶고, 진흙으로 싸서 숯불에 굽는다. 식은 다음에 흙을 떼어 버리고 생강과 명반을 2분 정도 끓인 물로 복용하면 효과가 있다. 복용법은 1일 3회의 식간에 복용하면 된다. 이 처방은 열병과 담의 치료에도 특효하다.
- 국부가 가려울 경우에는 생강을 썰어 소주에 담갔다가 붙이면 된다.
- 충치와 풍치는 40g의 생강을 벽돌 위에 놓고 구워 말린 후에 7g의 고번을 섞어 가루로 만들어 바르면 좋다.
- 치루증에는 생강을 크게 썰어 백반가루를 발라 불에 구워 다시 말린 후에 빻아 가루내어 참기름에 개어 바르면 효과가 좋다.

 ## 소루쟁이

참소루장이·참송구지·소리쟁이·솔구지·참소리쟁이·소로지·양제근羊蹄根, 생약명·양제 등으로 불리는 역귀과의 여러해살이풀이다. 전국의 야지, 길가 혹은 밭둑이나 빈터 등에 자라는 풀이다. 60에서 150센티미터의 높이로 자라며 6, 7월에 황록색의 이삭 모양의 꽃이 핀다. 10월에 열매가 익으며 식용, 약용으로도 쓰인다. 어린 잎을 삶아 나물로도 먹는다.

주요 성분으로는 안트라키논·유도체·네포진 등이 함유되어 있다.

- 지하의 뿌리를 캐서 생체로 갈아 초를 섞어 갠 것을 바르면 모든 피부병에 효과가 있다고 예부터 많이 사용해 왔다.

●버짐 · 옴 · 백선 · 무좀 · 가려움증 · 진물 등에 유효하다. 특히 무좀에는 하루에 2, 3회 바꾸어 붙이면서 3개월 정도 계속하면 효과가 있다. 10g을 하루 분량으로 하여 1컵 반 정도의 물에 넣어 절반 정도로 달여서 찌꺼기를 없애고 식간에 3회로 나누어 마시면 변비에 좋다.
●대황의 대용으로, 또한 민간약으로 옛 선인들이 많이 사용하던 풀이기도 하다.

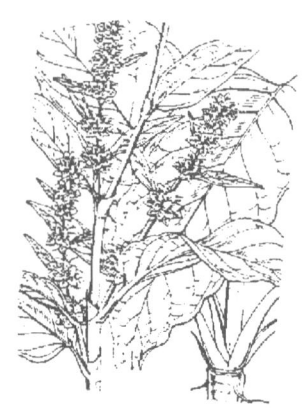

(소루쟁이)

석류

　석류나무과에 속하는 낙엽 작은 교목으로서 키는 5~10m이다. 잎은 마주 나고 긴 타원형으로 광택이 나며, 가지에 가시가 난다. 6월에 짙은 등홍색 燈紅色의 깔때기 모양의 꽃이 가지 끝이나 잎 겨드랑이에 핀다. 열매는 석류라 하는데 꽃받침이 발달한 것이며, 10월에 여물면 불규칙하게 갈라져 연분홍의 투명한 씨를 드러낸다.

●남성의 조루증 · 몽정 · 유정 등에는 신 석류 껍질을 노랗게 구운 다음, 곱게 가루로 만들어, 매일 아침과 저녁의 식간에 끓인 물로 12g씩 복용한다. 이 2회 중에서 1회는 술을 넣고, 1회는 소금을 넣어 복용하면 좋다. 장기적인 복용으로 효력이 생기면 중단하도록 한다.
●여성의 경도가 불순하면 동쪽으로 뻗은 석류나무의 뿌리 를 잘라서 넣고 삶아 진한 즙을 만들고 1일 3회 식전에 1잔씩 복용하다. 이 처방은 촌충의 구제에도 좋다.

- 오래된 이질과 설사 및 소변 불통에는 신 석류 1/2개를 찧어 삶은 물에다, 신 석류 1개를 까맣게 태운 잿가루를 타서 복용하되, 듣지 않으면 재복용한다.
- 여성의 월경량이 과다한 경우는 나무에서 말라 떨어지지 않는 석류를 2개 정도 채취하여, 이것을 으깨어 그릇에 부어 달이다가 물이 반으로 졸아지면 이 물을 3회로 나누어 식전에 복용한다. 5일 정도 계속하면 효력을 얻는다.

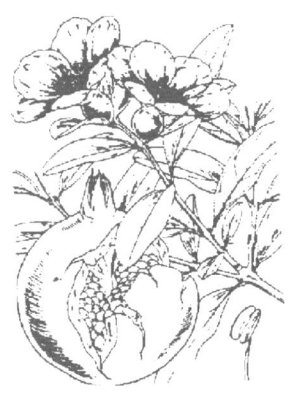

(석류)

- 구창 口瘡이나 치통에는 석류 껍질 또는 뿌리의 껍질을 태운 잿가루로 양치질을 하면 좋다.
- 각종 상처의 지혈을 위해서는 석류꽃 1근 마른 것은 반에 생석회 반 근을 섞어 물에다 갠 다음에 그늘에서 말린다. 이것을 가루로 만들어 두고 상처에 조금씩 바르면 금방 지혈이 된다.
- 토혈 吐血과 비출혈 鼻出血에는 석류꽃 2개를 물에 삶아 마시면 멎는다. 또는 이 석류꽃을 구워서 말린 후에, 곱게 가루를 만들어 코에 넣으면 비혈 鼻血이 멎고, 이 가루를 12g씩 따끈한 물로 복용해도 토혈 吐血이 멎게 된다.

쇠무릎

쇠무릎지기, 우실 등으로 불리는 비름과의 여러해살이풀이다. 전국의 산야지, 길가, 초원이나 구릉지에 흔히 자란다. 1미터 높이로 자라며 8, 9월에 백색 바탕에 연한 자주색의 꽃이 핀다. 9월에 열매가 익는데 이 열매는 사람의 옷에 잘 달라붙는다.

주요 성분으로는 올레인산 Oleanoli등 신경통·관절염·다량의 점

액粘液인 카리염·활혈 행하活血行下작
용을 치유하는 성분이 함유되어 있다.

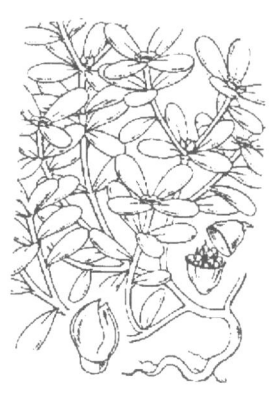
(쇠무릎)

- 말린 뿌리를 1일 5~10g을 물500㎖에 넣
  어 반쯤으로 달여서 1일 3회 식간食間에
  나누어 복용하면 신경통, 관절통, 월경불
  순·부인병·임질 등에 효과가 있다. 여
  기에다 같은 양의 오수유吳茱萸를 첨가해
  서 달여 마시면 잘 낫고, 특히 관절통에도
  특효가 있다. 유선염乳腺炎에는 잘 달여 시
  럽 상태로 만들어 헝겊에 적셔 바르면 좋다.
- 우슬은 속명으로 쇠무릎지기라 하며 활혈 행하活血行下의 작용이 있어서 월
  경 불순·대하·산후 복통을 치료하고 완화 지통緩和止痛의 작용이 있어 각
  기, 관절염과 활혈·산어散瘀·이뇨의 작용이 있다.
- 우슬은 생용生用하면 악혈惡血을 제거하고 소종消腫, 지통止痛하며 근골 동통
  筋骨疼痛에 신기한 특효약이다. 특히 우슬주牛膝酒는 난소卵巢의 분비기능分
  秘機能을 감퇴 시키는 작용이 있어 낙태나 유산에 부작용이 없이 잘 듣는다.
- 우슬은 3종이 있는데 『동의약물학東醫藥物學』에서는 "회우슬懷牛膝은 관절
  염을 치료하는 데 특효가 있고, 천우슬川牛膝은 기육肌肉과 피부가 피로하여
  동통疼痛과 신경통, 기력과 강장의 효과가 크다"고 한다.

수박

박과에 속하는 1년생 만초蔓草로서 열대 아시아가 원산지이며, 줄기
는 4~6m이다. 잎은 어긋나게 나고 잎몸은 긴 심장형이며 3~4쌍으로
길게 갈라지고 덩굴손은 서로 나뉘어 갈라진다.

- 술독酒毒에는 수박 껍질 말린 것을 달여서 그 물을 수시로 마시면 풀린다. 이 처방은 대변이 건조한 경우에도 좋다. 물론 술독이나 대변이 건조한 경우의 계절이 여름이면, 수박을 많이 먹으면 된다.
- 소변 불통의 경우, 익은 수박을 썰지 말고 소금을 약간 섞고는 찧어 즙을 만들어 1일에 3회 식간마다 1잔씩을 마신다. 초여름에서 가을에까지 할 수 있다.
- 기침과 가래 및 기관지염에는, 12g의 껍질 벗긴 수박씨와 백빙당伯氷糖 4g을 같이 으깨어서 끓인 물 1잔으로 1일 3~5회 복용하면 된다. 한 달 이상의 장기 복용을 하고 나면, 그 효력이 대단함을 알 수가 있으며, 이 처방은 폐병과 원기 부족에도 좋다. 또한 무병한 사람은 보혈제로 효과가 크다.

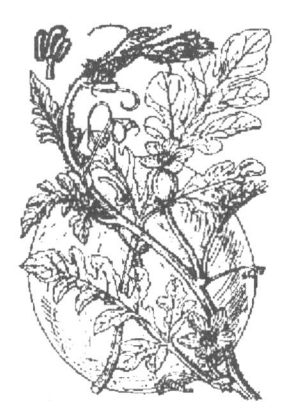

(수박)

 ## 쌀 · 벼

벼의 껍질을 벗긴 알맹이다. 겉껍질만 벗긴 것은 현미玄米, 속껍질까지 벗겨 희게 되는 것은 백미白米 또는 정미精米라고 한다.

- 유정遺精에는 뜨거운 밥물에 8g의 백복령白茯苓 가루를 타서 아침 식전과 저녁에 자기 전에 복용하면 좋고, 장기적인 복용은 효력이 매우 좋다.
- 식은땀이 심하면 벼 뿌리의 술털 1묶음과 대추 10개를 삶아, 그 물을 수시로 차 마시듯 복용하면 효과가 있다.
- 소아의 각종 창瘡에는 쌀을 입에서 곱게 씹어 부위에 발라 주면 좋다.
- 습관성 유산流産의 치료 또는 방지를 위해서는, 잉태한 후에 곧장 3잔의 쌀

에 생약 황기 2백~2백 40g을 넣어 죽을 쑨 다음에, 이 죽으로 즙을 내어 3등분하고 1일 3회 복용한다. 4주간 계속 복용하면 그 효과는 확실하다.

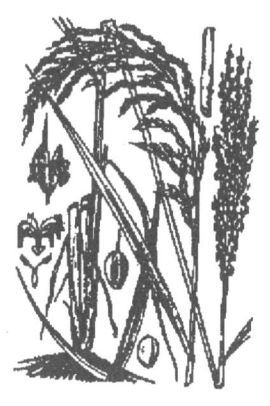
(벼)

● 남성의 조루증과 여성의 대하증을 방지, 치료하려면, 쌀과 율무쌀을 반반으로 넣고 죽을 쑨다. 이 죽을 정력보강죽精力補强粥이라 하며, 아침 식전에 1 그릇 저녁 잠자기 전에 1 그릇씩 장기 복용하면 효과가 있으며, 또한 이 처방은 심기보강心氣補强 · 신장 강화 · 양기 증가는 물론 눈과 귀가 맑아지기도 한다.
● 소아가 젖을 토할 경우에는 쌀 7알을 새까맣게 태워 가루내어, 물과 젖을 각각 반 잔씩 붓고 달여 여러 번 먹이면 된다. 심하게 토하는 소아는 쌀알의 양을 2배14개 또는 3배21개로 해서 만들어야 한다.
● 잦은 비혈痲血에는 쌀을 씻어 처음 물은 버리고, 조금의 물을 부어 씻은 두 번째 뜨물을 큰 잔에 받아 꿀 1순갈이나 무즙 1순갈을 넣어서 복용한다. 1일 2회씩 장기 복용하면 좋다.
● 토혈吐血에는 쌀을 힘을 주어 씻은 진한 뜨물 1 그릇을 마시면 된다. 듣지 않으면 반복해서 복용한다.

쑥

엉거시과에 속하는 다년생풀로서 키는 60~90cm 가량이다. 어긋나게 나며 긴 달걀 모양의 1~2회 깃 모양으로 갈라지고, 겉은 푸르르며 뒤에는 젖빛의 솜털이 있고 향기가 있다.

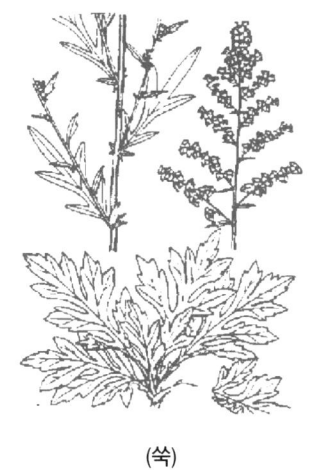

(쑥)

- 산모의 대변 하혈이나 복통에는 쑥잎 1 묶음과 생강 5 조각을 달여 농즙을 만들어 2~3회 복용하면 낫게 된다.
- 감기로 인한 열이나 오한에는 75g의 쑥잎에는 5조각의 생강과 2 사발의 물을 부어 끓이다가, 물이 반이 되면 한꺼번에 복용한다. 곧 땀이 나고 낫게 될 것이다.
- 월경 불순이 습관성인 여성은 쑥잎과 전당귀 소堂歸  등을 같은 비율로 가루를 내고, 이것을 꿀에 개어 녹두알 크기의 환약을 만들어 아침저녁으로 복용하되, 아침에는 공복에 연한 소금물로 50알, 잠자기 전에는 연한 술로 50알씩 복용할 것이다.
- 오래된 이질에는 쑥잎 1 묶음과 귤껍질 1 묶음에 약간의 소금과 3 그릇의 물을 부어 끓이다가, 물이 ⅓로 졸아지면 3등분하여 매 식간에 복용하면 상당히 좋은 효과가 있다.
- 소아의 피부병을 예방하기 위해서는, 쑥잎을 온수에 조금 넣어서 목욕시키면 된다. 뽕잎도 역시 좋다.
- 토혈吐血과 하혈下血에는 주먹 크기의 쑥 덩어리 2개의 분량에 3그릇의 물을 부어 달이다가, 물이 반으로 졸았을 때 1일 3회 복용하면 효과가 있다.
- 눈의 충혈이 풀리지 않으면 쑥잎을 태워 연기를 내고, 여기에 빈 사발을 덮

어서 그을름이 모이게 한 다음, 사발에 뜨거운 물을 부어 서너 번 저어서 풀리게 하고, 이 검은 물을 탈지면에 묻혀서 조용히 눈을 씻어주면 된다.
- 음부의 각종 병에는 쑥잎·흰 국화·석류 껍질을 말려 같은 비율의 가루로 만들어, 이 가루를 꿀에 개어 대추알 크기의 환약을 빚어, 탈지면에 2개를 싸서 오후 1~2시경에 음부 속에 삽입시키고 7~8시쯤에 씻으면 된다. 이 처방은 음강陰腔의 축소 작용에도 신통하다.
- 여성의 월경이 과다한 경우에는, 쑥잎을 식초에 볶아 12g 정도로 해서 1그릇의 물로 달이다가 물이 반으로 줄어들면, 이 물로 계란노른자위만 2개를 식전에 복용한다. 이렇게 1일 3회로 5일간을 복용하고는 다음달 월경시에 확인하여 효과를 얻지 못했으면, 이 방법으로 재복용하여야 한다.
- 각종 풍습風習·개선疥癬·종양腫瘍 등에는 쑥잎과 뽕잎을 같은 비율로 넣어 삶고, 그 물에 목욕을 수시로 하면 치료가 된다. 여기에 유황을 조금 타서 목욕하면 효과가 더욱 좋아진다.

씀바귀

고들비·쓴나물·씀배·참새투리 등으로 불리는 국화과의 여러해살이풀이다. 제주도와 본토의 야지, 논둑이나 길가·둑·약간 습기가 있는 것에 자란다.

높이는 30센티미터 정도이며, 5월에서 7월에 꽃이 핀다. 꽃은 밝은 황색으로 피며, 7, 8월에 열매가 익는다.

주요 성분으로는 제르마니쿰 외 몇

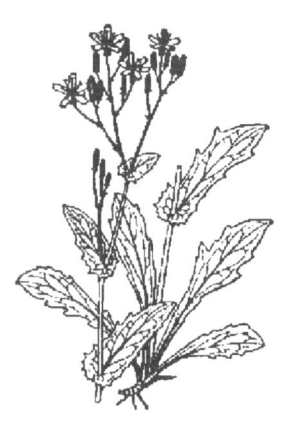

(씀바귀)

가지의 성분이 있다.

채취 방법으로는 이른 봄 꽃대가 올라오기 전에 뿌리채 캐어 물에 깨끗이 씻어 사용한다.

- 예부터 봄에 쑥과 더불어 강장 식품으로 특히 남성들에게 나물로 먹게 했으며, 지금도 정력 식품으로 봄에 나물로 즐겨 먹는다. 나물은 쓴맛이 대단하지만 물에 담갔다가 나물로 갖은 양념을 곁들여 무쳐서 먹는데, 특히 이른 봄의 미각을 돋구어 주는 산채 나물이다.
- 민간에서는 봄에 씀바귀 나물을 많이 먹으면 여름에 더위를 먹지 않는다고 한다.
- 씀바귀는 오장의 사기邪氣와 내열內熱을 없애고 심신을 편하게 하며 악창惡瘡을 다스린다.
- 씀바귀 줄기에서 나오는 흰 즙을 사마귀에 바르면 스스로 떨어져서 없어진다.

약모밀

십약생약명 · 집약초 · 중약초 등으로 불리는 삼백초과의 여러해살이풀이다. 우리나아 울릉도의 야지 · 제주도 · 중부지방 평야의 음습한 곳에 자라는 풀로 30센티미터의 높이로 자란다. 6월에 십자형의 백색꽃이 피고, 9월에 열매가 익으며 관상용, 약용으로 쓰인다. 정원의 음습한 곳이나, 화단에 관상초르 심는다. 한방과 민간에서 수종 · 매독 · 방공염 ·

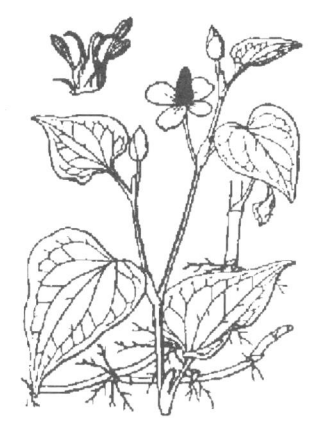
(약모밀)

자궁염·유종·폐농·중이염·중풍·이뇨·임질·요도염 등에 약재로 쓰인다.

주요 성분으로 이소쿠에시트린 등 여러 가지의 성분이 함유되었다.

- 이 풀은 특이한 냄새인 비린내가 난다 해서 어성초魚腥草라 하기도 한다. 또 열 가지의 효과가 있다 하여 십약이란 이름도 있다.
- 꽃이 필 때 전초를 말린 것을 1일 10 내지 15g을 차처럼 달여서 3회로 나누어 마시면 고혈압의 예방과 임산부의 부기·하농성·관절염에 효과가 있다.
- 특히 장복하면 고혈압에 특효약이라 알려져 있다.
- 축농증에 장복하면 효과가 있다 하며, 무좀 등에 생잎을 짓찧어 바르면 효과가 있다며, 무좀 등에 생잎을 짓찧어 발가락 사이에 바르면 좋다고 전해진다. 그리고 종기의 고름을 빨아내는 작용을 한다고 여러 문헌에 씌어 있다.
- 삼백백초와 혼동하여 같은 것으로 아는 이도 있으나 같은 성분이 있을지라도 삼백초라는 풀은 따로 있다.

엉겅퀴

가시나물·엉겅퀴·항가세생약명 등으로 불리는 국화과의 여러해살이풀이다. 전국의 들, 초원과 길가, 밭둑 근처에 흔히 자란다. 1미터 높이로 자라며 6월에서 8월 사이에 연한 홍색의 꽃이 피고 10월에 종자가 익는다.

- 대개는 민간에서 지혈 작용을 하는 데 사용하며, 상처가 나서 피가 나올 때에

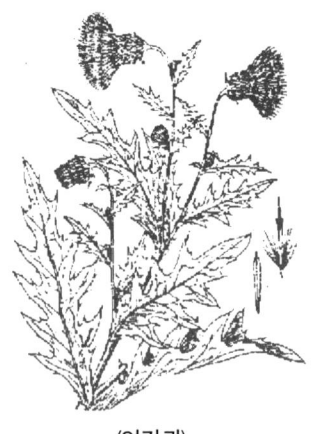
(엉겅퀴)

풀잎을 찧어 붙이면 피가 멎는다. 봄에 된장국을 끓이거나 나물로 무쳐 먹는 등 식용으로 많이 쓰인다.
- 엉겅퀴를 유암乳癌에 사용하는 데, 잎이나 뿌리를 짓찧어 달걀 흰자의 개어 국소에 붙인다.
- 각기脚氣에 엉겅퀴 뿌리를 달여 마시면 효험이 있다고 한다.
- 엉겅퀴는 어혈·토혈·비혈·옹종·옴·대하증 등을 다스리며 정精을 기르고 혈을 보한다. 큰 엉겅퀴는 어혈을 흩어 버리고 또 옹종을 다스리며 작은 엉겅퀴는 혈통을 다스린다.
- 부인의 하혈에 엉겅퀴 뿌리를 즙을 내어 마시면 즉효가 있다.

역귀

여뀌·개여뀌 등으로 불리는 역귀과의 한해살이풀이다. 전국의 야지·습지·냇가·구릉지 등에 잘 자란다. 60센티미터의 높이로 자라며 6월에서 9월까지 백색·홍색·자주색 등 여러 가지의 색의 꽃이 핀다. 10월에 종자가 익으며 식용·밀원용·약용에 쓰인다. 맵기 때문에 '날채'라고 부르며 고채, 당채라고도 불린다.

주요 성분으로는 아이소람네틴 Isorhamnetinn 등 원기회복 성분이 함유되었다 한다.

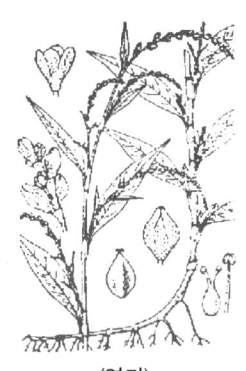
(역귀)

- 역귀 누룩 제조법은 찹쌀을 역귀의 즙에 담가 하루가 지난 후 건져서 밀가루로 반죽하여 만드는데 이것을 요국이라고 한다.
- 초복에 역귀씨를 채취하여 물에 불려 그릇에 심어 그 그릇을 불 위에 높이 달아 따뜻하게

하면 붉은 싹이 돋아나는데 이것을 나물로 하여 먹으면 좋다.
- 역귀는 풀인데 못 한 가운데서 돋아나며 자료紫蓼, 수료水蓼, 향로香蓼, 청료는 가식용이 되며 잎이 모두 좁다. 모든 요화蓼花가 홍백紅白하고 씨는 적색, 흑색이다.

연

연꽃・련꽃・련・련실생약명・연자蓮子・연밥・연륙・연엽蓮葉 등으로 불리는 수련과의 여러해살이풀이다. 원래 열대 아시아 지방이 원산으로 농가에서 재식도 하며, 연못에 관상용으로도 심는 물에서 자라는 풀이다. 1미터 높이로 자라며 7, 8월에 홍색, 백색 등의 꽃이 피고 10월에 열매가 익는다.

주요 성분으로는 근경에 아스파라긴・아르기닌・레시진 및 다량의 전분澱粉을 함유하고 있다.

- 질소 화합물, 레시진 등을 다량 함유하고 있어서 강장약, 또는 식료품으로 적합한 식물이다. 연뿌리 달인 즙은 구내염口內炎이나 편도선염에 약으로 먹으면 좋다.
- 연뿌리의 생것을 강판에 갈아 즙汁을 낸 것을 2, 3잔씩 식간食間에 마시면 폐결핵・객혈・하혈 등에 특효가 있다. 밥에 연뿌리를 잘라 넣고 불을 때면 밥의 향기가 높아지고 단맛도 난다.
- 잎사귀를 말려 달인 즙을 복용하면 버

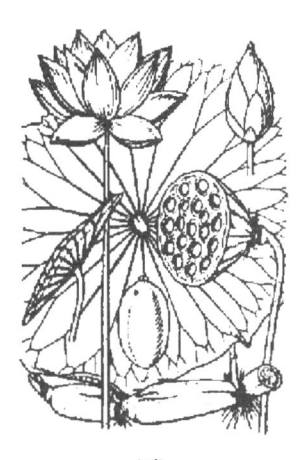

(연)

섯 먹은 후의 중독·이뇨·지혈·몽정·정신의 침쇠·치질의 출혈·요통·설사·임질·오줌싸는 병 등에 효과가 있다. 이의 용량은 1회 10내지 15g을 0.4ℓ 의 물을 부어 끓여서 반으로 졸여서 복용한다. 대체로 연뿌리와 같은 효과가 있다.

- 연잎사귀로 만든 죽은 정력精力을 증진시키는 데 비상하여 중국 청말淸末 태평천국太平天國의 홍수전洪秀全은 이것을 상용하고 수백 명의 여인을 거느렸으며, 이 밖에 중국 역대의 풍류황제風流皇帝들 가운데에는 이것을 상용해서 쇠약해진 원기를 되찾아 정력이 왕성하게 되었다는 구전도 있다.
- 연꽃도 잎사귀와 같은 약효가 있다.
- 유방乳房의 종기의 흰꽃의 꽃잎을 말려 이것을 침으로 적셔 바르면 그 종기가 낫는다.
- 연꽃잎을 갈고 빻아 그것을 종기에 붙이면 고름을 빨아내는 효과가 있다.
- 수술은 응달에 말려 두었다가 매일 세 번씩 1회에 3g을 마시면 점차로 치질이 낫게 된다.
- 벌집처럼 생긴 연방蓮房을 짓이겨 동상에 바르면 좋다.
- 달여서 마시면 나쁜 피를 고치는 효과가 있다. 1회에 5 내지 10g의 연방을 물 0.3ℓ에 넣어 그 반량으로 달인다.
- 열매의 딱딱한 과피果皮를 벗겨 달여서 마시면 신체 허약·설사병·몽정·자양 강장약滋養强壯藥이 되며 연뿌리와 같은 효과가 있다. 이 열매로 만든 죽은 혈액을 보호하고 정신을 돋우며 심장에 효과가 있다. 특히 정력을 강하게 하며 노쇠한 불능자不能者 등에 두드러지게 효과가 있다.
- 죽을 만드는 법은, 과피를 벗기고 그것을 쌀과 함께 끓이면 된다. 뿌리보다 그 작용이 강한 듯하다고 한다. 어린 싹도 약효가 놀랍다. 단단한 과피를 벗기면 희고 비후한 자엽子葉이 있고, 그 중간에 짙은 녹색의 연잎을 축소한 모양의 것이 있다. 이것이 유아이다. 연자심蓮子心이라고 하는데, 약효는 열매와 같으나 그것보다도 더욱 효과가 있는 것으로 전해지고 있다.
- 보통 식물의 종자는 10년 이상의 수명을 유지하는 경우가 매우 적지만 연의 과실은 천 년 이상이나 그 수명을 유지하고, 그 발아율發芽率도 거의 100퍼

영 지

센트가 된다는 것은 과연 놀라울 뿐이다.

모군류帽菌類에 딸린 버섯으로 말굽버섯과의 속하는 만년버섯의 일종, 전체가 가죽 모양의 코르크질로서 단단하다. 삿갓은 아랫면이 황백색이고, 그 밖의 적갈색 또는 자갈색으로 매끈하며 광택이 난다. 삿갓은 통발 모양 또는 원형으로 지름은 5~13cm이고, 아랫면에 많은 관공官孔이 있다. 중국 최고의 『본초서本草書』에는 영지를 원삼과 더불어 「상약」으로 분류하고 있고, 예부터 '신약' '선초' '상약' 등으로 부르며 길조吉兆의 징표 또는 영험있는 신약으로 알려져 있다.

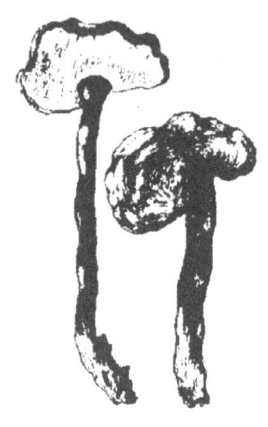

(영지)

일설에 의하면 영지는 늙은 매화나무 10만 그루 중 2~3 그루 정도에서밖에 채취할 수 없다는 희귀품으로 진 시황이 갈구했던 불로초가 바로 이 영지라고도 하며 특히 중국에서는 이 영지가 발견되면 천하태평의 징조라 하여 성대한 축하연과 대사령大赦令이 내려진 적도 있다 한다.

● 영지에서 추출한 고분자 다당체는 암의 진행을 억제하고 어혈 제거 및 혈압 강하에 미치는 역할과 면역항체 증강 작용을 한다.
● 피를 맑게 하고 신진대사를 촉진시켜 몸 속의 노폐물을 축출함으로 체질을 개선시킨다.
● 어혈몸에 피가 제대로 돌지 못하여 한 곳에 맺혀 있는 상태 실조증, 갱년기 장애 · 요통 · 치질 · 변비 · 두통 · 만성 간염 · 초조감 · 불면증 등 많은 병을 유발시

킴과 혈전血栓 속에서 피가 굳어져서 된 고형물질을 제거한다.
- 고혈압 환자의 혈압을 낮추고 저혈압 환자의 혈압을 높이는 정상화 작용正常化作用을 한다.
- 면역력 부활화免疫力復活化 작용을 나타내어 인체에 발생한 암균癌菌에 대해 저항력을 나타내므로 암세포의 증식을 억제하고 제거하는 작용을 한다.
- 항암 작용 · 당뇨병 · 동맥경화 · 심장병 · 간장병 · 위궤양 등에 효능이 있다.
- 뇌졸중 환자의 경우 돌발적인 사고를 미리 예방시켜 주며 정력강장제로도 사용된다.
- 약리 작용藥理作用으로는 정혈淨血 작용, 이뇨利尿작용, 해독解毒 작용, 보간補肝 작용, 조압調壓 작용, 강심强心 작용, 강장强壯 작용, 항균 抗菌작용, 면역免疫 작용, 진정 鎭精작용, 진통 鎭痛작용 등이 있다.
- 영지 40g을 잘게 썰어서 삼베주머니에 넣고 동여맨 다음, 질그릇 약탕기에 물을 1.8ℓ 가량 붓고 영지가 든 주머니를 넣어 은근한 불로 달인다. 이때 거품이 끓어올라도 계속 15분 정도 더 달인 다음 식힌다. 이때 거품액을 다른 용기게 옮겨담아 뚜껑을 봉한 다음 냉장고와 서늘한 곳에 보관한다. 복용시는 1일 2~3회 찻잔의 8할 가량을 공복에 마신다.

 오미자

오미자나무生藥名 등으로 불리는 목련과의 낙엽과목 덩굴성 식물이다. 중부 지방, 북부 지방의 산지에서 나무줄기를 감고 올라가며 자란다. 3미터 높이로 자라며 6, 7월에 밝은 황백색의 꽃이 피고 8, 9월에 종자가 익는다.

주요 성분으로는 유기산有機酸 · 염류鹽類 · 탄닌 등이 함유되어 있다.

- 대개는 한방에서 자양滋養, 강장强壯과 아울러 수렴성收斂性, 해소약 등으로

쓴다.
- 가지의 껍질을 물에 담가 그 액체를 모발에 바른다.
- 항상 푸른 덩굴로 암수가 따로 있다. 가을에 붉게 포도송이처럼 열매가 익어 가기 때문에 집 안에 심어 관상용으로도 쓴다. 열매는 맛이 신데 속칭 다섯 가지의 맛이 난다고 하여 오미자라는 이름이 생긴 것이다.
- 오미자 화채는 천연적인 색과 향기가 좋은 청량 음료이다. 찬물에 조금씩 담가 진하게 우려서 한 번 끓여 고운 채에 밭여 설탕을 진하게 타서 시럽을 만들어 두고, 마실 때에 찬물로 신맛을 알맞게 희석稀釋한 다음 잣을 5, 6개 띄우면 된다.

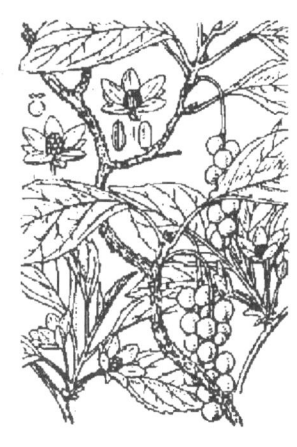
(오미자나무)

- 오미자차는 오미자 3g을 미지근하게 물에 10시간쯤 담가 두었다가 채에 밭여 끓인다. 오미자가 뜨거워졌을 때에 설탕과 꿀을 적당히 넣어서 마시면 소화에 좋다.
- 오미자는 향미가 있는 열매로 보심이 되며, 오미자술은 예부터 정력제로 알려져 있다.
- 오미자는 기침약으로 사용되어 왔는데 오미자를 물에 담가 두고 그 물을 차처럼 마시면 보통 기침에 효과가 있다.

용담

룡담·초룡담·용담·섬용담·가는 과남풀·초용담草龍膽 등으로 불리는 용담과의 여러해살이풀이다. 제주도나 육지의 산지, 초원에서 자라는 풀이다. 60센티미터의 높이로 자라며 8월부터 10월 사이에 짙은 하늘색의 꽃이 핀다. 11월에 열매가 익는다.

주요 성분으로는 고미 배당체苦味配糖體인 겐치오피크린 등이 함유되어 있다.

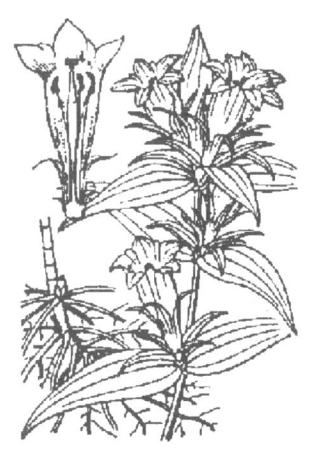

(용담)

- 뿌리가 쓴맛이 많기 때문에 웅담熊膽이라고도 불렸다 하며 용의 간, 곧 용담이라 불리게 됐다. 약의학계에서도 고미 건위제苦味健胃劑로 사용한다고 한다.
- 고미 건위약으로 소화 불량, 식욕 부진 등에 사용한다.
- 말린 뿌리나 생뿌리를 잘게 썰어서 2 내지 3배 가량의 배갈이나 소주를 부은 다음, 설탕을 전체 양의 3분의 1정도 넣는다. 3개월이 지난 후 그 색깔이 담황색으로 되면 건더기를 건져내고 먹게 된다. 이것을 용담주龍膽酒라 하며 위염·위산 과다증·위산 과소증 등의 위 질환에 효과가 있다.
- 장 질환에도 효과가 있다고 하며, 정장과 강장제強壯劑로서도 좋다.

우엉

우엉·우방생약명·우방자·대부엽大夫葉·서섬자·악실惡實: 우엉 뿌리등으로 불리는 국화과의 두해살이풀이다. 원래 인도가 원산으로 농가에서 재배한다. 1.5센티미터의 높이로 자라며, 7월에 암자색 혹은 백색의 꽃이 피고 9월에 종자가 익는다.

주요 성분으로는 악티제닌 등 몇 가지 성분이 함유되어 있으며, 종기 등에 해독 작용을 한다.
- 맹장염盲腸炎을 앓을 때, 석죽과의 별꽃풀 한 줌과 잘게 썬 우엉을 찻잔에 가득할 정도로 한다. 물 1.6ℓ 와 함께 질그릇 약탕기 그릇에 넣어 약한 불로 양이 반으로 될 때까지 달여서 가능한 한 많이 마신다. 1회 정도로 그 통증이 멎는 경우가 있으며, 자주 방귀가 나오고 대변이 잘 나와 병이 치료된다.
- 목구멍이 부어서 아플 때는 1회에 종자 2 내지 3g을 달여 마시면 효험이 있다 한다.
- 목구멍에 가래가 차서 나오지 않을 때 생뿌리의 즙을 마셔서 기효奇效를 나타낼 때가 있다.
- 독충에 쏘였을 때 생뿌리의 즙 또는 잎사귀의 즙을 바르면 효과가 있다.
- 우엉을 우방자, 서점자라고도 한다. 농촌에서 똥독에 걸리어 그 부분이 부어 있을 때, 우엉의 뿌리를 찧어서 발라 놓으면 치료가 된다.
- 우방자는 약성은 맛이 약간 맵고 창독瘡毒하고 소염消炎하며, 풍열風熱, 인후통, 두드러기를 치료하는 특효약이며 뿌리와 잎은 쇠붙이나 금속성에 다친 상처나 모든 종독腫毒을 치료한다.

은행

은행나무과에 속하는 낙엽교목이다. 잎은 한 군데서 여러 개가 나고 부채 모양에 가운데가 깊게 또는 얕게 갈라지고, 평행맥平行脈이 있다.

- 어린이의 야뇨증夜尿症에는 껍질 벗긴 은행 10개를 구워서 먹이면 좋다.
- 기침이 심하면 껍질을 벗긴 은행 14개에 설탕과 물을 약간 넣어 삶은 다음, 그 물과 은행을 함께 복용하면 좋아진다. 1일 2회 복용하면 되고, 이 처방은 앞의 것과 더불어 소아의 야뇨증에 잘 듣는다.
- 고질화된 임병淋病에는 안팎의 껍질을 모두 벗긴 은행을 적당한 물로써 삶

아, 물이 반이 된 후에 은행과 함께 복용하되, 1일 3회의 물로 삶아, 물이 반이 된 후에 은행과 함께 복용하되, 1일 3회의 식간마다 장복長服하면 확실히 효과가 있다.

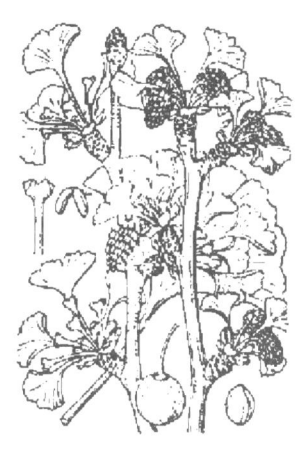
(은행)

- 여성의 백대하증白帶下症에는 달걀 1개에다 구멍을 내고 껍질을 벗긴 은행을 2개 넣어 쪄 먹으면 좋다. 1일 3회로 식후마다 먹고 3일을 먹으면 된다. 또는 은행 생것의 껍질 벗긴 것 7개를 으깨서 따끈한 두부순두부 만들 때 짜낸 물으로 1일 3회 식전에 복용하되, 효과가 있을 때까지 계속하고 두부순 대신에 콩을 으깨어서 삶은 물을 사용해도 좋다.
- 유정遺精과 조루증에는 껍질 벗긴 은행 20개를 2 그릇의 소주에 삶아서 장기 복용하면 효력이 좋다.
- 음모陰毛나 눈썹에 충이 생겨 가려울 때는, 은행 껍질을 씹어 모공毛孔에 문지르거나 발라 주면 낫는다.
- 가래 · 기침 · 천식의 치료에는 은행의 살 14개분을 토기에 넣고 약간의 설탕을 가미하여 끓인 다음, 종종 마시면 효력이 있다. 이 처방은 보신 보양補腎補陽에 좋고 몽정과 조루의 방지는 물론, 폐부의 보약으로도 또한 효력이 있다.
- 매독梅毒이나 그로 인한 감창 부스럼에는 은행의 껍질을 찧은 것을 발라 주면 좋다.

익모초

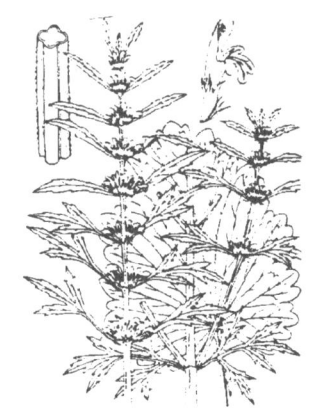
(익모초)

암눈비앗, 충위자生藥名, 익모초종자·익모초 등으로 불리는 꿀풀과의 두해살이풀이다. 전국의 야지와 초원이나 습지변 혹은 농가에서 재배도 하여 민간약으로 널리 사용해 온 풀이다. 1.5m 높이로 자라며 7, 8월에 꽃이 피고 꽃은 흰색이 섞인 홍색으로 피며 열매는 9월에 익는다. 약용, 밀원용으로 쓰인다. 주요 성분으로는 러누리딘, 리코틴 등 여러 가지 성분이 함유되었다.

- 부인병에 적합하고 눈을 밝게 하며 정에 도움을 주므로 익모초라 한다.
- 꽃이 피었을 때 온 포기를 채취히여 음지에서 말려 1회에 5g 내외를 물 540 ㎖에 넣어 그 반이 될 때까지 달여 1일 3회로 나누어 마시면 부인 산후婦人産後의 지혈止血, 보정補精 등에 특효가 있다.
- 월경을 수월하게 하며 오랫동안 멎지 않는데도 효과가 있다. 일반적으로 모든 부인병에 효과가 있다고 적혀 있다. 한방약에 익모초는 속명 '암눈비앗씨'라고'한다.
- 약성은 맛이 달고 부인婦人의 영약이며 거어혈去瘀血, 생신혈生新血, 임산姙産 전후하여 쓰는 보약이다.

인동

인동 덩굴 · 인동넝쿨 · 능박나무 · 겨우살이덩굴 · 인동生藥名 · 금은화 등으로 인동과의 낙엽 관목이다. 전국의 산야지 수림가나 구릉지 혹은 인가 주변 울타리에서 자라는 덩굴 식물이다. 3m의 길이로 뻗으며 5월부터 7월 사이에 꽃이 피는데 백색으로 피고 며칠이 지나면 황색으로 변한다. 10월에 흑청색의 열매가 된다.

주요 성분으로는 루틀린, 이노시톨 등과 타닌질 · 진경 · 항염 · 항균 성분이 있다.

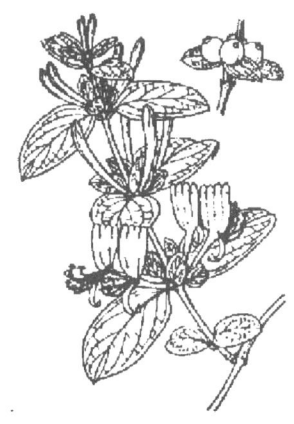

(인동덩굴)

- 이 인동 덩굴은 겨울에도 덩굴이 마르지 않고 살아 있으며, 간혹 푸르게 살아 있다. 그래서 겨우살이 덩굴이란 이름도 있다. 금은화金銀花는 흰꽃이 황색으로 변해, 한 덩굴에 흰꽃 노란꽃이 같이 있다 하여 붙여진 이름이다. 꽃을 따서 꿀이 나오므로 어린이들이 즐겨 따 먹는 꽃이기도 하다. 겨울을 참고 견디어 내 인동忍冬이란 이름이 붙여졌다 한다.
- 줄기 · 잎 · 꽃 등을 채취하여 말려 20 내지 30g쯤을 달여서 식후에 차 대신 마시면 여러 가지 종기 · 창瘡 · 악성 부스럼 · 매독梅毒 등에 효과가 있다.
- 기타 이뇨제가 되며 감기 · 해열 · 숙취 · 장腸질 · 관절통 · 요통 · 타박상 · 탈항 · 치질 등에도 잘 듣는다고 한다. 그래서 인동을 만약초라 부르기도 하며, 어떤 이는 인삼과 맞먹는 효능이 있다고 한다.
- 인동 덩굴은 해열 · 정혈 · 소염 · 진통 등의 약효가 있다. 꽃은 산열 해독 · 거농 소염 · 청혈 · 이뇨 · 살균 작용이 있어서 열성熱性병 · 화농성 질환 · 급

만성 질환·매독·농양·개선·종독·악창 등에 특효가 있다고 한다.
- 양치액을 만드는 방법은 잎 2g과 물 1.5ℓ로 적당히 끓여 걸러 내어 차고 어두운 곳에서 식힌 다음 사용한다.
- 인동주는 배갈 1.8ℓ에 인동꽃 80g을 넣고 약한 불에 데운 다음 1분 후에 꽃이 다 으깨지도록 자루 속에 넣고 문질러 빼낸다. 이 술을 작은 잔으로 식사 때 한 잔씩 마시면 건강주가 된다. 인동주는 각기병에 좋다. 목욕물에 풀어 목욕하면 습창·요통·관절통·타박상에도 좋다. 여기에 창포 등을 추가한 약탕은 개선疥癬 효과가 있다고 문헌에 전한다.

자두

앵도과에 속한 작은 크기의 나무로서 높이는 5m 가량 된다. 잎은 알을 거꾸로 놓은 것과 같은 모양이며, 잎가에 톱니가 있다. 중국이 원산지이며 우리나라·일본·중국 등지에서 과수果樹로 재배된다. 4월경 흰 다섯잎꽃이 두세 개 모여 피고 6월경 노란 빛이나 자줏빛으로 익으며, 핵과核果는 거의 둥글다. 또 성질이 온화하고 맛은 쓰고 떫으며 독이 없다.

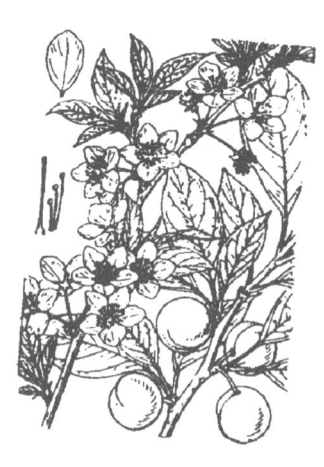

(자두)

- 독이 있는 벌레에 물렸을 때에는, 자두씨를 껍질째로 찧어서 환부에 바르면 좋아진다.
- 더위를 먹어 속이 답답하고 코와 입이 마르면, 자두나무 뿌리의 속껍질을 물에 삶아, 그 물을 수시로 마시면 좋다.
- 충치나 풍치로 인한 통증에는 자두나

무의 껍질을 달여서, 그 물로 이빨을 닦으면 효과가 있다.
- 각기병·가려움증·습종부스럼 등에는 자두나무 뿌리의 속껍질을 삶은 물에, 소금을 약간 풀고 씻으면 효과가 좋다.
- 심한 독창毒瘡이나 종통腫痛에는 자두 잎과 대추잎을 같은 비율로 섞어 즙을 짜서 바르면 된다.
- 위를 튼튼히 하려면 자두 큰 것을 7일 동안 소금에 절여 두었다가, 햇볕에 말린 후 매 식사시에 1개씩 먹으면 좋아지며, 이것은 주취酒醉에도 좋다.

질경이

질경이·길빵귀·배부장이·길장구·배합조개·배짜개·배부쟁이·차전초·뱀조개생약명·차전자車前子: 질경이 씨 등으로 불리는 질경이과의 여러해살이풀이다. 전국 산야지의 길가 둑이나, 습지, 빈터 등에 흔히 자란다. 높이는 30 내지 90센티미터 정도 자라며, 6월에서 8월 사이에 백색에 가까운 녹색의 꽃이 피는데 자주색이 도는 꽃술이 길게 나온다. 10월에 열매가 익는다.

주요 성분으로는 질경이 씨에는 아무크빈·푸라타긴·배당체·프란테놀산·아데닌·소린이란 완화작용緩和作用·항지간작용抗脂肝作用을 하는 성분이 약간 들어 있으므로 만성간염慢性肝炎·동맥 경화증動脈硬化症 등에 1일 30g을 사용한다.

- 질경이 말린 잎과 씨앗을 하루 5 내지 10g을 달여서 차 대신 마시면 호흡 중추를 작

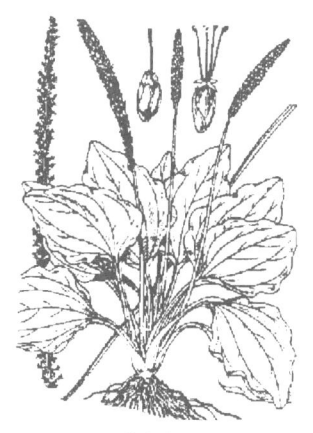

(질경이)

용시켜 기침을 멈추게 하고 기관지 안의 점막, 소화액 분비를 촉진시킨다.
- 천식 · 백일해 · 기침 · 위장병 · 이뇨 · 설사 · 두통 · 심장병 · 자궁병 · 요도염 · 방광염 · 소염 등에 효과가 있다.
- 천식喘息에는 차전초 2, 쑥 1의 비율로 배합하여 여기에 적당한 양의 감초를 넣어 달여서 차 대용으로 마시면 좋으며 임질에도 효과가 있다.
- 차천초만을 달여서 매일 차처럼 마시면 천식, 습성, 각기, 관절이 붓고 아픈 데, 눈의 충혈, 위병 · 부인병 · 산후의 복통 · 심장병 · 신경 쇠약 · 두통 · 뇌병, 축농증 등에 효과가 있다고 예부터 전해지고 있다.
- 한방에서의 차천초 효능은 안적질眼赤疾, 소변小便, 통리通利, 변비便秘 등에 특효약으로 쓰인다.
- 옛날 소채의 종류가 적었을 때에는 잎을 상식常食 하였고 목초牧草로도 사용했다.
- 한방에서는 마편초馬鞭草라고도 불리며, 예부터 개구리가 아이들에게 붙잡혀 죽은 시늉을 하고 있을 때 질경이잎을 덮어 두면 어느 때인가 다시 살아나서 도망쳐 버리기 때문에 개구리잎이라고도 한다는 말도 있다.
- 수레바퀴의 자국 속에서도 강인하게 번식한다고 하여 차전초車前草라고도 하며, 지방에 따라 이름도 여러 가지이다.
- 『본초강목』에서는 소 발자국에서 나기 때문에 차전채車前菜라고 이름하였다.
- 질경이씨는 민간 요법에서 많이 쓰이는 약의 일종이다. 한방에서 질경이와 씨는 이뇨, 거담약으로 쓰인다.
- 또 질경이는 건위제로 쓰면 놀랄 만큼 효과를 보는 일이 있다. 1일 15g 가량을 달여 마신다. 또는 생잎을 조리하여 식용으로도 사용한다.
- 종자는 이뇨제로 임질병 등에 쓰이며 기타 진해 · 백일해 · 천식 등에 하루에 8g을 달여서 마시며, 구충제로도 쓰인다.
- 신약의 진해거담약鎭咳祛痰藥인 후스다깅 · 히데힌 · 후스지진이상일본 제약 등은 질경이 씨를 원료로 한 제약이다.
- 질경이씨는 기병氣病을 주치하고 소변을 잘 소통하게 하며 눈을 밝게 할 뿐만 아니라 간肝의 풍열과 풍독을 다스린다. 잎과 뿌리는 토혈, 비혈, 요혈, 혈

림에 즙을 내어 마신다.
- 질경이는 토혈을 멎게 하고 어혈瘀血을 흩어 버리며, 눈을 밝게 하고 임질을 다스린다.
- 질경이씨는 폐간肺肝의 풍열을 없애고 소변을 잘 소통하게 한다.

차조기

　자주깨·붉은깨·차조기·소엽蘇葉:생약명·소자素子:차즈기씨 등으로 불리는 꿀풀과의 한해살이풀이다. 중국이 원산지인 재식 식물로 약초 농가에서 재배도 하며, 간혹 야생 상태로 퍼진 풀이다. 60센티미터의 높이로 8, 9월에 담자색의 꽃이 피고 10월에 열매가 익는다.
　주요 성분으로는 방부제 및 제과의 향료, 유油에는 시소알데이트의 안치오키줌 등이 함유되어 있다.

- 차조기잎은 그윽한 향기가 있어 식욕을 돋우는 야채가 되며 여름에 오이, 배추김치에 넣거나 고기 굽는 데 얹어 먹으면 한결 향미를 돋운다.
- 차조기는 좋은 반찬이 되며 차조기 죽은 보신에 좋다고 한다.
- 차조기 씨에서 기름을 짜내며, 이 기름에는 강한 방부 작용이 있어 20g의 기름으로 간장 180ℓ 를 완전히 방부할 수 있다 한다. 또한 제과의 향료로도 쓰인다.
- 차조기잎을 따서 그늘에서 말려 만든 분말은 혈액 순환을 돕는 효과가 있으며 열매는 이뇨제로 쓰인다.
- 그 밖에 방향성 건위제도 되며 건뇌,

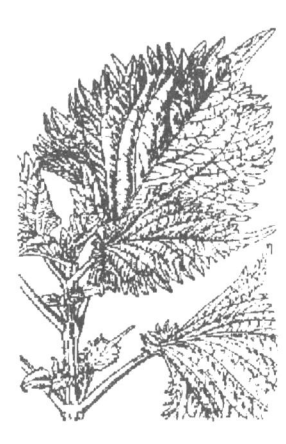
(차조기)

출혈 등에 좋고 담을 없애며 치질·뇌의 질환·혈액 순환 촉진·천식 등에 응용된다.
- 건뇌에는 잎을 응달에 말려 가루로 하여 밥에 쳐서 먹든가 혹은 20g의 말린 분말을 2홉의 물에 끓여 반으로 졸여 마신다.
- 차조기는 성질이 온하고 맛이 맵고 독이 없다. 심복心腹의 장만腸滿·곽란·각기를 다스린다. 대·소변을 소통하게 하고 모든 냉기를 없앤다. 기운이 심히 향기로운 것은 약용하고, 향기가 없는 것은 야소耶蘇이어서 약용하지 못한다.

찹쌀 · 찰벼

벼과에 속한 벼의 한 가지로서 종자의 배유胚乳는 불투명한 흰 빛이고 열매의 껍데기는 대개 검은빛을 띤 자줏빛이며 차지다. 성질은 온화하고 맛은 쓰며 독이 없다.

- 치질에는 찰벼의 짚을 태운 재를 삶아서, 그 물로 자주 씻으면 좋다.
- 각종 창종瘡腫에는 찹쌀을 태워 재로 만들고, 그 잿가루를 참기름에 개어서 바르면 낫는다.
- 각종 이질에는 찰밥을 노랗도록 볶아 생강즙 1잔을 부어 다시 볶은 후, 가루로 만들어 1일 3회 식전에 복용한다. 1회 1숟갈씩 온수로 복용하고, 2~3일 계속하면 효과가 있다.
- 소갈증消渴症에는 찰벼 볶은 것과 뽕나무 뿌리의 속껍질을 같은 양으로 삶아, 그 물을 수시로 마시면 좋다.

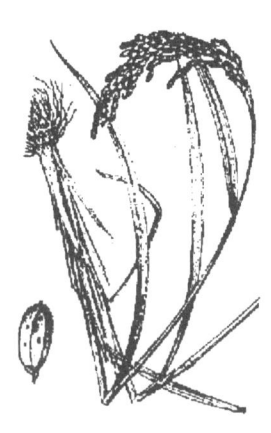

(찰벼)

- 황달병에는 가시 있는 찰벼의 이삭을 약간만 볶아 가루로 만들고, 8g 정도를 온수나 따끈한 술로서 1일 3회 식간마다 복용하면 좋다.
- 치아를 희게 하려면 찹쌀의 겨를 태운 잿가루로 양치질하면 된다.
- 별다른 병이 없이 혈기가 허한 사람은, 돼지의 위밥통 속에 찹쌀을 가득 채우고 꿰맨 다음, 사기 그릇에 담고 물과 배갈을 1그릇씩 부어 찜통에 넣어 10시간 이상을 찐다. 이것을 돌절구에 넣고 잘 찧어서 녹두알 정도의 환약을 만들어 놓고, 1일 3회 식간마다 다끈한 물로 50알씩 장기 복용하면 효과가 매우 좋다. 이것은 양기를 돋우고 몸을 보하는 명약이다.

천마

뿌리, 줄기를 천마生藥名 등으로 불리는 난초과의 여러해살이풀이다. 우리나라 제주도, 육지의 산야나 수림 속 음습한곳에 자라는 풀이다. 20에서 50센티미터의 높이로 자라며 7, 8월네 황갈색의 꽃이 피고 9월에 열매가 익는다. 약용, 관상용으로 쓰이며, 화분이나 화단에 관상초로 심으며 한방과 민간에서 약재로 쓴다.

- 천마天麻는 숲속에 자라는 무엽란無葉蘭이며 기생하는 식물로 보통 식물처럼 녹색의 잎이 없고 대신 적갈색 비닐 모양의 포엽이 있다. 이 줄기의 밑동이 지하에 길이 10센티미터 가량의 비대한 땅속줄기를 가지고 있는데 이것을 약용으로 쓰며 천마라고 부른다. 이 천마를 1일 3 내지 5g씩 복용하면 강장제가 되고 현기증·두통·신경쇠약·진경鎭痙, 감기의 열, 사지가 저린 데 등에 효과가 있다.
- 천마에다 천궁天芎을 추가해서 달여 마시면 더욱 효과가 있다 한다. 한방에서 말하는 천마의 약효는 진경, 강장약 및 풍열 두통, 현훈眩暈·풍습비·사지구련四肢枸攣·소아경간小兒驚癎·경기 등의 치료에 특효약이다.

- 특히 중풍과 반신 불수에 특효가 있다.
- 학명의 유래를 살펴보면 Gasttodia는 희랍어 gaster에서 유래된 것이며, 꽃이 필 무렵이나 약간 피었을 때의 모양이 위처럼 부풀며 피기 때문에 이 모양에서 유래되었다 한다.

제5부

성인병 예방을 위한 건강 약차

약차 민간 요법이라고 하면 사람들은 무조건 비과학적인 것으로 천시하는 경우를 흔히 본다. 그러나 조상 대대로 끊이지 않고 전해 내려온 것을 생각하면 비록 과학적인 뒷받침은 없다 하더라도 그 치료에 있어 뛰어난 효능은 인정해야 하겠다.

이와 같은 민간 요법은 우리 주변에서 쉽게 얻을 수 있다는 데서 더욱 관심을 가질 만하다.

따라서 제철에 가장 구하기 쉬운 식품이 갖고 있는 건강 약재로 지속적인 효과를 기대할 수 있다.

또한 민간 요법에는 어떤 것이 있는가를 알아보는 것은 가족 건강 관리를 위해서 무척 중요한 일일 것이다.

갈근차

중풍 · 해열 · 발한

칡뿌리를 갈근이라 하는데 전분이 많아 식용으로도 이용되고 약용으로도 이용된다. 갈근탕은 땀이 많이 나는 체질이 아닌 사람으로 오한이 나는 감기면 틀림없이 잘 듣는다고 한다.

갈분을 먹으면 몸이 더워지고 설사가 낫게 되고 갈증이 멎게 되므로 환자나 병후 음식으로 아주 좋은 것이다. 술 먹고 난 뒤의 갈증에는 갈분에 꿀을 타서 마시는 것보다 더 좋은 것이 없다.

또한 갈분을 뜨거운 물에 타서 마시면 강장제로 효능이 있고 여성의 경우 하혈에 좋다고 하는데, 갈근에는 난소 호르몬과 비슷한 작용이 있다고 주장하는 사람이 있다.

늦가을부터 봄이 되기 전까지 뿌리를 캐어 물에 씻어 잘게 썰어 햇볕에 말린 뒤 습기 없고 통풍이 잘 되는 곳에서 보관한다.

■ 만드는 법과 먹는 법

● 칡뿌리를 잘 볶아 짓찧어 가루를 내어 사용하든가 1일 15~20g을 물 500㎖에 넣고 은근한 불에 천천히 달여 사용한다.
● 가루로 만든 경우 뜨거운 물 1잔에 2~3스푼씩 타서 1일 3회로 마신다. 달이는 경우에는 달인 차를 하루 2~3회로 나누어 마신다.
벌꿀을 1~2스푼씩 타서 마신다. 많이 마셔도 부작용이 없다.

■ 효능

갈근차는 해열 · 발한 · 소갈 등에 효과가 있다. 속이 뜨거운 사람은 이 차를 마시면 풀린다 또 중풍 환자에게도 좋고 위장이 허약한 사람에게도 효과가 있다.

귤피차
감기·동맥 경화·각기병

귤껍질은 한약제로 기침과 감기에 긴요하게 쓰이고 있는데 그 효능을 자세히 알아보면 다음과 같다.

귤피는 가슴 속의 열과 역기를 다스린다. 소화를 시키고 오래 먹으면 냄새를 없앤다. 기를 내리고 신神-정신에 통한다.

또한 귤피에는 귤과 마찬가지로 헤스페리딘이라는 비타민 P 성분이 들어 있어 모세 혈관에 대해 투과성의 증가를 억제하고 취약성을 회복시키기 때문에 동맥 경화와 고혈압 예방에 효과가 있다.

귤껍질을 물에 깨끗이 씻은 다음 껍질 안쪽에 붙어 있는 흰줄기를 깨끗이 떼어 버린 뒤 그늘에 잘 말려 둔다.

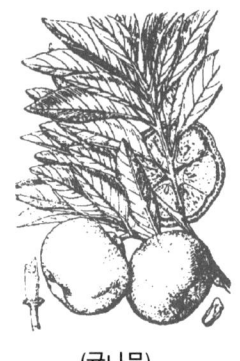

(귤나무)

■ 만드는 법과 먹는 법

● 귤피를 1일 10g 가량 물 400㎖에 달인다. 너무 오래 달이면 비타민 C가 파괴되므로 유의해야 한다. 또 귤피를 가루로 만들어 이용하기도 한다.
● 달인 경우에는 분량을 하루 2~3회로 나누어 벌꿀을 1~2스푼씩 타서 마신다. 가루인 경우 열탕 1잔에 1~2스푼씩 타서 하루 2~3잔 마신다. 많이 마시면 좋지 않다.

■ 효능

감기, 발한에 좋으며 동맥 경화의 예방에도 좋고 각기병에는 반드시 마셔야 할 차이다. 오래 마시면 몸이 경쾌해지고 소화가 잘 된다.

결명자차
위궤양 · 변비 · 시력 강화

결명자는 인체에서 가장 중요한 기관인 간장과 신장에 강장 효과가 있다고 해서 옛날부터 애용되어 온 음료의 하나이다.

결명에는 안즈라퀴논 유도체라는 성분이 있어 완하 · 강장 · 이뇨 · 고혈압, 위가 약한데 좋다는 사실이 입증된 것이다.

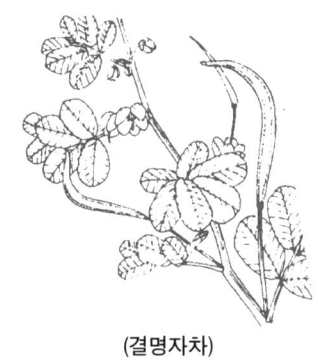
(결명자차)

- 변비는 만병의 근원이라고 말할 정도로 나쁜 것인데 증세가 심하지 않은 사람은 결명자차를 매일 마시면 좋다.
- 위약과 위궤양에 좋다.
- 눈의 피로가 충혈에 좋다.
- 신장병에 좋다.
- 숙취에 좋다.
- 고혈압과 간장병에 좋다.

■ 만드는 법과 먹는 법

● 씨앗을 살짝 볶은 다음 하루 20~30g에 물 600㎖를 넣고 은근한 불에 달인다.
● 설탕이나 벌꿀을 첨가하지 않고 수시로 마셔도 아무 탈이 없다.

■ 효능

결명자차의 효능은 그 범위가 상당히 넓은데 특히 소화 불량과 눈에 좋은 효능이 있다.

도화차
미용·변비·각기

복숭아꽃의 성분은 아직 밝혀진 바 없으나 한방에서는 주로 설사를 낫게 하는 하제로 쓰인다.

복숭아꽃의 약효에 대하여 옛 문헌에서는 다음과 같이 기록하고 있다.

- 도화는 맛이 쓰고 평하며 독은 없다. 오래 먹으면 사람으로 하여금 얼굴을 아름답게 한다.
- 도화는 얼굴을 윤택하게 하고 수기를 없애며, 결석을 파한다. 대소변에 이롭고 기생충을 내린다.
- 도화는 종기를 낫게 하고 악기를 내린다.

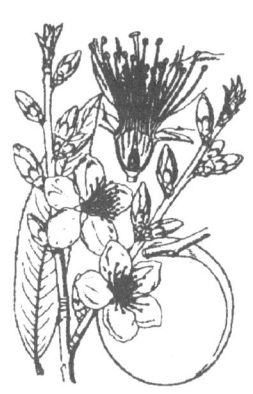
(복숭아나무)

차의 재료는 꽃으로서 봄에 꽃이 활짝 필 무렵에 채집하여 그늘에서 말린다. 꽃술꽃수염은 버린다. 잘 말려서 종이 봉지에 넣어 습기 없고 통풍이 잘 되는 장소에 매달아 두고 쓴다.

■ 만드는 법과 먹는 법

- 보관한 재료에 곰팡이 유무를 확인한 다음 1일 15~20g을 물 500㎖에 넣고 달인다.
- 달인 차를 하루 2~3회로 나누어 마시는데 벌꿀을 1스푼씩 타서 마시는 것이 좋다. 양을 많이 마시면 좋지 않다.

■ 효능

미용차로서 효과가 높으며, 변비·각기·결석 등에도 효능이 있으며 해독의 작용도 한다.

두향차
정력 강화 · 신장 허약

콩은 밭에서 나는 고기라고 말할 정도로 단백질과 지방이 풍부한 영양식품이다.

콩에 들어 있는 단백질의 양은 농작물 중에서 최고이며 아미노산의 종류도 육류에 비해 뒤지지 않는다.

이러한 훌륭한 식품인 콩은 누런 콩과 검은콩으로 나눌 수 있는데 민간 요법에서는 검은콩을 삶아 먹으면 신장병에 특효가 있다고 한다.

콩 중의 불포화 지방산은 혈청 콜레스테롤의 양을 떨어 뜨리는 역할을 하며 비타민 E는 미용과 노화 방지의 효과도 있다.

콩의 품종은 수백 가지에 달하는데 차용으로 검정콩을 쓴다. 알이 굵은 것을 선택하여 물에 깨끗이 씻어 햇볕에 말려 둔다.

■ 만드는 법과 먹는 법
- 저장해 둔 콩을 적당량 꺼내어 콩껍질이 고루 터질 정도로 볶는데 검정콩은 빛깔 때문에 태우는 일이 있으므로 조심해야 한다. 이렇게 볶은 콩을 가루로 만든다.
- 따끈한 물 1잔에 가루로 된 콩가루 1~1.5 차 스푼 타서 1일 2~3회 마시는데 이때 감초가루를 1~2g씩 타서 마시면 더욱 효과적이다.

■ 효능

이 차는 계속 마시면 몸이 더워지고 정력도 좋아진다. 또한 신장을 보하는 효과가 있어 신장이 허약한 사람이나 신장병 환자에게 효과가 있다.

동아차

신장병·소변 불통

한명은 동과라고 하는데 박과에 속하는 일년초로 가을까지 수확이 되고 겨울에도 저장이 가능하다.

이러한 동아의 성분을 보면 수분이 96%나 되며 그 밖에 비타민 A, B, C가 오이 정도 들어 있어 여성이 피부 미용에 좋은 식품이다.

특히 동아는 소화성이 좋은 식품으로 이뇨의 효과가 있으며, 여름에 땀을 지나치게 흘려 신장이 쇠약해질 때는 매우 효과가 있다고 한다.

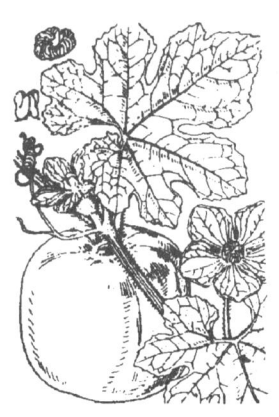

(동아)

잘 익은 씨를 모아 햇볕에 잘 말린 뒤 종이봉지에 넣어 습기가 없고 통풍이 잘 되는 장소에 매달아 두고 사용한다.

■ 만드는 법과 먹는 법

- 보존된 씨를 껍질을 벗기고 알맹이를 술에 담가 2~3일 두었다가 건져 내어 햇볕에 말린 다음 이것을 곱게 분말하여 용기에 넣어 두고 쓴다.
- 따끈한 물 1잔에 2~3 스푼씩 타서 하루 2~3잔씩 마시는데 설탕이나 벌꿀을 조금 타서 마셔도 좋다.

■ 효능

오래 마시면 안색이 좋아지고 주름살아 지지 않으며, 눈이 밝아진다고 한다. 또 이뇨 작용도 있어 신장이 쇠약한 사람들에게 좋은 차이다.

복분자차

정력 강화 · 간기능 강화

나무딸기는 장미과에 딸린 낙엽관목으로 산야에서 자생하는데, 높이는 1.5m 가량으로 굽은 가시와 곧은 가시들이 있다. 열매는 붉은알로 뭉치었는데, 한방에서는 복분자라고 하여 약에 쓰이고 맛도 좋다. 이러한 나무딸기의 약효를 옛 문헌에서 살펴보면 다음과 같다.

- 나무딸기는 몸을 보하고, 음과 양을 강하게 한다. 피부를 윤택하고 오장을 안정시키며 속을 덥게하고 힘을 늘린다. 노손, 풍허 등을 다스린다. 간을 보하고 눈을 밝게 하는데는 짓찧어 매일 아침마다 13~15g씩 먹는다.

차의 재료는 나무딸기복분자의 열매로서 봄에 잘 익은 것을 채취하여 햇볕에 말린다. 말리는 데 날씨가 좋아도 2~3주일이나 걸린다. 이렇게 말린 것을 종이봉지에 넣고 습기 없고 통풍이 잘되는 장소에 두고 쓴다. 복분자는 가까운 한약방에서 구할 수 있다.

■ 만드는 법과 먹는 법

- 잘 말려 보관한 복분자를 곱게 가루 내어 유리병에 넣어 두고 차용으로 한다.
- 차 분량은 뜨거운 물 1잔에 2~3스푼씩 타서 하루 2~3회 정도로 벌꿀을 1스푼씩 타서 마신다. 많이 마셔도 부작용은 없다.

■ 효능

복분자차는 몸을 보하고, 정력을 강하게 하며 간을 보한다.

뽕잎차
신경통·고혈압

뽕나무에는 돌뽕나무, 몽골뽕나무·뽕나무·산뽕나무 등이 있는데, 높이는 2~3미터로 자라고 잎은 호생하며 넓은 난형에 톱니가 있다. 누에의 사료로써 널리 재배되고 있다.

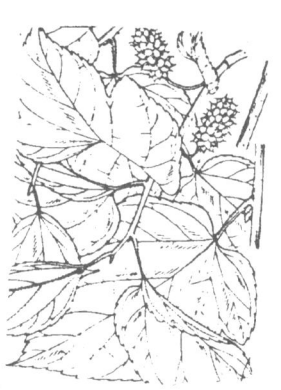
(뽕나무)

- 뽕잎의 약효에 대하여 옛 문헌에는 다음과 같이 기록되어 있다.
- 뽕잎은 한열을 없애고 땀을 내게 한다.
- 뽕잎을 차로 달여 마시면 오장을 이롭게 하고 관절을 통하여 기를 내린다. 어린 잎을 술에 달여 마시면 모든 풍을 다스린다.

4월부터 9월 사이의 뽕잎을 채취하여 잘 말려서 종이봉지에 넣어 습기 없고 통풍이 잘 되는 장소에 매달아 두고 쓴다.

■ 만드는 법과 먹는 법

- 뽕잎을 잘게 썰어 10~15g 1일 분량을 물 500㎖에 넣고 은근한 불에 달인다.
- 이 차를 하루 2~3회로 나누어 마시는데 설탕은 첨가하지 않고 벌꿀을 1 스푼씩 타서 마시는 것이 좋다. 많이 마셔도 부작용은 없다.

■ 효능

신경통, 고혈압에 가장 효과가 있으며 보혈 강장의 효과도 있다.

솔잎차
중풍 · 위장병 · 동맥경화

솔잎의 성분은 비타민 A와 C 그리고 엽록소, 송수지松樹脂등을 들 수 있다.

옛부터 불로장생의 선약으로 널리 이용되어 온 솔잎의 효능은 옛 문헌에 잘 나타나 있다. 본초강목本草綱目에는 다음과 같이 설명하고 있다.

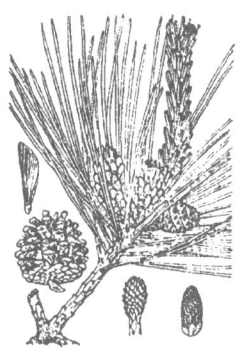
(소나무)

- 솔잎을 먹으면 강장强壯하고, 이가 튼튼해진다. 또 눈 귀를 밝게 하고 종기를 다스린다. 오래 먹으면 몸이 경쾌하고 늙지를 않으며 오래 산다. 또는 중풍 · 심장병 · 뇌병에 유효하다고 전한다.

신선한 솔잎을 언제든지 채취하여 쓰는데 너무 오래된 고목의 솔잎은 좋지 않고 10~20년생 되는 소나무의 잎을 채취하여 쓴다. 소나무는 마디로 연수를 측정할 수 있다.

■ 만드는 법과 먹는 법

● 수시로 채취한 솔잎의 머리에 붙은 잡물을 떼어 내고 가위로 잎 중심을 잘라 물 500㎖에 솔잎 50~60g을 넣어 끓인다.
물 1잔에 하루 2~3회 정도로 벌꿀을 1 스푼씩 타서 마신다.

■ 효능

솔잎차는 예부터 불로장생의 차로 고혈압과 동맥 경화에 좋으며, 중풍 · 위장병 · 각기 · 신경통 · 소화 불량 · 불면증 등에 유효하다.

쑥차
신경통 · 냉병 · 만성위장병

쑥만큼 식용과 약용으로 중요하게 쓰이는 것도 드물 것이다. 쑥은 엉거시과에 속하는 다년초인데 참쑥·물쑥·약쑥, 쑥 등의 종류가 많다. 쑥에는 무기질과 비타민의 함량이 많은 것이 특색이다.

차용으로는 바닷바람을 쐬어 독성이 적고 향이 순한 바닷가의 쑥을 쓴다. 음력 5월 단오를 전후한 쑥이 가장 효능이 높다고 한다. 쑥잎은 온 포기를 채취하여 말린 다음 잎을 따는 것이 편리하다. 햇볕에 잘

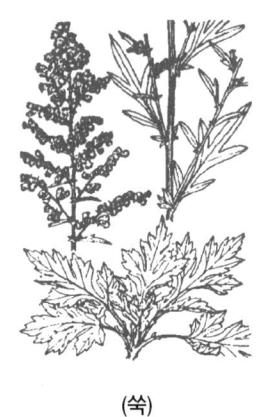

(쑥)

말려 딴 쑥을 종이봉지에 넣어 통풍이 잘 되는 곳에 매달아 두고 쓴다.

■ 만드는 법과 먹는 법

- 말려 보관한 쑥잎 10~15g1일 분량을 물 500㎖에 넣고 은근한 불에 달인다. 쑥차는 너무 쓰기 때문에 결명자 10~15g과 쑥잎 5~6g을 물 600㎖에 넣고 달이는 것도 좋다.
- 이 차를 하루 2~3회로 나누어 마시는데 설탕을 타지 않고 마신다. 쓴맛을 싫어하는 사람은 양을 줄이는 것이 좋다. 많이 마시는 것은 좋지 않다.

■ 효능

특히 위장병에 효능이 있으며, 변비·신경통·냉병·부인병·요통·천식 등 그 효과 범위가 넓다. 쑥차만을 마시고 만성위장병을 완치한 경우가 많다.

정가차
두통 · 현기증 · 산전 산후

정가는 온 포기에 특이한 방향芳香이 있는데 성분은 우선右旋멘트 및 비선광성非旋光性 멘트가 주를 이룬다. 소량의 리모넨도 들어 있다. 옛 문헌을 통해 정가의 효능을 알아보면 다음과 같다.

- 정가는 오장을 이롭게 하고 음식을 소화시키며 기를 내린다. 채菜를 만들어 생으로 익혀서 먹는다. 아울러 달여 차로 마신다.
- 정가는 풍열風熱을 없애고, 머리와 눈을 맑게 한다. 토혈 · 비혈, · 혈리血痢 · 자궁출혈 · 치루 등을 다스린다.

정가의 마른 잎이나 온 포기를 이용하는데 꽃이 피기 전 잎을 채취하여 그늘에 말린 다음 종이봉지에 넣어 습기 없고 통풍이 잘 되는 장소에 매달아 두고 쓴다. 한약방에서도 언제든지 구할 수 있다.

■ 만드는 법과 먹는 법

- 하루 10~15g을 물 500㎖에 넣고 은근한 불로 달인다. 온포기인 경우는 잘게 썰어 넣고 달인다.
- 달인 차를 1일 2~3회로 나누어 마시는데 이때 정가차는 쓴맛이 강하므로 벌꿀을 1스푼 정도 타서 마신다.

■ 효능

정가차는 감기와 신경에 잘 듣는다. 소화를 돕는 효과도 있다. 또는 두통 · 현기증 · 부인의 산전 산후에 마시면 효과가 있다.

사상자차
정력 증강 · 음위

사상자는 한약제로 이용하는 뱀도래로도 부르며 1년생초이며 들에서 자생한다. 키는 50cm쯤 자라며 잎은 깃 모양으로 잎가에 톱니가 있다. 열매는 타원형인데 잔가시가 있어 옷 따위에 잘 들러 붙는다. 이러한 사상자는 옛부터 정력 감퇴를 보하고 강정약으로 쓰이고 있다.
옛 문헌을 통해 그 효능을 알아보면 다음과 같다.

- 사상자는 남자와 여자의 허습비虛濕痺를 다스린다. 남자의 요통을 없애고 성생활에 크게 도움이 된다.

사상자 즉 뱀도래의 잘 익은 씨를 모아 햇볕에 말려 이것을 종이봉지에 넣어 습기 없고 통풍이 잘 되는 장소에 매달아 두고 쓴다. 사상자는 가까운 한약방에서 쉽게 구할 수 있다.

■ 만드는 법과 먹는 법

- 사상자를 약간 볶아 하루 10~15g을 물 500㎖에 넣고 은근한 불에 달인다.
- 달인 차를 하루 3회로 나누어 설탕이나 벌꿀을 타서 마시는 것이 좋다.

■ 효능

옛부터 강정, 강장차로 정력을 증강시키고 남자의 음위에 유효하다.

현미차

노화 방지 · 건강 강화

배아미에는 비타민 B_1 외에도 각종 비타민류와 미네랄류 · 단백질 · 지방 · 탄수화물 등과 그 복합효소류가 많이 들어 있다.

- 세포나 조직에서의 산소의 요구를 감소시켜 혈액의 응고를 저지한다.
- 모세 혈관의 피의 순환을 좋게 하며 혈관을 확장한다.
- 지방이나 단백질의 대사를 조정하고 혈관을 보호한다는 사실이 밝혀졌다. 또한 노화 현상은 비타민 E와 항산화 물질을 투여하면 지연시킬 수가 있다고 한다.

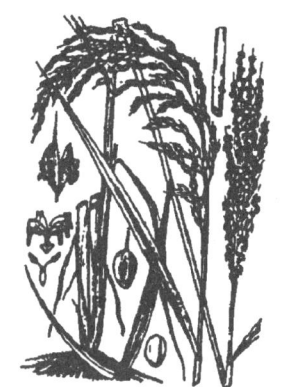

(벼)

현미는 도정할 때에 영양분의 손실의 극히 적어 단백질 · 지방 · 회분 · 섬유 등의 다량 들어 있다.

■ 만드는 법과 먹는 법

- 현미를 약간 볶아 1일 30~40g을 물 500㎖에 넣고 은근한 불에 달인다.
- 이 분량을 하루 3회로 나누어 마시는데 이 차에 볶아서 가루를 낸 다시마 가루를 1 스푼씩 넣어 마시면 더욱 효과가 있다. 설탕은 넣지 않는다.

■ 효능

중년 여성의 건강유지에 좋고 노화 방지에도 좋으며 어린이에게도 자극이 없어 마시기 좋다.

행인차
기침 · 천식 · 각기

　행인은 살구씨 껍데기 속의 알맹이를 말하는데 두 종류가 있다. 맛이 단것을 첨행이라 하는데, 이것은 볶아 먹기도 하고 과자용으로도 한다. 또 맛이 쓴 것은 고행인이라 하는데, 이것은 약용도 되고 행인유, 행인수의 원료로 쓰인다. 차로 쓰는 것은 첨행을 취한다.
　행인의 약효에 대하여 옛 문헌은 다음과 같이 기록하고 있다.

- 행인은 경간 · 두통 · 복통을 다스린다.
- 행인은 각기 · 기침 · 천식을 다스린다.
- 행인은 기생충을 죽이고 종기를 낫게 하며, 모든 풍병을 없앤다.

　살구씨를 모아 오래 두고 사용하려면 껍데기째 간수해 두고 그때그때 조금씩 까서 쓴다.

■ 만드는 법과 먹는 법

- 보관해 둔 살구씨를 까서 알맹이 끝에 붙어 있는 피첨을 하나하나 떼어 버리고, 은근한 불에 약간 볶아 내어 곱게 가루를 낸다. 이 가루(행인분) 2, 벌꿀 1의 비율로 고루 섞어서 유리병에 넣어 두고 수시로 마신다.
- 뜨거운 물 1잔에 2~3스푼씩 타서 하루에 2~3회 정도로 마신다.

■ 효능

　기침 · 천식 · 각기 등에 유효하고 식체에도 효과가 있다. 이 차를 오래 마시고 천식을 치료한 경우도 있다.

제6부

건강한 체질을 위한 생녹즙 건강법

신선한 생즙은 몸의 체질을 개선해 주고 신진 대사를 원활하게 도와준다.
신선한 과일이나 야채에서는 몸에 필요한 영양을 여러 가지 함유하고 있다. 그 중에 우리들의 몸을 떠받치는 것은 단백질·탄수화물·지방의 세 가지 요소가 있고 식물성 섬유소가 있다.
단백질은 소모된 조직을 보충하거나 발육을 돕고, 탄수화물과 지방은 에너르기의 근원이 된다. 그런데, 이 3개의 영양소도 비타민이라는 부영양소가 없으면 제대로 몸 속에서 도움이 되는 것이 되어 주지 않는다. 요컨데, 비타민이 없으면, 아무리 영양이 있는 것을 먹어도, 우리들의 몸에는 유효하게 이용되지 않는 것이다.
그러나 생즙에는 이 비타민을 많이 함유하고 있다.

- 생즙은 반드시 즉시 마시는 것이 좋다.
- 생즙은 차갑게 얼음을 사용해서 마시는 것이 좋다.
- 재료를 바꿔 가며 만드는 것이 좋다.
- 아침 공복에 마시는 것이좋다.

구기생즙
시력 회복 · 강장 강정

　구기 열매를 구기자라고 하는데 강장제, 해열제로 허로요통虛勞腰通에 쓰인다. 구기자 뿌리 껍질은 지골피地骨皮라 하여 한방에서 소갈消渴, 도한盜汗 등에 해열제로 이용된다.

　『본초강목本草綱目』에는 다음과 같이 기록되어 있다.

- 구기는 독성이 없으며, 해열하고 체내에 있는 사기, 가슴의 염증, 갈증을 수반하는 당뇨병이나 신경이 마비되는 질병에 좋다. 구기자는 정기를 보하고, 폐나 신장의 기능을 촉진하여 시력이 좋아져 꺼져 가는 등불에 기름을 부은 것같이 된다.

■ 만드는 법과 먹는 법

- 구기자잎으로 만들 때는 약 500g, 열매로 만들 때는 약 400g을 1회 분량으로 사용한다. 열매는 잘 익은 것을 따고, 잎은 신선한 것을 골라 채취한다.
- 깨끗이 씻어 주서에 넣고 짠다. 열매와 잎을 혼합하여 손으로 만들 때는 잎과 열매를 따로 만들어 즙을 반반씩 섞는다.
- 아침 식전에 1컵씩 마신다. 많이 마셔도 부작용은 없다. 벌꿀을 조금 타거나 요구르트에 사과즙을 조금 타서 마시면 좋다.

■ 효능

　열매즙을 강장강정强壯强精에 더 많이 사용되고, 잎생즙은 시력을 좋게 하는데 더 많이 쓰인다. 열매, 잎생즙은 예부터 불로장생즙으로 전해 오고 있다. 계속 마시면 확실한 효과를 볼 수 있다.

귤생즙
감기 · 고혈압 · 동맥 경화

겨울에 필요한 것으로 추위에 견딜 수 있게 신진 대사를 원활히하여 체온이 내려가는 것을 막아 준다. 생귤즙은 피부와 점막을 튼튼하게 하는 작용이 있으며 겨울철 감기 예방의 효과가 인정되고 있다.

이러한 비타민 C는 귤 속의 구연산과 함께 피부미용과 원기회복에도 좋은 효과를 나타낸다. 또한 귤은 모세 혈관에 대해 투과성의 증가를 억제하고 취약성을 회복시키기 때문에 동맥 경화와 고혈압의 예방에도 효과가 있다. 그 밖에 각기병을 예방하며, 폐출혈 · 동상 · 치질 치료에도 효과가 있다.

■ 만드는 법과 먹는 법

- 귤의 과육 약 300g을 1회 분량으로 사용한다.
- 우선 깨끗이 씻은 다음 귤껍질을 3분의 1쯤 남기고 적당히 쪼개어 주서에 넣고 짜낸다.
- 손으로 만들 때는 껍질을 벗기고 과육만을 따로 벗긴 다음, 껍질을 3분의 1 가량 잘게 썰어 주서에 넣고 즙을 낸다.
- 이 생즙을 아침 식전에 1컵씩 마시는데 사과생즙을 약간 섞어서 마시거나 요구르트를 첨가하면 더욱 좋다.

■ 효능

이 생즙은 고혈압, 동맥 경화 예방에 가장 효과가 있으며 각기병에도 효과가 있다. 또 겨울 감기 예방과 원기 회복에도 효력이 있다.

감생즙
뇌일혈 · 고혈압 · 숙취 해소

감은 지혈止血작용으로도 상당한 효과가 있는데, 특히 피를 토하거나 뇌일혈 증세가 있는 환자에게는 감이 좋다.

한방에서는 폐가 답답할 때, 담이 많고 기침이 나올 때, 만성기관지염 등에 좋은 것으로 알려지고 있다.

고혈압 환자에게는 훌륭한 간식이며, 특히 숙취 예방과 치료에 다시없는 식품이다. 몸 안에 흡수된 알코올 성분을 빨리 산화시켜 주는데 도움을 주는 과당과 비타민 C가 감에는 많다.

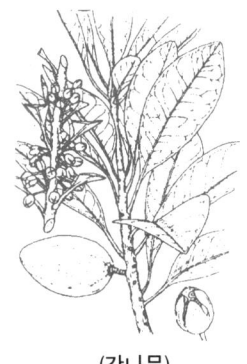
(감나무)

■ 만드는 법과 먹는 법

- 감의 재료는 떫은 생감 약 300g을 1회 분량으로 사용한다.
- 덜 익은 감의 껍질을 벗기고 씨를 빼어 주서에 넣고 짜낸다. 손으로 만들 때는 감을 강판에 갈아서 물을 조금씩 가하고 가제로 짜서 즙을 낸다.
- 아침 식사 전에 1 컵씩 마시는데 생강즙을 10% 정도 첨가하여 마시면 떫은 맛이 한결 덜어진다. 처음 마시는 사람은 떫은 맛이 강해 마시기 곤란하므로 요구르트를 타서 마셔도 좋다. 감즙 1 컵에 요구르트 1 컵을 탄다. 사과즙이나 무즙을 타서 마셔도 좋다.

■ 효능

감생즙이 고혈압 환자에게 좋다는 것은 이미 잘 알려진 사실이다. 감생즙을 마시고 고혈압을 치료한 경우도 많다. 각기에도 효과가 있으며 술에 취했을 때 마시면 취기를 덜게 된다.

미나리생즙
고혈압 · 일사병 · 변비

　미나리는 비타민이 풍부한 알칼리성 식품인데, 혈압 강하, 해열, 진정, 일사병 등에 효과가 있다고 한다.
　한방에서는 식욕을 돋워 주고 장의 활동을 좋게 하여 변비를 없앤다고 한다. 이것은 식물성 섬유가 창자의 내벽을 자극해서 운동을 촉진시키기 때문이다. 수분이 많기 때문에 변통을 촉진한다.
　식품을 보면 부피를 늘리는 식품 또는 자극성 식품을 들 수 있는데 미나리는 바로 이 두 가지를 겸비한 식품이라고 할 수 있다.
　또한 미나리는 치질 · 신경 · 쇠약 · 정력이 약한 사람, 술 마시고 열이 날 때, 여성의 대하증과 하혈에 좋다고도 한다.

■ 만드는 법과 먹는 법

　미나리 약 500g을 1회 분량으로 사용한다.
- 줄기가 억세지 않은 가을, 봄의 미나리를 선택한다. 뿌리 부분에도 유효 성분이 많이 들어 있으므로 깨끗이 씻어 함께 사용하도록 한다.
- 물로 깨끗이 여러 번 씻어 주서에 넣고 짜낸다.
- 이 생즙을 아침 식사전에 1컵씩 마시는데 마시기가 역겹게 느껴질 때는 요구르트나 다른 생즙과 섞어서 마시면 효과도 높고 마시기도 수월하다.

■ 효능

　미나리 생즙은 혈압을 내리는 효과가 있으므로 고혈압 환자에게 가장 적당하다. 진정에 좋고, 해열 · 일사병 · 변통 등에도 효과도 있고 혈액을 맑게 하는 청혈淸血 작용도 한다.

민들레생즙
위암 · 간장 · 황달

민들레의 잎은 식용으로 사용하며 뿌리는 약용하는데 한방에서는 꽃피기 전의 말린 것을 포공영蒲公英이라 하여 해열이나 땀내는 데 또는 건위제로 이용한다.

민들레에 들어 있는 특수 성분으로는 이눌린 · 팔미틴 · 세로친 등이 있는데 건위 · 강장 · 이뇨 · 해열 · 천식 · 거담 등의 효과가 인정되고 있다.

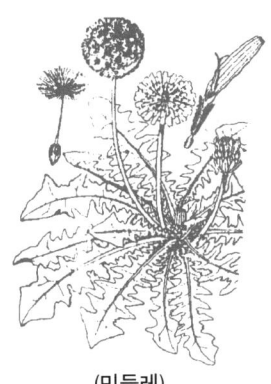
(민들레)

■ 만드는 법과 먹는 법

- 신선한 민들레잎 400g을 1회 분량으로 사용한다.
- 생즙의 재료는 잎으로서 4~5월 것이 가장 좋다. 꽃봉오리가 생기기 전에 채취한다.
- 민들레를 채취하여 물에 깨끗이 씻어 주서에 넣고 짠다.
- 이 생즙을 아침 식사전에 1 컵씩 마시는데 사과즙이나 요구르트를 섞어 마시는 것이 좋다. 위궤양, 치통 목적으로 마실 때에는 감자 생즙을 3분의 1쯤 혼합하여 마시는 것이 더 효과적이다.

■ 효능

민들레의 생즙은 옛날부터 위암 치료에 사용해 왔다. 특히 위궤양에 좋은 효과가 있다.

민들레 생즙을 하루 1~2컵씩 마시고 위궤양을 치료한 경우도 있다. 건위 · 이뇨 · 하혈 · 최유催乳 등에 현저한 효과가 있으며, 그 밖에 변비 · 간장병 · 황달 · 식중독 등 사용 범위가 넓다.

파생즙
관절통 · 복통 · 해열

파는 감기가 있을 때 악화되는 것을 예방하는 효과가 옛날부터 알려져 있다. 파의 얇은 속껍질은 상처가 났을 때 붙이면 지혈이 잘 된다. 유행성 감기에 걸렸을 때 파 뿌리(흰부분만)에 생강 5개를 함께 끓여서 마시면 몸이 따뜻해지고 땀을 내면 거뜬해진다.

한방에서는 소변을 원활하게 하고, 땀이 나는 데 효능이 있고 땀을 없애 주며 흥분을 가라앉히는 것으로 알려져 있다.

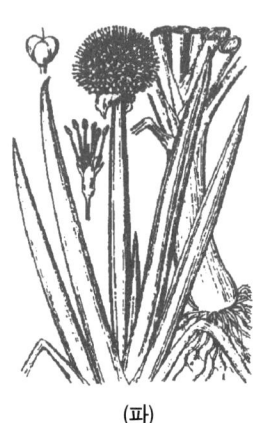
(파)

■ 만드는 법과 먹는 법

- 파의 온 포기 약 300~400g을 1회 분량으로 사용한다.
- 파의 품종은 여러 가지이나 무엇이든 다 좋다. 단 매운 파를 선택하는 것이 효능 면에서 좋다. 너무 여린 파는 생즙으로 적당치 않다.
- 파를 깨끗이 물에 씻어 뿌리만 제거하고 적당히 썰어 주서에넣고 짜낸다.
- 파생즙은 양배추 · 시금치 · 당근 · 사과 등과 배합하여 마시는 것이 더 효과적이다.

그러나 파생즙만을 마실 때에는 생강즙을 조금 타거나, 요구르트와 사과생즙을 3분의 1 가량 타서 마시면 마시기 편하다. 이 생즙은 아침 식사 전에 1컵씩 마신다.

■ 효능

파생즙은 감기 해열에 좋은 효과가 있다. 그 밖에 각기 · 관절통 · 복통 · 두통 등에 마시면 효과가 있다.

배추생즙
감기 · 위장 보호 · 변비

배추는 단백질 · 지방 · 당질 등 보잘것이 없어 보인다. 그러나 단백질을 구성하는 아미노산은 우수한 편이다.

겨울철에는 싱싱한 과일이나 채소류를 구하기 힘들기 때문에 비타민의 공급이 문제가 되지 않을 수 없다.

이런 때에 비타민 C가 비교적 우수한 배추는 겨울철의 감기의 예방과 치료에 효과가 높다. 또한 배추는 변비에 좋은 식품인데 그것은 부드러운 섬유질이 있기 때문이다.

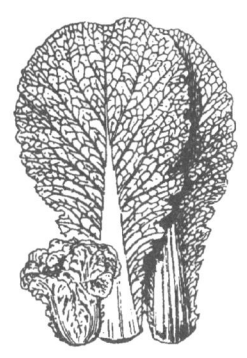

(배추)

■ 만드는 법과 먹는 법

- 배추겉잎 150~200g, 당근 100~150g, 사과 100~150g을 1회 분량으로 사용한다.
- 잘 보관된 배추를 품종에 관계없이 선택하되 신선한 푸른 겉잎이 영양가가 높다.
- 배추와 당근을 깨끗이 씻어 적당히 썰고, 사과는 꼭지를 떼어 버리고 껍질째 썰어 함께 주서에 넣고 짜낸다.
- 손으로 만들 때는 배추를 따로 썰어 쇠절구에 짓찧어 내고, 당근, 사과는 강판에 갈아서 함께 짠다.

이 즙을 요구르트와 섞어서 아침 식사 전에 1컵씩 마신다.

■ 효능

각종 미네랄이 골고루 들어 있어 위장을 돕는 데 좋은 생즙이다. 오래 마시면 변비에 효과가 있다.

부추생즙
부인병 · 설사 · 기침

　부추는 파의 종류에 비하면 단백질 · 지방 · 당질 · 회분 · 비타민 A가 월등히 많다. 부추의 냄새는 유황화합물이 주체인데 마늘과 비슷해서 강장 효과가 인정되고 있다.
　부추는 장을 튼튼하게 하므로 몸이 찬 사람에게 좋다. 구토가 날 때 부추의 즙을 만들어 생강즙을 조금 타서 마시면 잘 멎는다. 산후통에도 감초와 함께 달여 먹으면 효험이 큰 것으로 알려졌고 이질과 혈변 등에도 효과가 있다고 한다.

■ 만드는 법과 먹는 법

- 신선한 부추 400g을 1회 분량으로 사용한다.
- 부추에는 재배종과 야생종이 있는데 생즙용으로는 재배종을 쓴다. 장다리가 나오기 전 것을 택한다. 요즘은 사철 언제라도 부추를 구할 수 있으나 그래도 제철인 봄철의 것이 가장 효능이 있다.
- 싱싱한 부추를 골라 물에 깨끗이 씻어 썰어 주서에 넣고 짜낸다.
- 손으로 만들 때는 잘게 썰어 쇠절구에 넣고 짓찧은 다음 물을 조금씩 첨가하면서 고루 촉촉히 버무려 삼베헝겊이나 가제로 짜서 즙을 낸다.

　이 생즙을 아침 식사 전에 1컵씩 마시는데 마실 때 요구르트나 당근즙이나 사과즙을 반반 혼합하여 마시는 것이 좋다.

■ 효능

　부추 생즙은 몸을 보하는 데 가장 특효가 있다. 냉병이 있는 사람이 마시면 좋은 효과를 얻는다.
　그 밖에 부인병 · 설사 · 기침 등에도 유효하다.

배배합생즙
기침 · 천식 · 백일해

　배는 옛날부터 변비에 좋고 이뇨 작용이 있다고 알려져 왔는데 변비에 좋은 것은 소화가 안 되는 석세포 때문이라고 볼 수 있다.
　한방에서는 배를 여러가지로 사용했다. 담이 나오는 기침에는 배즙을 내서 생강즙과 꿀을 타 먹으면 효과가 있다고 한다.
　심한 기침을 할 때에는 배 한 개를 썰어 양젖이나 우유를 섞어 달여 먹기도 하였다. 복통이 심할 때는 배잎을 진하게 달여 자주 먹으면 좋다고 한다.
　배는 갈증이 심하거나 술 먹고 난 다음의 조갈증에는 매우 좋은 식품이다. 변비 · 이뇨 · 기침 등에 좋다고 너무 많이 먹으면 속이 냉해진다고 한다.

■ 만드는 법과 먹는 법

● 배 200g, 당근 150g, 사과 150g을 1회 분량으로 사용한다.
● 배는 되도록 껍질이 엷고 단맛이 많은 것을 고른다.
● 신선한 배를 골라 껍질을 벗기고 속의 씨와 단단한 부분을 도려낸다.
● 사과와 당근을 깨끗이 물에 씻어 적당히 썬 다음 준비된 배를 주서에 넣고 짜낸다.
　이 생즙을 요구르트와 적당량을 섞어서 아침 식사 전에 1컵씩 마신다.

■ 효능

　이 생즙은 소화를 촉진시키는 효능이 있고 기침 · 천식 · 번열 · 백일해 소갈 등에 마시면 매우 효과가 있다.

시금치생즙
빈혈 · 류머티즘 · 변비

시금치는 비타민 종류가 골고루 많이 들어 있는데, 비타민A는 채소 중에서 가장 많다. 또한 칼슘과 철분 그리고 옥소 등이 많아서 발육기의 어린이는 물론 임신부에게 좋은 알칼리성 식품이다.

또한 시금치에는 사포닌과 질이 좋은 섬유가 들어 있어 변비에도 효과가 있고, 철분과 엽산이 있어 빈혈 예방에도 유효하다.

■ 만드는 법과 먹는 법

- 시금치 온 포기 500g을 1회 분량으로 사용한다. 시금치를 깨끗이 씻어 주서에 넣고 짜낸다.
- 손으로 만들 때 는 잘게 썰어 쇠절구에 넣고 잘 짓찧은 다음 물을 조금씩 가하면서 고루 촉촉하게 버무려서 삼베헝겊이나 가제로 잘 짜서 즙을 낸다. 이 생즙을 아침 식사 전에 1컵씩 마시는데 요구르트나 당근즙이나 사과즙을 조금씩 넣어 마시면 더욱 효과가 있고 마시기 편하다.

■ 효능

시금치 생즙에는 철분이 많으므로 빈혈증에 매우 효과적이다 또한 인체의 유독한 요산을 분리 배설시키므로 류머티즘이나 통풍에도 유효하다.

시금치에는 위나 장의 활동을 활발히 하는 요소가 들어 있으므로 위장 장애, 변비에도 유효하다. 단, 알레르기 체질의 사람에게는 시금치 생즙이 맞지 않는 사람이 있는데 유의해야 한다. 냉증, 거친 피부에도 좋다.

생강배합생즙
감기 · 두통 · 천식

생강은 맛이 맵고 온기가 있으며 독이 없는 것이 특징인데 주로 방향芳香 건위제로 쓰거나 생강시럽, 생강징키등의 제조원료로 쓰인다.

한방에서는 건위 · 진통제 · 해소 · 복통 · 냉증 · 중서中庶, 곽란 등에 이용되고 있다. 『명의별록』에는 이렇게 기록되어 있다. "생강은 오장으로 돌아간다. 풍사風邪, 한열寒熱, 상한傷寒, 두통, 기침 등을 없앤다. 구토를 그치고 담을 없애며 기를 내린다" 라고 기록되어 있다.

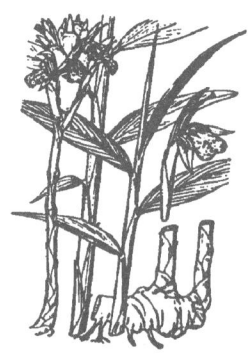
(생강)

■ 만드는 법과 먹는 법

- 생강뿌리 150g, 양배추 100g, 당근 100g, 사과 100g을 1회 분량으로 사용한다.
- 생강은 되도록 단단하고 신선한 것을 고른다.
- 생강 뿌리를 물에 깨끗이 씻어 겉껍질을 긁어 버린 다음 양배추는 파란 빛이 많은 곳을 선택하여 당근, 사과와 함께 물에 깨끗이 씻는다. 그런 다음 모든 재료를 칼로 적당히 썰어 주서에 넣고 짜낸다.
- 이 생즙을 아침 식전에 한 컵씩 마시는데 만일 생강의 성미가 너무 강하다고 생각되면 요구르트나 사과즙을 좀 더 넣어 마신다.

■ 효능

이 즙은 감기 · 두통 · 기침 · 천식에 효과 있으며 폐와 위를 튼튼히 하는 데도 효과가 있다.

씀바귀생즙
임질·요혈·이질

씀바귀는 꽃상치과에 딸린 1년생 풀로서 각처의 산야에 자생한다. 높이는 30cm쯤 되고 잎은 가늘고 길며 결각缺刻이 있다. 이러한 씀바귀의 약효에 대하여 옛 문헌에는 다음과 같이 기록하고 있다.

- 씀바귀는 오장의 사기를 누르고 위비胃痺의 곡穀이다. 오래 먹으면 시장을 안정시키고 기를 늘린다.
- 씀바귀는 십이경맥을 고르게 하고 곽란 후 위기의 번역을 없앤다. 오래 먹으면 힘이 강해진다. 비록 냉이 심하나 사람에 유익하다.

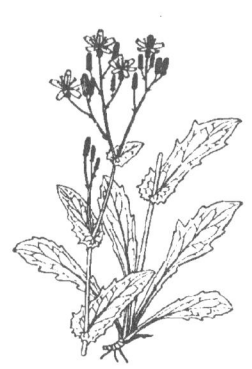
(씀바귀)

■ 만드는 법과 먹는 법

● 신선한 씀바귀 400~500g을 1회 분량으로 사용한다.
● 생즙의 재료는 씀바귀 온 포기이다. 생즙용으로는 4~5월의 씀바귀가 적당한데 꽃피기 전에 채취한다.
● 씀바귀를 채취하여 물에 깨끗이 씻어 주서에 넣고 짜낸다.

이 생즙을 아침 식사 전에 1컵씩 마시는데 쓴맛이 강하므로 요구르트나 사과즙을 반반씩 섞어 마시면 좋다.

■ 효능

씀바귀 생즙은 주로 봄에 많이 이용하는 계절적인 생즙이지만 한여름의 생즙은 더위를 잊게 하며 또 더위 먹은 사람이 마시면 좋은 효과를 볼 수 있다. 또 임질, 요혈尿血·이질 등에 마시면 효과가 좋다.

쑥생즙
위장병 · 부인병 · 신경통

쑥에는 무기질과 비타민의 함량이 많은 것이 특색이다. 특히 비타민 A가 많아 약 80g만 먹어도 하루에 필요한 양을 공급할 수 있는 셈이다.

쑥의 연한 잎을 말려 찐 다음 즙을 만들어 마시면 다음과 같은 효능이 있다고 한다.

해열과 진통 작용, 해독과 구충 작용, 혈압 강하와 소염 작용 등 쑥잎을 한명으로는 애엽艾葉이라고 하는데 복통 · 토사 · 출혈의 치료에 쓰여 왔다.

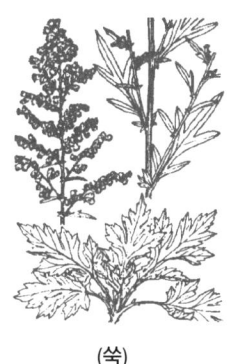
(쑥)

■ 만드는 법과 먹는 법

쑥에는 여러 가지 종류가 있으나, 바닷가와 섬에서 나는 쑥과, 육지에서 나는 쑥으로 크게 나눈다. 약용은 바닷가 쑥이라야 한다. 바닷가 쑥은 향기가 좋고 육지의 쑥은 성이 독하다. 생즙용은 역시 바닷가 쑥을 택한다. 4월 하순에서 5월 하순 사이의 것이 가장 좋다.

● 쑥잎을 물에 깨끗이 씻어 주서에 넣고 짜낸다.
● 이 생즙을 아침 식사 전에 1컵씩 마시는데 몹시 쓰므로 요구르트나 사과즙과 반반씩 혼합하여 마시는 것이 좋다. 물을 타는 것도 좋다.

■ 효능

쑥생즙을 모든 위장병에 좋은 효과를 나타낸다. 계속 마시면 확실한 효과를 볼 수 있다. 부인병 · 냉병 · 소화불량 · 신경통 · 복통 등에 마시면 좋은 효과가 있다.

익모초생즙

주근깨 · 여드름 · 감기 · 요도염

익모초 잎에는 레오느란이라고 하는 결정성結晶性 알칼로이드 · 지방유 · 수지樹脂 등이 들어 있다.

한방에서는 강장성 통경약 및 지혈제로 쓰인다. 『당본초唐本草』에는 다음과 같이 설명하였다.

익모초즙을 마시면 부종浮腫과 산후의 혈창민血脹悶을 다스린다. 생즙을 귓속에 떨어 뜨리면 귓병이 낫는다고 전한다.

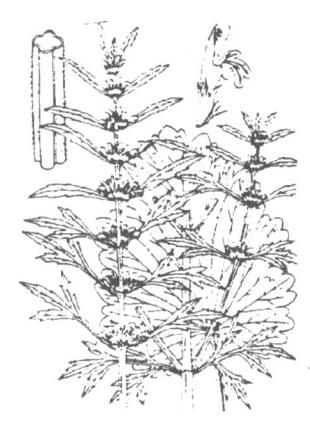

(익모초)

■ 만드는 법과 먹는 법

- 익모초 잎 약 300~400g을 1회 분량으로 사용한다. 생즙용은 신선하고 꽃이 피기 전 것을 채취한다. 쑥과 마찬가지로 말려 저장해 두고 겨울에도 사용할 수 있다.
- 레몬은 껍질을 반쯤 벗기고 반은 남기어 적당히 썰어 씨를 빼내고 익모초잎과 함께 주서에 넣고 즙을 짜낸다.
- 이 즙을 아침 식사 전에 1컵씩 마시는데 산미가 강해서 마시기 어려우므로 요구르트나 오이즙이나 사과즙을 반반 정도 혼합하여 마시는 것이 좋다.

■ 효능

여성의 미용 음료로 계속 마시면 확실히 안색과 피부 살결이 고와진다. 따라서 주근깨, 여드름 등이 깨끗이 없어진다. 감기 · 두통 · 요도염 등에도 효과가 있다.

양딸기생즙
빈혈 · 고혈압 · 주근깨

딸기에 함유되어있는 비타민C는 여러 가지 호르몬을 조정하는 부신피질의 기능을 활발하게 하므로 체력을 증진시킬 수 있는 것으로 알려져 있다.

이 비타민 C는 알약 같은 약품으로 먹는 것보다는 천연 식품으로 섭취하는 것이 더욱 효과적이다.

그래서 딸기의 영양가를 체내에서는 손실 없이 섭취하기 위해서는 설탕을 치지 않고 먹는 것이 좋으며 꿀 · 우유 · 요구르트 등과 함께 먹는 것이 좋다.

■ 만드는 법과 먹는 법

잘 익은 양딸기 약 400g을 1회 분량으로 사용한다. 딸기에는 양딸기와 산딸기나무딸기를 이용한 생즙이 있는데 약효면에서는 산딸기가 우수하다. 양딸기는 따서 시간이 지날수록 상하기 쉬우므로 신선할 때 즉시 사용하는 것이 좋다.
- 양딸기를 골라서 주서에 넣고 짜낸다. 손으로 만들 때는 강판에 문질러서 삼베헝겊이나 가제로 짜서 즙을 낸다.
- 이 생즙에 요구르트나 사과즙을 조금씩 타서 아침 식사 전에 1컵씩 마신다. 많이 마셔도 전혀 부작용이 없다.

■ 효능

딸기생즙은 특히 미용식으로 가장 좋다. 오래 마시면 얼굴의 주근깨 · 여드름 · 얼룩점 등도 깨끗이 없어지며, 입맛이 없을 때 마시면 입맛을 돋운다. 또는 빈혈증, 고혈압 환자가 마시면 좋은 효과를 볼 수 있다.

상추생즙
냉병 · 빈혈 · 거친살결

상치의 당류는 대부분이 포도당인데 설탕과 과당이 들어 있다. 식욕을 돋우는 식품이며, 많이 먹으면 잠이 많아진다. 잠을 잘 이루지 못하는 사람에게는 수면제 역할을 해주는데, 그 성분이 무엇인지는 아직 밝혀내지 못하고 있다.

또한 황달, 빈혈, 신경과민 등에 날것으로 먹으면 치료 효과가 있으며 누런 이를 희게 한다고 한다. 타박상에도 싱싱한 잎에서 얻은 즙을 바르면 좋고, 피를 깨끗하게 하는 정혈제로도 좋다고 한다.

■ 만드는 법과 먹는 법

- 제철의 싱싱한 상추 500g을 1회 분량으로 사용한다.
- 생즙의 재료는 온포기이다. 상치의 종류는 붉은 상추와 흰 상추가 있는데 생즙용으로는 붉은 상추가 성분이 우수하다.

상추를 깨끗이 물에 씻어 손으로 뜯어 주서로 짜낸다. 손으로 만들 때는 잘게 손으로 뜯어 쇠절구에 넣고 짓찧어 내어 물을 조금씩 첨가하면서 고루 촉촉하게 버무린 다음 삼베헝겊이나 가제로 짜서 즙을 낸다.

이 생즙을 아침 식사전에 1컵씩 마시는데 요구르트나 사과즙을 적당히 타서 마시면 마시기에도 편하고 효과가 좋다.

■ 효능

이 생즙은 뇌와 신경에 활력을 주어 신경의 흥분을 진정시키므로 불면증이나 정신 피로에 효과가 있다. 또 계속 마시면 혈액을 맑게 하며, 빈혈 · 냉증 · 거치른 살결의 예방에도 효과가 있다.

《 제7부 》

건강과 장수를 위한 과일주·약용주

과실주, 약용주란 잘 정제된 소주를 토대로 하여 자양분이 듬뿍 함유된 과실을 사용하여서 술을 만드는 것이다. 본래 과실주라 함은 과일을 짜서 즙汁을 내고 당류를 첨가시켜서 만든 알코올 음료로, 순연(純然)한 양조주에 붙여진 이름을 말한 것이다. 예를 들면 포도주, 사과주, 귤주 등이 과일즙의 발효에 따라 만들어진 것이다.

그러나 이미 제조된 알코올에 과일을 담그는 것만으로 만들어지는 매실주나 구기주 등은 정확히 말하자면 과실주라 할 수 없으며 매실 담근 술, 구기자 담근 술 등으로 표현하는 것이 옳다고 하겠다. 이것은 과실주라고 하기보다 자양이 넘친 술로 간단한 방법에 의해 만들 수 있고, 이것을 자양주滋養酒라 한다. 여기서는 과일로 만드는 것뿐 아니라 잎 줄기, 뿌리·꽃·혹은 생약生藥 등 손쉽게 구하는 재료로 술을 만들 수 있는 방법 등이 있다. 자양주는 갖가지 식물 성분이 알코올에 잘 우러나와 건강에도 좋고, 숙취宿醉가 없다는 것이 특징이다.

감잎술 _ 백내장 · 만성천식 · 당뇨병

■ 만드는 법

　감나무잎은 4~6월의 신록의 잎이 더욱 좋다. 한 잎 한 잎을 깨끗이 씻어 3~5mm 정도 잘게 썬 후에 물기를 빼고 꾸들꾸들하게 말린다. 다음에는 거즈 주머니를 만들어 그 속에 넣고 봉한다.

　감나무잎을 용기에 넣고 소주는 그 양의 3배 정도 부은 다음 밀봉하여 2개월쯤 냉암소에 저장한다. 술이 다 익으면 거즈 주머니를 꼭 짜내어 맑은 술은 다른 병으로 옮긴다. 감잎술은 황금색으로 약간 맵싸한 듯하며 꿀을 가미하여 마시면 좋겠다.

■ 효능

　빈혈 · 괴혈병 · 고혈압高血壓 · 동맥 경화증에도 효력이 있을 뿐 아니라 백내장白內障 · 만성 천식 · 결핵 · 당뇨병 등에도 효능이 있다.

 계피주 _ 해열 · 진통 · 감기

■ 만드는 법

　생계피 100g이나 육계 100g을 빻아 용기에 넣고 소주를 1.8ℓ 를 부어 밀봉하여 약 2개월 서늘한 곳에 저장한다. 술빛은 엷은 갈색으로 계피 특유의 향내와 감미로운 술이 된다. 제맛으로 마시는 것보다 다른 과실주나 양주에 가미하면 향기와 맛을 더욱 살릴 수 있다.

　소다수나 콜라 등에도 계피주를 한두 방울 띄우면 시원한 술이 된다. 알맹이는 그대로 두고 사용하면 좋다. 하루에 작은 잔으로 한두 잔이 적당하다.

■ 효능

건위·정장·식욕 증진·해열·진통·초기 감기에 효과가 있을 뿐만 아니라 향수, 향료로도 사용된다.

 국화주 _진정·해열·녹내장

■ 만드는 법

국화꽃을 용기에 넣고 그 꽃의 3배 정도의 소주를 부어 밀봉하여 서늘한 곳에 저장한다. 2개월 정도면 거의 익는데 이 때 찌꺼기는 체에 밭여 걸러 내고 보존할 병으로 옮긴다. 빛깔은 꽃의 색깔에 따라 약간씩 다르나 연한 황색, 엷은 오렌지색, 약간 회색을 띤 듯한 호박색 등으로 변화가 있다.

국화주는 약효를 목적으로 마시기보다 그윽한 국화향을 마신다는 진귀한 약술이다. 제맛 그대로 마시는 것도 좋고, 기호에 따라 감미료를 첨가하는 것도 좋으나 모든 과일주, 칵테일용으로도 매우 적합한 술이다.

■ 효능

두통·복통·진정·해열 등에 사용되며 기타 식욕 증진·건위·정장·원기 회복에도 효과가 있을 뿐 아니라 녹내장綠內障에도 효과가 있고 불로장생주라고도 한다.

 더덕술 _정장·강장제·거담

■ 만드는 법

더덕 뿌리를 3cm 정도로 썰어 용기에 넣고 소주를 붓는데 생더덕일 때는 더덕 양의 3배, 마른 더덕일 때는 5배의 소주를 붓는다. 뚜껑은 공기가 통하지 않게 밀봉한다. 냉암소에 저장하면 3개월 정도면 마실 수 있으나 6개월 이상 두는 것이 더욱 좋은 더덕술을 얻을 수 있다.

시일이 다 되면 더덕을 건져 체에 밭여 주둥이가 좁은 병으로 옮겨 사용하는 것도 좋으나 그대로 담아 두고 사용해도 무방하다. 엷은 호박색의 더덕술은 씁쓸한 맛이 묘하여 제맛으로 마시는 것도 좋으나 꿀이나 다른 과실주에 섞어 마시면 더욱 풍미가 있다.

■ 효능

정장, 강장제로서도 좋을 뿐 아니라 폐와 신장을 튼튼하게 해 주고 거담 작용에 큰 효과가 있다.

대추술 _불면증·이뇨·강장

■ 만드는 법

대추 열매를 용기에 넣고 3배의 소주를 부어 밀봉한다. 그런데 마른 대추를 사용할 때는 소주를 5배 붓는다. 숙성까지는 4~5개월 걸리는데 대추를 담가 둔 채 사용하면 좋다. 술빛은 생대추는 엷은 호박색이나 마른 대추 열매는 짙은 갈색이며 향기도 향긋하다.

■ 효능

불면증, 이뇨·강장 약효가 인정되고 있다. 그 밖에 갈증을 없애 주며 식욕 증진에도 좋다. 마른 대추를 꿀에 재워 약한 불로 달이면 찐득하고 까맣게 되는데 이것으로 술을 만들면 맛과 색깔도 진한 좋은 술이 된다.

도라지술 _기침·첨식·비만

■ 만드는 법

도라지 뿌리 600g을 뜨물에 깨끗이 씻어 물기를 빼고 3cm정도로 자른다. 용기에 넣고 소주 1.8ℓ를 부어 밀봉하여 서늘한 곳에 저장한다. 약 3개월쯤이면 마실 수 있으나 제맛을 내기까지는 6개월 이상 저장하는 것이 좋다. 이 술은 엷은 호박색으로 익으면 도라지 특유의 쌉쌀한 맛이 식욕을 돋우어 주므로 식전에 마시면 더욱 효능이 높다.

기호에 맞추어 꿀, 설탕 등을 가미하여 마시는 것이 더욱 좋다.

■ 효능

한방에서는 기침·천식·거담제로 많이 쓰인다.

다래술_ 담석·불면증·기력회복

■ 만드는 법

용기에 다래 열매 1kg을 넣고 소주 1.8ℓ를 부어 밀봉하여 서늘한 곳에 저장한다. 숙성까지는 약 3개월 정도 걸리는데 이때 알맹이를 건져내지 않고 그대로 두면 된다. 색깔은 황금색을 띤 호박색, 맛은 약간 새콤하고 달다. 향기는 특유하여 향긋하다.

다래는 특유의 향긋한 향기와 새콤하고 달짝지근한 술이므로 그대로 마셔도 좋고 기호에 맞추어 감미료를 첨가해도 좋다. 모든 과실주나 소오다수나 콜라에 섞어도 좋다.

■ 효능

피로회복, 강정, 강장, 보혈, 불면증, 건위, 정장에 효과가 있을 뿐만 아니라 병후의 기력 회복·식욕 증진·진통·특히 심한 갈증을 그치게 한다.

또 담석을 누르고 방광에 결석이 막혀 일어나는 것도 내려 준다.

당귀주 _갱년기 장애·냉증·인후통

■ 만드는 법

뿌리를 잘게 썰어 거즈 주머니 속에 넣고 봉하여 용기에 넣는다. 소주는 약 5배 정도 붓고, 밀봉하여 냉암소에 저장한다. 숙성까지는 3개월 정도 걸리는데 이때 알맹이는 그대로 두고 사용하는 것도 무방하다. 엷은 황색의 강렬한 향기와 약간 매운 듯한 달짝지근한 독특한 맛이 있다. 그러나 제맛으로 마시기보다 감미료를 기호에 맞추어 추가한다든지 하면 좋다.

■ 효능

강장 효과가 현저하며, 피로회복, 산후의 회복, 진정, 보혈, 기타 부인병·식욕 증진·회춘回春의 묘약으로 효능이 높다.

마늘술 _동맥경화·냉증·감기

■ 만드는 법

껍질을 말끔히 벗긴 마늘 300g 큰 것은 두쪽으로, 작은 것은 그대로 하룻밤을 양조식초에 담가 두었다가 다음날 식초에서 건져 내어 물기를 뺀다. 용기에 넣고 소주는 1.8ℓ 부어 밀폐하여 햇볕이 들지 않고 서늘한 곳에 1년 이상 저장한다. 술 색깔은 엷은 호박색으로 되며, 알맹이는 그대로 두고 사용한다.

■ 효능

신체 조직을 젊게 하며 신진 대사를 왕성하게 해줄 뿐 아니라 호르몬 계통을 자극시켜 정력을 왕성케 해 준다. 강장·진정·이뇨·감기·건위·정장·식욕 증진, 혹은 결핵·냉증·불면증·신경통·동맥 경화 · 고혈압 예방 등 광범위한 효능이 있다.

 ## 매실주 _ 빈혈 · 신경통 · 이질

■ 만드는 법

청매실 1.2kg을 용기에 넣고 소주 1.8ℓ 을 부어 뚜껑을 덮은 후 서늘하고 햇볕이 잘 들지 않는 곳에 저장한다. 익기까지는 6개월 이상 걸리는데 열매는 그대로 두는 것이 더욱 제맛을 얻을 수가 있다. 다 익으면 아름다운 호박색이 된다.

■ 효능

원기회복, 더위 먹은 데 잘 듣는다. 또 갈증을 없애고 식욕을 도와 정장의 효과가 있을 뿐 아니라 빈혈이 있는 부인에게는 활력을 주며, 상용하면 반신 불수 · 신경통 · 토사에 효과가 있으며, 또 여러 가지 이질병을 예방해 준다. 또한 알칼리성 식품이므로 여러 가지로 인체의 건강에 매우 유익하다.

 ## 모과주 _ 기침 · 이뇨 · 여성의 신진 대사

■ 만드는 법

모과 500g을 가로로 4조각을 내고 세로로 여러 조각이 나도록 썬다. 씨도 같이 용기에 넣는다. 모과를 한 개 넣고 설탕 한 숟갈 넣고, 또 모과 한 개 넣고 설탕을 뿌리며, 이와같이 겹겹이 차근차근 넣고 일주일이 지나면 모과가 설탕에 잘 절여져서 모과즙이 생기며, 대단히 향긋하다. 그때 소주를 1.8ℓ 붓고 향기가 없어지지 않게 밀봉하여 햇볕이 들지 않고 서늘한 곳에 저장한다. 3~4개월 두면 잘 익는다. 이때의 색깔은 연한 호박색이 된다. 이 술은 향기롭고 감미와 산미가 잘 조화되어 비방의 약술이 된다.

모과술은 처음부터 소주를 넣지 않고 모과와 설탕을 1주일 동안 둔 다음 소주를 붓는 것이 더욱 맛좋은 술을 얻을 수 있다.

■ 효능

신진 대사를 도와주며 소화효소의 분비를 촉진시켜 주는 효과가 있다. 그 밖에 탄닌산과 비타민 C가 상당히 많이 함유되어 있으므로 원기회복에 뛰어난 효능이 있을 뿐 아니라 기침을 멈추게 하고 이뇨에도 잘 들으며 빈혈성, 특히 여성에게는 그 효능을 인정받고 있다.

선인장술 _ 신장염·류머티즘·늑막염

■ 만드는 법

가시 없는 선인장을 2cm 정도로 잘라 용기에 넣고, 소주는 그 양의 3배 정도 부어 마개를 막아 서늘한 곳에 저장한다. 약 1개월쯤 지나면 술이 익는데 엷은 호박색으로, 맛은 약간 쌉쌀하고 풀잎 향이 난다.

알맹이는 건져 체에 밭여 내고 입구가 좁은 병에 옮겨, 마실 때는 기호에 맞추어 감미료를 첨가하는 것이 좋겠고, 향이 짙은 다른 과실주와 칵테일해도 좋다. 선인장의 맛보다 약효로 마신다고 보아야겠다.

■ 효능

선인장의 약효는 일반적으로 잘 알려져 있지 않으나 민간요법으로 오랜 세월 사용해 왔다. 천식, 각기·폐담·거담·풍風과 냉冷을 없애 주고, 신장염, 류머티즘 등에 좋고 오래 복용하면 근골筋骨이 굳게 되고, 불로하여 장생하고, 늑막염에 특효한 약재로 알려져 있다.

생강주 _ 복통·냉증·진통

■ 만드는 법

생강 3mm 정도로 썰어 용기에 넣고 소주를 부어 밀봉하여 서늘한 곳에 저장한다. 2개월 후면 술이 익어 엷은 호박색의 생강 특유의 향내와 맵싸한 술이 된다. 꿀이나 설탕을 가미하면 마시기 좋다. 다른 과실주모과주·구기자·딸기주 등에 한두 방울을 섞어 마시면 시원스러운 맛이 난다. 특히 대추술과 등분하여 마시면 비위脾胃의 원기를 돋우고 속을 덥게 하여 습濕을 없앤다.

■ 효능

건위·진통·해소·복통·냉증 등에 좋으며, 약, 향료, 양념용에 많이 쓰인다.

삽주술 _ 소화불량·당뇨·신경통

■ 만드는법

뿌리를 사용한다. 시판의 창출삽주의 결구되지 아니한 뿌리은 그대로 말린 것이고, 백출은 껍질을 벗겨 말린 것인데 술을 담그는 데는 창출이 적합하며, 뿌리를 얇게 썰어 용기에 넣고 5배의 소주를 붓는다. 밀봉하여 서늘한 곳에 저장하면 3개월쯤되면 익는데 찌꺼기를 그대로 두고 사용하면 더욱 좋은 술이 된다.

색깔은 물엿 같은 색으로 국화 향기와 같은 상긋한 향기가 나며, 약간 쌉쌀한 맛이 난다. 제맛으로 마시는 것도 좋고 기호에 맞춰 감미료를 첨가해 마시는 것도 좋다. 삽주술은 향내가 나는 듯 마는 듯 하지만 다른 양주나 과실주에 칵테일해도 그 은은한 향기는 남으므로 칵테일용으로도 적합하다.

■ 효능

방향성芳香性 건위약으로 사용되고 있는 한편, 강정强精에 특효하고, 발한·해열·소화불량·정장·당뇨병·이뇨·신경통·두통에도 효과가 있으며 흥분제로도 쓰인다.

 쑥술 _이뇨·건위·정장

■ 만드는 법

쑥잎과 그 꽃을 가지째로 꺾어서 큼직큼직하게 썬 것을 잘 씻어 물기를 빼고 거즈 주머니 속에 넣고 봉한다. 이것을 용기에 넣고 소주는 그 양의 3배 정도 붓는다. 뚜껑을 밀봉하여 냉암소冷暗所에 3개월 정도 저장하면 잘 익은 쑥술이 되는데 쑥주머니는 그대로 두고 다시 사용하면 된다.

술 빛깔은 푸른 빛을 띤 호박색이며 술빛이 갈색으로 변하면 쑥주머니를 꺼내는 것이 좋다. 향내가 그윽하여 제맛으로 마시는 것도 좋으며, 기호에 맞추어 감미료를 첨가하는 것도 좋다. 다른 과실주와 칵테일할 때는 향이 짙지 않은 술이 향기를 살릴 수 있어 좋다.

■ 효능

강장·이뇨·건위·정장·지혈·식욕 증진, 진정 등에 특효하다. 열매에는 산토닌이 함유되어 있어 구충제로도 쓰인다.

 진달래술 _천식·신경통·허리 냉증

■ 만드는 법

진달래꽃은 잎이 섞이지 않게 잘 다루어 살짝 씻어 물기를 뺀다. 한 잎 한 잎 닦아 낼 수는 없으니 몇 시간 두면 시들하게 마른다. 용기에 넣고 소주를 3배 정도 부어 밀봉하여 냉암소에 저장한다. 3개월 정도면 술은 익고, 연분홍색의 예쁜 색깔에 진달래 특유의 향을 풍긴다.

찌꺼기는 건져 내고 체에 받쳐 맑은 술은 다른 병으로 옮겨 두고 사용한다. 감미료는 이때 섞든지 아니면 마실 때 첨가하면 되겠다. 진달래술은 찌꺼기를 건져낸 후 다시 1~2개월 후에 사용하면 맛도 차분하고 약효도 크다. 진달래를 씻어 시들하게 말려 용기에 넣을 때, 진달래와 설탕을 한 겹 한 겹씩 차곡차곡 넣어 땅 속에 3~6개월 보관하면 꽃잎이 다 녹아 맑은 즙이 생긴다. 진달래 꽃은 독성이 있는 것이 있으므로 주의를 하여야 한다.

■ 효능

진달래술은 신경통 · 두통 · 천식 · 특히 여자들의 허리 냉증 · 류머티즘 · 진통 · 해열 등에 특효가 있다.

천문동주_객혈·강장·원기회복

■ 만드는 법

생약 천문동을 잘게 빻아 용기에 넣고 소주를 5배 정도 부어서 밀봉하여 서늘한 곳에 저장한다.

대체로 3개월 후에 술은 익는데 찌꺼기는 그대로 두고 사용하는 것이 좋다. 천문동을 생으로는 사용하지 않고 잘 말려서 사용한다. 약간 풀냄새가 나는 향기와 조금 쌉쌀하고 은은한 술맛이 나며 그냥 마셔도 좋고 기호에 맞추어 꿀이나 설탕을 첨가하는 것도 좋다.

■ 효능

강장 · 이뇨 · 각혈 · 원기회복 · 식욕증진 · 정신안정 · 숙면에 뛰어난 효과가 있고, 전신을 강건하게 하며, 특히 호흡기관을 튼튼하게 해준다. 중년 이후에 빼놓을 수 없는 좋은 약술이다.

칡술 _ 감기·당뇨·불면증

■ 만드는 법

  토막을 낸 갈근 1kg을 용기에 넣고서 소주 3~6ℓ 를 붓는데 갈근은 소주를 빨아들이므로 나중에 소주를 더 추가해도 무방하다. 3개월쯤 저장하면 완숙되는데 색깔은 짙은 커피색으로 맛은 달콤하고 갈근 특유의 향내가 나는 약술맛이 난다. 제맛으로 마셔도 좋으나 꿀을 가미하면 더욱 향기로운 약술이 된다. 맑은 술은 체에 밭여 떠 내고, 한 번 더 소주를 부어 밀봉하여 오래도록 저장하면 첫 번째 술보다 순하고, 진기한 갈근술을 얻을 수 있다. 갈근술은 산미가 적으므로 모과주나 매실주를 첨가하면 더욱 마시기 쉽고 맛도 좋다.

■ 효능

  갈근의 성분은 다량의 전분이다 초기 감기, 발한發汗 · 해열 · 정강 · 불면증 · 요통 · 당뇨 등에 효과가 높다.

 ## 포도주 _ 심장병·동맥경화·월경 불순

■ 만드는 법

  포도는 송이째 1.2kg을 깨끗이 씻어 3~4일 그늘에서 말린다. 한 알 한 알 따 항아리에 넣고 설탕 800g과 소주 1.8ℓ 을 부어 밀봉한 것을 볕이 들지 않는 지하실이나 마루밑에 저장한다. 3~6개월쯤 되면 술이 익는다. 알맹이는 건져내고 다른 병으로 옮겨 사용하면 되겠다.

■ 효능

  포도주를 하루에 2~4잔씩 계속해서 마시면 심장병 · 동맥경화증 등 갖은 병을 치료할 수 있을 뿐 아니라 담석증 · 변비 · 월경 불순 · 감기 등에도 효과가 있다.

인삼주_강장·보혈·피로회복

■ 만드는 법

주둥이가 큰 병을 열탕으로 소독하여 물기를 빼둔다.

마른 삼은 200g, 생삼은 20cm 길이 1개, 혹은 15cm 정도면 2개를 넣고 소주 1.8ℓ를 붓는다. 이때 소주는 인삼 위에 5cm정도 올라와야 하며 조금이라도 인삼이 소주 위로 올라가면 곰팡이가 발생할 염려가 있으므로 주의해야 한다. 생삼生蔘이 클 경우 두쪽을 내도 무방하다.

1개월 후쯤에 마실 수는 있으나, 마른삼은 8개월, 생삼은 1년 이상 저장하면 완전히 익은 좋은 인삼주가 된다.

생삼주는 색깔이 엷은 호박색이며, 마른삼은 갈색빛을 띤 호박색으로 맛은 약간 쌉쌀하고 약간 단맛도 있으며, 인삼 특유의 은은한 맛이 풍긴다. 제맛으로 마시기보다 꿀을 첨가하는 것이 더욱 좋은 술이 된다. 인삼주는 1일 1회 작은 술잔으로 한 잔 정도가 적당량이며, 그 이상 마시는 것은 효과를 올리는 것보다 오히려 해로울 수가 있다.

■ 효능

영약靈藥으로 강장·보혈·증혈·흥분·병약·산후 병후의 회복·원기 회복·무기력증無氣力症에 효과가 있다.

오가피주_신경 쇠약·빈혈·해열

■ 만드는 법

잎은 가지 째로 사용한다. 여름에 가지째로 꺾어 깨끗이 씻고 잘게 썰어 그늘에 말려둔다. 겨울에는 가지만 생生으로 사용한다.

용기에 넣은 가지와 잎의 3배 정도 소주를 붓고 밀봉하여 서늘한 곳에 저장한다. 숙성까지는 약 3개월 정도 걸리는데 색깔은 맑은 황색이나 다갈색으로도 된다. 알맹이는 그대로 두고 사용해도 좋으며, 오래 둘수록 좋은 약술이 된다.

오가피는 한약방에서 구하며 술을 담글 때는 5배 정도의 소주가 적당하다. 오가피주는 제맛으로 사용하는 것이 보통이나 특유한 향과 약간 쌉쌀한 맛이 나므로 기호에 맞추어 꿀이나 설탕을 가감하는 것도 좋다.

■ 효능

신경 쇠약증·빈혈증·건위·정장·해열의 작용과 병약자의 기력 회복에 좋은 효과가 있다.

오미자주 _체력 증강·원기 회복·시력 회복

■ 만드는 법

오미자의 열매를 깨끗이 씻어 체에 밭여 물기를 뺀 후 용기에 넣고 소주를 부어 밀봉하여 서늘한 곳에 저장한다. 3개월쯤 두면 익는다. 오미자를 체에 밭여 걸러 내고 꿀을 가미하여 주둥이가 좁은 병에 옮겨 서늘한 곳에 보관한다.

빛깔은 암적갈색과 자색이 섞인 붉은색이며, 맛은 산미가 강하고 오미자 특유의 방향芳香이 짙다.

■ 효능

오미자는 자양滋養, 강장제로 체력 증강·원기 회복·정력에 좋으며, 눈을 밝게 하고 근육을 굳게 함은 물론 기침과 천식을 다스리고 수렴제로도 사용하고, 내분비액의 분비를 촉진시킨다.

홍화주 _갱년기 장애·냉증·인후통

■ 만드는 법

홍화꽃 100g을 살짝 헹구어 물기를 빼고 거즈 주머니 속에 봉한다. 홍화는 많이 부풀어 오르므로 주머니는 약간 넉넉하게 만드는 것이 좋다.

주머니를 용기 속에 넣고 소주 1.8ℓ를 붓는다.

2개월쯤 서늘하고 어두운 곳에 저장하여 다 익으면 주머니를 건져 내고 꼭 짜서 걸러 낸다. 색깔은 진한 갈색이며, 맛은 쌉쌀하고 은은한 향내와 광택 있는 술로 다른 약술 중에도 뛰어나다.

■ 효능

산전·산후·통경, 진통, 갱년기의 모든 증세, 혈행 불순·냉증·두통·인후통·골다공증 등에 좋고 고혈압에도 효능이 있다.

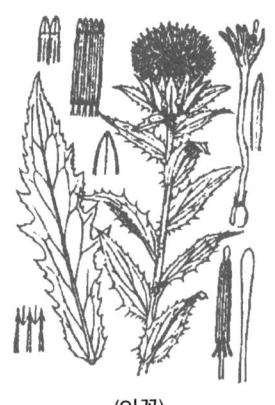

(잇꽃)

제8부

알기쉽게 풀이한 침술요법

침구 치료에 있어서 같은 침치료접(경혈)을 자극하여 똑같은 방법으로 치료해도 자극을 주는 양의 수법에 따라 통증이나 저린 것이 없거지어 효과는 각기 다르다.

침구 치료의 특색은 병든 내장內藏을 개별적으로 처리하기보다는 환자의 전체 상태를 알고 난 후 대처한다. 환자의 체질이 약한가·강한가를 맥을 짚어 알아보고 침구 치료에 필요한 치료접을 선택하고 개별적인 증세에 따라서 자극의 양을 결정하게 마련이다.

예를 들어 가는 침으로 가볍게 자극한다든가 굵은 침으로 강하게 자극한다든가 하고, 뜸으로는 치료접에 대한 뜸쑥의 양을 많이 한다든가 적게 한다든가 하고 한번에 붙이는 횟수를 여러 번 한든가 적게 한다든가 가감하여 자극의 적당량을 결정한다.

요컨대 침이나 뜸은 신체에 특별한 자극을 주는 것이므로 자극 치료법인 것을 알 수 있다.

그러나 자극량이 지나치게 과도하면 병을 고치기 보다는 악화 또는 부작용만 유발하기 쉽다. 그러므로 침구 치료법의 특징이 치료접이라고 하는 극히 한정된 점點상의 부위로 하고 있고 또는 침구 치료 점으로써 어떤 점을 선택하는가, 어떤 수법을 취하느냐에 따라서 효과가 좌우되기도 한다.

경혈經穴의 지식

인체는 질병에 걸리면 몸의 표면피부이나 근육 등에 여러가지 반응을 나타낸다.

이 반응하는 부위를 경혈經穴이라 하고, 이것을 연결한 선을 경락經絡이라고 한다.

침구 치료점은 적은 부위를 차지하는 혈穴인 것이다.

한방의학이 침구 치료에 있어서 내장內藏에 병이 있을 때에는 그와 관련 있는 인체 표면表面에 즉 머리에서 발까지 또 가슴에서 팔로 통하는 특별한 반응이 강하게 나타나는 경로經路가 있는데 이 경로선은 경혈을 통과하는 계통을 경락經絡이라 하고 이 통과 계통 중에 특별한 반응 즉, 과민점·압통점壓痛点·예민점이 나타나는 곳을 경혈經穴이라고 한다.

한방의 침구에 있어서는 인간의 생명은 인간의 체내에 있는 오장 육부五臟六의 기능에 의해 영위되고 이 장부를 감도는 기氣: 에너지의 순환계循環系가 경락이라고 인정하고 있다.

따라서 오장 육부에 속하는 12개 줄기의 경락이 있어 이것을 12정경正經이라 하고 몸 앞 정중선正中線과 몸등 부분의 정중선을 합하여 14경經이라고 한다.

모든 경락상에 있는 경혈의 총수는 356개의 경혈이 우리 몸 체표에 있다. 그러므로 어떤 장부에 질환이 일어나면 에너지 순환계에 체滯: 막히는 것가 생긴다.

이 체가 생기는 반응이 경혈經穴에 나타나며 이곳을 자극하여 체를 제거하면 장부의 병도 치료되는 것이다.

경혈을 찾는 요령은 우선 증세에 해당하는 부위마다 그림경락 그림 참조에 표시한 점의 부근의 피부를 가볍게 만져 본다.

몸의 좌우의 부분을 조사하고 또 혈穴과는 관계 없는 곳도 만져 본다. 약간 찬 기운이 있든가 열기를 느끼든가 딴 곳보다 만져지는 감각이 둔하다든가 뜨끔뜨끔하는 감이 강한 곳이 나타나면 그곳은 응용할 수 있는 혈이다.

피부를 잡아당겨 가볍게 손가락으로 2~3회 주물러 본다.

특히 다른 부위보다 통증이 강한 때나 때로는 칼날 같은 것으로 잘리는 듯한 느낌이 드는 곳이 있다. 이것이 또 혈이다. 다시 손가락 끝으로 가볍게 눌러 본다.

점상点狀이나 봉상棒狀, 괴상塊狀의 굳은 것이 있는지를 알아본다. 건드리든가 만져서 피부의 반응을 알아보고 피하 조직을 가볍게 눌러 봐서 근육의 긴장도를 보아 반응이 강하게 나타나는 곳이 살아 있는 혈이며, 실제로 치료에 역활하는 혈이다.

또, 혈의 위치를 재는 데는 치·푼이란 단위가 사용되나 이것은 옛날 자의 단위를 뜻하는 것은 아니다.

여러 가지 규정이 있으나 치료를 받는 환자의 엄지손가락과 중지中 指 끝을 대고 둥글게 하여 중지의 가운뎃마디와 끝마디의 주름이 끝나는 부위 사이의 거리를 한 치로 한다.

이와 같은 규정은 각 사람마다 골격의 크기와 신장이 다르기 때문에 자기의 골도骨度와 자기 길이로 혈과 혈 사이의 거리와 혈을 정확하게 판단하기 위한 방법을 골도법 또는 등신촌법이라고 한다.

가정에서 하는 뜸 치료의 주의

뜸 치료는 피부에서의 온열溫熱의 자극 효과를 이용하는 것으로 옛날부터 널리 일반 가정치료로 행하여지고 있으나 흉터의 발생으로 점차 기피하는 경향이 있지만 흉터가 나지 않는 간접구間接灸 즉, 피부에 중간 물질을 놓고 뜸을 뜨면 흉터가 안 생기지만 효과 면에서 뜸쑥의 약효가 흡수되지 못하는 흠이 있다.

뜸 치료는 피부의 조직을 태워 죽은 조직들의 일부가 피부에서 혈관으로 흡수되어 혈액 속에 여러 가지 면역 물질免疫物質을 만드는 데 효과가 있음이 인정되고 있고 조직 단백질제의 열분해물이 생겨 이것이 혈액 중에 흡수되어 치료효과를 나타난다는 것도 확인되었다.

동시에 혈에 온열 자극을 가함으로써 기능을 촉진 또는 개선하여 주는 특성도 있다.

뜸쑥을 크게 하지 않고 쌀알 크기의 반 정도로 해서 너무 뜨겁게 하지 않는 것이 요령이다. 일반적으로 가정 치료를 선택할 수 있는 방법은 투열구透熱灸라는 방법이 있다. 이것은 증세에 따라 경혈을 결정하고 쌀알 크기의 뜸쑥을 만들어서 한곳의 경혈에서 3회 이상 뜨는 방법을 말하며, 뜸쑥이 타도 피부가 그슬릴 정도로 흉터는 생기지 아니한다.

뜸쑥의 종류는 제조된 쑥을 사용하는 것이 좋으며 이것은 쑥잎을 기계에 틀어 고운 솜과 같이 되어 있기 때문에 화상 부위가 넓어지지 아니하고, 고통도 적다. 뜸의 크기는 대·중·소로 나누어지며 형태는 원주형圓柱形으로 하는 것이 원칙으로 되어 있다.

환자의 성별·체질·체력·병의 종류에 따라 뜸의 적당량을 결정하므로 뜸을 시작하기 전 우선 뜸의 양과 크기 또는 경혈에 대한 지식을 쌓고 사용해야 한다. 뜸쑥도 양질良質과 거친 쑥이 있어 구입할 때 주의를 요한다. 쑥을 채취한 지 오래된 것과 연하며 부드럽고 담황색淡黃色을 띠어야 하며 가늘수록 좋고, 불이 쉽게 인화되어야 하며 서서히 타는 것이 좋다.

치료점이 정하여지면 뜸쑥을 손 끝으로 가볍게 비벼서 원주형피라미드형으로 하여 뜸쑥의 밑바닥을 가볍게 경혈치료점 위에 놓는다. 뜸쑥을 잡은 손이 물기가 있으면 뜸쑥이 붙어 다니기 때문에 건조해야 하며 경혈의 위치는 물기가 약간 있어야 하기 때문에 치료점경혈에는 물을 바르고 뜸쑥을 고정시키는 것이 좋다.

일반적으로 성인에 있어서는 1일 3~7회, 어린이에게는 1~3회가 제일 적당하다. 횟수는 될 수 있는 한 적게 시작하는 것이 몸에 무리가 없게 된다. 뜸 치료를 시작하여 2~3일 후 전신이 무겁다든가 열이 나는 상태가 지속되면 뜸자극이 너무 심하였다는 반응이므로 뜸의 횟수나 크기 등의 조절이 필요하다. 요컨대 3주일 정도는 계속하고, 그 다음 1주일 동안은 쉬는 것이 좋다.

뜸 치료에서 제일 주의할 점은 발열 증세가 있을 때, 극도로 피로하였을 때, 어지러운 증세가 있을 때, 음주 후에, 공복일 때, 식후 즉시 등은 치료를 피하여야 한다.

침술 치료鍼術治療

인체의 피부 감각에는 통증 · 온랭溫冷 · 촉압觸壓의 3대 감각 특성이 있다.

침술 치료는 통증 감각을 잘 이용한 자극요법이고 뜸은 온열溫熱 감각을 자극하여 동양의학한방의학의 일련一連으로 물리 요법物理療法이고 경험적으로 발전한 침구학은 과학적으로도 합리성이 있는 것이다.

침술 치료를 가하면 생체生體상에서 효과를 얻을 수 있는 근거는 혈액 중의 아미노산이 몇 배로 증가하는 작용과 혈액 자체에 항히스타민성 · 항아세틸콜린성 등이 생기는 것이 확인되었고 교감신경을 긴장시키므로 치료 효과를 얻을 수 있는 것으로 입증되고 있다. 침술의 수기手技는 전문적인 기술이 필요하므로 가정에서 이용할 때에는 침술의 기본 상식을 익혀야 한다.

침술의 수기에는 침을 찔러 넣고 침을 좌우로 돌리든가, 침봉으로 긁어 보는 방법, 또는 경락이 흐른 방향에 따라 시술하는 법, 반대로 하는 수기 등이 시술의 기본이 될 수 있다.

침의 종류로는 참침 · 원침 · 제침 · 봉침 · 파침 · 원리침 · 호침 · 장침 · 태침 등 구종九種의 침이 있다. 이 중에서 봉침과 파침은 근래에 화서 삼릉침三稜鍼이라 부르고 종기의 절개와 울현된 부위의 출혈出血 등에 사용되는 외과적인 기구이다.

침구 치료의 실제와 응용법

■ 딸꾹질

좀처럼 빨리 고치기 힘든 신경성 딸꾹질에 침구 치료로써 좋은 효과를 볼 수 있다.

그림에서 목젖 아래로 내려가서 뒷목 중간쯤의 [배근]의 양쪽 [견중유]와 다시 [배골]의 좌우 [견갑골] 하단에서 평행한 [격유]와 앞쪽 목의 중간인 [천돌]혈, 또 명치 끝의 [구미], 이곳 양쪽의 [불용] 다음 [천돌]혈은 뒷목에서 나온 신경神經이 가슴 속으로 들어가는 곳에 해당하므로 [천돌] 부위에서 치료점을 잡을 수가 있다.

등의 [격유], 명치의 [구미] · [불용]은 횡격막부위에 해당이 된다.

이상 몇 경혈에 침술로 자극을 가하여 딸꾹질을 치료할 수 있다.

배의 중완혈은 소화 불량의 증세에도 효과가 좋은 혈이다.

■ 울렁증

순환기 특히 심장에 뚜렷한 병이 있는 경우는 침구 치료만으로써 치료될 수 없으나 최근 많아진 심장 노이로제 등으로 불리어지는 신경증으로 인한 증세를 가지고 있는 환자에게 좋은 방법이다.

침구로서 그림에서 등의 중간 [궐음유] · [심유] · 왼쪽의 젖의 중간 단중또는 전중, 명치의 [거궐], 다음에 팔목과 손목 안쪽 중간에 있는 [극문], [곤목] 새끼손가락 쪽의 [신문]을 이용한다.

궐厥이란 혈액血液의 순환이 나빠진 것을 말하며 음陰이란 여러 가지 의미가 있으나 여기서는 냉冷의 증세를 뜻한다. 심유는 심장 즉 현대의학에서 말하는 심장의 변조變調가 있을 때에 효력이 있는 경혈이다.

단중혈은 협심증狹心證 발작시에 강한 통증이 나타나는 곳이고 거궐巨闕은 명치가 무겁고 아픈 것을 느끼는 곳이다.

팔의 [극문]은 울렁증, 숨이 가쁠 때 잘 치료되는 경혈이고 [신문]은

울렁증을 수반하여 가슴이 답답하든지 통증을 일으킬 때 좋다.

■ 숨가쁜 증세

　울렁증과 숨이 가쁜 증세는 대개 동시에 나타난다.
　울렁증과 같이 침구 치료의 효과가 있는 것은 정신 정서의 동요, 울체 등으로 일어나는 경우이다.
　그림에서 등의 [폐유], 허리의 [신유], 앞어깨 쪽의 [중부], 팔 안쪽 팔꿈치와 손목을 3등분하여 팔꿈치에서 1/3 위치에 있는 [공최]가 유효하다. [폐유]는 담해痰該, 숨가쁜 데에 좋고 [신유]는 환자의 체력을 강하게 하는 경혈이다.
　중부中府는 폐유와 함께 호흡기의 증세에 있어서 반드시 압통이 있는 부위로 진단에 도움을 줄 수 있다.
　팔의 공최孔最는 이러한 급성 증세를 제거할 수 있는 경혈經穴이다. 특히 만성병 증세로 고생하는 환자는 뜸 치료가 좋다.
　적은 뜸쑥을 한 경혈에 세번씩 점화點火, 매일 1회 3주간 정도 계속하면 기침은 물론 가래도 함께 숨가쁜 증세를 없어지게 하는 효과가 있다.
　또 [폐유]·[위유]·[중부] 경혈에는 마늘 절편切片을 놓고 그 위에 약간 큰 편인 뜸쑥을 놓고 뜨면 흉터가 나지 않는 좋은 방법이다.

■ 두통

　침구 치료로 특별히 효력을 볼 수 있는 두통은 뚜렷한 내과 질환이 없으면서 만성 증세의 두통에 가장 좋다.
　그림에서 머리의 [백회], 바로 앞인 [전정], 백회 뒤의 [후정], 백회 양쪽 엄지손가락과 가운뎃 손가락 옆 폭만큼 좌우 양쪽에 벌어진 곳에 있는 [통천], 뒷머리 아래 양쪽에 있는 [풍지], [견정]과 팔꿈치 엄지손가락 쪽에 있는 [곡지], 발 바깥쪽 복숭아뼈 뒤쪽에 있는 [곤륜]혈이 가장 좋은 치료 효과를 볼 수 있다.
　머리 전체가 아프고 특히 머리 속이 아플 적에는 백회白會가 좋고 이 증세에다 눈이 침침하고 콧물이 나는 등의 증세가 첨가되면 [백회]와 [전정]이 좋고 뒷머리가 심히 아프면 [백회]와 [후정]을 사용하고 편두통偏頭痛에는 [두유]와 [통천]을 더 곁들인다.

또 엄지손가락과 둘째 손가락 사이에 있는 합곡合谷을 첨가하면 더욱 좋다.

임상적으로 편두통은 신경성인 증세를 거의 수반하기 때문에 이 방법은 항상 이용하여야 한다.

또 천주天柱와 풍지는 머리부터 눈코의 증세가 있을 때 공동으로 사용한다.

견정肩井은 두통을 동반한 어깨 결리는 데 좋고 팔의 곡지曲池는 만성 두통일수록 좋고 발의 곤륜崑崙은 편두통 특히 머리 한 쪽 두통 증세에 효과적인 경혈이다.

■ 불면증不眠症

불면증의 공통된 증세는 명치에서 좌우의 협복脇腹에 걸쳐서 가슴이 무겁고 답답한 듯한 느낌이 든다든가 잔등 가운데가 결린다든가 발이 차고 어쩐지 머리가 띵하다는 등의 상태를 호소를 하게 된다.

그림에서 명치의 [구미] 그곳 아래의 [거궐] 다음 젖에서 곧바로 아래쪽 늑골의 가장자리 [기문], [격유]혈을 응용한다.

격유는 결리는 것이 없어지고 명치에서 협복脇腹의 긴장이 풀리면서 수면 상태도 좋아진다.

다시 말해서 한방의학에서 말하는 심하비경흉협고만의 증후症候인 것이다.

[신유]와 발 밑의 [용천]혈은 체질·체력을 개선改善시켜 주는 경혈인 것이다. 배꼽 양쪽 있는 [천추]는 위나 장의 무력상태 등을 조정하는 혈이고 그곳 아래 [대거]는 변비증을 없애 주는 데 좋은 혈이다.

뜸 치료는 엄지손가락 크기의 뜸쑥을 놓고혹은 간접구 불을 붙여 뜨겁다고 느끼면 떼어 낸다. 이와 같이 한곳에 3~5회 거듭하여 하루 한번씩 3주일 동안 빠짐 없이 계속한다.

■ 어지럼증

그림에서 [심유]는 순환기의 조절을 하는 경혈이다.

[간유]는 눈에 관계되는 혈이다. [신유]·[황유]·[대횡]·[복류]는 체질 개선에 널리 사용되는 경혈이다. [단중]은 [심유]와 같이 심장心臟의 기능 장애를 치료하여 주는 경혈이다.

머리의 각손角孫: 귀를 앞으로 접어서 그 제일 위쪽이 옆 머리에 닿는 곳과 귓불 하단의 바로 귀에 [예풍]과 [천주]·[풍지]는 옛날부터 어지럼증과 앉았다. 일어설 적에 빙 돌면서 어지러운 증세에 잘 치료된다. 이러한 증세에 두통이 수반하면 백회百會혈을 치료점으로 잡는다. 그러나 이들 경혈 전부를 사용할 필요는 없는 것이다.

위에서 설명한 경혈經穴 부위를 가볍게 만져보고 짚어보고 눌러 봐서 피부가 딴곳보다 거칠어져 있든지 다소의 습진이 있든지 기미가 끼어 있든지 끈적끈적한 느낌, 또는 누르면 근筋모양이나 괴상塊狀·점상點狀의 굳은 곳이 발견되면 이곳은 치료점으로 택할 수 있다. 침술 치료점만으로는 즉효를 보기 힘들지만 계속하면 효과를 볼 수 있다.

■ 상기上氣

머리가 상기되면 거의 발이 냉冷한 것이 상례이다.

침구 치료에 있어서 인체의 구분은 배꼽을 중심으로 신체를 상하로 나누어 상반신上半身을 천天의 부분, 하반신下半身을 지地의 부분으로 규정하고 있다.

배꼽 옆 양쪽 2치에 천추天樞라는 경혈 이름은 천지天地를 나누는 추요樞要한 경혈 자리라는 뜻이다.

위와 같이 증세의 치료점은 머리의 [백회]·뒷머리의 [천주]·[풍지]와 귀 뒤부터 가슴으로 비스듬히 통하는 근육으로 머리를 옆으로 돌리면 뚜렷이 목 앞에 나타나는 그 중심부인 [천정]과 등의 네 번째 흉추胸椎의 양쪽 1치 5푼의 거리에 있는 [심유], 허리의 두 번째 요추의 양쪽

1치 5푼의 거리에 있는 신유腎兪: 신수, 발밑의 [용천] 등을 응용한다.

팔 안쪽에 있는 [극문], 발(다리) 안쪽에 있는 [삼음교]와 [축빈], 발등의 제일 높은 곳에 있는 [태충] 등도 상기 증세에 잘 치료되는 경혈들이다. 상기의 치료는 두頭와 발에서 경혈을 선택하고 배꼽 높이천지의 경에서 상기 증세를 처리하는 방법을 꾀하는 것이다.

■ 냉증

손이 냉하다, 발이 냉하다, 허리 또는 하복부가 냉하다 하는 사람은 흔하지만 거의 부족 증세를 유발하고 있다.

침술 치료에 있어서는 특히 허리의 [신유], 다시 신유 양쪽 [지실], 허리띠가 걸려 있는 요골 높이의 제4 요추의 높이 좌우 양쪽의 [황유], 배꼽 아래 치모恥毛가 나는 가운데 [관원]등을 이용한다.

특히 [신유]와 [황유]는 체질 조절에 널리 이용된다.

[대장유]와 [상료]에서는 골반장기骨盤臟器의 질환을 조정한다. 배꼽 아래 관원은 원기元氣에 관한 경혈이고 [관원]과 [기해]혈에 뜸을 오래 뜨면 뜰수록 장수한다는 장수요법이 있다.

냉증 주에서 특히 발이 냉한 경우는 삼음교三陰交 부위에서 아래로 냉하여진다.

밖의 복사뼈 위로 7치인 위치에서 빙 돌면 이곳에 승산承山과 비양飛揚이 있고, 발목 가까이 안쪽 복사뼈의 위로 3치인 삼음교三陰交, 바깥쪽 복사뼈 뒤의 곤륜崑崙 안쪽 복사뼈 뒤의 태계, 발바닥의 용천湧泉혈 등이 응용된다.

■ 견통肩痛

견통이라 하여도 내과內科 질환에서 유발하는 견통 즉 궤양증세로 인한 견통과 노인성에 따른 배골변형背骨變形에서 오는 것, 근육의 통증이나 신경통에서 오는 것과 피로에서 오는 것 등이 있다.

노화老化로 배골背骨의 변화에서 오는 견통은 뒤쪽에서 배근背筋의 양쪽에 걸쳐서 오는 것도 있다.

뒷머리카락 바로 밑의 좌우에 있는 [천주]와 세 번째 흉추 [폐유], 제오 흉추의 [심유], 제구 흉추第九胸椎의 [간유], 제이요추第二腰椎의 [신유] 등에서 특히 잘 치료된다.

또 호흡기 질환에서 오는 견통에는 폐유肺兪: 폐수, 심장질환에서 온 견통은 [심유], 간장肝臟 질환에서 유발한 견통은 [간유] 등의 경혈을 선택하는 것이 좋다.

피로에 의하여 일어난 견통에는 위에서 설명한 경혈과 양쪽 어깨의 [견정], 견갑골의 안쪽 상연에 있는 [곡원]에 견갑극肩胛棘의 아래 [천종] 등에 괴상塊狀의 딱딱한 것이 촉지된다.

위장 질환에 병발한 견통에는 [중완]과 배꼽 양쪽의 [황유]·[천추]를 첨가한다.

■ 감기感氣

한방의학에서는 병은 밖으로부터 온 원인原因 즉 풍風·한寒·서暑·습濕·열熱·조燥·화火와 속으로부터의 원인原因 희喜·노怒·우憂·사思·비悲·공恐·경驚에서 생기고 그것의 원인은 음식 실조飮食失調: 폭음 폭식·노력 과다努力過多: 과다라 설명한다. 이것을 사기邪氣라 한다. 풍사楓邪 즉 밖으로부터 풍風의 사기邪氣가 몸으로 스며들어 두통·발열·사지통증이 나타나 기침과 담이 생기는 것이다.

침술 치료의 경혈은 등의 제이 흉추第二胸椎의 양쪽 1치 5푼인 [풍문]에서 들어가서 뒷머리인 [천주]의 밖의 쪽 [풍지]의 경혈에 모이고 다시 오래되면 뒷두골頭骨이 튀어나온 곳 머리에 베개가 닿는다고 [침골], 외후골융기外後骨隆起라함의 바로 아래의 [풍부] 등은 감기 치료에 중요한 혈穴이다.

여기서 더 첨가하여 앞에서 설명한 [천주]·[곡지]·[외관]은 두통 치료와 함께 감기에도 응용되고 있다.

■ 기관지염氣管支炎

일반적으로 체력을 높이기 위하여는 [신유]·[지실]과 호흡기 질환에 필요한 [폐유]등을 선택하고 목이 아픈 데는 좌우 횡수鑛首의 중앙귀 뒤부터 가슴쪽으로 비스듬히 뻗은 근육의 가운데에 있는 [천정], 앞 가슴 위의 [천돌]과 앞쪽 어깨의 [중부], 양팔의 협백, 명치의 [거궐], 배꼽의 양쪽에 있는 [천추] 등을 선택한다.

특히 [천주]는 두통이나 두중증頭重症을 수반하였을 때, [간유]는 전신의 마디마디가 아플 때, [천정]·[천돌]·[중부]·[흉향] 등은 가래·기침이 있을 때, 명치의 [거궐]은 명치가 무겁고 아플 때, [천추]는 감기에 따른 설사·하리下痢등 위장 증세에 좋은 효과를 볼 수 있다.

감기에 걸리기 쉬운 체질體質을 튼튼하게 하기 위해서는 특히 [신유]·[지실] 등이 중요하고 끈기 있게 뜸 치료를 하여야 한다.

■ 천식喘息

여기에 말하는 천식은 기관지氣管支 천식이다.

대추大椎라는 혈은 목의 제칠 경추第七頸椎: 목에 있는 제일 큰 돌출부의 아래에 위치한다.

한쪽 손 손가락으로 목뼈를 위로부터 아래로 가볍게 눌러 내려가면 이 대추大椎인 곳에 심한 통증이 생기게 된다.

어린이들의 천식은 이 혈을 중심으로 [폐유]·[신유]·[천돌]·[중부] 등을 선택하여 침술 치료 대신 은단가루나 쌀가루를 골고루 바르는 것도 발작을 강하게 하고 증세를 부드럽게 하는 방법이다.

성인 천식에는 이들 경혈에 더 첨가하여 견통肩痛이 있는 천식에는 [견정]과 [대추]이고 흉부가 답답한 천식에는 [심유]이다. 체력을 보강하여야 할 때는 [신유]이고 발작 증세를 막기 위한 치료에는 [천돌]·[협백], 급성 발작이 심한 천식에는 [공최], 발의 냉을 없애 주어야 할 때는 안쪽 복사뼈의 위로 3치의 [삼음교], 안쪽 복사뼈 뒤의 [태계] 등을 선택한다.

■ 저혈압

저혈압을 치료하는 침구 치료점은 따로 있을 수 없으며 혈압이 하강하므로 일어나는 증세를 개별적으로 제거하는 데 유도되도록 꾀하는 것이 대증적對症的인 침술 치료법이다.

두통이나 두중증頭重症에는 머리의 [백회]와 [천주]와 팔의 [곡지], 손목의 [양지], 울렁증 · 숨이 가쁠 때 · 가슴이 답답할 때는 등뒤의 [궐음유], 그곳 양쪽 1치 5푼 거리에 있는 [고황] · 궐음유闕陰腧의 바로 아래 제오 흉추第五胸椎의 양쪽 1치 5푼에 있는 [심유]등과 [단중]을 선택하고 배꼽 양쪽의 [황유]를 응용한다. 위의 장애가 일어나 병발 증세가 있으면 [중완]을 선택, 변비가 있으면 배꼽과 요골腰骨의 중앙이 있는 [대거]를 더 첨가한다. 저혈압 환자는 대개 키가 크고 목이 길며 훌쭉하여 얼핏 보기에는 허약하고 빈혈이 있고 언제나 두통 두중증頭重症이 있으며 피로감을 쉽게 느끼고 위장이 약하며 수족이 냉하기도 하기 때문에 증세별로 참고하여 치료점을 선택하여야 한다.

■ 고혈압

저혈압과 동일한 방법으로 하지만 저혈압에는 보법補法의 시술을 하고 고혈압에는 사법瀉法 침구 시술로 하는 것을 원칙으로 한다.

두통이나 두중증頭重症에는 [백회] · [천주] · [곡지] 울렁증이나 숨이 가쁠 때 또는 흉고증胸苦症에는 등 위의 [심유], 가슴의 [단중]을 선택하고 명치에서 복부까지 걸리는 데나 무거운 상태일 때는 [거궐] · [불용] · [기문]과 등 뒤의 [격유]등을 응용한다.

변비에는 배의 [대거], 발이 냉할 때는 안쪽 복사뼈의 위로 3치의 [삼음교], 발바닥의 [용천]혈 부근을 주먹으로 50회 정도 때리면 혈압이 30mm 정도는 하강한다.

어쨌든 일시적인 효과를 기대하지 말고 끈기 있게 치료를 하여야 하겠다.

■ 빈혈

만성인 단순성 전신 빈혈 증세를 말한다. 빈혈 증세로 가벼운 두통이나 두중頭症을 느낄 때에는 [백회] · [천주] · [천정]을 선택하면 된다.

울렁증, 숨이 막힐 때에는 뒤의 [궐음유] · [심유] · [단중] · [거궐]을 택하고 또 증세가 심할 때에는 팔의 [극문] · [신문]을 더 첨가한다.

빈혈증 환자는 대부분 체력도 약하므로 체력을 회복하기 위하여 요부腰部의 [삼초유] · 신유腎腧 배꼽의 양쪽에 있는 [황유]를 택하고 변비가 되기 쉬운 때는 허리의 [대장유] · [상료] 배의 [대거]를 더 첨가하여 사용한다.

발에 냉증이 심하기 때문에 이때는 우선 발의 [승산] · [비양] · [태계]를 선택하여야 한다.

빈혈을 치료하는 침구치료라 해도 일정하고 특별한 특효를 내는 경혈은 없다.

전신이 빈혈증으로 인한 머리 증세 · 위장 증세 · 발의 냉증冷症에 대하여 치료점을 선택한다.

■ 가슴앓이

위의 심한 궤양이나 악성 종양惡性腫瘍이 없는 단순한 만성위염慢性胃炎의 증세에는 효과가 좋다.

명치 끝을 손 끝으로 누르고 목쪽으로 향하여 통증이 움직이는 듯하면 위나 식도에 병이 있음을 판단하여야 한다.

등 뒤의 [격유]와 [담유] · [비유] · [위유]가 좋은 효과를 내는 경혈經穴이다. 특히 담유 · 비유 · 위유는 한방원전에서 모든 위장 증세에 특효혈로 되어 있다.

위장 장애가 일어나면 이 부분이 뻑적지근한 감이 들고 이런 환자들은 늘상 등 뒤의 부분을 두들겨 댄다.

[천돌]은 목젖이 아픈 데 좋고 그곳 바로 양쪽의 [기사] 등은 위의 병으로 일어나는 가슴앓이에 특효가 있다.

다리의 삼리三里는 위장병에 효과가 좋고 불노장수不老長壽의 뜸치료 자리로 전통이 있는 경혈이다.

이상과 같은 경혈 중에서 특히 가볍게 눌러서 통증을 느끼는 경혈을 선택하여 뜸 치료하면 좋은 효과를 기대할 수 있다.

■ 위염胃炎

위염에서도 침구치료가 잘 적용되는 것은 만성위염이 많다.

항상 명치에서부터 배꼽 위까지 뻐근하여 트림이 나고 가슴이 아프며 때로는 구토를 일으킨다.

[격유]·[담유]·[비유]·[위유]는 가슴앓이 치료 응용과 같이 한다.

기사氣舍: 쇄골의 내단에서 울대밑의 위를 감도는 신경을 자극하여 적합한 경혈로서 위장의 사기邪氣가 머무는 곳이란 뜻을 지니고 있다.

명치의 [거궐] 여덟번째의 늑골肋骨의 앞쪽끝에 있는 [불용]·[기문]과 [중완] 등은 특히 위장 증세에 치료율이 높은 경혈이다.

배꼽 양쪽 2치에 있는 [천추]는 대장大腸에 해당되는 혈이다. 위염이 점점 진행되면 장염으로 이행될 수 있는 것이다.

팔의 [곡지] 다리의 [삼리]·[삼음교] 등은 만성위염에 따르는 두중頭重이나 다리가 무거울 때, 냉증冷症 등에 좋은 경혈들이다.

뜸 치료로는 온구도 좋고 지열구知熱灸도 효과적이다. 지열구 방법은 [중완]·[천추] 등에 엄지손가락 크기의 뜸쑥을 놓고 뜨겁다고 느낄 때 집어 내는 방법이나 무흔구無痕灸로 사용할 수 있다.

■ 위무력증胃無力症

위무력과 위하수胃下垂는 대부분 한방에서 말하는 허증虛證으로써 키가 크면 마르고 피부가 창백하며 배가 움푹 패여 있고 굳으며 가볍게 만지면 뱃속에서 동맥動脈의 박동을 쉽게 알 수 있다.

언제나 휘청거리는 듯하며 정력이 솟아나지 못한다.

특히 발이 냉한 증세가 나타난다. 이러한 증세에 있어서는 우선 체력의 증강을 목표로 하여야 하기 때문에 [신유]·[지실] 신유의 양쪽 1치 5푼을 선택하고 [격유]·[담유]·[비유]·[위유]를 응용한다.

명치의 [거궐]·[불용]·[중완]에서 위장 질환 증세를 치료하고 배꼽 [천추]에서 장의 기능을 조절하며 그 곳 아래 2치의 [대거]에서 변비·설사 등이 엇갈려서 일어나기 쉬운 상태를 예방 또는 치료하여 주는데 뜸으로 효과를 얻을 수 있다.

팔꿈치 [곡지]는 위무력의 특징인 두중頭重 증세를 제거하여 준다. 발의 [삼리]·[삼음교]에서는 냉冷을 제거함과 동시에 위장 기능의 활동을 촉진시켜 주며 위 벽胃壁의 긴장을 풀어주는 목적에 사용된다.

■ 위하수증胃下垂症

침구 치료에 있어서 위무력이나 위하수가 비슷하며 환자의 체력을 증진시키는 데 주력하여야 한다.

다음에 위벽의 건강과 기능을 정상화시켜 주기 위하여 위장 증세를 제거하고 식욕을 증진하여 소화·흡수를 촉진시키고 위의 기능 회복에 중점을 두어야 한다.

[신유]와 배꼽 바로 양쪽에 있는 [황유]는 체력을 높여 주는 경혈이고 [격유]·[담유]·[비유]·[위유]는 위질환 증세에 다각도 운영할 수 있는 효과 좋은 혈로서 [대장유]는 [대추]·[대거]와 함께 장腸의 기능을 조정調整하여 주는 데 좋은 혈이다. 팔꿈치의 [곡지]는 두중頭重 증세를 제거하고 발의 [삼리]는 강정强精을 위하여, [삼음교]는 발의 냉을 치료하여 준다.

한방의학의 침구 치료상 기초이론에서는 인간이 태어나면서부터 천天의 기氣는 코로 들어가 폐경肺經을 거쳐 폐부터 들어가고 여기서부터 장부臟腑를 감돈다고 하였고 지地의 기氣: 곡물류, 초근목피는 입으로 들어가 식도를 거쳐 대창大倉: 위의 별명에 들어가고 소화되어 비장脾臟: 췌장에 해당에서 장부臟腑를 돌아나간다고 설명하고 있다. 때문에 [비유]·[위유]는 소화기 질환의 침구 치료상 제일 중요하다.

■ 식욕 부진

식욕 부진은 다른 질환의 병발로 흔히 일어나며 정신적인 자극희·노·애·비·공·경 때문에 유발하기도 한다. 어떤 원인인가를 먼저 판단하는 것이 제일 중요하다.

[격유]·[간유]·[비유]·[위유]는 위장 장애에 통용되는 경혈 등이다. 삼초유三焦腧는 인간이 태어나면서부터 영양을 조절하는 혈이라 하여 소위 후천後天의 원기를 담당하고 있는 곳이어서 손목 손등쪽에 있는 양지陽池와 함께 침구치료 운용애 중요한 혈이다.

[기사]는 식도에서 위에 감도는 신경 기능을 조정하는 혈이다. 명치의 [거궐]·[불용]·[중완]은 위의 기능의 변조變調를 조정하고 다리의 삼리·태계, 발바닥의 [용천] 등은 정력을 보補하는 데 응용되는 치료점이다.

요컨대 체력을 증강시키고 영양을 조정하고 위장의 기능을 촉진시켜 식욕 부진을 제거하는 데 이상과 같은 경혈을 활용할 수 있다.

그러나 감기와 함께 만병의 근원이 되기 때문에 어느 정도 가정 요법이 허용되나 오래 증세가 계속되면 의사를 찾아보아야 한다.

■ 복통腹痛

위장에는 특별한 변조變調는 없는데 냉冷하여진다든가 할 때에는 침구 치료를 선택하는 것이 좋겠다.

반듯하게 누워서 무릎을 세우고 협복脇腹의 피부를 좌우로 집어 올려 문질러 본다. 이렇게 하여 찢어지는 듯이 통증이 있으면 복부 피부나 피하 조직의 신경통이다. 무릎을 뻗고 양쪽 팔을 위로 든다, 상반신을 일으킨다, 또 눕는다, 또 일어난다, 이러한 동작으로 통증이 생겼다 없어졌다 하는 것은 근육통이다.

이 밖에 복통은 위장이나 간장肝臟, 부인과 생식기 질환이 생겼을 때 많은 것이다. [중완]은 위부胃腑의 통증에 좋고 [천추]·[대거]·[관원]은 소장小腸·대장의 긴장에서 오는 복통에 응용되고 배꼽 아래 1치 5

푼의 [기해]와 무릎의 마구리뼈의 안쪽 2치에 있는 [혈해]는 부인과 질환의 복통에 응용된다. 다리 [삼리]·[삼음교]는 복통이 수반되는 발의 냉증과 열을 제거하여 주는 데 효과가 있다. 손의 [합곡]과 발의 [태충]은 좌우 합하여 사혈四穴을 사관四關이라 한다.

■ 하리下痢

침구 요법은 허증虛證으로 긴장성 증세에 나타나는 하리에 적용하여 효과를 볼 수 있다.

[신유]는 체력을 보강하고 [대장유]는 장腸의 기능을 조정하여 주며 [중완]은 하리에 따르는 위의 증세, 가슴앓이·트림·위 무력증을 치료하며 배꼽 양쪽의 [황유]·[천추]는 장의 기능을 조정하고 [족삼리]는 하리를 치료하는 데 직접 작용한다.

만성위염이나 장염일 때는 변비와 하리가 엇갈려 교대로 일어난다. 침구 치료에 있어서 하리와 변비는 완전히 표리表裏의 증세로써 자극량의 가감加減법의 시술 방법으로 조정할 수 없다.

본래 위장의 기능은 따뜻하게 하면 기능이 정상화되고 냉冷하게 하면 기능이 높아지게 된다. 추운 날이나, 비 또는 눈이 오는 날 춥게 몸을 다루면 복통이 일어나서 설사 증세를 일으키기 쉬운 것은 배가 냉하여 장의 운동이 촉진되어 높아지는 현상이다. 이럴 때 배를 따뜻하게 하면 하리도 그친다. 따라서 침구 치료도 중요하지만 요부腰部와 복부의 보온保溫이 무엇보다도 필요하다.

■ 변비便秘

침구 치료 효과를 쉽게 볼 수 있는 것은 습관성 변비로써 위장 기능이 둔화되어 일어나는 변비이다.

운동 부족이나 갱년기更年期에 들어선 비만형肥滿型 부인들에게서 볼 수 있는 질환군疾患群이다.

[삼초유]·[대장유]는 요추의 배변排便·중추를 자극하는 데 좋은 경

혈이다.

[백회]는 변비에 따르는 두통이나 두중頭重에 선택하고 [거궐]·[기문]은 변비에서 오는 불면에 좋은 혈穴이다. [천추]는 대장의 기능을 조정하고 [대거]는 침술이든 뜸이든 변비의 명혈名穴이다.

대거大巨혈을 잡는 방법은 배꼽과 요골腰骨의 전단前端: 전양골자을 연결한 선의 중간을 가볍게 엄지손가락 외의 네 손가락으로 눌러 간다. 무엇이라 형용할 수 없는 불쾌한 통증을 느끼는 곳이 대거이다. 다리가 무거울 때와 냉증을 제거할 때 사용한다.

침술만으로도 좋은 효과를 볼 수 있으나 만성으로 완고한 증세일 때에는 뜸 치료를 계속하여야 한다. 곁들여 아침에 일어났을 때 냉소금물 한 컵을 마시는 것은 변비에 약물이 될 수도 있다.

■ 간염肝炎

침구 치료에 있어서는 만성간염에 [간유]와 [담유]·[신유]를 선택하고 [기문]·[일월] 기문혈 아래로 5푼을 사용한다.

[기문]은 간肝의 모혈募穴이고 [일월]은 담膽의 모혈募穴로서 중요한 의미를 지니고 있다.

모혈募穴이란 사기邪氣를 제거하고자 하는 것이 침구 치료의 목표인 것이다.

이 밖에 더 첨가하여 배꼽 양쪽의 [황유], 무릎이 꾸부러지는 옆줄 쪽에 있는 [음릉천]을 선택한다.

침술 치료도 좋지만 가정 요법으로 뜸치료도 좋은 효과를 기대할 수 있다. 음주 과다로 간염을 유발하는 경우와 수술 후에 일어나는 혈청간염血淸肝炎에도 높은 치료율을 올릴 수 있다.

환자 자신이 반듯하게 누워서 입을 열고 우측 협복右惻脇腹의 젖에서 곧바로 내려간 늑골의 가장자리를 손가락 끝으로 누르면서 크게 숨을 쉬었을 때에 통증이 일어나면 간염을 인정하여도 좋다.

■ 담낭염膽囊炎

　담낭염은 급성이나 만성 모두 침구 치료와 투약을 병용하는 것이 원칙이나 때로는 침구 단독 치료로써 증세가 호전될 때가 많으며 대개는 만성일수록 뜸 치료는 더욱 좋다.
　[간유] · [담유] · [기문] · [일월] · [대거] · [삼음교] · [축빈] 등의 경혈을 응용할 수 있다.
　혹시 뜸 치료를 가정 요법으로 할지라도 가끔 검사로 호전되어 가는 상태를 확인하여야 한다.
　침구 치료와 함께 음식을 조심하고 육식은 될 수 있는 대로 피하고 무리한 운동은 삼가하여야 한다.

인체 경혈도

■ 얼굴 앞면의 주요 경혈도

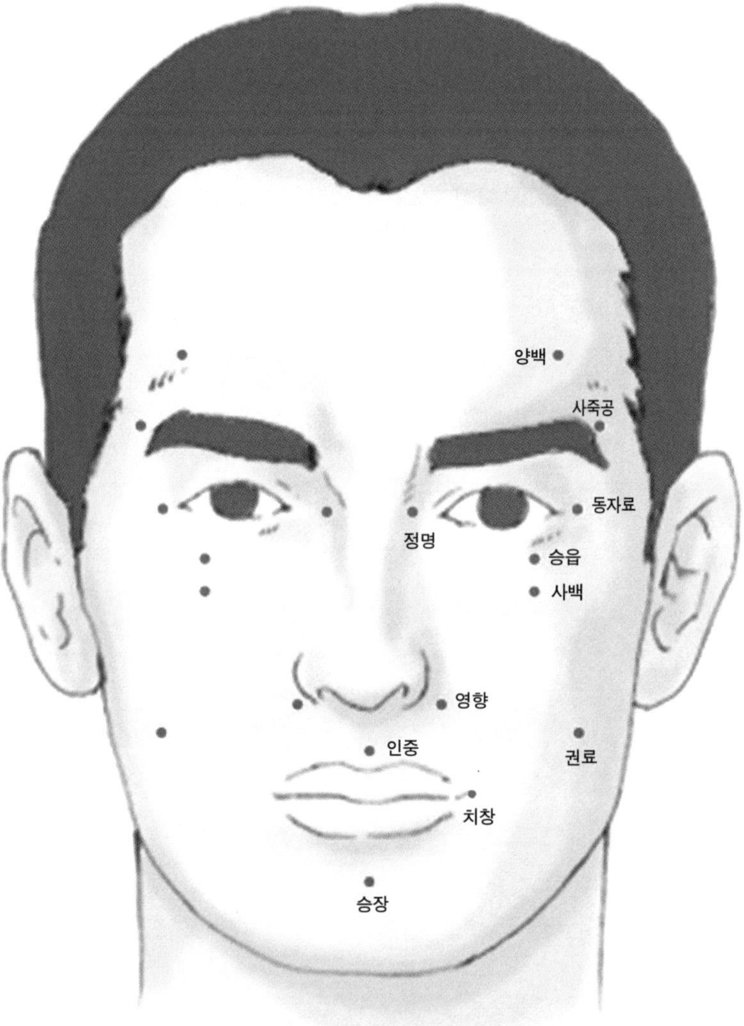

- 양백
- 사죽공
- 동자료
- 정명
- 승읍
- 사백
- 영향
- 인중
- 권료
- 치창
- 승장

■ 얼굴 옆면의 주요 경혈도

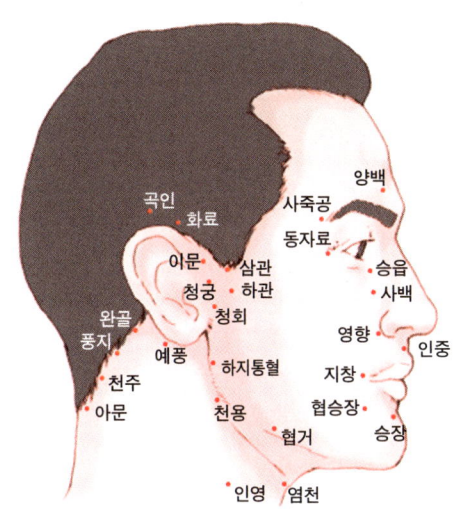

■ 목 앞면의 주요 경혈도

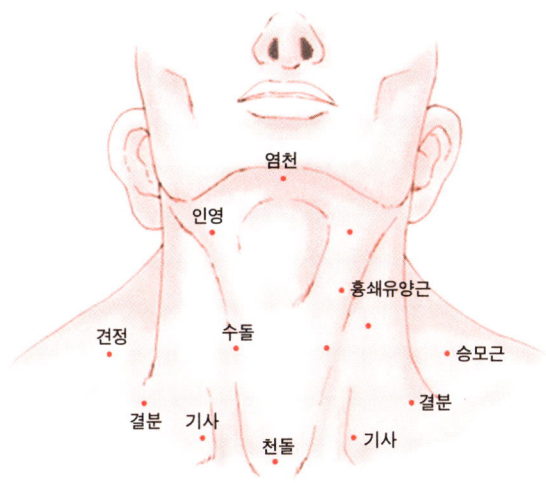

■ 목 옆면의 주요 경혈도

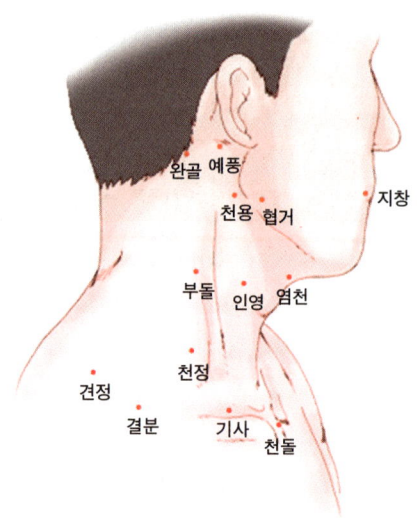

■ 목 뒷면의 주요 경혈도

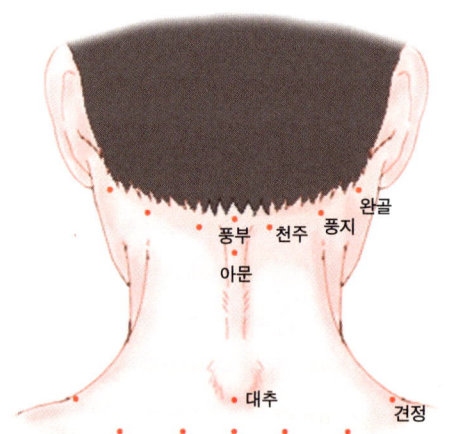

■ 몸 앞면의 주요 경혈도

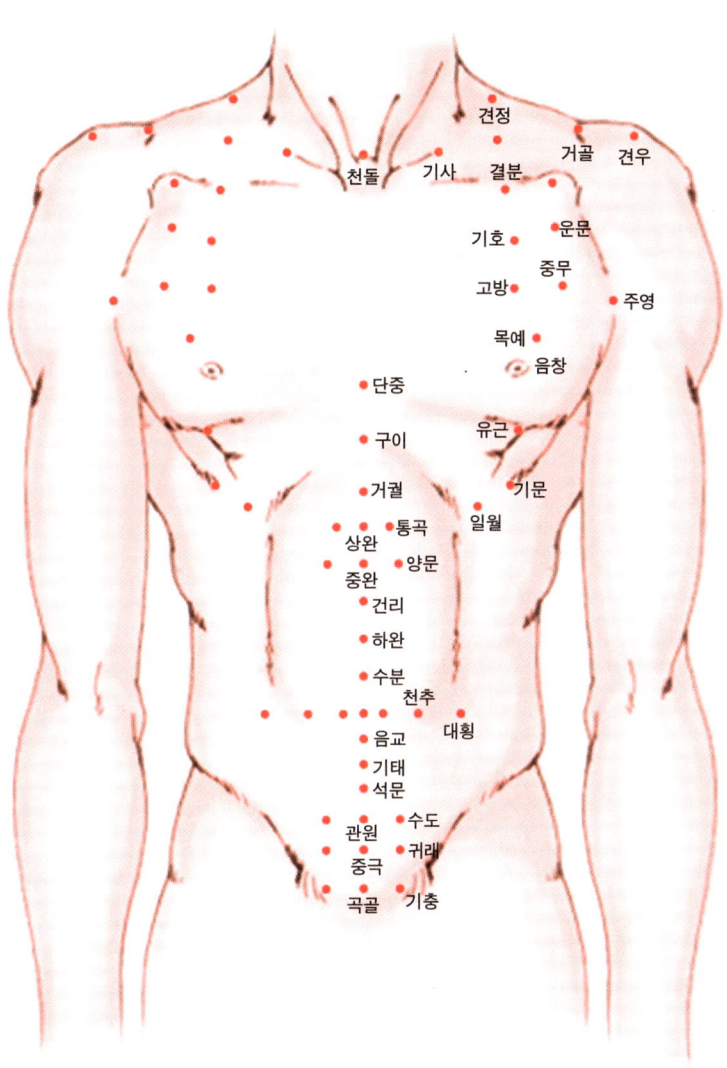

■ 몸 옆면의 주요 경혈도

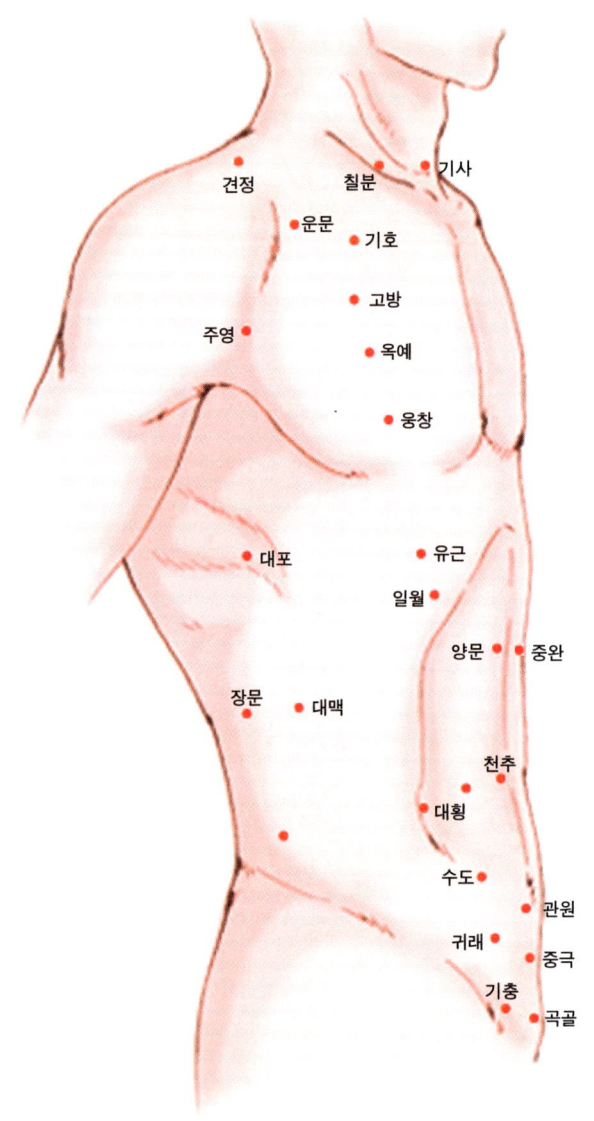

■ 몸 뒷면의 주요 경혈도

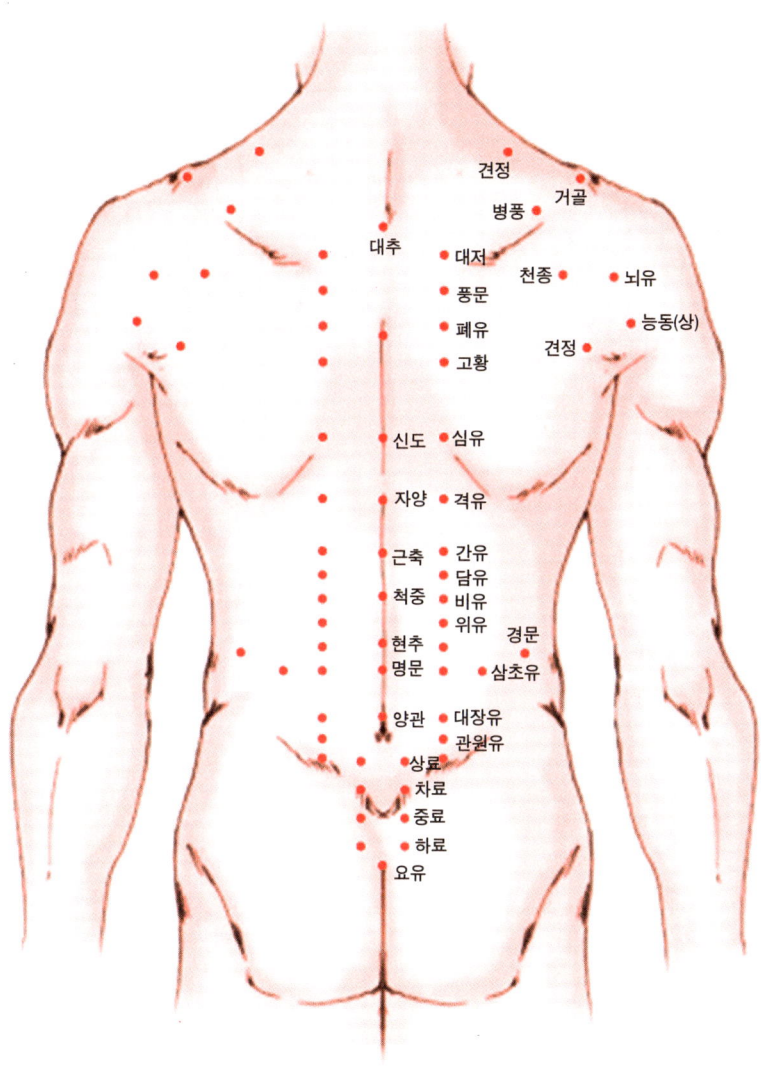

■ 팔 안쪽면과 바깥면의 주요 경혈도

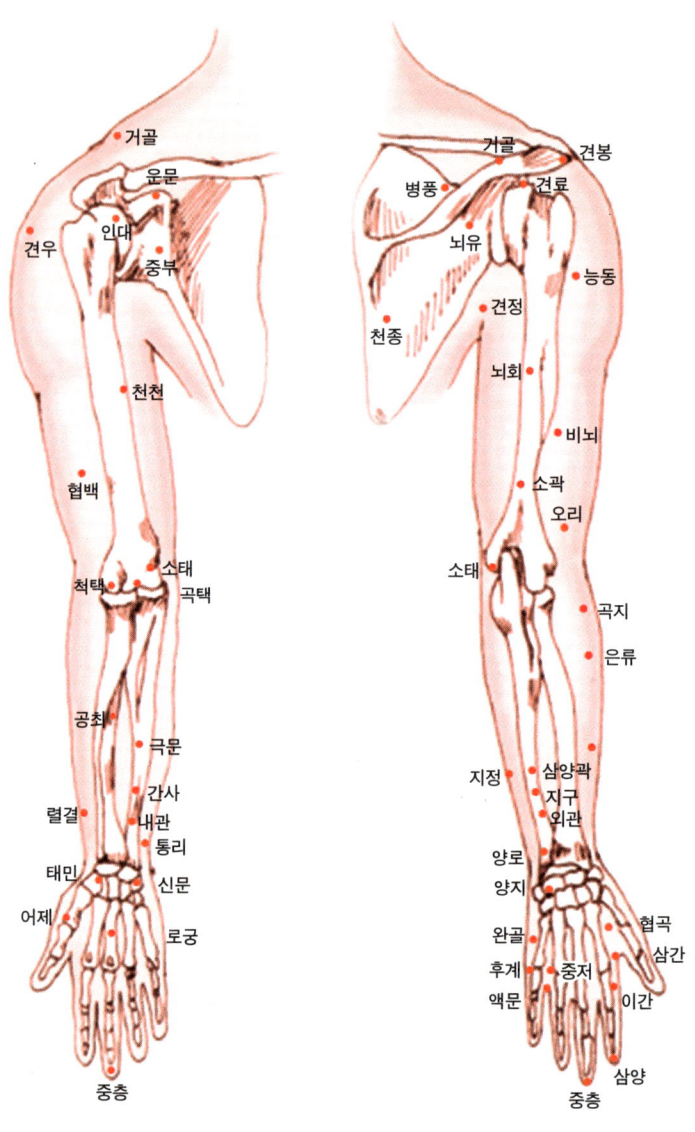

■ 팔 안쪽면의 주요 경혈도

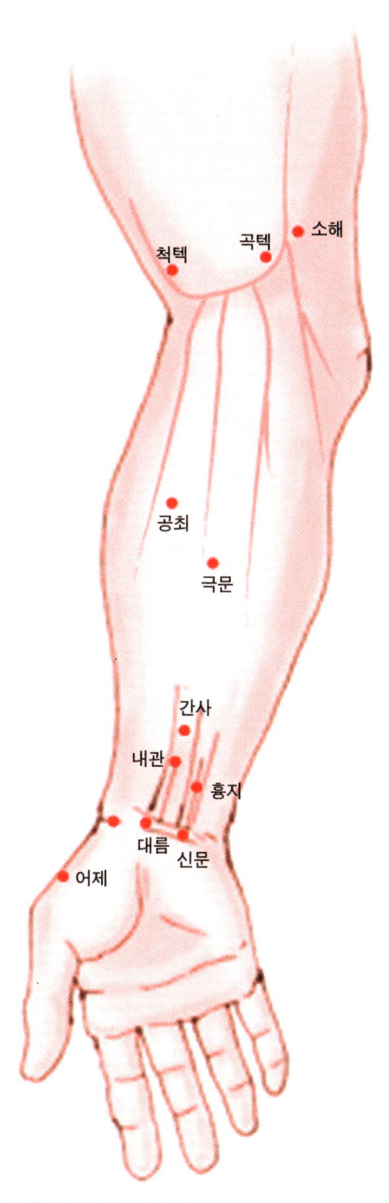

■ 손바닥과 손등의 주요 경혈도

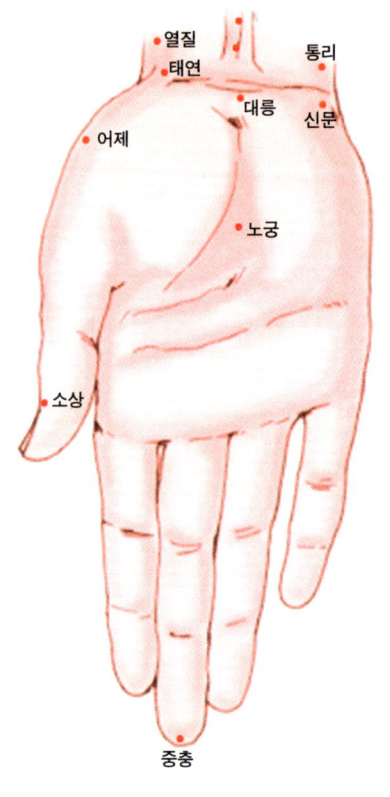
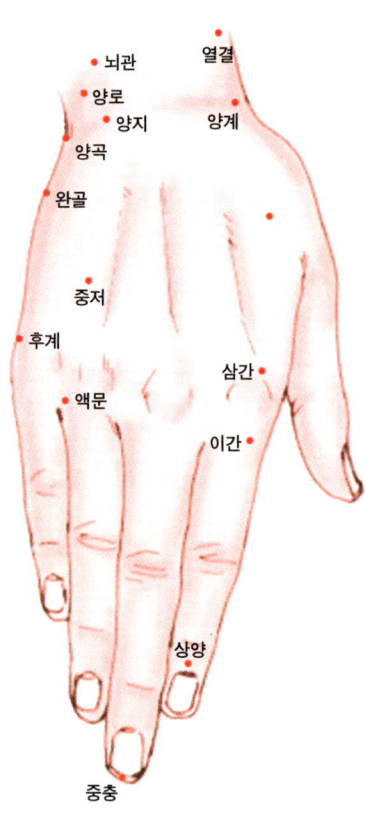

■ 손 뒷측면의 주요 경혈도

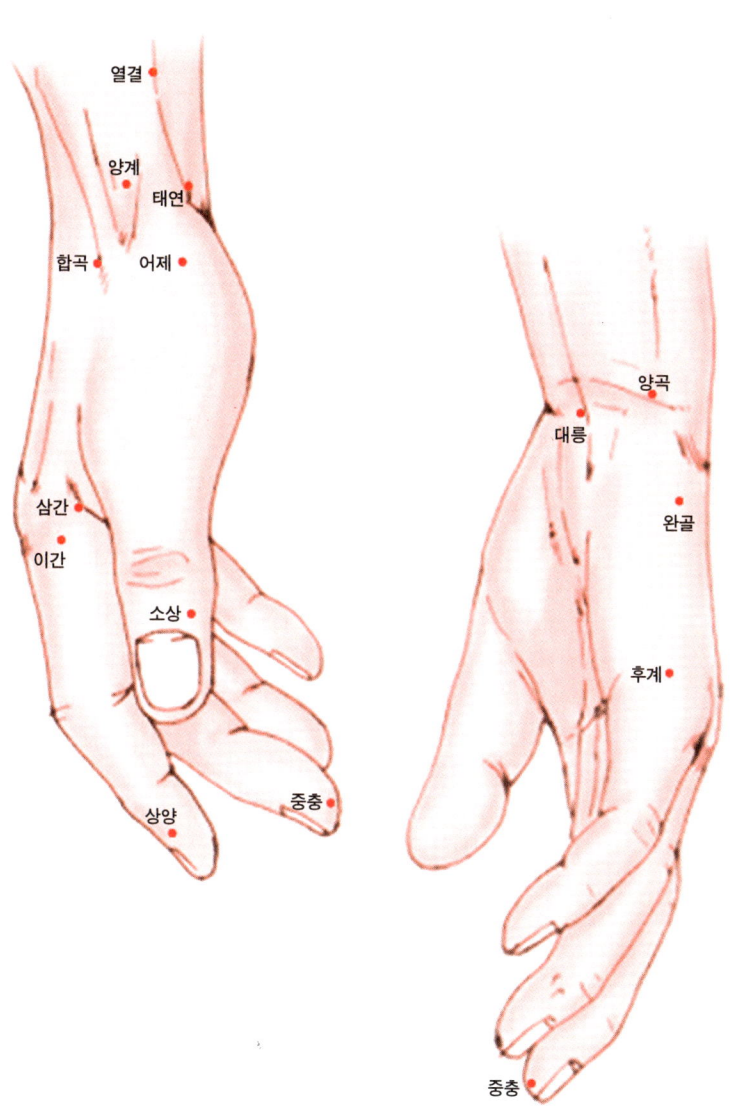

■ 다리 뒷면의 주요 경혈도

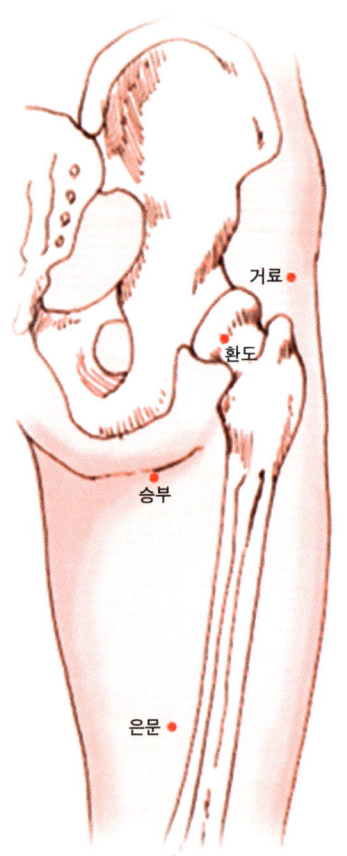
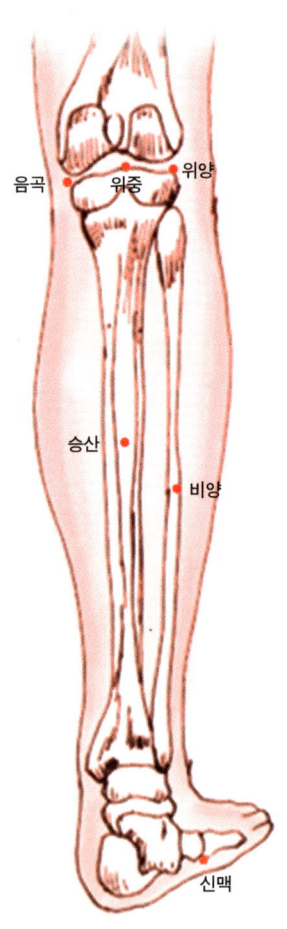

■ 다리 앞면의 주요 경혈도

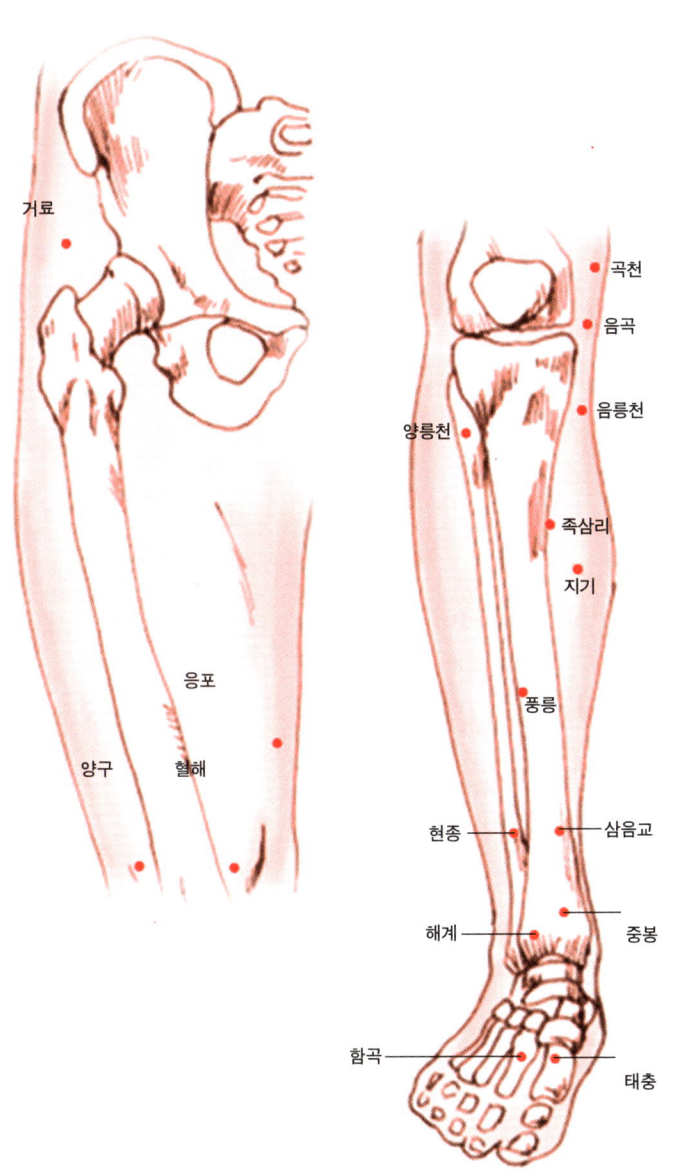

■ 다리 안쪽 면과 바깥 면의 주요 경혈도

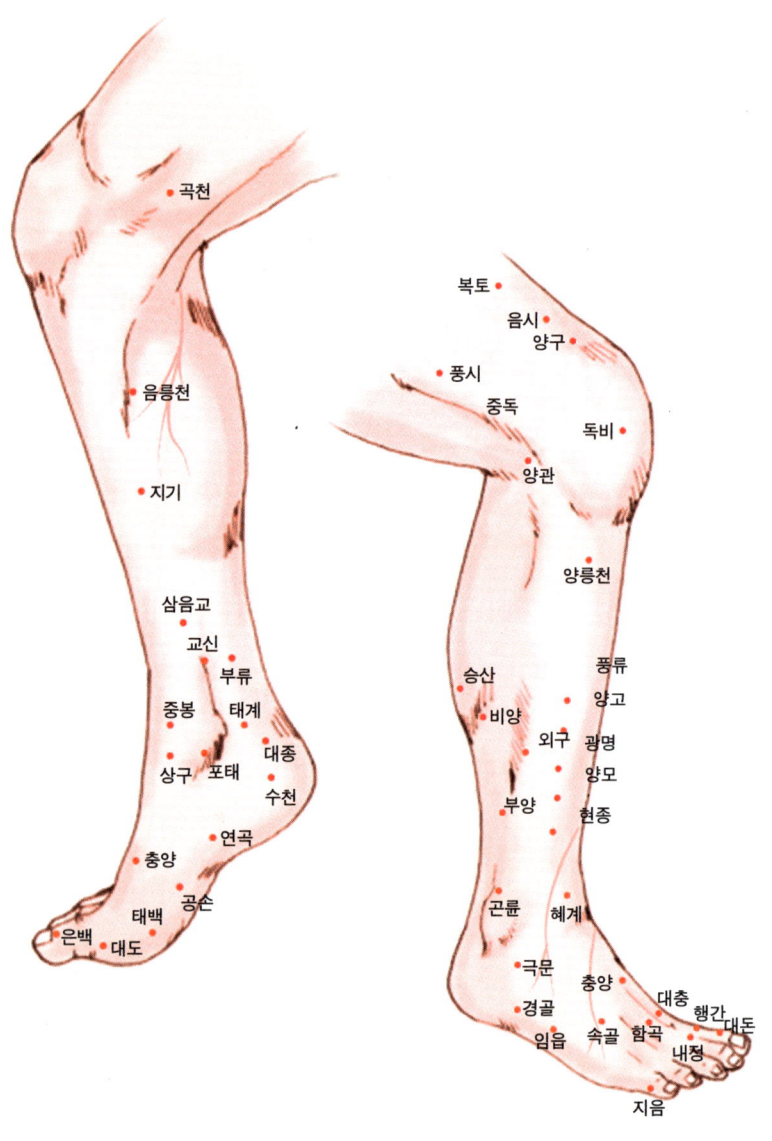

■ 다리 아래면과 뒷면의 주요 경혈도

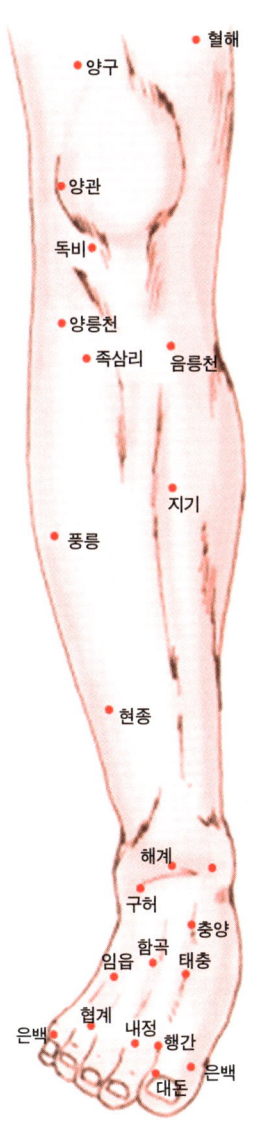
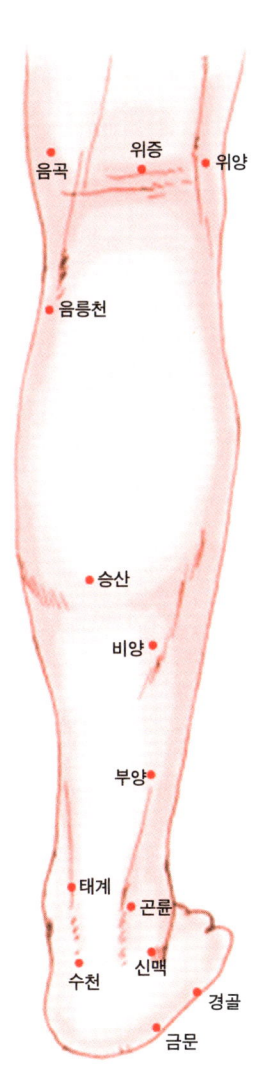

■ 넓적다리 앞면과 뒷면의 주요 경혈도

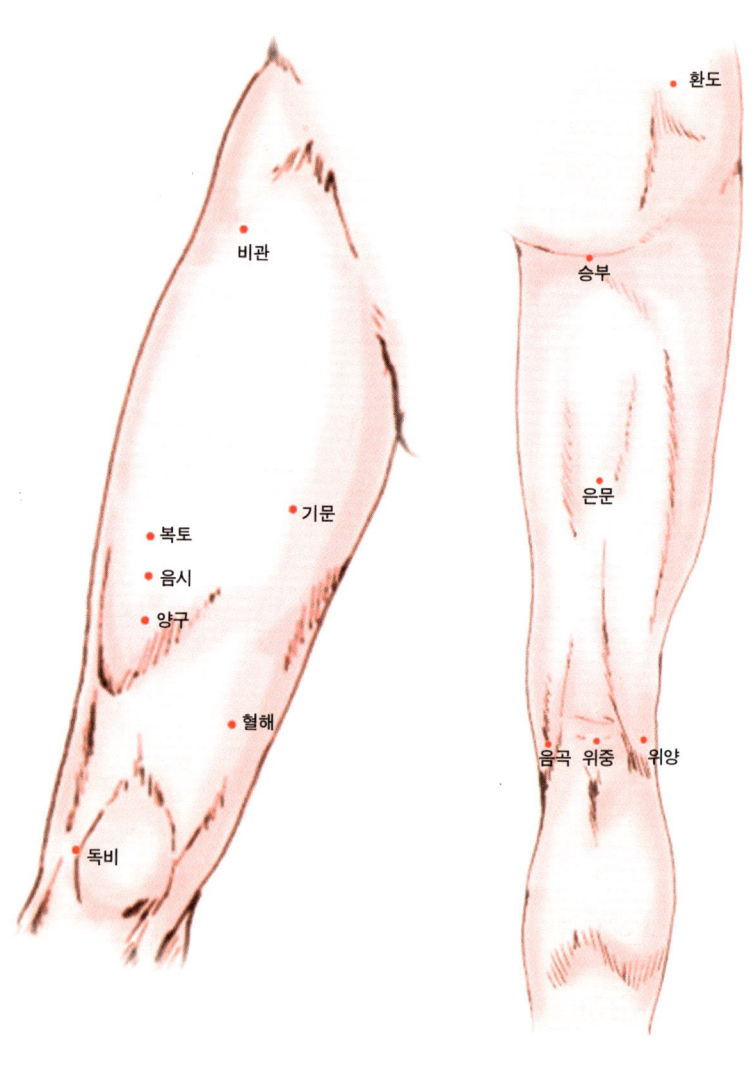

■ 넓적다리 안쪽 면의 주요 경혈도

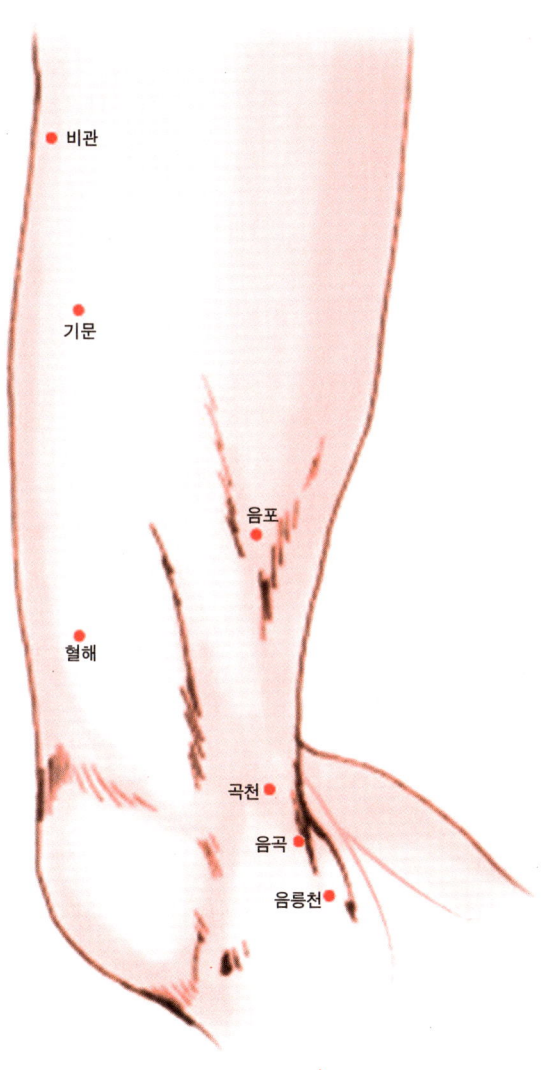

■ 발바닥과 발등의 주요 경혈도

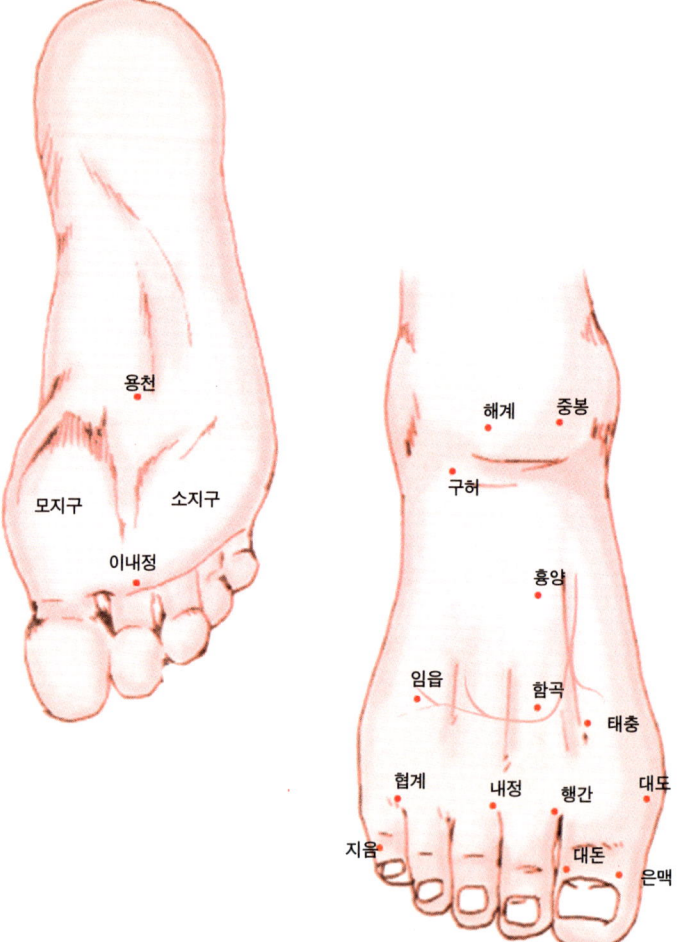

■ 발 안쪽면과 바깥 면의 주요 경혈도

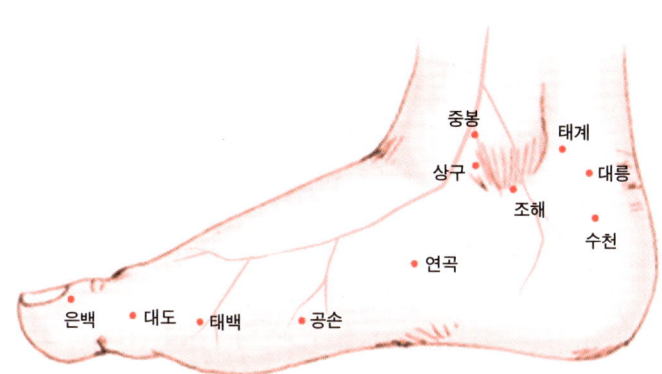

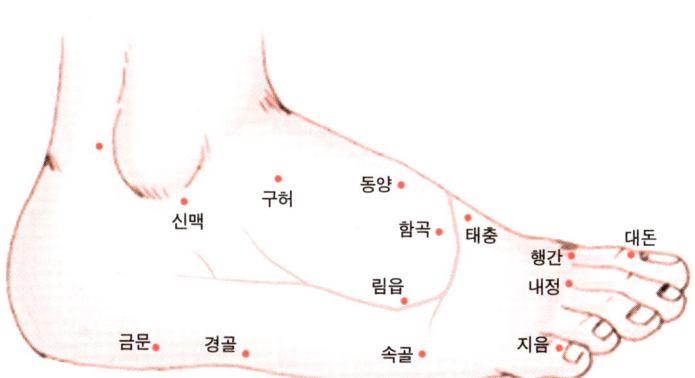

■ 귀의 주요 경혈도

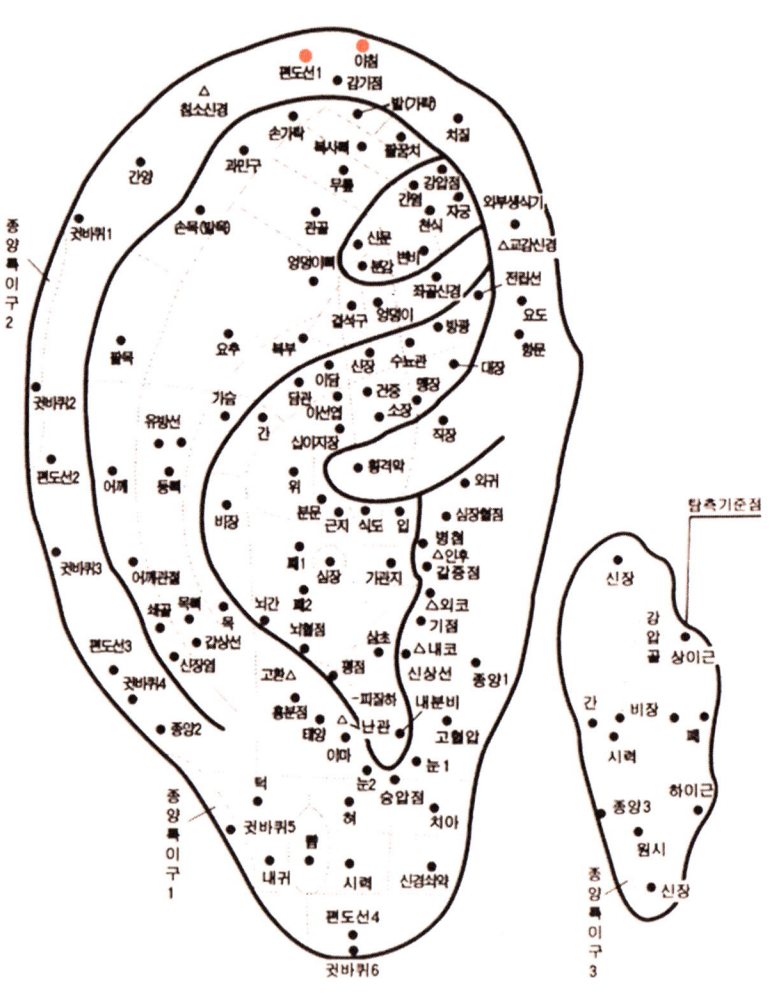

민간요법 대백과

초판 1쇄 2012년 1월 20일 발행
중판 1쇄 2014년 12월 8일 발행

- 엮은곳　한국성인병예방연구회
- 펴낸곳　아이템북스
- 펴낸이　박 효 완

- 디자인　김 영 미
- 마케팅　최 용 현

- 등록　2001. 8. 7. 제2-3387호
- 주소　서울 마포구 서교동 444-15

※ 잘못된 책은 교환해 드립니다.

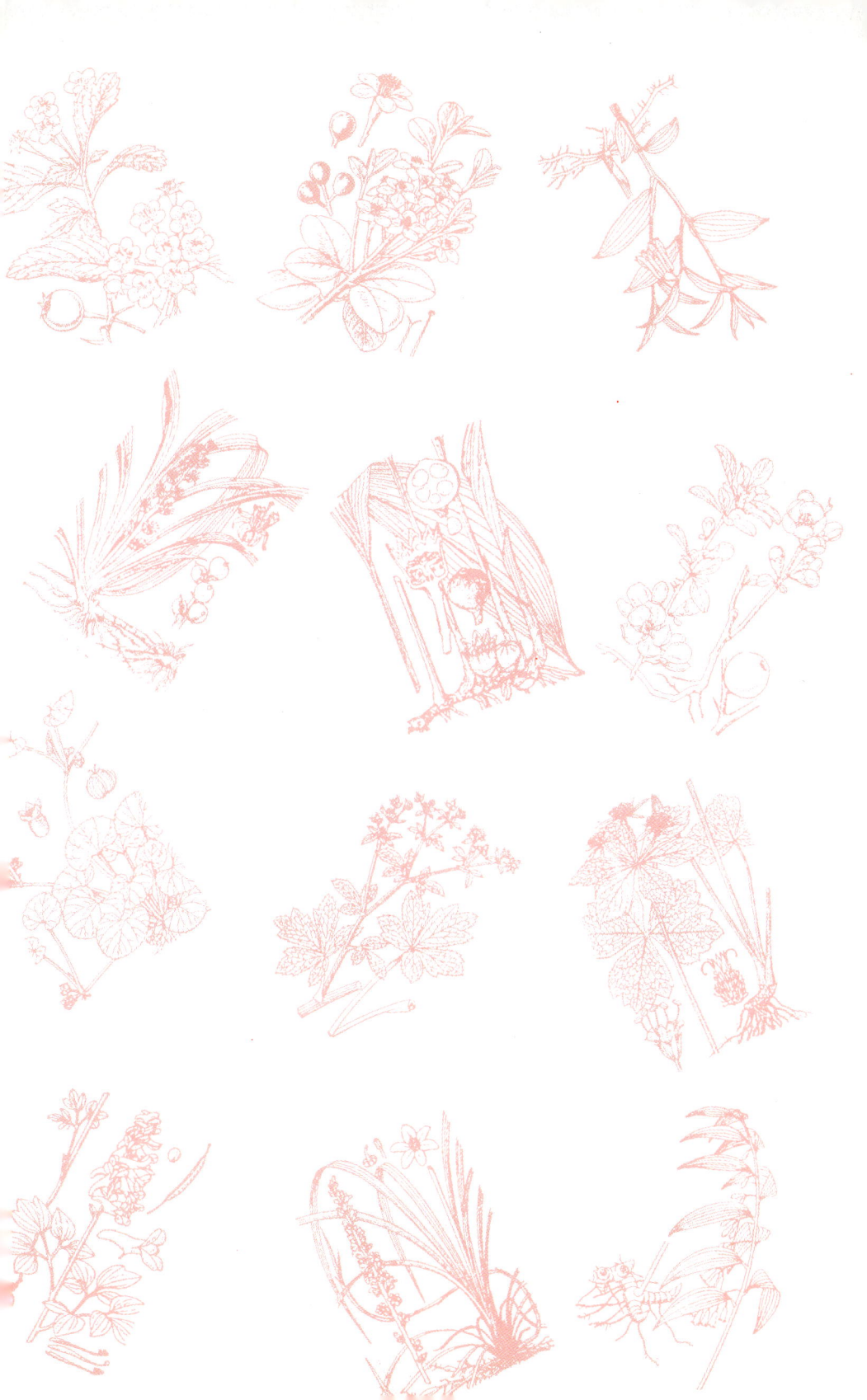

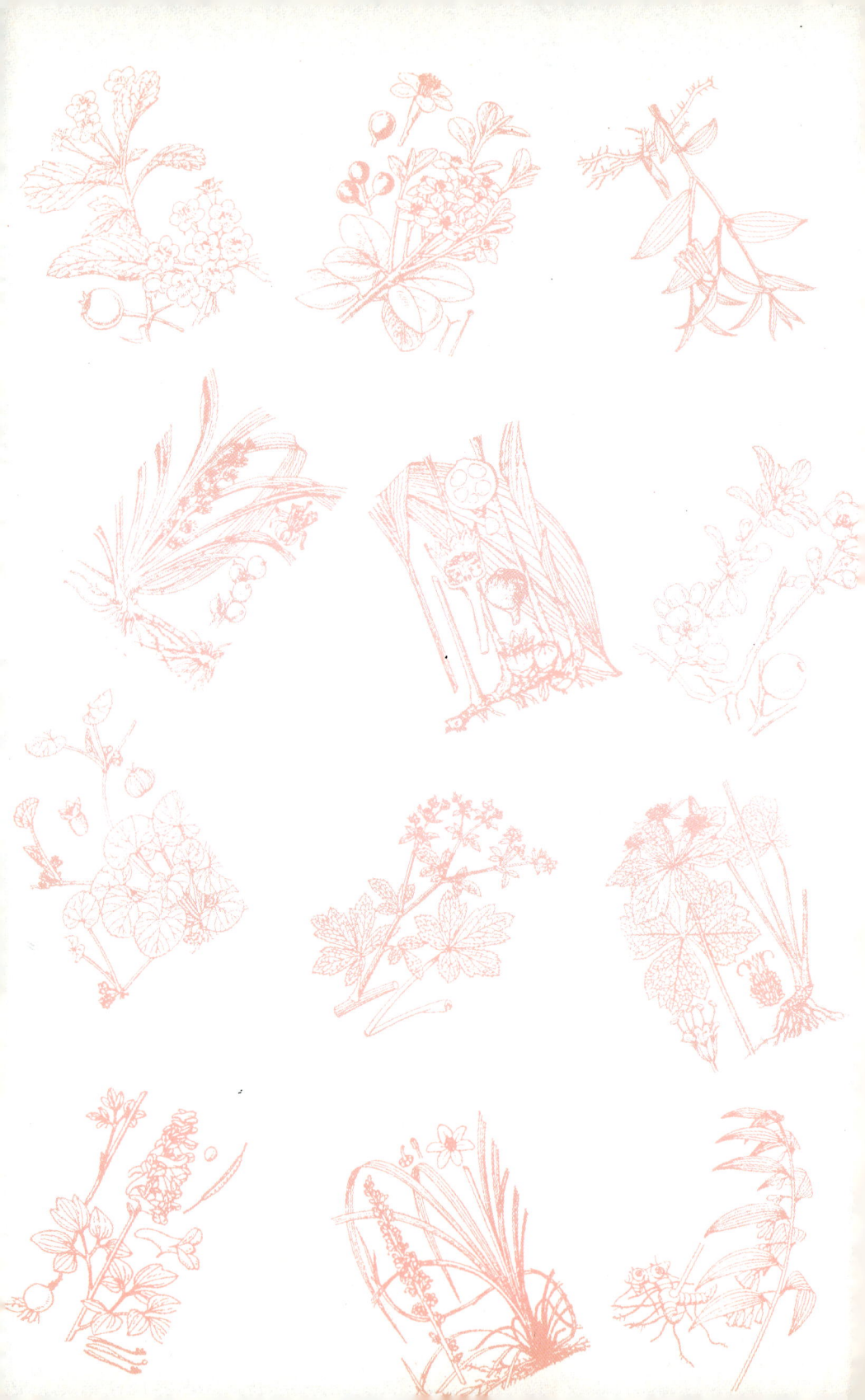